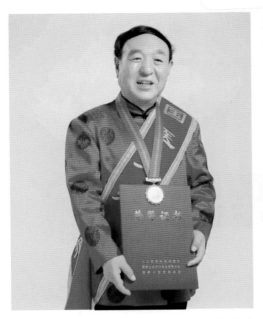

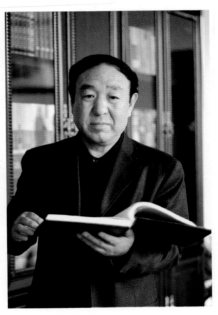

▲ 李佃贵教授荣获第三届"国医大师"称号　　▲ 李佃贵教授查阅学术期刊

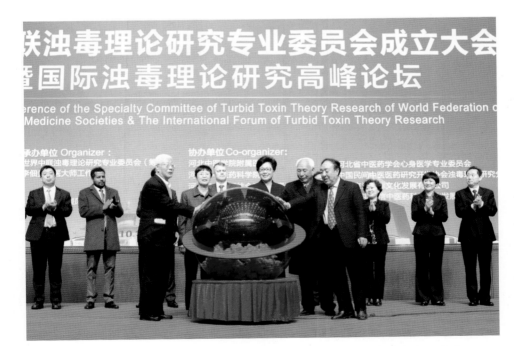

▲ 李佃贵教授出席世界中医药学会联合会浊毒理论研究专业委员会成立大会

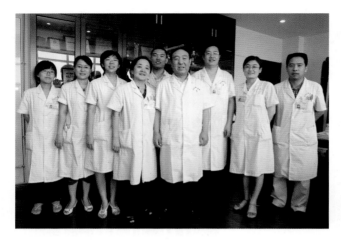

◀李佃贵教授与部分科室
　人员合影

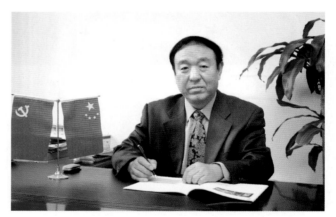

▲李佃贵教授在办公室

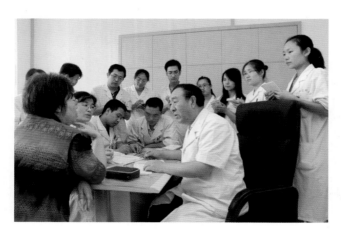

◀李佃贵教授临床带教
　研究生

国医大师临床经验实录

国医大师

李佃贵

主审　李佃贵
主编　杜艳茹　刘小发

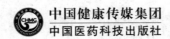
中国健康传媒集团
中国医药科技出版社

内 容 提 要

本书系统全面总结了李佃贵教授多年来独特的浊毒理论及其丰富的临床经验。全书分为学术思想、方药心得、临证经验、临床研究、薪火相传、成才之路、年谱几个部分。适合广大临床工作者、中医院校师生和中医爱好者学习参考。

图书在版编目（CIP）数据

国医大师李佃贵 / 杜艳茹，刘小发主编 . — 北京：中国医药科技出版社，2019.11
（国医大师临床经验实录）
ISBN 978-7-5214-1342-7

Ⅰ . ①国… Ⅱ . ①杜… ②刘… Ⅲ . ①中医临床—经验—中国—现代
Ⅳ . ① R249.7

中国版本图书馆 CIP 数据核字（2019）第 206072 号

美术编辑　陈君杞
版式设计　也　在

出版　**中国健康传媒集团** | 中国医药科技出版社
地址　北京市海淀区文慧园北路甲 22 号
邮编　100082
电话　发行：010 - 62227427　邮购：010 - 62236938
网址　www.cmstp.com
规格　710 × 1000 mm $\frac{1}{16}$
印张　26 $\frac{1}{4}$
字数　372 千字
版次　2019 年 11 月第 1 版
印次　2019 年 11 月第 1 次印刷
印刷　三河市万龙印装有限公司
经销　全国各地新华书店
书号　ISBN 978-7-5214-1342-7
定价　**88.00 元**

获取新书信息、投稿、为图书纠错，请扫码联系我们。

《国医大师临床经验实录》
编 委 会

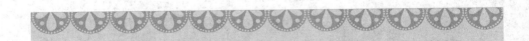

《国医大师李佃贵》

编 委 会

主　审　李佃贵

主　编　杜艳茹　　刘小发

副主编　魏晓娜　张素钊　孙润雪

编　委（按姓氏笔画排序）

　　　　马晓菲　王　杰　张金丽

　　　　娄莹莹　徐伟超

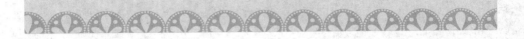

出版者的话

2009 年 4 月由人力资源和社会保障部、原卫生部以及国家中医药管理局联合评选产生了我国首届 30 位"国医大师"。这是中医界的盛事。作为专业出版社，将这些大师的临床经验和成果进行总结出版，是一件非常有意义的事情，也是我们义不容辞的责任和义务。我们相信这对推动中医药事业的继承和发展、弘扬民族医药学和文化，将起到非常积极的作用。

中国医药科技出版社于 2010 年隆重推出了一套《国医大师临床经验实录》丛书，全面总结了各位大师的临床经验和学术成果。该丛书一经出版，就得到了读者的高度认可和喜爱。首届国医大师已经出版 18 册，包括：

《国医大师张镜人》　　《国医大师任继学》　　《国医大师邓铁涛》

《国医大师陆广莘》　　《国医大师朱良春》　　《国医大师颜德馨》

《国医大师贺普仁》　　《国医大师李振华》　　《国医大师郭子光》

《国医大师班秀文》　　《国医大师周仲瑛》　　《国医大师颜正华》

《国医大师唐由之》　　《国医大师张灿玾》　　《国医大师李济仁》

《国医大师程莘农》　　《国医大师张琪》　　　《国医大师张学文》

继首届国医大师评选后，人力资源和社会保障部、原国家卫生和计划生育委员会及国家中医药管理局又相继评选了第二届、第三届国医大师，三届共 90 位。本着传承中医药优秀传统文化和临床经验的一贯理念，我们在第一时间就展开了丛书后续的组稿工作。在各位大师及其弟子、学术继承人的一致认可和支持下，我们会陆续推出第二届、第三届国医大师的临床经验实录。目前，已出版的有：

《国医大师石仰山》　　《国医大师刘柏龄》　　《国医大师徐经世》

《国医大师禤国维》　　《国医大师尚德俊》　　《国医大师石学敏》

《国医大师郑新》　　　《国医大师唐祖宣》　　《国医大师刘祖贻》

《国医大师李佃贵》

本丛书的编写秉承特色实用的理念：每位国医大师的经验单独成册，突出临床指导性、借鉴性和实用性，力争使阅读者能够学有所获、学有所宗、用能效验。每个分册正文主要包括 7 大部分：学术思想、方药心得、验案撷英、薪火相传、医话随谈、成才之路和年谱。

学术思想部分主要包括大师学术思想的理论渊源、个人临证的特殊认识和总结、擅长病种的医理阐释和治学理念等。

方药心得部分主要包括用药心法、成方心悟、经方传真、自拟方等。集中反映大师的临床用药经验和心得体会。"医生不精于药，难以成良医"，希望读者通过本部分内容学习到大师的临床用药处方思路，触类旁通，举一反三。

验案撷英部分主要收录各位大师擅长的病种案例，每一案例下设验案和按语两部分，围绕案例集中阐述该类病证的证治特点、大师自己的辨证心法和要点、医理阐释和独特认识。内容不求面面俱到，只求突出大师个人特点，简洁精炼，重点突出。

薪火相传部分主要收录大师给学生讲课、各种中医交流会、研修班的讲稿。对讲稿的要求：内容精彩实用，对临床具有指导意义，确切反映其学术思想。

医话随谈部分是不拘体裁的医学随笔，主要探讨中医药学术问题，涉及范围很广，重在抒发己见。

成才之路部分主要包括大师学习中医、应用中医的全部历程，重点突出大师学习中医的方法和体会，旨在使后学沿着前辈走过的路，直步中医的最高殿堂。

年谱则按照时间顺序，记录大师所经历的重大事件。

因各位大师擅长的领域不同，研究的方向各异，各分册的结构会略有不同。

国医大师经验的整理和出版，已成为我社一项重要的出版使命，我们会与时俱进，紧密配合国家发展中医药的方针和政策，尽我们最大的努力做好该丛书的出版工作，为中医药事业的传承和发展出份力，尽份心。相信这套丛书的陆续出版，一定会成为当代中医药学术整理和出版史上的一件盛事。让各位大师的经验心得能够广播于世，使后学者们能够充分学习汲取各位大师的经验精华，把中医药发扬光大，惠及人民，流芳百世，是我们的最大心愿。

中国医药科技出版社

2019 年 1 月

国医大师路志正序

医之为道，肇于千载。昔在远古，伏羲制九针，神农尝百草，黄帝创医论，而并为医之祖也。及至秦汉，扁鹊创四诊，《本草》继出，为万世立法；仲景"勤求古训，博采众方"而著《伤寒》，开理法方药之先河。晋唐七百年，儒、道、释三教渐浸岐黄，以厚其根基。宋元四百年，理学渐涉医道，以繁其枝叶，刘、张、李、朱各执牛耳，百家争鸣，精彩纷呈。明清五百年，温病理法日趋系统，国医之道，始臻完备。及至民国，张君锡纯等辈学贯中西，理有心意。

纵观历代医家之论，均有其社会、自然之背景，如仲景之岁，伤寒肆虐，乃有《伤寒论》；完素之时，火证流行，乃立寒凉说；东垣之时，百姓颠沛流离，脾胃虚弱，乃立补土说；丹溪之时，世人皆尚《局方》，喜用温燥，乃立养阴说……可见学术之发展，皆应因时制宜，以应时代之需！

当今之世，生态环境恶化，人们起居饮食多悖养生之道，遂致浊毒泛滥，充斥人体内外。李君佃贵业医五十年，常以振兴中医为己任，精研勤学，学验俱丰。在查阅大量文献和多年临床经验的基础上，首倡浊毒理论，将其验之于临床，不仅对慢性萎缩性胃炎伴肠上皮化生和不典型增生等胃癌前病变的治疗有指导作用，而且对指导他科多病疾病的诊疗，也取得了满意的效果。本书的编写，正是"浊毒学说"在多学科、多病种的诊疗中具有指导意义的生动体现和真实记录；但愿此书对广大中医临床工作者有所裨益，成为参考医籍。

燕赵大地是中华医药的重要发祥地之一，历朝历代名医辈出，曾为中医药事业的发展做出过积极贡献。今李君佃贵，精研仁术，比肩先贤，继承发扬创新学说，诚可谓当今时代之先行者也。大作将成，欣然为之序！

廉州医翁

路志正

2019 年 6 月

王永炎院士序

中医学自诞生之日，即以创新为己任。古之神农尽尝百草，创中药之先，华佗立疮科，组麻沸散剂，剔骨疗疾，创中医外科之先。今逢盛世中国，中医复兴之路即于足下。幸党和政府对中医药学事业扶持力度日益加大，以及业界同仁自身的努力，中医药事业有了长足的进步与发展。一些新理论、新观点和新技术应运而生，不断充实和完善了中医药学体系，而浊毒理论便是其中的代表之一。

任何一种学术思想的形成都有其深刻的社会自然因素。如刘河间行医时，正值火证大疫流行之际，提出"五运六气有所更，世态居民有所变，天以常火，人以常动，内外皆扰"。理论结合实践，以火热立论，力挽时弊。而李东垣行医的当时，正是金元之交，战乱频仍，饥困劳役，人们怒忿悲思恐惧，损伤元气，所以脾胃受困，内伤之病尤多，故而产生了内伤脾胃学说。由此可见，任何一门科学必须随着时代的发展而不断地完善，才能适应时代的需要。

近一百多年来，随着生态环境的不断变化和生活方式的改变，人类的疾病谱发生了深刻变化，"浊毒"物质充斥全球每个角落以及人的机体之中，它们都不同程度地对人体造成损害。浊毒理论依照天人合一的整体观念分别称之为"天之浊毒""地之浊毒""人之浊毒"，更深刻、直接地揭示疾病的病因和疾病发展的内在规律，与现代病因学接轨，深入了解浊毒病邪的致病规律，将传统中医学的预防原则和现代预防医学的具体措施结合为一个整体，对预防疾病的发生和阻止疾病的发展有重要的指导作用。

毒之为毒，其义甚广，其害甚深，既是一个具有物质属性的概念，又是一个具有病理属性的概念。古之典籍论述毒者甚多，如风毒、火毒、湿毒、痰毒、瘀毒等50余种，而独不见"浊毒"一词。其实浊毒证作为中医临床的一种证候表现，自古有之，但缺乏系统的研究。李佃贵教授是我国著名的脾胃病专家，在治疗慢性萎缩性胃炎及其癌前病变方面疗效显著，他依据多年临床经验，结合古代典籍的经典论述和现代疾病谱的深刻变化，提出了浊毒理论。虽然仍有一些需要完善的地方，但瑕不掩瑜，其在指导中医临床多学科、多病种临床实践上有显著效果，值得我们去深入地研究和探讨。

幽幽燕赵，名医辈出，且不乏改革创新之先行者，伏羲神参日月，创八卦而明阴阳；黄帝明堂问道，著《灵》《素》而明医论；扁鹊负笈行医，述《难经》而统四诊；及至金元，张元素明脏腑而创易水派，刘完素重火热而创寒凉派，李东垣善脾胃而创补土派；到了近代，王清任勇于实践，将活血化瘀扩而广之，张锡纯学贯中西，开中西汇通之先河。诚望李佃贵教授能精研仁术，比肩先贤，而为新时代之创新先行者。

佳作已成，幸即付梓，邀余为序，有感编委会同仁的信任与鼓励，乐为之，以共勉。

王永炎
己亥孟秋

国医大师张大宁序

我与李佃贵教授相识已有 30 余年，期间经常互通书话。作为一名中医工作者，他既妙手仁心，躬身临床，普救含灵之苦；又善于钻研，勤求博采，首创中医浊毒理论，充实了中医理论，为临床一些疑难杂症的诊疗开辟了新的思路和方法！

纵观中医历代各家，每一学术思想的形成都有其深刻的社会自然因素。如仲景之时，社会动荡，瘟疫流行，遂创六经辨证，开辨证论治之先河；河间之时，火证流行，遂以火热立论，力挽时弊。东垣之时，战乱频仍，饥困劳役，内伤脾胃，乃有补土一派。子和之攻下，丹溪之滋阴莫不如此。由此可见，任何一门科学必须随着时代的发展而不断完善，才能适应时代的需要。

近年来，人们生活方式发生了很大变化，生态环境也曾一度持续恶化，"浊毒"物质充斥于人体内外，它们都不同程度地对人体造成损害，使得我国居民的疾病谱发生了深刻变化。浊毒理论试图能更深刻、直接地揭示疾病的病因和疾病发展的内在规律，将传统中医学的预防原则和现代预防医学的具体措施结合为一个整体，从而指导中医临床。虽然仍有一些需要完善的地方，但瑕不掩瑜，由于其在指导中医临床多学科、多病种的显著疗效，所以值得我们去深入地研究和探讨。

实践是检验真理的唯一标准，对于医学而言，疗效是检验医学理论正确与否的唯一标准。李佃贵教授的浊毒理论来源于临床实践，又在临床实践中得以验证。衷心希望浊毒理论能够继续在临床中不断地完善和发展，为中国乃至世界人民的健康事业做出更大的贡献。

张大宁

2019 年 7 月

国医大师孙光荣序

　　中医药学源远流长，传至今日虽历经波折，但由于疗效显著，仍彰显着顽强的生命力。继承创新，是中医人义不容辞的责任。而要继承创新，既要志存高远，又要医技精湛；既要善于继承，又要勇于创新。志存高远而医技不精，则好高骛远，于事无益；医技精湛而胸无大志，则安于现状，难成大业。继承而不创新，则继承必成枯藤老树；创新而不继承，则创新必成无源之水。唯有继承创新，才能"切实把中医药这一祖先留给我们的宝贵财富继承好、发展好、利用好"。

　　中医诊疗总则是扶正祛邪、标本兼治而平衡阴阳，使人体渐至"中和"，然其关键在于审证求因。中医药学传统所识之病因有外因"风、寒、暑、湿、燥、火"，内因"喜、怒、忧、思、悲、恐、惊"，不内外因饮食、劳倦、虫兽、外力所伤。近现代已将病邪产物痰、瘀列入病因，此乃一大发展。

　　李佃贵教授业医 50 余年，常以振兴中医为己任，精研勤学，学验俱丰，在精研大量文献和临床的基础上，在中医病因学说上大力创新，首创浊毒理论，并以浊毒理论指导临床，在治疗慢性萎缩性胃炎伴肠上皮化生和不典型增生等胃癌前病变方面，疗效显著，打破了多年来"胃癌前病变不能逆转"的理论束缚，为中医药治疗本病及其他许多疑难杂症开辟了一条新的思路。

　　"浊毒"一词，古典未见记载，然其始动因素"浊"却早在《黄帝内经》时代已广泛应用。浊有生理之"浊"，有病理之"浊"，"浊毒"当为病理"浊"之甚者，既是致病因素，又是病理产物，通过化浊解毒，可使人体邪去正安，阴平阳秘，达到"中和"状态。深入研究"浊毒"的病因病机、治则方药，对于中医临床科研工作将产生重要的作用。

　　张锡纯曰："夫事贵师古者，非以古人之规矩、准绳限我也，惟借以瀹我性灵，益我神智。迨至性灵神智，洋溢活泼，又贵举古人之规矩、准绳而扩充之、变化之、引伸触长之，使古人可作，应叹为后生可畏。凡天下事皆宜然，而医学何独不然哉！"今日之中医，贵在善于继承创新。浊毒理论，虽未臻至善，但其创立则予人深刻启迪。

孙光荣

2019 年 7 月

吴以岭院士序

  中医药文化源远流长，中医理论博大精深，学说纷呈，流派林立。民族文化的百家争鸣曾创春秋战国之文化盛世，中医药植根于民族文化，是民族文化重要的组成部分，也是历代医家在学习总结先贤理论和经验的基础上，经过长期的临床实践，在不断发现、总结和提高中，逐步发展完善的，而历代医家的学术思想，又无一不是经过争论、争鸣，最终结出的果实。

  中医学理论的创新当溯本求源，古为今用，在充分继承的基础上进行创新。李佃贵教授勤求古训，师古而不拘，融汇新知，贯通中西，运用科学的辩证思维，将理论与实践紧密联系，创立"浊毒学说"。临证以浊毒立论，从浊毒论治，收到奇效，以显著的疗效更好地诠释、求证了前贤的理论，寓创新于继承，充分阐释了前人之未具。中国工程院院士王永炎也给予高度评价——浊毒理论是当代河北中医学理论创新的典范。

  李佃贵教授是当代燕赵名医的杰出代表，在以李佃贵教授为首的学术团队的共同努力下，近几年来浊毒理论的研究取得了诸多成就，培养了一大批博士、硕士、全国和省级优秀临床人才，具备了完善的人才梯队，为浊毒证研究乃至中医学事业储备了丰富的人才，为浊毒证研究搭建了医、研一体的水平更高、辐射面更广的学术平台。

  近年来，浊毒相关理论在全国各地医家论述颇丰，然只有李佃贵教授系统、完整地阐述了浊毒理论，这也证实了浊毒理论符合现代中医学理论的发展要求。在不断的临床实践中，李佃贵教授不仅将浊毒理论应用于慢性胃炎、肠上皮化生、异型增生等胃癌前病变，以及慢性肝病、肝硬化、溃疡性结肠炎等消化系统疾病，还应用于多系统疾病，在一些疑难疾病方面也崭露头角，因此，他提出了"浊毒在脑""浊毒在骨""浊毒在肾"等一系列学说，大大丰富了浊毒证的临床治疗范围。

吴以岭

2019 年 6 月

国医大师李佃贵序

浊毒理论是我近年来提出的一个创新的中医病因病机学说，是研究和阐述浊毒的生成、病理变化、发病特点、演变规律、诊断及治疗方法的学术理论。"浊毒"，既是一种对人体脏腑经络及气血阴阳均能造成严重损害的致病因素，也是代谢产物蕴积体内而化生的病理产物。浊毒致病广泛见于多种内伤疑难疾病和外感重症中，而浊毒理论从临床实践出发，对于丰富扩展中医对多种疑难疾病的认识，提高各科疾病的临床疗效，具有独特的创新学术价值和临床指导意义。

创新理论的形成，并非无源之水，皆是在继承的基础上进一步发展的。浊毒理论的形成也正是遵循了这一规律，经历了各个时代众多医家的不同认识，不断探索、发展直至完善的过程。具体来说，浊毒理论萌芽于先秦，雏形于汉唐，形成于明清，发展于当代。"浊毒"，是我们在50余年临床耕耘中，从近20000份门诊病例中，结合现代生活饮食结构改变、人们工作压力加大、生态环境污染等现代因素对人体影响的特点总结提出的。它不仅是名词的创新，而且具有丰富和特定的内涵，是中医学术体系的重要组成部分。前期出版的《中医浊毒论》，更为浊毒理论奠定了一定的学术基础。

近年来，在对浊毒理论的研究中，国家中医药管理局和河北省中医药管理局等上级部门高度重视，路志正教授、王永炎教授、吴以岭教授、张大宁教授、陆广莘教授、孙光荣教授、李士懋教授和很多专家学者，在不同时间、不同场合都给予了充分肯定，提出了颇多具有建设性意义的指导意见，为浊毒证研究注入了强劲的动力。依托浊毒理论研究，我们申请建立了国家临床重点专科（中医脾胃病科）、国家中医药管理局浊毒证（慢性胃炎）重点研究室、国家中医药管理局重点学科（中医脾胃病学）、国家中医药管理局重点专科（中医脾胃病科）、李佃贵全国名老中医药专家传承工作室、河北省科技厅浊毒证实验室、河北省中医药管理局浊毒证（慢性肝病、溃疡性结肠炎）重点研究室。

这些研究方向设置合理，中医特色突出，学术团队梯队均衡，科研实验条件和基础设施完备。这些硬件设备的完善为"浊毒学说"的研究提供了广泛而高层次的医疗、教学、科研、预防"四位一体"的开放性平台。

本书在编写过程中，得到了许多专家和学者的关怀和指导，国医大师路志正教授、张大宁教授、孙光荣教授，中国工程院王永炎院士、吴以岭院士，对编写体例和内容提出了众多颇有指导性的意见，对提高本书质量有很大帮助，我们在此一并致以衷心的感谢！向一直关心和支持我们工作的国家中医药管理局、中华中医药学会、中国医药科技出版社、河北省中医药管理局、河北中医学院、河北省中医院领导表示最诚挚的谢意！

李佃贵

2019 年 7 月

前言

  国医大师李佃贵教授是全国劳动模范，是目前我国唯一身兼"国医大师"和"首届全国中医药高等学校教学名师"的"双师"。他先后获得中国医师奖、全国郭春园式的好医生、全国首届中医药传承特别贡献奖等多项荣誉称号，是国家教育部高校设置评议委员会专家，国家科技部、国家卫健委科技评审专家，从事中医临床及教研工作50余年，为中医事业的发展做出了杰出贡献。

  李佃贵教授勤于科研，首创浊毒理论。多年的临床使他深刻认识到，随着人类生态环境和生活方式的深刻变革，疾病谱也发生了重大改变。他创造性地提出了"天之浊毒""地之浊毒""人之浊毒"等理念和术语，其化浊解毒法受到越来越多业界同仁的认可。

  李佃贵教授德医双馨，救治的患者来自五湖四海。50多年来，他坚持每日都在临床一线。他创造性地运用化浊解毒法治疗慢性萎缩性胃炎伴肠上皮化生和异型增生等胃癌前病变，打破了胃癌前病变不能逆转的传统理论束缚。患者从全国各地甚至海外慕名而来，《人民日报》《光明日报》《健康报》《中国中医药报》均有大篇幅报道。李佃贵教授还先后做客《健康之路》《中华医药》《养生堂》等节目，受到了广大观众的一致好评。

  李佃贵教授诲人不倦，全力传承薪火。他培养学生首重医德，并注重在临床实践中教学，他要求学生精读中医经典，但不要"死读书""读死书"，最后"书读死"，不要做书呆子，要用心体悟书中的奥妙。多年来，他培养成就了一批在河北省内乃至国内知名的中医专家，为中医传承做出了杰出贡献。

李佃贵教授献计献策，发展中医事业。他在分别担任河北省人大代表和政协委员的 25 年期间，先后提出中医药相关议案、提案 50 多项，得到了河北省委省政府及有关部门的高度重视，并予以采纳。

张锡纯曰："人生有大愿力，而后有大建树。"李佃贵教授 50 余年来始终不离临床，但又不局限于临床。国医大师之大，不仅为学术造诣成就之大，更是其悲天悯人仁德之大。我等有幸，历时 2 年，搜罗整理而编成此书，比较全面系统地反映了李佃贵教授的学术思想和临证精华，虽辑录其仁术，亦彰显其仁心矣。

受编者水平所限，本书可能存在不完善之处，在此，诚恳希望各位读者提出宝贵意见，以便以后加以补充和修改，使浊毒理论不断完善和发展。

编者
于河北省中医院
2019 年 6 月

目 录

学术思想 / 1

方药心得 / 60

临证经验 / 154

临床研究 / 299

薪火相传 / 341

成才之路 / 379

年谱 / 386

学术思想

第一节　浊毒的基础理论

一、浊毒概念

浊和毒作为中医的基本术语，远可追溯至《黄帝内经》时代甚至更早，但是将浊毒合而称之，并对其进行深入系统的研究，却是 20 世纪后期中医界的一个创新。浊毒学说作为一门新兴的中医理论，以天人合一的中医整体思维方式来探究当代生态环境及人体自身饮食、情志和生活方式的改变对人体健康的影响，有其深刻的内涵和广泛的外延，已经被越来越多的专家学者所认可，如国医大师路志正和陆广莘等就是其中的代表人物。据不完全统计，目前与浊毒相关的科研论文达万余篇，涉及中医教学、科研和临床等多个方面、多个层次，对浊毒理论的研究可谓如月之恒，如日之升。然而，浊毒作为一个新兴的中医学术语，其概念尚缺乏统一的认识，因此，科学界定浊毒的定义就显得尤为重要。

浊毒作为一个中医学的术语，其含义有广义和狭义之分，广义的浊毒泛指一切对人体有害的不洁物质；而狭义的浊毒是指由于湿浊、谷浊久蕴化热而成的可对脏腑气血造成严重损害的黏腻秽浊之物。

（一）广义的浊毒

浊毒学说将充斥于天地之间以及人体之内的浊毒分别称为天之浊毒、地之浊毒和人之浊毒。浊毒病邪胶结作用于人体，导致人体细胞、组织和器官的浊化，即致病过程。浊化的结果导致细胞、组织和器官的浊变，即形态结构的改变，包括现代病理学中的肥大、增生、萎缩、化生和癌变，以及炎症、变性、凋亡和坏死等变化。浊变的结果是毒害细胞、组织和器官，使之代谢和机能失常，乃至机能衰竭。

1. 天之浊毒

《灵枢》曰："人与天地相参也，与日月相应也。"人类生活在天地之间，人体生命活动受自然规律的支配和约束，大自然的各种变化与人体的健康息息相关。传统中医认为，自然界风、寒、暑、湿、燥、火六气太过成为"六淫"，或非其时而有其气形成的自然灾害，均可影响脏腑气血功能而致疾病发生。随着生态环境的不断恶化，外感六淫已经无法涵盖外在的致病因素，所谓天之浊毒，除包括传统的六淫之外，还包括以下因素：

（1）空气中污染物，包括悬浮颗粒物、二氧化硫、一氧化碳、碳氢化物、氮氧化物、碳烟等。这些物质不仅是构成或加重人类呼吸疾病的重要原因，还可诱发多种其他疾病。

（2）大量的致病微生物。随着全球气候变暖，生态环境恶化，大量致病微生物繁殖，致使瘟疫频发。有研究表明，温暖的气候与瘟疫暴发之间有联系，更为湿润和温暖的气候条件意味着比正常情况下更适合细菌和病毒生存，而这些病菌传播到人身上的危险性也更大。气候变化还会使人的抵抗力和免疫力下降，这些因素综合在一起，就会增加瘟疫流行的概率。

（3）噪声、电磁辐射、光辐射等。随着现代化、城市化的进程，各种噪声、光及电磁辐射增加，它们弥漫于空中，虽然看不见，摸不到，但又的确是客观存在的，并且逐渐成为人类健康的无形杀手。研究证实，长期接受噪音干扰和电磁辐射会造成人体免疫力下降、新陈代谢紊乱，甚至导致各类癌症的发生。

2. 地之浊毒

《素问》曰："天食人以五气，地食人以五味。"人类的生存除了依赖"天之五气"之外，还离不开"地之五味"，地之浊毒主要是指受污染的水和食物，水是一切生命赖以生存的基础，水污染使食物的质量安全难以得到保障。污染水中的重金属通过水、土壤，在植物的生长过程中逐步渗入其中，食用吸收了过量重金属元素的动植物后会对人体产生危害。还有当水中含有的放射性物质较多时，一些对某些放射性元素有很强的富集作用的水产品，如鱼类、贝类等，其放射性元素的含量会显著地增加，对人体造成损害。水中含有的有机污染物对食物安全影响更大，一些有机污染物的分子比较稳定，通过水的作用很容易在动植物内部蓄积，损害人体健康。而农药化肥的滥用也是农作物污染的重要因素。这些被污染的水和食物首先经口进入人体的消化系统，损伤脾胃，使后天之本受损，变生浊毒，以致百病丛生。

3. 人之浊毒

《格致余论》曰："或因忧郁，或因厚味，或因无汗，或因补剂，气腾血沸，清化为浊。"由于人自身饮食结构、情志、生活方式的改变以及其他人为原因使人体内产生的有害物质，我们称之为"人之浊毒"。

（1）情志不畅生浊毒。《素问·举痛论篇》曰："百病生于气也。"喜、怒、忧、思、悲、恐、惊原本是人对外在环境各种刺激所产生的正常的生理反应。但当外来的刺激突然、强烈或持久不除，使情志过激，超过了人体生理活动的调节范围，使人体气血运行失常，津液运化失司，水湿不化，痰浊瘀血内停，日久蕴化浊毒，以致百病丛生。另外，社会激烈的生存竞争及经济竞争，给许多人带来了前所未有的心理压力，升学、就业、下岗、医疗、养老等问题波及各个年龄段，使人们的情绪经常处于压抑、忧愁、焦虑等背景之中，日久"神劳"，超过了人体生理活动的调节范围，也会使人体气血运行失常，津液不化，浊毒内蕴，从而变生疾病。若持续的情绪焦虑、愤怒、抑郁等，必将使机体神经、内分泌和免疫系统等产生一系列的变化，进而可发展成亚健康状态。这种亚健康状态可理解为中医所定义的郁证，郁久则化生浊毒。

（2）饮食不节（洁）生浊毒。《素问·脏气法时论篇》指出："五谷为养，五果为助，五畜为益，五菜为充，气味合而服之，以补精益气。"这就要求我们以植物性食物为主，动物性食物为辅，并配合果、蔬，使饮食性味柔和，不偏不倚，以保证机体阴阳平衡，气血充沛。然而，随着人们生活水平的不断提高，传统的饮食习惯已被打破，过去偶尔食之的鸡鸭鱼肉等副食品已经成为人们的日常饮食，高热量、高蛋白、高脂肪的"西式快餐"被奉为美味佳肴，强食过饮现象非常普遍。而过食肥甘厚味，则可使浊邪内生，正所谓"肥者令人内热，甘者令人中满"（《素问·奇病论篇》），"多食浓厚，则痰湿俱生"（《医方论·消导之剂》）。如今，高糖、高脂、多淀粉的饮食，使一些"富贵病"的发病率直线上升，以肥胖、"三高"、"三病"为主体的"代谢综合征"正在人们生活中扩散。究其病因，多因"脂浊""糖浊"等浊毒为害。另外垃圾食品、污染食品泛滥，以及普遍存在的过度医疗、乱服药物现象，都使得人体脏腑受损，久而酿生浊毒。

（3）不良生活生浊毒。《素问·宝命全形论篇》指出："人以天地之气生，四时之法成。"人只有顺应自然气候的变化规律才能保持健康。但是随着各种现代化的生活设施不断地介入人类的生活，人们不必再动作以避寒，阴居以避暑，而是悠然地生活在人工营造的舒适环境之中。人们出入于乍热乍凉、温度悬殊的环境，使皮肤腠理汗孔骤开骤闭，卫外功能难以适应，久而久之，闭阻体内的浊气即可化为浊邪而致病。而过量或长期嗜烟酒更是祸害无穷。因为"酒之为物，气热而质湿"（《证治准绳·杂病·伤饮食》），"过饮……生痰动火"（《顾松园医镜·卷二·谷部》），故大量饮酒后多有头目不爽、倦怠乏力、口干口黏、舌苔厚腻等湿浊阻滞之象，而长期嗜酒者每见面垢多眵、食少脘闷、口干口苦、舌苔黄腻等湿热阻滞之症。"烟为辛热之魁"（《顾松园医镜·卷十一·虚劳》），即便少量吸烟，也会给身体带来不容忽视的危害。大量的研究证明，吸烟可以导致冠状动脉痉挛，使血小板活性增加并凝聚成血栓。肺为娇脏，香烟燥热，极易损伤肺之气阴，肺为水之上源，肺气阴受损，宣发和肃降失常，水液代谢失调，导致痰湿内生，故长期嗜烟者每多见咳嗽多痰等痰浊内蕴之象。而缺乏有效运动也是现代人普遍存在的现象，久而久之，会使人体气血不畅，代谢失调，变生浊毒，引发各种疾病。

（二）狭义的浊毒

狭义的浊毒是浊毒学说现阶段研究的重点，其精髓在"浊"。在中医古代文献中浊有多种含意，既有生理之"浊"，又有病理之"浊"。生理之"浊"包括：①水谷精微的浓浊部分；②排泄的污浊之物，包括呼出的废气和排出的矢气。病理之"浊"（即浊邪）在历代文献中的含义却不尽相同，归纳下来有以下几种含义：①类湿之邪，如《金匮要略·脏腑经络先后病脉证》中曰"清邪居上，浊邪居下"；②小便混浊之症，即便浊，如《时方妙用》所说"浊者，小水不清也"；③精浊之症，如《证治准绳》"浊病在精道"等；④湿温之邪，如《温热论》所谓"湿与温合，蒸郁而蒙蔽于上，清窍为之壅塞，浊邪害清也"；⑤瘀血，如《血证论》所谓"血在上则浊蔽而不明矣"。而浊毒学说所研究的"浊"，又同上述之义不尽相同，它包括两个部分，即"湿浊"和"谷浊"，两种病理产物皆可酿化浊毒，分别称之为湿浊毒和谷浊毒。

1. 湿浊毒

人体从饮食中摄入的水谷精微应细分为"水精微"和"谷精微"，相应地，饮食在人体的代谢失常所产生的病理产物也应分为"湿浊"和"谷浊"。湿浊是人体水液代谢失常所形成的病理产物的统称，包括水湿、痰饮等，关于水液在人体内的代谢过程，《黄帝内经》已有精辟论述。《素问·经脉别论篇》曰："饮入于胃，游溢精气，上输于脾，脾气散精，上归于肺，通调水道，下输膀胱，水精四布，五经并经。"水饮摄入人体后，经胃、小肠、大肠的消化吸收，脾脏的运化转输，上归于肺，通过肺气通调水道的作用，一方面把水液经肺气宣发，心脉运载，而输送到全身，调养脏腑腠理皮毛等各组织器官，一部分变成汗液排出体外；另一方面水液沿着水道，经肺气的肃降，肝脏的疏利，三焦的通调，水液下降至肾，肾脏分别清浊，清者又上输于肺，敷布全身，浊者形成尿液，下输膀胱，经气化而把尿液排出体外。如此推陈出新，循环不息。无论是外罹天之浊毒、地之浊毒，还是七情、劳倦、饮食内伤，致使人体脏腑功能失调，或肺失于宣肃，或脾失于运化，或肾失于气化，皆可产生湿浊毒。尤其是脾运化水湿的功能失调，由于脾位于中焦，为人体气机升降的枢纽，脾失健运，则水液既无法上输于肺，又无法下达于肾，则水液停滞于体内，变生水湿、痰饮等湿浊。浊毒的生成一般遵循湿→热→浊→毒的演变过程。湿本是自然界的六气之一，《素问·五运行大论篇》曰："燥以干之，暑以蒸之，风以动之，湿以润之，寒以坚之，火以温之。"正常的湿气是万物赖以滋养繁茂的重要因素。如果湿气太过或非其时而有其气，则为湿邪。湿邪既有内外之分，又有清浊之别。就自然界来说清湿者，地气轻清上升所致，雾露雨雪，皆为其象；浊湿者，重浊污秽，淫雨泥水皆为其象。就人体而言，或因外感湿邪，或因脾胃受损，水湿不化，久蕴体内，多从热化，多自热生。

刘完素《河间六书》曰："湿本土气，火热能生土湿，故夏热则万物湿润，秋凉则湿复燥干也。湿病本不自生，因于火热拂郁，水液不能宣行，即停滞而生水湿，故湿者多自热生。"浊即湿久蕴热所致，叶天士谓"湿久浊凝"。朱丹溪谓："浊主湿热，有痰有虚"，"血受湿热，久必凝浊"。浊邪进一步发展即为浊毒，浊毒为浊邪之极，浊邪为浊毒之渐。

2. 谷浊毒

谷浊即谷精微在人体内运化失常所致。谷精微的化生和转运，主要是脾胃和大小肠共同作用的结果。《灵枢·海论》说"胃者，水谷之海"，《灵枢·本输》也说"胃者，五谷之府"，指出了胃的受纳功能。杨上善说"胃受五谷成熟，传入小肠"，指出了胃的腐熟功能。后世概括认为胃是对水谷进行初步消化的器官，具有受纳水谷，继而腐熟水谷成糊状食糜的功能。对于小肠的功能，《素问·灵兰秘典论篇》认为"小肠者，受盛之官，化物出焉"，后世概括为主受盛化物，泌别清浊，即指经胃初步消化的饮食物，在小肠内必须有相当时间的停留，以利于进一步彻底消化，将水谷分化为精微与糟粕两部分。脾则将这些谷食之精气化为营气和卫气，转运输送于上焦，大肠则将糟粕排出体外。《素问·经脉别论篇》曰："食气入胃，散精于肝，淫气于筋。食气入胃，浊气归心，淫精于脉。脉气流经，精气归于肺，肺朝百脉，输精于皮毛。毛脉合精，行气于腑。"在这一系列的过程中，任何一个环节出现障碍，都会使谷精微运化失常而化生为谷浊。或因胃失和降，腐熟受纳功能障碍，致使水谷滞留中焦，化为浊毒，如朱丹溪所谓"故五味入口，即入于胃，留毒不散，积聚既久，致伤冲和，诸病生焉"；或小肠受盛泌别失常，清浊不分，或脾气虚弱，无力将水谷精微输布全身，滞留脉道日久而为浊（包括脂浊、糖浊等）；或大肠传导失司，糟粕郁于肠内而生浊。上述各项虽本是精微物质或正常代谢产物，但是过量聚集或失于运化，均可对人体脏腑气血造成损害，我们称之为谷浊毒，它既是病理产物，又是致病因素。

二、浊毒理论根源

在中医古籍中，虽未载有浊毒一词，但是对浊毒的始动因素"浊"却记载颇多。《黄帝内经》是中医的元典，很多理论都渊源于此，由此引申而来，在这部经典著作里我们也可以看到，"清浊"是经常被使用的词语，几乎与寒热、气血、阴阳一样属于基本概念，是含义十分丰富的"元概念"。但过去并未引起人们足够的重视。我们为此探讨如下：

1. 生理之浊

《黄帝内经》中"浊"多与"清"相对而言。"浊"作为生命活动过程中的生理代谢物质有两种含义，一是指食饮精微中质地较为稠厚的部分。如《素问·阴阳应象大论篇》中"清阳发腠理，浊阴走五脏"，《素问·经脉别论篇》中"食气入胃，浊气归心，淫精于脉"。二是指食饮代谢过程中的残秽之物（呼出的浊气和排出的二便等），如《素问·阴阳应象大论篇》中的"清气在下，则生飧泄；浊气在上，则生䐜胀"，"清阳出上窍，浊阴出下窍"。

2. 阴阳升降

《素问·阴阳应象大论篇》认为："寒气生浊，热气生清。清气在下，则生飧泄；浊气在上，则生䐜胀。此阴阳反作，病之逆从也"。正常的情况下，"清阳为天，浊阴为地"，人体与之相应，"清阳出上窍，浊阴出下窍；清阳发腠理，浊阴走五脏；清阳实四肢，浊阴归六腑"。这里把清浊与阴阳相联系，以说明生理代谢时"升降出入"的原理。

《灵枢·阴阳清浊》论述气的清浊说"浊而清者，上出于咽，清而浊者，则下行。清浊相干，命曰乱气"。其中的"浊而清"与"清而浊"，指清与浊之间的转化，与阴阳之间的转化一样，清浊也可以互化，"浊中有清，清中有浊"，二者变动不居。《素问·阴阳应象大论篇》提出"清阳""浊阴"，《灵枢·阴阳清浊》提出"阴清而阳浊"，前者的清浊，是根据精微物质的稀稠、升降而定的，所以说"清阳浊阴"；后者按照精微物质的运动状态划分，"阴静阳躁"，"阴清而阳浊"。

3. 病机之浊

最早"清浊"来源于古人对于水的认识。水有清浊，人体内的精微物质也有清浊。"浊"作为与疾病相关的概念在《黄帝内经》中的论述为"血气俱盛……其血黑以浊，故不能射"（《灵枢·血络论》），"此肥人也……广肩腋，项肉薄，厚皮而黑色，唇临临然，其血黑以浊，其气涩以迟"（《灵枢·逆顺肥瘦》），初步提出了"血浊"的概念。《素问·至真要大论篇》："诸转反戾，水液浑浊，皆属于热；诸病水液，澄澈清冷，皆属于寒。"这段"病机十九条"中指出清稀的体液属寒性，浊稠的体液属于热性。

《灵枢·五乱》指出人患病时，只要"清浊不相干，如是则顺之而治"。清升而浊降，各行其道，病证就容易治疗。如果出现清气在阴（下），浊气在阳（上），"清浊相干，乱于胸中"，病人就会出现严重的胸闷等症状。

4. 诊断疾病

审清浊是内经提出诊断疾病的要点之一，《黄帝内经·素问阴阳应象大论篇》说："善诊者，察色按脉，先别阴阳，审清浊而知部分。"《中藏经》在"论胃虚实寒热生死逆顺脉证之法第二十七"中提出"其脉沉浊者，病在内；浮清者，病在外"，用清浊以诊断病位。可见以清浊为代表的机体病机改变，在疾病发展演变过程中占有重要地位。审清浊对于辨别病因、病性、病位、疾病性质，以及指导诊断治疗等具有提纲挈领的指导意义。

5. 治疗角度

对于浊的相关治疗，《黄帝内经》提出初步的治疗原则和方案。如对于针刺治疗的原则，《黄帝内经》提出要注意气血清浊的体质差异，更要分清因病而致的病理性清浊。《灵枢·阴阳清浊》说："清者其气滑，浊者其气涩，此气之常也。故刺阴者，深而留之；刺阳者，浅而疾之；清浊相干者，以数调之也。"《灵枢·九针十二原》提出"浊气在中，清气在下"的时候，"针陷脉则邪气出，针中脉则浊气出，针太深则邪气反沉，病益"。所以要掌握好针刺的尺度。若平素体壮，则患病后易出现"重则气涩血浊，刺此者，深而留之，多益其数；劲则气滑血清，刺此者，浅而疾之"。岐伯认为："血清气浊，疾泻之则气竭焉"；"血浊气涩，疾泻之则经可通也"。气血清浊不同，针刺的补泻手法也不相同。针刺治疗时，有的病人"血少黑而浊"，有的"血出清而半为汁"，需要医生认真观察，才能治疗无误。有瘀滞的患者，应该"两泻其血脉，浊气乃避"。提出针刺泻"浊气"的基本指导原则。

由于各种原因，浊邪作为一种独立的病理因素未曾引起古代医家的重视，多将其混同于湿邪之中讨论，但金元时期的朱丹溪对浊有深刻的认识，浊作为医学术语在此时有不同的含义，最常见的意思是指精浊，如朱丹溪曾在《丹溪心法》专立一章论述赤白浊，并提出"浊主湿热，有痰有虚"的著名论断。

另外还指血浊。《格致余论·通风论》提出："血受湿热，久必凝浊，所下未尽，留滞隧道，所以作痛。"认为痛风的病机为血受湿热，凝而为浊，阻于经络所致，为后世医家从浊邪论治痛风开辟了新的思路。《格致余论》曰："或因忧郁，或因厚味，或因无汗，或因补剂，气腾血沸，清化为浊。"提出多种病症与浊邪及其导致的脏腑功能失调有关。朱丹溪对毒的认识也很深刻，如曾说"故五味入口，即入于胃，留毒不散，积聚既久，致伤冲和，诸病生焉"。这里所谓的毒跟现在所说的浊毒意义相近。

至明清时期，叶天士提出浊邪致病的病理病机："清窍为之壅塞，浊邪害清也。"吴鞠通在《温病条辨》中明确提出了浊毒与温热的相互关系："温毒者，秽浊也。温毒者，诸温夹毒，秽浊太甚也。"认为温毒为诸温夹毒，属于秽浊太甚。"热伤气，湿亦伤气者何？热伤气者，肺主气而属金，火克金，则肺所主之气伤矣。湿伤气者，肺主天气，脾主地气，俱属太阴湿土，湿气太过，反伤本脏化气，湿久浊凝，至于下焦，气不惟伤而且阻矣。"提出湿久导致浊凝的病机改变，并倡化浊解毒之法，"盖肺病治法微苦则降，过苦反过病所，辛凉所以清热，芳香所以败毒而化浊也"。吴鞠通依据病位、病势不同，灵活应用化浊、导浊、驱浊之法。如："按此证由上焦而来，其机尚浅，故用菱皮、桔梗、枳壳，微苦微辛开上，山栀轻浮微苦清热，香豉、郁金、降香，化中上之秽浊而开郁。""以藿香化浊，厚朴、广皮、茯苓、大腹泻湿满。半夏辛平而主寒热。蚕沙化浊道中清气。""盖汗之解者寒邪也，风为阳邪，尚不能以汗解，况湿为重浊之邪，故虽有汗不解也，学者于有汗不解之证，当识其非风则湿，或为风湿相搏也。盖土居中位，秽浊所归，四方皆至，悉可兼证，故错综叁伍，无穷极也。""槟榔至坚，直达肛门，散结气，使坚者溃，聚者散，引诸药逐浊气，由肛门而出。""晚蚕沙化浊中清气，大凡肉体未有死而不腐者，蚕则僵而不腐，得清气之纯粹者也，其粪不臭不变色，得蚕之纯清，虽走浊道，而清气独全，既能下走少腹之浊部，又能化浊湿而使之归清，以己之正，正人之不正也。""朴橘行浊湿之滞气，俾虚者充，闭者通，浊者行而坠痛自止，胃开进食矣。""砂仁肉蔻从下焦固涩浊气，二物皆芳香能涩滑脱，而又能通下焦之郁滞，益醒脾阳也。为末，取其留中也。芳香而达窍，补火以生土，驱浊以生清也。""湿温久羁，三焦弥漫，神昏窍阻，少腹硬满，大便不下，宣清导浊汤主之。""浊湿久留，下注于肛，气闭肛门坠痛，胃不喜食，舌苔腐白，术附汤主之。""此浊湿久留肠胃，致肾阳亦困，而肛门坠痛也。"

三、浊毒的病因病机

1. 时代背景

疾病的发生发展离不开人们生存的时代背景，东汉末年伤寒流行，始有张仲景之《伤寒论》成书传世；金元时期，战乱频仍，人们奔波流离，始有李东垣之《脾胃论》成书传世。诸如此类，不胜枚举。当今时代，极大丰富的物质生活，日新月异的科技应用，给人们的生活带来极大的便利，也同时导致了当今时代背景下的诸多疾病。浊毒论的产生，离不开当今的时代背景。

（1）自然环境变化。今日，全球变暖而产生的温室效应，让人类处于风、寒、暑、湿、燥、火的大变化中，气候之变超过人体的适应能力，就会导致相应的疾病谱的变化。另外，空气污染、水源污染、土壤污染等因素，直接或者间接导致人体吸收越来越多各种有毒有害物质，这些外界因素的变化超过人体的代谢能力，在人体蓄积，影响人体的健康，减少人的寿命。

（2）社会环境变化。社会激烈的生存竞争及经济竞争，给许多人带来了前所未有的心理压力，升学、就业、下岗、医疗、养老等问题波及各个年龄段，使人们的情绪经常处于压抑、忧愁、思虑、焦虑等背景之中。作为社会的一分子，世人无时不受到社会环境因素的影响，社会地位、经济状况、家庭情况、人际关系等方面的变化，直接或间接地影响着人的精神情志活动，成为诱发疾病的因素。

（3）生活方式改变。在人类解决了"吃饱穿暖"为主要内容的生存问题以后，生活方式发生了很大变化。生活节奏加快，膳食结构单一，加上吸烟、酗酒，工作长期静坐，缺乏体育锻炼以及心理压力大等问题，都导致人体代谢功能的异常，导致多种慢性疾病的产生，殊不知这些慢性疾病产生的过程也就是浊毒致病的过程。

综上所述，在当今时代背景下，许多人出现了浊毒体质，这种浊毒体质左右人的健康，影响人的寿命。在这种背景下，提出浊毒学说，有益于世人健康，防病保健，有益于救治疾病，并且可用于指导当今时代下的大部分疾病的治疗，大部分人群的养生保健，具有重要的现实意义。

2. 浊毒成因

浊毒既可为外邪，亦可为内邪。作为外邪，由表侵入；作为内邪，由内而生。浊毒病邪作用于人体，循人体络脉体系由表入里，由局部至全身。浊毒之邪胶结，可导致人体细胞、组织和器官的浊化，即致病过程。浊化的结果导致细胞、组织和器官的浊变，即形态结构的改变，包括现代病理学中的肥大、增生、萎缩、化生和癌变，以及炎症、变性、凋亡和坏死等变化。浊变的结果是毒害细胞、组织和器官，使之代谢和机能失常，乃至机能衰竭。浊毒病邪入侵机体，克正气而致病；浊毒之邪猖獗，发病急重，或病情加重；浊毒之邪滞留不去，疾病迁延不愈；浊毒之邪被战胜克制，则疾病好转，机体得以康复。因此，浊毒病邪有轻、中、重相对量化的划分。

浊毒证形成的内在因素，包括中气的虚实，阳气的盛衰，体质的强弱和内生湿浊的有无等，即所谓"内外相引"。人体是否易患，内生浊毒起决定作用，而内生浊毒多责之于脾胃功能，如叶天士所言之湿热病"又有酒客，里湿素盛，外湿入里，里湿为合"，即指出嗜食酒肉，影响脾胃运化而湿热内生，是湿热类温病发生的重要因素。后薛生白取叶氏之意，提出了"太阴内伤，湿饮停聚，客邪再至，内外相引，故病湿热"的观点。《医宗金鉴》云："人感受邪气虽一，因其形脏不同，或从寒化，或从热化，或从虚化，或从实化，故多端不齐也。"浊毒证的发展，有热化和寒化的不同，从而形成伤阴伤阳之病理机转，不同的病机转化与病邪、体质及治疗恰当与否密切相关。

（1）外感淫疠毒邪。浊毒可由外而入，或从皮毛，或从口鼻，侵入机体，对人体脏腑、经络、气血、阴阳均能造成严重损害。"浊"者，不清也，浊与湿紧密相关，外感湿浊，由表入里。外界湿浊之邪侵入人体的途径大致有三条：一是通过呼吸由口鼻进入人体，先影响人体的上焦，进而影响到中、下焦。正如《医原·湿气论》所说："湿之化气，多从上受，邪自口鼻吸入，故先传天气，次及地气。"二是通过肌肉皮肤渗透进入人体，先客于肌表关节，次阻经络，最终深入脏腑。清·张璐说："湿气积久，留滞关节。"《素问·调经论篇》曰："风雨之伤人也，先客于皮肤，传入于孙脉，孙脉满则传入于络脉，络脉满则输入于经脉。"又曰："寒湿之中人，皮肤不收，肌肉坚紧。荣血泣，卫气去，故曰虚。"三是湿邪中伤脾胃。《六因条辨·卷下》："夫湿乃重浊之邪，其伤人也最广……殆伤则伤其表，表者，乃阳明之表，肌肉也；中则中其内，内者，乃太阴之内，脾阴也，湿土也。故伤则肢节必痛，中则脘腹必闷。"当然外感湿浊之邪侵犯人体，可能只有一种途径，也可能两种或者三种途径同时存在，如湿温病初起多为卫气同病，为湿热之邪同时侵犯人体的肌表和脾胃所引起，因此在临床诊治时，应灵活应用，不可教条。凡外感之邪，凡有湿性，即为浊毒之一种，即或无湿，侵袭人体，留止不去，易生浊化毒，必防浊毒之变。

另外，外来之毒邪，侵袭人体，极易化为浊毒性质而致病。"外毒"是来源于人体之外的、环境产生的有害于人体健康的毒邪。结合现代医学的认识，外毒包括化学致病物、物理致病物、生物致病物等。化学致病物包括药毒、毒品、秽毒、各种污染等，废气污水，生物垃圾，化肥农药，装饰材料，烧烤粉尘等皆可为毒。物理致病物包括跌仆损伤等意外伤害，水、火、雷、电等自然灾害，气候、气温变化，噪声、电磁波、超声波、射线辐射对人体的干扰等。其中气候变化是引起疾病发生的因素之一。气候变化是毒邪、疫疠之毒产生和传播的重要条件。生物致病物包括温病毒邪、疫疠之毒、虫兽毒、食物中毒等。《诸病源候论》曰："诸生肉及熟肉内器中，密闭头，其气壅积不泄，则为郁肉，有毒，不幸而食之，乃杀人；其轻者，亦吐利，烦乱不安等。"《金匮要略》曰："六畜自死，皆疫死，则有毒，不可食之。"

外来之浊与毒，侵入人体，影响人体的新陈代谢，导致气机失调，脏腑失用，从而浊毒内生，蕴于体内，百病丛生。

（2）饮食失节。《素问·脏气法时论篇》指出："五谷为养，五果为助，五畜为益，五菜为充，气味合而服之，以补精益气。"这就要求我们以植物性食物为主，动物性食物为辅，并配合果、蔬，使饮食性味柔和，不偏不倚，以保证机体阴阳平衡，气血充沛。然而，随着人们生活水平的不断提高，传统的饮食习惯已被打破，过去偶尔食之的鸡鸭鱼肉等副食品已经成为人们的日常饮食，高热量、高蛋白、高脂肪的"西式快餐"被奉为美味佳肴，强食过饮现象非常普遍。而过食肥甘厚味，超出脾胃运化功能，则湿聚食积，化为痰饮，蕴郁日久，化为浊毒之邪。正所谓"肥者令人内热，甘者令人中满"（《素问·奇病论篇》），"多食浓厚，则痰湿俱生"（《医方论·消导之剂》）。

饮食失节，影响人体气血的运行。《素问·五脏生成篇》指出："多食咸，则脉凝泣而变色。"《张氏医通·诸血门》亦曰："人饮食起居，一失其节，皆能使血瘀滞不行也。"血瘀久则成毒，百病乃变化而生。这也是现代社会高脂血症、高血压病、心脑血管疾病、糖尿病、肥胖症等发病率大大增高的主要原因之一。故《素问·通评虚实论篇》指出："消瘅仆击，偏枯痿厥，气满发逆，甘肥贵人，则膏粱之疾也。"

长期嗜烟好酒，易生浊毒。"酒为百药之长"，易入血分，适量饮酒可以驱除风寒，疏通筋脉，解除疲劳，振奋精神，而过量或长期嗜酒则会危害人的健康。因为"酒之为物，气热而质湿"(《证治准绳·杂病·伤饮食》)，"过饮……生痰动火"(《顾松园医镜·卷二·谷部》)，故大量饮酒后多有头目不爽、倦怠乏力、口干口黏、舌苔厚腻等湿浊阻滞之象，而长期嗜酒者每见面垢多眵、食少脘闷、口干口苦、舌苔黄腻等湿热阻滞之征。

烟对人体有百害而无一利，因此即便少量吸烟，也会给身体带来不容忽视的危害。大量的研究证明，吸烟可以导致冠状动脉痉挛，使血小板活性增加并凝聚成血栓。"烟为辛热之魁"(《顾松园医镜·卷十一·虚劳》)，香烟燥热，极易损伤肺气阴，肺为水之上源，肺气阴受损，宣发和肃降失常，水液代谢失调，导致痰湿内生，故长期嗜烟者每多见咳嗽多痰等痰浊内蕴之象。痰郁日久，化为浊毒之邪。

（3）情志不畅。《素问·八正神明论篇》说："血气者，人之神，不可不谨养。"神是内在气血的总体体现，因此所谓"清静"，是指的人体精神状态的安详，是一个人内在脏腑气血功能正常的外在表现。人体在精神上能够长期保持清静，营卫之气运行有序，肌肉腠理的功能状态正常，表现为致密而柔顺，邪气难以进犯肌体，人体就不会得病。正所谓"正气存内，邪不可干"。喜、怒、忧、思、悲、恐、惊原本是人对外在环境各种刺激所产生的正常的生理反应。但当外来的刺激突然、强烈或持久不除，使情志激动过度，超过了人体生理活动的调节范围，则可使人体气机失调，进一步导致脏腑功能紊乱，气血运行失常，津液水湿不化，痰浊瘀血内停，浊毒由此而生。故《证治准绳·杂病·喘》谓："七情内伤，郁而生痰。"《医述·杂证汇参·血证》亦曰："或因忧思过度，而致营血郁滞不行；或因怒伤血逆，上不得越，下不归经，而留积于胸膈之间者，此皆瘀血之因也。"情志因素与痰瘀的关系亦受到了现代学者的重视。日本学者永田胜太郎认为慢性紧张是导致瘀血证的主要原因之一，瘀血状态就是低血清辅酶Q状态，它是一种慢性应激反应，即虽然交感神经释放儿茶酚胺，而其靶器官的心肌处于劳损状态，使全身的小动脉收缩，末梢血液循环障碍，以致毛细血管系统、静脉系统瘀血。国内也有学者对冠心病瘀血证与A型性格、心理应激的关系进行调查分析，发现情志因素与瘀血的关系密切。《黄帝内经》说，"喜则气下，悲则气消，消则脉虚空。因寒饮食，寒气熏满，则血泣气去，故曰虚矣"。大喜不止，消弱人体正气，正气一虚，病从内生；悲伤过度，悲喜过度，人体"脉空虚"，正气不足，过食寒凉，寒气主凝滞，血凝之后，进一步加重气虚，为生理物质的"浊毒化"打下了基础。

《素问·举痛论篇》："百病生于气也。"气不通畅，则毒邪内生。如气盛生毒，因气有余便是火，火热之极即为毒；热毒、火毒的存在又可进一步伤害人体脏腑组织产生腑实、阴伤、血瘀等一系列病理结果；气郁生毒，情志变化刺激过于突然、持久，使脏腑功能紊乱，升降出入失常，影响气机的通畅条达，津血的输布，可蓄郁而为毒，从而导致疾病。浊毒在体内蕴积日久，又可对人体脏腑经络造成严重损害，百病由此乃变化而生。这就是"郁生浊毒"。

（4）环境改变。《素问·宝命全形论篇》指出："人以天地之气生，四时之法成。"人只有顺应自然气候的变化规律才能保持健康。随着各种现代化的生活设施不断地介入人类的生活，人们不必再"动作以避寒，阴居以避暑"，悠然地生活在人工营造的舒适环境之中。即使夏季室外酷暑炎热，室内也可以冷气习习；冬季户外冰雪凛冽，屋内也可以暖气融融。人们出入于这样乍热乍凉，或乍寒乍暖温度悬殊的环境，使皮肤腠理汗孔骤开骤闭，卫外功能难以适应，久而久之，闭阻体内的浊气即可化为浊毒而致病。

环境的自然变化和人类对环境的干预使人类的生活环境发生了空前的变化，这种变化对人体的影响是巨大的、多层面的，从中医学的角度看，湿浊阻滞是一个不容忽视的方面。现代流行病学调查亦已证明了这一点。有人对石家庄市各行业共1005人进行整体随机抽样调查，结果表明：有湿阻症状者占10.55%，且与性别、年龄、职业无明显联系，主要病因为环境湿气过重、性格急躁或抑郁以及饮食不节，主要病位在脾。湿浊阻滞，气机不畅，进一步导致血行受阻，结滞成瘀，百病由此变化而生。

（5）运动缺乏。《素问·宣明五气篇》云："久视伤血，久卧伤气，久坐伤肉。"若长年伏案，以车代步，室外活动减少，不仅可以导致气血亏虚，而且还可以使气机阻滞，津液运化、布散失常，从而浊毒之邪难免滋生。多食少动，对于浊毒体质的产生具有重要作用。颜元在《颜习斋言行录》中写道："习行礼、乐、射、御之学，健人筋骨，和人气血，调人情绪，长人仁义……为其动生阴阳，下积痰郁气，安内抒外也。"这充分表明：体育运动既可强身健体，娱乐身心，磨炼意志，促进德智发展，又可防病治病，帮助身体早日康复。

（6）虚损劳倦。人体是否发病，主要取决于人体的正气强弱。"正气存内，邪不可干"，"邪之所凑，其气必虚"，是中医药贡献给人民大众的养生智慧。《灵枢·百病始生篇》说："风雨寒热不得虚，邪不能独伤人。猝然逢疾风暴雨而不病者，盖无虚，故邪不能独伤人。此必因虚邪之风，与其身形，两虚相得，乃客其形。两实相逢，众人肉坚。其中于虚邪，也因于天时，与其身形，参以虚实，大病乃成。气有定舍，因处为名。"

虚易招邪，虚处留邪；邪碍气机，化生浊毒，这往往是一个连续的过程。《黄帝内经》说："有所劳倦，形气衰少，谷气不盛，上焦不行，下脘不通，胃气热，热气熏胸中，故内热。"由劳倦导致的形气衰少，还只是一个"纯虚无邪"的病理状态，一旦在这个基础上出现"上焦不行，下脘不通"，就不是纯虚无邪了，而是清浊相干，浊毒内生的一种现象，所以病人出现"内热"的各种证候表现。

（7）他邪转化。浊毒之邪与内生五邪、外感六淫密切相关，又有不同。浊毒兼具浊与毒的特性，可以由他邪转化，且为诸邪致病之甚者也。如食积，本为伤食，食积日久则生湿聚痰，湿与痰即具浊之性，湿痰蕴积日久则生毒，至此浊毒生焉。浊毒生则导致胃病渐重，甚至癌变。饮食若超过自身耐受量，则可转化成浊毒。如过饮久饮之酒浊毒，过食为病之食积化浊毒，大便干燥影响毒素排出，吸收毒素过多成粪毒，血糖、血脂过高形成糖浊毒、脂浊毒等。

另外，水湿痰饮可转化为浊毒，汗液、二便不通，浊阴或水湿无以出路，内困日久而成"浊毒"；久病虚损，肺、脾、肾及三焦等脏腑气化功能失常，肾元衰败，导致浊毒内生。津、液本为体内的正常物质，若超出生理需要量，或停留于局部，或失其所，也成为一种毒。如水液代谢紊乱，水液过多为病之水毒、湿毒；机体在代谢过程中产生的各种代谢产物排出困难，蓄积日久，郁而化毒则为浊毒。瘀血亦可转化为浊毒之邪，瘀血是血液运行失常而化生的病理产物，常表现为瘀毒、出血、癥瘕。若瘀久不消，全身持久得不到气血的濡养，则出现面色黧黑、口唇紫暗、皮肤粗糙状如鳞甲，则成瘀毒；瘀血阻滞脉络，血液不循常道，溢出脉外，可见各种出血；体内肿块日久不化，质硬，固定不移，夜间痛甚，即癥瘕。血瘀则气滞，气血瘀滞则脉络阻塞、脏腑功用失常，从而导致浊毒内生。另外，所瘀之血，所溢之血，日久即聚浊毒之性，致人病生。

3. 致病特点

（1）浊毒黏滞，病程缠绵。"黏"，即黏腻；"滞"，即停滞。所谓黏滞是指浊毒致病具有黏腻停滞的特性。这种特性主要表现在两个方面：一是症状的黏滞性。浊病症状多黏滞而不爽，如大便黏腻不爽，小便涩滞不畅，以及分泌物黏浊和舌苔黏腻等。二是病程的缠绵性。因浊性黏滞，蕴蒸不化，胶着难解，故起病缓慢隐袭，病程较长，往往反复发作或缠绵难愈。如湿温，它是一种由湿浊热邪所引起的外感热病。由于浊毒性质的特异性，在疾病的传变过程中，表现出起病缓、传变慢、病程长、难速愈的明显特征。其他如湿疹、着痹等，亦因其浊而不易速愈。

浊毒之邪积聚体内，相互为用，日久必凝结气血，燔灼津液，致脏腑败伤，其病多深重难愈，病期冗长，病久入血入络，可致瘀血出血。许筱颖等认为，浊性黏滞，易结滞脉络，阻塞气机，缠绵耗气；毒邪性烈善变，易化热耗阴精，腐气血。"毒"之形成，与"浊"有密切的关系。若浊毒日久不解，深伏于内，耗劫脏腑经络之气血，而呈现虚实夹杂之证，在临床表现为缠绵难愈，变化多端。

（2）滞脾碍胃，阻滞气机。浊为阴邪，其性黏滞，最易困阻脾之清阳，阻塞气机，脾胃为人体气机升降运动的枢纽，脾不升清，胃不降浊，气机升降失常。如《灵枢·小针解》云："言寒温不适，饮食不节，而病生于肠胃，故命曰浊气在中也。"若湿邪阻中，脾胃受病，气机升降之枢纽失灵，人体之气机升降，权衡在于中气。三焦升降之气，由脾鼓动，中焦和，则上下顺。阳明为水谷之海，太阴为湿土之脏，胃主纳谷，脾主运化，脾升则健，胃降则和，所以中焦气和，脾胃升降皆得适度，则心肺在上，行营卫而光泽在外；肝肾在下，养筋骨而强壮于内；脾胃在中，传化精微以溉四旁，人体保持正常的气机升降运动，是为无病。脾为浊困，湿浊内聚，使脾胃纳运失职，升降失常。脾阳不振，湿浊停聚则胸闷脘痞、纳谷不香、不思饮食、肢体困重、呕恶泄泻等，以及分泌物和排泄物如泪、涕、痰、带下、二便等秽浊不清，舌苔白腻润滑而液多，脉沉濡而软，或沉缓而迟。

（3）常相兼夹，耗气伤阴。浊毒为病，常与痰、湿、瘀、毒并存。浊毒较之湿邪，更为黏腻滞涩，重浊稠厚，因此，病势更为缠绵难愈，多久久不能尽除。较之痰邪，浊毒变化多端，可侵及全身多个脏腑、四肢百骸，同时又会随体质及环境因素寒化、热化，从而出现种种变局。浊毒的存在可导致痰、瘀、毒等病理产物的产生，相兼为病，加重病情。浊毒困扰清阳，阻滞气机，可以导致津液停聚，加重痰浊；浊毒胶结，阻碍气血运行，更可加重气血瘀滞。浊毒伤人正气，蕴结成毒，或化热生毒，更可耗血动血，败坏脏腑。四者相兼，元气日衰，则病归难治。

（4）阴阳相并，浊毒害清。浊性类水，水属于阴，故浊为阴邪。浊为阴邪，易阻气机，损伤阳气，"湿胜则阳微"，由湿浊之邪郁遏使阳气不伸者，当用化气利湿通利小便的方法，使气机通畅，水道通调，则浊毒可从小便而去，湿浊去则阳气自通。浊毒为阴邪郁久化热生毒，兼具湿热毒性，此时多见湿热结聚，毒性昭彰之特点。故此说，浊毒为阴邪、阳邪相并，正如湿与热相并，如油入面，而浊毒为湿热之甚，阴阳更难分离，驱散消解更加困难。

湿浊之邪害人，阻遏清阳，蒙蔽神明、心窍、头部孔窍，出现头昏目眩、神昏谵语，甚或失聪。所以叶天士《温热论》有"浊毒害清"之说。《格致余论》云："湿者土浊之气……湿气熏蒸，清道不通，沉重而不爽利，似乎有物以蒙冒之。"慢性肾功能衰竭尿毒症脑病、肝功能衰竭肝性脑病，都具有浊毒胶着黏滞、蒙蔽清窍、神明失守的特点。

（5）易积成形，蕴久生变。浊毒之邪重浊、黏滞，易损脏腑，腐血肉，生恶疮癌肿。浊毒之邪表现有气味秽臭，或腥臭如败卵，肌肉组织多有腐烂，或易生赘疣；头昏蒙，甚则意识不清，身痛不可名状；骨蒸、恶寒、微热、自汗或盗汗，大便水样如注，或溏浊、黏滞不爽，或吐、呕或便冻血如烂肉样，或出流腐汁黄水；如妇女黄白带下、外阴瘙痒，或刺痛、出浊水物等。如浊毒犯肾，开合失司，可见通身浮肿，二便俱闭。浊毒日久不去，肾脏持续损害可致肾功能衰竭。王永炎院士强调毒邪在缺血性中风发病中的重要性，提出中风后常有瘀毒、痰毒、热毒互结，破坏形体，损伤脑络。周仲瑛认为乙肝慢性期，症状相对隐伏，病势缠绵，病程较长，"瘀毒"为其主要的病理环节，解毒化瘀为其基本治疗大法。我们所谈的浊毒要与一般的湿热之邪区别开来。这里的浊毒之邪是在原有病邪的基础上化生而又保留了原有病邪的特点，虽然与湿邪、热邪、瘀血等有联系，但已是完全不同的概念。

浊毒侵及人体，留滞于脏腑经络，病久不去，容易生变。浊毒病邪胶结作用于人体胃部，导致胃部细胞、组织的浊化，即病理损害过程；浊化的结果导致细胞、组织的浊变，即形态结构的改变，包括现代病理学中的肥大、增生、萎缩、化生和癌变，以及炎症、变性、凋亡和坏死等变化。浊变的结果是毒害细胞、组织和器官，使之代谢和机能失常，乃至机能衰竭。浊毒黏滞致使胃络瘀滞，气不布津，不养经，胃失荣养，腺体萎缩久久不愈，终则发生肠上皮化生或异型增生。可见，浊毒之邪黏滞不解，盘踞成积是慢性胃炎病程长、反复难愈的关键所在，亦是肠上皮化生及异型增生形成的"启动因子"。慢性胃炎，从浅表性胃炎到萎缩性胃炎，到肠上皮化生伴异型增生，到癌变的过程，就是浊毒内蕴，日久生变的过程。

4. 浊毒与脏腑关系

（1）脾胃与浊毒。脾主运化、主升清，胃主受纳、腐熟水谷，主通降，以降为和。脾胃同属中焦，通过经脉相互络属构成表里关系，二者一纳一化，一升一降，脾为胃行其津液，共同完成饮食物的消化吸收及其精微的输布，从而滋养全身，因此，称脾胃为"后天之本"。脾主升，胃主降，二者相反相成。脾气升，则水谷之精微得以输布；胃气降，则水谷及其糟粕才得以下行。《临证指南医案》曰："脾宜升则健，胃宜降则和。"胃属燥土，脾属湿土，胃喜润恶燥，脾喜燥恶湿，燥湿相继，阴阳结合，才能完成饮食物的运化。《临证指南医案》又曰："太阴湿土得阳始运，阳明燥土得阴自安。"脾运化失职，清气不升，即可影响胃的受纳与和降，反之，如饮食失节，食滞胃脘，胃失和降，亦可影响脾的升清与运化，脾失健运，水谷精微输布异常，湿聚成浊，郁而成毒，浊毒由内而生。

（2）肝胆与浊毒。肝主疏泄，胆主决断，共同助脾主运化。中医的整体观认为，人体脏腑气血是一个有机的整体，靠相互协调和制约来保证其生理功能的完成，五脏六腑的功用多赖肝之疏泄。肝的疏泄周转功能有助于脾胃气机的升降、饮食的消化和吸收、肺气的宣发和敷布、胆汁的排泄及气血的周转，它们是一个生命活动的有机整体，共同协调，维持脏腑气血的平衡。肝的疏泄功能正常，脾气能升，胃气能降，则既能纳，又能化，从而保持正常的消化吸收功能。若肝失疏泄，无以助脾之升散，可见"木不疏土"即"肝脾不和""肝郁气滞"；肝失疏泄，肝气郁结，三焦气机不畅，则横逆而克脾，脾失健运，肝失疏泄，气机不畅，水液代谢功能失常，湿邪内蓄，继而积湿成浊，并可引起血行受阻，气滞血瘀，或为气血逆乱，可致浊毒内生。

（3）肾、膀胱与浊毒。肾与膀胱互为表里，肾司二便，专主开阖，所谓开阖，即二便之排泄机关也。膀胱主贮存和排泄尿液。肾与膀胱功能正常，则二便通利，二便不利，则浊物内蕴，此为化生浊毒之一源也。肾者主水，可见肾与膀胱的疾病均可见水液代谢异常。水液代谢异常也是浊毒内生的主要病机。脾为后天之本，肾为先天之本。脾之健运，化生精微，须借助于肾阳的推动，因此有"脾阳根于肾阳"之说。若肾阳不足，可致脾阳亏虚，运化失职，必易导致浊毒内蕴。

（4）肺、大肠与浊毒。肺与大肠相表里，大肠为传导之官，传导失职，则浊物排出不畅最易郁而生毒，日久致生他变。肺主宣发肃降，通调水道。所谓宣发，含有宣布发散之意。肺主宣发是指肺把宗气、血液、津液输布散发到全身各处的功能。所谓肃降，含有清肃下降之意；肺主肃降是指肺居上焦，它的气机以下降为顺，只有肺气肃降，才能使呼吸均匀平稳，不咳不喘。若肺失宣降，肺气上逆或壅滞郁闭，则气机不畅，浊毒中生。所谓通调水道，是指肺气有调节和维持水液代谢平衡的功能。水道指水液排泄的途径，如呼吸、汗液的蒸发、尿液的排泄等。这一功能主要是由肺气的宣发和肃降来完成的。因为肺的宣发肃降，能促进和调节水液代谢，所以称"肺为水之上源"，《素问·经脉别论篇》说："饮入于胃，游溢精气，上输于脾，脾气散精，上归于肺，通调水道，下输膀胱。"就是对这一代谢过程的概括。若宣发肃降功能失调，则可出现水液代谢异常，从而蕴生浊毒。

（5）心、小肠与浊毒。心与小肠相表里，小肠主泌别清浊，清浊之物在小肠分别，因此说小肠功能正常则清浊分明，各归其道，若泌别不清，则浊郁毒生。心为神之居、血之主、脉之宗，心主血脉，血液与津液同源互化，血液中的水液渗出脉外则为津液，津液是汗液化生之源。心又藏神，汗液的生成与排泄又受心神的主宰与调节。心神清明，对体内外各种信息反应灵敏，汗液的生成与排泄，就会随体内生理情况和外界气候的变化而有相应的调节，所以情绪紧张、激动、劳动、运动及气候炎热时均可见汗出现象。故《素问·经脉别论篇》说："惊而夺精，汗出于心。"由此可见，心以其主血脉和藏神功能为基础，主司汗液的生成与排泄，从而维持了人体内外环境的协调平衡。若心失所主，血脉代谢紊乱，则浊毒中生。

5. 浊毒体质

中医认为，人体是一个以脏腑经络为内在联络的有机整体，自然界存在着人类赖以生存的必要条件，同时自然界以及包括社会环境、工作环境等环境因素的变化又常常直接或间接地影响着人体，而人体受外界的影响也必然相应地发生生理或病理上的反应。早在《黄帝内经》中就认识到，人的健康和疾病与自然环境、精神因素有着密切的关系，天人合一、形神合一、阴阳平衡是最佳的生理状态，明确提出"六淫""七情"等是引起疾病发生的重要致病因素。

浊毒体质的形成，有先天禀赋、后天失调、药物作用等因素所导致。而大多数人是由于外感之邪，大量饮酒，或过食肥甘厚味，或过度思虑，脾虚不运，而致水液不化，聚湿生痰，浊毒内蕴。《灵枢·寿夭刚柔》认为："人之生也，有刚有柔，有弱有强，有短有长，有阴有阳……"说明体质与先天禀赋关系密切，体质差异与生俱来。有资料表明："肥胖者通常有明确的家族史，父亲或母亲肥胖，其子女约有 40%~50% 出现肥胖，如父母均肥胖，则其子女肥胖的机会可以达 70%~80%。"

浊毒体质包括痰浊与热毒体质两种。痰浊体质是目前比较常见的一种体质类型，当人体脏腑、阴阳失调，气血津液运行失常，易形成痰浊时，便可认作痰浊体质。痰浊体质多见于肥胖人，或素瘦今肥的人。该体质的人常表现为体形肥胖，腹部肥满松软，面部皮肤油脂较多，多汗且黏，胸闷，痰多，面色秽浊，眼胞微浮，容易困倦，舌体胖大，舌苔白腻或黄腻，身重不爽，喜食肥甘甜黏，大便不实或不爽，小便不多或微混。性格偏温和、稳重，多善于忍耐。此种体质类型有易患高血压病、糖尿病、肥胖症、高脂血症、哮喘、痛风、冠心病、代谢综合征、脑血管疾病等疾病的倾向。而热毒体质，则常见面垢油光，易生痤疮，口苦口干，身重困倦，大便黏滞不畅或燥结，小便短黄，阴囊潮湿，或带下增多，舌质偏红，苔黄腻，脉滑数，容易心烦急躁，易患疮疖、黄疸、热淋等病。对夏末秋初湿热气候，湿浊重或气温偏高环境较难适应。

浊毒体质观在中医病因学上与以西方医学为主体的生物－心理－社会医学模式有着共同的思维方式。体质健康是人的生命活动和劳动工作能力（包括运动能力）的物质基础。它在形成和发展过程中，具有明显的差异性和阶段性，不同人的体质差异表现在形态发育、生理机能、心理状态、身体素质和运动能力，对环境的适应以及对疾病的抵抗力等方面，包括从最佳功能状态到严重疾病和功能障碍等各种不同的体质水平。体质的稳定性由相似的遗传背景形成，年龄、性别等因素也可使体质表现出一定的稳定性。然而，体质的稳定性是相对的，每一个体在生长壮老的生命过程中，因受环境、精神、营养、锻炼、疾病等内外环境中诸多因素的影响，而使体质发生变化，从而使得体质只具有相对的稳定性，同时具有动态可变性。这种特征是体质可调的理论基础，也可有效地指导浊毒证的临床诊断与用药。

第二节　浊毒辨证

浊毒既是一种对人体脏腑经络及气血阴阳均能造成严重损害的致病因素，同时也是指多种原因导致脏腑功能紊乱、气血运行失常，机体内产生的代谢产物不能及时正常排出，蕴积体内而化生的病理产物。浊毒证是指以浊毒为病因使机体处于浊毒状态从而产生特有临床表现的一组或几组证候群。浊有浊质，毒有毒性。浊质黏腻导致浊邪为病，多易结滞脉络，阻塞气机，缠绵耗气，胶着不去而易酿毒性；而毒邪伤人，其性烈善变，损害气血营卫。两者相合则因毒借浊质，浊挟毒性，多直伤脏腑经络。浊毒可侵犯上中下三焦，但以中焦最为常见，在中焦又以脾胃最为常见。

一、浊毒致病特点

（1）易阻滞气机、耗伤气血。因浊毒之性热、质浊，热可耗血伤气，浊可阻滞脉络壅塞气机。

（2）浊毒致病缠绵难愈。浊毒致病病情重，治疗难，疗程长。徒化浊则毒热愈盛，徒解毒则浊邪胶固不解。正如朱丹溪《丹溪心法》所说："痰挟瘀血，遂成窠囊。"浊毒致病也多有浊、瘀、毒互结之证，且后遗变证颇多，缠绵难愈，预后不佳。

（3）致病广泛。一是病位广泛，指浊毒之邪可随气之升降无处不到，内而脏腑、经络，外达四肢肌腠，游溢全身；二是作用广泛，指浊毒为病，既可损气耗血、生风动血，又可损阴伤阳；三是致病区域广泛，常见脏腑、经络、四肢同时病变。

（4）症状多变。浊毒致病，病变无常，变化多端，无明显的时间性和季节性，并根据所犯客体的状况而从化，表现出多变的临床特征。

（5）侵及内脏。浊毒之邪多侵及内脏，尤易犯脾胃，且常入内毒害其他脏腑，导致疾病迅速恶化，《朱氏集验方》曰："已毒即归于脏。"

（6）黏腻垢浊。排泄物、分泌物黏腻垢浊，舌苔多见浊腻黄厚，脉象多见弦滑或弦数。

（7）易挟痰挟瘀。浊毒以气血为载体，无所不及，易阻滞气机，阻塞脉络，败伤血分，又善入津液聚集之所，酿液成痰，且浊、瘀、痰皆为阴邪，同气相求，故浊毒为病常有挟痰挟瘀之特点。

二、浊毒证四诊

（1）望颜面五官。浊毒蕴结，郁蒸体内，上蒸于头面，而见面色粗黄，晦浊。若浊毒为热蒸而外溢于皮肤则见皮肤油腻，浊毒上犯清窍而见咽部红肿，浊毒上犯清窍而见眼胞红肿湿烂、目眵增多、鼻头红肿溃烂、鼻涕多，耳屎多，咳吐黏稠之涎沫。

（2）望舌苔。患者以黄腻苔多见，但因感浊毒的轻重不同而有所差别。

浊毒轻者舌红，苔腻、薄腻、厚腻，或黄或白或黄白相间；浊毒重者舌质紫红、红绛，苔黄腻，或中根部黄腻。因感邪脏腑不同苔位亦异，如浊毒中阻者，苔中部黄腻；浊毒阻于肝胆者，苔两侧黄腻。苔色、苔质根据病情的新久而变，初感浊毒、津液未伤时见黄滑腻苔；浊毒日久伤津时则为黄燥苔。

（3）望排泄物、分泌物。浊毒内蕴，可见大便黏腻不爽，臭秽难闻，小便或浅黄或深黄或浓茶样，汗液垢浊有味。

（4）脉象。浊毒证患者滑数脉常见，尤以右关脉滑数突出。临床以滑数、弦滑、弦细滑、细滑多见。病程短，浊毒盛者，可见弦滑，或弦滑数脉。病程长、阴虚有浊毒者，可见细滑脉、沉细滑脉。但患者出现沉细脉时多为浊毒阻滞络瘀，而不应仅仅认为是虚或虚寒脉，如《金匮要略方论》中说："太阳病，关节疼痛而烦，脉沉而细者，此名湿痹。"又说："诸积大法，脉来细而附骨者，乃积也。"以上为细脉主湿浊、主积而不主虚的明证。

三、浊毒证候分型

（1）浊重毒轻。诊断浊邪主要通过三个方面：①舌苔：舌苔色泽或黄或白或黄白相间，苔质或薄或薄腻或厚腻，此为浊邪熏蒸所致；②脉象：脉有滑象，或弦滑或细滑或弦细滑；③排泄物、分泌物：可见大便黏腻不爽，小便或浅黄或深黄或浓茶样，汗液垢浊有味。以上舌苔、脉象为浊邪内伏必具之征。临床上浊邪为重，毒邪为轻，从而出现浊重毒轻的证候。

（2）毒重浊轻。诊断毒邪主要通过两个方面：①舌质：舌质或红或红绛或紫，此毒邪深伏血络之象；②脉象：脉有数象。临床上毒邪为重，浊邪为轻，出现毒重浊轻的证候。

（3）浊毒并重。浊毒并重，程度相当，相兼为病，两者相合则因毒借浊质，浊挟毒性，多直伤脏腑经络。患者常有颜面粗黄、晦浊，口干苦黏腻，乏力和头身困重，大便黏腻不爽或干燥，小便不清，舌质红、紫红、红绛、暗红，舌苔腻、薄腻、黄腻、黄厚腻，脉弦滑、弦细滑、弦滑数、滑数、弦细滑数等。

浊毒存在于人体内部的时候，阻滞气机，影响气血升降，妨碍水液代谢，不利于水谷精微的转化与吸收，这样的病理机制可以发生在人体的很多部位，可以说从上到下，从里到外，都存在着浊毒停着的可能。浊毒停于头部，影响气机升降，可以出现大头瘟等传染病症，除了发热、口渴、脉搏洪大等全身症状之外，还会出现头痛、呕吐、眼目肿胀、耳肿、口疮、鼻塞、喉肿、咽痛等证候。内伤杂病的浊毒上涌头部，则可以出现突然昏厥、痰声辘辘、双目失明、突发性耳聋、失音等证候。浊毒见于胸部，则既影响肺气出入升降，也妨碍心血的输布运行。可见胸闷气短、咳嗽喘息、痰涎壅盛、心慌心悸、心痛彻背、神志异常等症。浊毒见于胃脘，影响胃之受纳，也影响脾之运化。因此可以见到恶心呕吐、脘腹胀满、心下疼痛、饮食难进、痞块积聚等证候。浊毒停于两胁，就会出现胁痛胀满，癥瘕积聚、口苦目眩等症。浊毒流注经络骨节，致肢体疼痛，甚则痰瘀浊毒附骨，出现痛风结节；内则流注脏腑，加重脾运失司，升降失常，脾病及肾，脾肾阳虚，发为石淋、关格。浊毒停于下焦，就会出现小腹胀满、痞块硬肿、尿闭便坚、神志如狂、妇女月经时来时断、带下秽浊、便泻不畅、男女不育不孕、下肢浮肿等症。

四、脏腑辨证

（1）浊毒在胃。

主症：胃脘疼痛，脘腹胀满，纳呆，嗳气，恶心呕吐，胃灼热反酸。

兼次症：或口干口苦；或气短懒言，周身乏力；或心烦易怒；或小便短赤，面色晦浊，泄泻不爽；或大便秘结等。

舌象：舌红苔黄腻。

脉象：滑数。

证候分析：饮食内伤，情志不舒，胃之通降失职，浊邪内停，日久脾失健运，水湿不化，湿浊中阻，郁而不解，蕴积成热，热壅血瘀成毒。浊毒之邪影响气机升降，气机阻滞，则胃脘疼痛，脘腹胀满，嗳气；胃失和降，脾失健运则纳呆；浊毒壅盛积滞中焦，胆气上逆，故胃灼热反酸，口干口苦；浊毒困脾，脾胃受损，肠道功能失司，清浊不分则泄泻；浊毒日久，津伤液耗，肠失濡润，则大便秘结，小便短赤；浊毒犯胃，致胃气痞塞，升降失调，则恶心呕吐；肝藏魂，心藏神，毒热之邪内扰神魂则心神不宁，魂不守舍，而见心烦易怒；脾失健运，化源乏力，脏腑功能减退，故见气短懒言，周身乏力；浊毒蕴结，郁蒸体内，上蒸于头面，则面色晦浊；浊毒中阻则见舌红，苔黄腻，脉滑数。

（2）浊毒在肝。

主症：胁肋部胀满疼痛，遇烦恼郁怒则痛作或痛甚，口干口苦，嗳气则舒，善太息，急躁易怒，头痛眩晕。

兼次症：或胃脘胀痛，胃痛连胁，或胸膈胀闷，上气喘急，不思饮食；或精神抑郁，寐差，或心烦纳呆；或后背疼痛，沉紧不适；小便短赤，大便秘结；妇女见乳房胀痛，月经不调，痛经。

舌象：舌红紫或红绛，苔黄腻或黄燥。

脉象：弦数或弦滑。

证候分析：感受湿热之邪或脾失健运，积湿化浊，郁久蕴热成毒，浊毒内伏肝络，肝气郁滞，则胁肋胀满疼痛，情志抑郁。肝气不条达，影响气机升降则善太息或嗳气则舒，遇烦恼郁怒则痛作或痛甚；肝气受损，浊毒痰火内盛，不得宣泄而熏蒸，蒙蔽脑神则头痛眩晕；浊毒内蕴，夹胆气上逆则口干口苦；浊毒内蕴助肝阳上亢则急躁易怒，失眠多梦；浊毒日久入络，波及背部，阻遏经络则出现背痛，沉紧不适；邪毒热盛灼津则小便短赤，大便秘结；女子以肝为用，浊毒阻碍气机，气血失和，冲任失调则妇女见乳房胀痛，月经不调，痛经；舌红紫或红绛，苔黄腻或黄燥，脉弦滑数均为浊毒中阻内伏于肝之象。

（3）浊毒在肺。

主症：咳嗽痰多，质稠色黄，胸闷，气喘息粗，心烦口渴。

兼次症：大便秘结，小便短赤；或咯吐脓血腥臭痰；或骤起发热，咳嗽气喘，甚则鼻翼煽动；或壮热口渴，烦躁不安。

舌象：舌红，苔黄腻。

脉象：脉弦滑数。

证候分析：外伤湿热之邪，久郁不化则发为浊毒，浊毒蕴肺，肺气失司则发为咳嗽；浊邪壅滞则痰多质稠，毒邪害清则咳痰色黄，甚则咯吐脓血腥臭痰；肺气不降，浊毒阻肺则胸闷气喘；浊毒瘀滞以致肺不布津，并导致肠道津液缺乏，故心烦口渴，大便秘结，小便短赤，甚则壮热口渴烦躁不安；风热浊毒犯肺，热壅肺气，故骤起发热，热盛伤津则壮热口渴；舌红苔黄腻，脉弦滑数则为浊毒内蕴脏腑之象。

（4）浊毒在心。

主症：心胸憋闷疼痛，心悸怔忡，气短，烦躁易怒，多梦易惊，口舌生疮，谵语烦渴。

兼次症：或昏蒙眩晕；或发热，面红目赤，呼吸气粗；或面色晦暗；或小便短赤，大便秘结。

舌象：舌红，苔黄腻。

脉象：弦数。

证候分析：浊毒之邪盘踞于心，胸阳失展则胸闷心痛，久而导致心之功能下降，血亏气虚，故心悸怔忡；浊毒蕴结，内扰心神，则心烦失眠，面红目赤；邪陷心包则意识模糊或狂躁谵语；毒蕴日久则心火旺盛故口舌生疮；外感毒邪或浊毒内蕴，里热蒸腾上炎则发热，面红目赤，呼吸气粗；浊毒内阻，清阳不升，浊气上泛，气血不畅则面色晦暗；热移小肠则小便短赤；火热津伤则大便秘结；舌红，苔黄腻，脉弦数则为浊毒在心之象。

（5）浊毒在肾。

主症：腰膝酸软，少腹胀闷疼痛，下肢甚或周身浮肿，尿道灼痛，尿频尿急，尿黄短赤。

兼次症：或血尿，血淋，或女子不孕，男子不育。

舌象：舌红，苔薄黄或黄腻。

脉象：弦或滑数。

证候分析：外感湿热之邪久而加重化为浊毒，或久居湿地等感受寒湿之邪蕴积日久化为浊毒，浊毒入肾，导致肾之经络受邪而气血壅滞，故腰膝酸软，少腹胀满疼痛；浊毒影响肾之主水功能可出现水肿；肾与膀胱相表里，浊毒害肾必连及膀胱，膀胱功能失司，则出现尿频尿急尿痛等症；浊毒之邪灼伤肾与膀胱之脉络，则出现血尿、血淋等症；浊毒郁久影响肾主生殖之功则发为女子不孕、男子不育等症；舌红，苔黄腻或薄黄，脉弦滑或数为浊毒内蕴脏腑之象。

（6）浊毒在脑。

主症：头痛，眩晕，记忆力下降，口舌㖞斜，舌强语謇，半身不遂，甚至昏迷，肢体强急。

兼次症：耳鸣，或精神异常；或思维障碍；或烦躁谵妄，神志昏蒙，不省人事，循衣摸床；或口吐白沫，四肢抽搐；或面赤身热，躁扰不宁；或言行呆傻、睁眼若视、貌似清醒的植物人状态等。

舌象：舌红，苔黄腻。

脉象：弦数。

证候分析：浊毒作为一种病理产物，可以上蒙清窍，或者阻碍气血上行，脑窍失养，产生头痛眩晕；脑之玄府通利失和则滞气停津，积水成浊，浊蕴为毒，浊毒泛淫玄府，碍神害脑，变生中风诸症，可出现舌喝语謇，半身不遂，甚则昏迷肢强；脑为元神之府，浊毒郁脑影响脑的功能则记忆力下降；毒淫脑髓，浊气上扰，内伤神明，蒙蔽清窍，气血逆乱，轻则精神异常，或思维障碍，或烦躁谵妄，重则脑髓受损，神志昏蒙，不省人事，循衣摸床；浊毒蒙蔽清窍，扰乱神明则口吐白沫，四肢抽搐；情志不遂，生湿化痰，痰浊郁而化热久酿浊毒，浊毒上扰清窍，逆扰神明则面赤身热，躁扰不宁；浊毒阻滞脑络，脑失所养则言行呆傻；若神明失用，经久不愈，则发为睁眼若视、貌似清醒的植物人状态；舌红、苔黄、脉弦数是为浊毒内蕴脏腑之象。

（7）浊毒在皮、脉、筋、骨。

主症：皮肤晦暗如烟熏色，甚则皮肤起斑；或皮肤起群集小疱，瘙痒，红肿灼痛，脱屑，粗糙；关节灼热红肿疼痛，屈伸不利，身体重着，肢倦神疲。

兼次症：或发热恶风，口渴烦闷；或心烦易怒，失眠多梦，心悸怔忡；或肌肤麻木不仁，阴雨天加重；或关节肿大畸形。

舌象：舌红，苔黄腻。

脉象：弦滑数

证候分析：外感风热或脾胃内热蕴生浊毒，蕴于皮肤则皮肤晦暗如烟熏，甚则皮肤斑疹；浊毒壅滞皮肤则皮肤起群集小疱，灼热刺痒；肝脾湿热，助浊毒之邪循经蕴肤，则瘙痒，红肿灼痛；浊毒阻滞气血运行，肤失濡养则皮肤脱屑，粗糙；如若浊毒之邪深陷皮肤之络，可发为肌肤麻木不仁，不知痛痒；浊毒蕴于筋骨，损伤脉络，筋骨失养，则出现关节灼热肿胀疼痛，屈伸不利；浊为湿之甚，浊性重着，故会出现身体重着，肢倦神疲；浊毒泛于肌表，营卫失和，可表现为发热恶风，口渴烦闷；热扰心神则心烦易怒，失眠多梦，心悸怔忡；舌红、苔黄腻、脉弦滑数为浊毒侵袭筋脉皮骨之象。

五、三焦辨证

（1）浊毒在上焦。

主症：胸闷咳喘，身热口渴，头晕，面红目赤，心烦失眠，甚则心悸怔忡。

兼次症：或恶寒发热，身热不扬，午后热甚；甚或神昏谵语，言语謇涩，或胸痛，咯吐黄稠脓痰，心烦肢厥。

舌象：舌暗红或紫暗，苔黄腻或厚腻，或薄黄。

脉象：弦滑数。

证候分析：浊毒盘踞上焦，影响心肺功能则出现胸闷咳喘、咯吐黄稠痰、心悸怔忡之症；浊毒上扰清窍则头晕，蕴于颜面则面红目赤；浊毒影响津液输布则身热口渴，心烦失眠；邪陷心包则神昏语謇，甚或心烦肢厥；浊毒夹湿困阻肌表，肺气不宣，卫外失司，故恶寒，正气抗邪，正邪相争，则发热，湿遏热伏，热不得宣扬，故身虽热而不扬，午后阳明经气主令，阳明乃多气多血之经，当其主令之时则正气充盛，抗邪有力，正邪相争，故午后热甚；舌暗红，苔黄腻或薄黄，脉弦滑数则为浊毒盘踞上焦之象。

（2）浊毒在中焦。

主症：胃脘连及胁肋胀满疼痛，胃灼热反酸，不思饮食，急躁易怒，嗳气频数，情志抑郁不舒，大便或溏泄黏滞不爽，色黄味臭或秘结不通，小便不利。

兼次症：或头晕目眩，胁有痞块，恶心腹胀；或寒热往来，身目发黄，或面色晦暗，口苦口干，身重肢倦；或恶心干呕，入食则吐。

舌象：舌质红或暗红，苔黄厚腻或薄黄。

脉象：弦数或弦滑。

证候分析：浊毒内蕴于肝胃，肝胃不和，浊毒郁阻气机，故胃脘连及胁肋胀痛；胃气壅滞，胃失和降，胃气上逆则嗳气；浊毒壅盛，积滞中焦，则胃灼热反酸；浊毒影响中焦脾胃运化功能，出现不思饮食，纳呆等症；肝气不舒则急躁易怒，情志抑郁；浊毒不去，饮食不化，浊气不降，清气不升，故头晕目眩，胁有痞块，腹胀，恶心呕吐；浊毒蕴于肌肤则身目发黄，或面色晦暗；湿热浊毒下注大肠，则大便溏泄黏滞不爽，若热势较重则色黄味臭，或秘结不通；气机阻滞，膀胱气化障碍，故小便不利；舌红苔黄腻，脉弦滑或数为浊毒内蕴中焦之象。

（3）浊毒在下焦。

主症：小腹胀满、痞块硬肿，尿闭便坚，或尿频而急、溺时热痛、淋沥不畅、尿中带血，便泻不畅，或下痢腹痛、便下脓血、里急后重、肛门灼热，妇女月经时来时断，带下秽浊。

兼次症：身热呕恶，脘痞腹胀，头晕而胀，神志昏蒙；或神志如狂，口干不欲饮，男女不育不孕、下肢浮肿等证候。

舌象：舌红苔黄腻。

脉象：滑数。

证候分析：浊毒内蕴，下迫膀胱，故尿频而急，溺时尿道热痛；浊毒黏滞于膀胱，下窍阻塞，水道不利，故溺时淋沥不畅；浊毒煎熬而津液耗伤，故尿液浑浊黄赤；热邪灼伤血络，血溢于尿中，则尿中带血；浊毒滞于大肠，大肠传导失职，则下利频繁；浊毒阻滞气机，腑气不通，则腹中作痛；浊毒郁蒸，血肉壅滞腐败，化而为脓，故便下脓血；里急及肛门灼热，是热毒之邪逼迫所致，后重乃浊滞大肠，黏着难下之征。浊毒内蕴，正邪相争，故身热；浊毒阻滞气机，脾胃升降失司，故恶心呕吐，脘痞腹胀；火性炎上，浊毒上涌则头晕而胀；气滞食阻则少腹硬满；浊阻气机，气化不利，津不上承，故口干而不欲饮；浊毒内蕴，壅阻于经络、筋脉，则气血不能畅达而致筋脉失养，引动肝风，则神志昏蒙或神志如狂；舌红，苔黄腻，脉滑数为浊毒在下焦之象。

第三节　浊毒的诊断

一、望诊

医者运用视觉，对人体全身和局部的一切可见征象以及排出物等进行有目的的观察，以了解健康或疾病状态，称为望诊。

望诊的内容主要包括：观察人的神、色、形、态、舌象、脉络、皮肤、五官九窍等情况以及排泄物、分泌物的形、色、质量等，现从整体望诊、望舌、望排出物等方面对浊毒证望诊进行阐述。

（一）望神

望神就是观察人体生命活动的外在表现，即观察人的精神状态和机能状态。

神是生命活动的总称，其概念有广义和狭义之分：广义的神，是指整个人体生命活动的外在表现，可以说神就是生命；狭义的神，乃指人的精神活动，可以说神就是精神。

望神应重点观察病人的精神、意识、面目表情、形体动作、反应能力等，尤应重视眼神的变化。神志清楚，语言清晰，面色荣润含蓄，表情丰富自然；目光明亮，精采内含；反应灵敏，动作灵活，体态自如；呼吸平稳，肌肉不削，是谓"有神"；如果目无光采，神情呆钝或萎靡不振，谓之"失神"。浊毒证浊毒轻证表现：神清语利，面色晦暗不洁，面部表情抑郁；目光无神，反应慢，动作缓慢；呼吸平稳，肌肉不削。浊毒证浊毒重证表现：神昏嗜睡，语言艰涩，面色秽浊，面无表情；目光呆滞，反应迟钝，动作艰难，体态笨拙；呼吸浅快，肌肉瘦削。若两目呆视，撮空理线，循衣摸床，是神气将绝的表现。

（二）望色

望色就是医者观察患者面部颜色与光泽的一种望诊方法。颜色就是色调变化，光泽则是明度变化。

人在正常生理状态时的面部色泽称之为"常色"。浊毒证患者面色青紫主痛和血瘀；黄色主虚证和湿证，面色淡黄而枯槁无光为"萎黄"，是脾胃不足气血亏虚的表现；白色主寒证和虚证，浊毒证患者面见白色多为气血不荣之表现，其中淡白和㿠白多为气虚，㿠白虚浮或苍白多为阳虚之象；浊毒证患者面见黑色多主肾虚和瘀血。浊毒证患者面色枯槁晦暗者，是脏腑气血已伤的表现。而晚期浊毒证患者出现贫血消瘦，浊毒内结，色多枯槁晦暗。

（三）望形体

望形体即望人体的宏观外貌，通过望形体可以测知内脏精气的盛衰，内盛多外强，内衰多外弱。进行性消瘦或体重下降，往往是癌瘤的一个重要信号；晚期浊毒证患者往往形肉大脱，大骨枯槁，大肉下陷，行走身摇是脏气衰竭的表现；浊毒证患者晚期手颤、抽搐，多为浊毒内蕴，气血两亏，虚风内动所致。

（四）望皮肤、黏膜

贫血、脱水、皮肤枯燥常见于晚期浊毒证患者，肌肤甲错是内有干血瘀滞经脉、肌肤营养不良所致；而浊毒证患者出现巩膜、皮肤黄染应考虑肝胆胰腺等癌转移。有研究报道，浊毒证患者下口唇内侧多有圆形或椭圆形的紫斑，颜色随病情而加重；还有人观察到消化道浊毒患者身躯皮肤多出现白斑（色素脱失呈小圆点状），可供临床参考。

（五）望指甲

有研究报道，一些消化系统浊毒患者的手指甲可出现黑纹或紫纹，浊毒证食道癌出现症状前 2~3 年，患者的拇指、食指两指甲可见紫纹，三个指甲都出现多见于浊毒证，有患者在使用化疗药物之后指甲根部出现半圆形黑斑。所有这些可认为"浊毒内蕴"的外在指证。但是其早期诊断意义即产生机理尚待研究

（六）望舌

从生物全息律的观点来看，任何局部都近似于整体的缩影，舌也不例外，故前人有舌体应内脏部位之说。临床上常用的诊舌方法有以下几种：①以脏腑分属诊舌部位，心肺居上，故以舌尖主心肺；脾胃居中，故以舌中部主脾胃；肾位于下，故以舌根部来主肾；肝胆居躯体之侧，故以舌边主肝胆，左边属肝，右边属胆。②以三焦位置上下次序来分属诊舌部位，舌尖主上焦，舌中部主中焦，舌根部主下焦。③以胃脘分属诊舌部位，舌尖部主上脘，舌中部主中脘，舌根部主下脘。

望舌内容可分为望舌质和舌苔两部分。舌质又称舌体，是舌的肌肉和脉络等组织。望舌质又分为望神、色、形、态四方面。舌苔是舌体上附着的一层苔状物，望舌苔可分望苔色和望苔质两方面。

正常舌象，简称"淡红舌、薄白苔"。具体说，其舌体柔软，运动灵活自如，颜色淡红而红活鲜明；其胖瘦老嫩大小适中，无异常形态；舌苔薄白润泽，颗粒均匀，薄薄地铺于舌面，揩之不去，其下有根与舌质如同一体，干

湿适中，不黏不腻等。总之，将舌质、舌苔各基本因素的正常表现综合起来，便是正常舌象。现从舌质和舌苔两方面阐述浊毒侵袭人体导致的舌象变化：

1. 望舌质

（1）舌神：舌神主要表现在舌质的荣润和灵动方面。正常者荣润而有光采，表现为舌的运动灵活，舌色红润，鲜明光泽、富有生气，是谓有神。浊毒轻证者舌体运动欠灵活，舌色红，无光泽；浊毒重证者舌体僵硬，运动不灵活，舌色暗红，晦暗。

（2）舌色：即舌质的颜色。正常舌色淡红而红活鲜明。以浊邪为主者舌暗红，以毒为主者舌质紫红、红绛。舌色与浊毒证之间存在一定的关系，浊毒证与青紫舌、暗红舌有关，其中青紫舌占54%，暗红舌占26.3%。

（3）舌形：是指舌体的形状，包括老嫩、胖瘦，胀瘪、裂纹、芒刺、齿痕等异常变化。若浊重毒轻，舌体多胖大，边尖多有齿痕；若毒重浊轻者，舌体多瘦小，舌面上可见芒刺；若浊毒伤阴，舌体不仅瘦小，舌面上还可见裂纹。就浊毒而言，胖舌以白血病多见，而浊毒证则以裂纹舌多见，对浊毒证患者来说，花剥苔和裂纹舌同时存在更有诊断价值。

（4）舌态：指舌体运动时的状态。正常舌态是舌体活动灵敏，伸缩自如。若浊毒之邪日久伤阴，舌体多表现为板硬强直，运动不灵，以致语言謇涩不清。

2. 望舌苔

正常的舌苔是由胃气上蒸所生，故胃气的盛衰，可从舌苔的变化上反映出来。望舌苔，应注意苔质和苔色两方面的变化。

（1）苔质：指舌苔的形质。浊毒之邪侵袭人体，苔质颗粒细腻，揩之不去，刮之不脱，上面罩一层油腻状液体，给人一种秽浊不清之感，是体内脾胃之气兼夹湿浊饮食等秽浊之气上蒸而成。

（2）苔色：即舌苔之颜色。苔色以黄白二种最为常见。

临床上浊毒证患者以黄腻苔多见，但因感受浊毒的轻重不同而有所差别。以湿浊之邪为主者舌苔腻、薄腻、厚腻，或黄或白或黄白相间；浊毒并重者，舌苔多为黄厚而腻；以热毒为主者舌苔黄而微腻，或黑或中根部黄腻。因感邪脏腑不同，舌苔亦异，如浊毒之邪犯肺，舌苔多白或薄黄腻；膜原感受浊毒之邪，舌苔多表现为白厚腻；脾胃感受浊毒之邪，舌苔腻微黄；胃肠感受浊毒之邪，苔腻；肝胆感受浊毒之邪，舌苔黄腻。初感浊毒、津液未伤时苔黄腻而滑；浊毒伤津时苔黄而燥。另外焦黄苔对胃疾病的良、恶鉴别有一定参考价值。

（3）舌脉：即舌下静脉，正常表现为主干不充盈，小支不扩张。而浊毒证尤其是重度患者舌脉粗大、充盈怒张，所以观察患者舌脉，对早期发现浊毒、判断预后均有参考意义。

（七）望耳

浊毒证患者结节主要分布在食道、贲门、口区、对耳轮、胃等部位，形状有圆形、扁口型、条索状，少数呈片状隆起。

（八）望排出物

望排出物是观察患者的分泌物和排泄物，这里重点介绍痰涎、呕吐物和二便的望诊。

（1）望痰涎：浊重毒轻者，痰多，色白黏腻或呈泡沫，咯吐不爽；浊毒并重者，痰色黄或白，黏浊稠厚，排吐不利；毒重浊轻者，痰黄，黏稠难咯。

（2）望呕吐物：浊重毒轻者，呕吐物多为清水痰涎；浊毒并重者，呕吐物多为酸腐不化之谷物；毒重浊轻者，多为干呕。

（3）望二便：若浊重毒轻，大便溏泄黏滞不爽，溲浑浊；若浊毒并重，溲黄赤；若毒重浊轻，溲涩赤。

二、闻诊

闻诊包括听声音和嗅气味两个方面的内容，是医者通过听觉和嗅觉了解由病体发出的各种异常声音和气味，以诊察病情。

（一）听声音

听声音，主要是听患者言语气息的高低、强弱、清浊、缓急等变化，以及咳嗽、呕吐、呃逆、嗳气等声响，以分辨病情的寒热虚实。

1.正常声音

由于人们性别、年龄、身体等形质禀赋之不同，正常人的声音各不相同，在现实生活中男性多声低而浊，女性多声高而清，儿童则声音尖利清脆，老人则声音浑厚低沉，但其共同特点为发声自然、音调和畅、刚柔相济。

2. 病变声音

病变声音，指疾病反映于声音上的变化。一般来说，在正常生理变化范围之外以及个体差异以外的声音，均属病变声音。

（1）声音嘶哑：病人突然感到声音嘶哑，伴有流涕、咽痛，多是外感风寒，肺气不宣（喉及声带炎症）；声嘶渐起，逐日加重，多预后不良。

（2）呻吟：浊毒证患者疼痛时异常痛苦，常常呻吟，应仔细询问并分析病因，及时处理。

（3）嗳气：是浊毒内蕴，胃失和降引起的气体自胃向上，出于喉间而发声之症，浊毒证早期、中期、晚期均可出现嗳气，早期患者嗳气有力，多正气不虚，而晚期或放化疗后嗳气低沉不畅，正气多虚，遣方用药当分虚实。

（4）呃逆：有气上逆从咽喉出，发出一种不自主的冲击声音，呃呃连声，称为呃逆。浊毒证晚期患者多发生呃逆，有时一连多日不能缓解，多为侵犯膈肌或刺激膈神经而产生的膈肌痉挛。

（5）呕吐：有声有物称为呕；有物无声称为吐，如吐酸水、吐苦水等；干呕是指欲吐而无物有声，或仅呕出少量涎沫，临床统称为呕吐。浊毒之邪侵袭胃部，导致胃失和降，胃气上逆，临床上可表现为呕吐。若浊重毒轻，吐势较缓，声音较弱；若浊毒并重，吐势较急，声音响亮；若毒重浊轻，临床上多闻及干呕之声。浊毒证患者的呕吐物多为未消化的食物，若出现呕血，说明胃内有出血或瘀血。除浊毒证本身引起呕吐外，一些抗浊毒的化学药物治疗或放射线治疗也常引起胃肠道反应，恶心呕吐，此时配合中药和胃降逆，可以减轻和预防呕吐。

（二）嗅气味

嗅气味，主要是嗅患者病体、排出物等的异常气味，以了解病情，判断疾病的寒热虚实。

1. 病体气味

浊毒证患者合并感染，癌瘤溃烂，可发出恶臭气味。浊毒之邪侵袭胃肠，患者口中发出臭秽之气；浊毒之邪侵袭肝胆，临床上可表现为汗出色黄而带有特殊的臭气；浊毒之邪侵袭肺脏，患者呼气时可闻到臭秽气味；浊毒之邪侵袭皮肤，导致皮肤溃烂流脓水，可闻及身臭。

2. 排出物气味

浊毒之邪袭胃，呕吐物气味臭秽；浊毒之邪侵袭肾及膀胱，小便多臊臭；浊毒之邪侵袭大肠，大便多恶臭。

三、问诊

问诊是中医诊断浊毒证的一种重要手段，问诊内容，除一般询问资料如年龄、籍贯、婚姻、职业、家族史、个人既往史及工作环境、性格、嗜好与习惯之外，主要是询问患者的发病经过，主要症状特点和治疗过程及效果等。先参照"十问歌诀"（一问寒热二问汗，三问头身四问便，五问饮食六问胸，七聋八渴俱当辨，九问旧病十问因，再兼服药参机变，妇女尤问经带产，小儿当问麻疹斑），再结合浊毒证的特点进行问诊，简述如下。

（一）问寒热

浊毒证患者的发热与癌热无关，多由感染引起，后者在感染控制后，发热则退。但有些浊毒证重度患者，发热不退，可能由于组织坏死破溃，分解毒素被吸收引起发热；高热不恶寒反恶热，欲去衣被，为里实热证，多见于浊毒证患者感染后；午后低热，五心烦热多见于浊毒证晚期患者，胃阴不足且累及肝肾，也可见于浊毒内结者；夜热早凉者，多为阴血亏虚之证，也可见于瘀血内阻者。

（二）问出汗

浊毒证患者发热时，必须要问有汗无汗，发热恶寒无汗多为外感风寒之表实证；发热恶寒有汗，汗出而热不退，多为表虚或热邪偏盛。

（1）自汗：多属阳虚气虚，常见于浊毒证晚期患者和浊毒证手术切除后的患者。

（2）盗汗：多属阴虚，多见于放疗患者。

（3）头面汗出：浊毒证患者出现头额冷汗不止而呼吸急促困难，多属阳气欲脱的先兆。

（4）手心汗出：多属中焦湿热所致，也可见于高热或体质虚弱者。

（5）冷汗：浊毒证患者汗出如油，冷汗淋漓，为阴阳离决之恶候，又称为"绝汗"。

（三）问头身

（1）头痛：浊毒证患者如果头痛不发热，痛无休止，日益加重，多为浊毒上攻，应警惕有无脑转移癌，尤其伴有严重呕吐者。而在放射线治疗、化学药物抗癌治疗中出现头痛时作、不伴寒热者，多为虚证的表现。

（2）身躯疼痛：浊毒证患者多全身疼痛，乏力少气，若骨痛明显，痛有定处，按之痛剧，活动受限，多为癌肿之骨转移；胸骨后有不适感，进食时胸骨后闷胀不通者多是癌肿发于贲门部，若胁下满痛而身黄者为肝积（癖黄）。若腰背部如锥如刺，痛处不移，常为癌肿腰椎骨转移，或为肠系膜淋巴结癌向背部淋巴结转移的主要表现。

（四）问耳目

浊毒证患者尤其是老年人多见耳鸣，多为肾虚精亏所致，而化疗也可常常引起耳鸣，当辨虚实论治。晚期浊毒证患者肝血亏虚，常出现视物不清等症状。

（五）问饮食与口味

问饮食口味可了解浊毒证患者病情程度和脾胃消化功能及营养状况和脏腑的虚实。

（1）浊毒证患者出现吞咽不适或进行性吞咽困难，伴有消瘦等症状，是浊毒证发于贲门的表现；

（2）食欲不振、厌食油腻是浊毒证患者最常见、最早期出现的症状之一。顽固性食欲不振、并伴有胃脘无规律地疼痛，胃脘部可扪及肿块，是浊毒证患者病情发展的一个重要标志。

（3）口渴和饮水情况：口渴欲饮多为热，渴不欲饮多为寒，渴虽欲饮，漱而不咽多为瘀血，口渴而无苔，多为胃阴大伤，咽干而渴，不能多饮者多为肾阴亏虚。浊毒证晚期滴水不入，是贲门梗阻的严重之证。放射线治疗后多表现咽干而渴，不能多饮，可参考肾阴虚论治。

（4）口味：口苦者多为肝胆有热，口甜者多为脾胃湿热，口咸者多为肾经有热，口酸者多为消化不良或肝胃不和，口淡无味多为脾气虚弱，口中黏腻多为浊毒内蕴。放疗、化疗过程中主要出现口苦、口甜、口淡无味等。

（六）问二便

（1）问大便。浊毒证患者多见大便秘结，数日不大便，若大便并不干燥，但排便困难，多见于癌症肠系膜淋巴转移或年老气虚。另外浊毒证患者多有便血，大便色黑如柏油。

（2）问小便。浊毒证患者小便不畅，可见于癌症肾转移或前列腺肥大、前列腺癌等。癌症患者出现小便癃闭当急则治标，给浊毒以出路，促使其尽快排出体外。

总之，问诊是浊毒证诊断的重要一环，应仔细询问，以便做出正确辨证。

四、切诊

切诊包括脉诊和按诊两部分内容，脉诊是按脉搏；按诊是在患者身躯上一定的部位进行触、摸、按压，以了解疾病的体表反应和内在变化，从而获得辨证资料的一种诊断方法。

（一）脉诊

脉诊，是医者以指腹按一定部位的脉搏诊察脉象。通过诊脉，体察患者不同的脉象，以了解病情，诊断疾病。

（1）正常脉象。正常脉象古称平脉，是健康无病之人的脉象。正常脉象的形态是三部有脉，一息四至（相当 72~80 次 / 分），不浮不沉，不大不小，从容和缓，柔和有力，节律一致，尺脉沉取有一定力量，并随活动和气候环境的不同而有相应的正常变化。正常脉象有胃、神、根三个特点。

（2）病理性脉象。疾病反映于脉象的变化，叫作病脉。一般来说，除了正常生理变化范围以及个体生理特异之外的脉象，均称为病脉。

浊毒之邪犯肺，脉多濡缓或濡滑；浊毒之邪侵犯心包，脉象多滞；浊毒之邪侵犯膜原，脉象多缓；浊毒之邪侵犯脾胃，脉象多濡滑；浊毒之邪侵犯肠，脉象多滑数；浊毒之邪侵犯肝胆，脉象多弦滑数；浊毒之邪侵犯膀胱，脉象多表现为濡缓。

浊重毒轻者，脉多濡缓；浊毒并重者，脉多濡数；毒重浊轻，脉多滑数。

由于浊毒证为本虚标实之病，在发病过程中病机复杂，脉象也往往以相兼脉的形式出现，晚期以沉细和缓为顺，若骤见滑、数、弦、大等脉象，多预后不良。

（二）按诊

按诊，就是医者用手直接触摸、按压患者体表某些部位，以了解局部的异常变化，从而推断疾病的部位、性质和病情的轻重等情况的一种诊病方法。

1. 体位

病人须采取仰卧位，全身放松，两腿伸直，两手放在身旁。医生站在病人右侧，右手或双手对病人进行切按。在切按腹内肿块或腹肌紧张度时，可令病人屈起双膝，使腹肌松弛，便于切按。

2. 注意事项

按诊时，医者要体贴患者，手法要轻巧，要避免突然用力，冷天要事先把手捂暖后再行检查。一般先触摸，后按压，指力由轻到重，由浅入深。同时要嘱咐病人主动配合，随时反映自己的感觉，还要边检查边观察病人的表情变化了解其痛苦所在。按诊时要认真仔细，不放过任何一个与疾病有关的部位。

3. 浊毒证按诊内容

浊毒证按诊主要是按腹部，主要了解腹部的凉热、软硬度，及胀满、肿块、压痛等情况，以协助疾病的诊断与辨证。

（1）辨寒热：浊毒之邪侵袭胃脘，浊重毒轻，导致阳气郁于内而不达于外，按胃脘多表现为寒凉；毒重浊轻，按胃脘多表现为灼热。

（2）辨疼痛：若右胁肋按之疼痛，多为浊毒之邪侵袭肝胆；若胃脘部按之疼痛，多为浊毒之邪侵袭胃；若左下腹按之疼痛，多为浊毒之邪侵袭大肠；若右下腹按之疼痛，反跳痛且肌紧张，多为浊毒之邪侵袭阑尾。

（3）辨腹胀：腹部胀满，按之有充实感觉，有压痛，叩之声音重浊的，为实满。腹部高度胀大，如鼓之状者，称为臌胀。以手分置腹之两侧，一手轻拍，另一手可触到波动感，同时按之如囊裹水，且腹壁有凹痕者，为水臌多为浊毒之邪侵袭人体，导致体内水液代谢障碍。

（4）辨痞满：痞满是自觉心下或胃脘部痞塞不适和胀满的一种症状。脘部按之有形而胀痛，推之辘辘有声者，多为浊毒之邪作为致病产物，导致水停胃中。

（5）辨肿块：肿块的按诊要注意其大小、形态、硬度、压痛等情况。若胃脘部按之有肿物，压之不痛，按之不移，多考虑为浊毒之邪停滞胃脘，发生癌变；左小腹作痛，按之累累有硬块者，多为浊毒之邪袭肠，日久伤阴导致宿粪停于肠中；右小腹作痛，按之疼痛，有包块应手者，多为浊毒之邪袭肠，导致肠痈。

第四节　浊毒的治法

浊毒理论认为，疾病发生发展的根本病机在于机体组织的"浊毒化"，浊毒病邪胶结作用于人体，导致人体细胞、组织和器官的浊化，即致病过程；浊化的结果导致细胞、组织和器官的浊变，即形态结构的改变，包括现代病理学中的肥大、增生、萎缩、化生和癌变，以及炎症、变性、凋亡和坏死等变化。浊变的结果是毒害细胞、组织和器官，使之代谢和机能失常，乃至机能衰竭。癌症也概莫能外。其产生归根结底还是由于不同的内因和外因导致脏腑气血阴阳失衡，浊毒内蕴，日久不能排出体外，结于某处而成，其实就是机体组织的"浊毒化"，因而"化浊解毒"实为治疗浊毒之总则。在此总则的指导下，"坚者消之，结者散之，留者攻之，损者益之"，以期取得满意效果。我们在总结古人宝贵经验的基础之上，总结了健脾化浊法、补肾化浊法、养阴化浊法、养血化浊法、清热解毒法、解毒散结法、祛湿化浊法、活血化浊法、泄浊解毒法和以毒攻毒法这十大法则，这十种治法不是孤立存在的，而是相辅相成，临床上当根据患者具体病情灵活运用。

一、健脾化浊法

脾在中医生理病理中占有相当重要的位置，中医认为"脾胃为后天之本"，主运化、升清而统血液，机体的消化运动，主要依赖于脾胃的生理功能，机体生命活动的持续和气血津液的生化都有赖于脾胃运化，故称其为气血生化之源。一旦脾的正常生理功能的某个环节遭到阻断或运行不畅则产生脾的病理变化，就浊毒的发生发展过程中的各方面变化与脾之功能密切有关。因此，健脾化浊法在浊毒治疗中有重要地位，凡浊毒证见有神疲乏力、纳食减少、脘腹作胀、形体消瘦、大便溏薄和脾虚之舌象、脉象的，均可运用健脾化浊法治疗，而消化道浊毒应用健脾化浊方法在治疗中尤为重要，健脾以去湿浊之源，为治本之法，其治法贯穿治疗浊毒证的各个阶段。

1. 脾的生理障碍与浊毒

脾主运化，运化水谷精微，《素问·经脉别论篇》道："饮入于胃，游溢精气，上输于脾，脾气散精，上归于肺。"这是一个正常的输布过程，而这个过程发生紊乱或被破坏后则产生水液在体内不正常的停滞，水谷不能运化，致成脾虚，进而产生湿、痰、饮等病理产物，三者聚积煎熬成痰结，久之形成肿块。

脾主统血，脾有统摄血液在经脉之中流行，防止逃逸于脉管之外的功能。脾健则血液运行如常，周而复始，输送精微于全身。然而脾的这一功能被削弱或抑制后可致脾虚，固摄作用障碍，造成血不统摄，运行混乱，不循常道，出走于脉外。如走于肌肤经脉、五脏六腑之血不应所之处，继成运行迟滞，致成瘀血。瘀血者血之停留瘀阻，久而积之成肿块，可与痰凝，可与气结，相结相搏，恶化为浊毒。

脾主升，即脾气主升，这是和胃的降浊功能相对而言，其表现是脾的气机运动状态，故说脾以升为健。假如这样的运动状态失去平衡时，则出现该升不升，该降不降，脾气运动功能失健，使得运化和统摄作用发生了变化，气的升降运动状态发生了不平衡则出现气滞。气机不利，升降运动失司，也是脾气运动功能的衰退表现，是脾虚的一个方面，气滞则血瘀，气滞则痰结，痰瘀壅塞，形成肿块，继发浊毒。

2. 经典论述

《脾胃论》曰："元气充足皆由脾胃之气无所伤，而后能滋养元气，若胃气之本弱，饮食自倍，则脾胃之气既伤，元气不能充，而诸病之所生也。"此话指出了脾与气两者之间的关系与重要性，同时也提出了"内伤脾胃，百病内生"的观点。脾的生理障碍会造成诸多病理状态，从中医病理学角度看其确有密切的相关性，当脾的生理不能发挥正常作用时，必然会影响到气血生化，而血的生成有赖于气，脾虚则气不能生而成气虚，脾虚令气不能行而成气滞，脾虚的同时还可以导致血的生成障碍，气虚血行无力，气滞血则停留而不行，故而气滞血瘀成浊毒，但根本原因为脾虚。

《医学入门》曰："郁结伤脾，肌肉消薄，外邪搏而为肿曰肉瘤。"脾主思亦主四肢肌肉，情志失调，抑郁不快，过度紧张造成心理状态的不良，旷日长久，必伤及脾，而使脾虚。对于四肢肌肉，脾虚则不胜主之，或外邪郁之，久则使四肢肌肉不甚负担而功能衰退。这样四肢肌肉与机体通达无能，经脉失和，外邪与不能随机体流动之气相搏结而成瘤。

《诸病源候论》曰："凡脾胃不足，虚弱失调之人，多有积聚之病。"提示了脾气不足，癥积丛生的观点。根据脾的功能，所引起病理状态从本质上观察均是脾虚不足导致的，脾之功能虚弱，运行不良，形成一系列的病理变化结果。因脾虚水谷不运则生痰湿，脾虚血不固摄则外溢而成瘀，脾虚而脾气升举无力则胃气不降，进而上逆，气机升降失调而气滞痰凝血瘀。脾虚气血不能生化，水谷精微不能输送，肌肤不养，上述情形可见为邪实表现，但纵观其本为脾虚，虚是为本，故本虚标实。

纵观上述中医理论的描绘，可知浊毒的生长、发展是一个体内邪正消长的过程，浊毒形成的一个方面是脾虚，客邪留滞是浊毒形成的另一个方面，大量的临床和实验研究证明，健脾化浊法可以预防浊毒的发生和发展。

二、补肾化浊法

补肾化浊法在浊毒的治疗方面有广泛的应用基础，中医认为"肾为先天之本"，而"先天之本"的肾与浊毒有密切关系，在临床上使用补肾化浊法治疗浊毒之例不胜枚举。肾主二便，为水之下源，肾气不足，蒸腾气化不足，湿浊内盛，日久蕴化浊毒。

1. 肾的生理障碍与浊毒

肾藏精，主生长发育。藏精是肾脏的主要生理功能，即肾对于精气具有闭藏作用，肾对精气的闭藏主要是为精气在体内能充分发挥其应有的生理效应。肾之精气是构成人体的基本物质，也是人体各种功能活动的物质基础，然而，一旦肾之藏精功能障碍，精气流失则人体的各种活动的物质基础丧失，使机体的正常活动失去支持，进入无序状态，"先天之精"和"后天之精"的相互依存，相互为用的紧密关系被破坏。进一步使产生"后天之精"的脾的功能不能发挥，运化失常，故而痰湿凝聚，聚久成积，形成浊毒。肾藏精功能障碍，使促进调控机体的生长发育的机制破坏，使机体的一些部分不按肾中精气所规定的生理效应来促进机体生长，结果生长发育的轨迹发生了病理性的变化，异常组织增生，进而癥积丛生。如肾中精气为机体内邪所用，使机体产生的内邪利用精气产生大量的病理产物，如痰、瘀、饮、湿、浊毒等，相合相聚，肿块由此则生。

其次，肾中精气是机体活动之本，对机体各方面生理活动均起着极其重要的作用，而肾阴肾阳就是其作用的具体表现，也是肾中精气对机体各方面效应的体现。肾阴不养肝，则肝风内动，肝阳上亢，肝失疏泄，肝气郁结，致全身气机失司而气滞，气滞则血循不畅而血瘀，气滞可使水液运行失畅而痰凝，气滞、血瘀、痰凝搏结成浊毒。肺失肾阴滋养则肺燥，肺燥则肺之宣肃失调，水液通调失司，痰液生成。痰在热和毒的煎熬下则凝成肿块。脾失肾阳的温煦可呈现脾阳不足，而脾阳不足又可致脾的功能失常，故而可致脾主运化、主统血失司，脾气不升，胃气不降，使气机升降不利，水谷运化失健而气滞、血瘀、痰聚，三者互为作用致肿块形成。所以肾藏精作用失常不仅影响肾本身，还可波及其他脏器，形成一系列的不良反应，以及造成浊毒形成的环境和基础，并在各种病理因素和病理产物的作用下最终形成浊毒。

肾主水，即为肾中精气的气化功能。对于体内津液的输布和排泄，调节和维持体内津液代谢的平衡，起到一个重要的调控作用。在正常的生理功能中，对津液的代谢，肾起着蒸腾气化这一关键的作用，如果这一作用发生了障碍则在整个津液代谢过程中的脾、肺、三焦的生理功能就不能发挥正常作用。因此肾确实在津液代谢过程中起到应有的控制作用。假如肾不主液，那么脾就不能运化和转输水液，使水液停留；不向肺转输水液，就不能从脾脏转输到所需要的津液，而使肺无所宣散，无所降肃，肺对津液代谢中所应发挥的功用瘫痪。这样水停于脾，肺失于宣肃，久则煎熬成痰，相聚于体内与体内其他病理产物或邪毒相搏而成肿块。

肾主纳气，纳气者即固摄和受纳之意。气的运行按一定的规律进行，不使气的运行脱离常规之道。肾的纳气功能就是肾的封藏作用在气息活动中的体现，肺吸入之清气必须循规蹈矩地下达于肾，如果肾主纳气功能障碍则肺吸入之清气不能下达肾，那么气郁之于肺，出现肾不纳气之象，郁于肺之气聚合，久则越甚，影响到体内气机运行，形成气滞，和其他病理产物搏结而成肿块。同时积聚之气本身亦可发展成为肿块。

2. 经典论述

《素问·水热穴论篇》曰："肾者，胃之关也，关门不利，故聚水而从其类也，上下溢于皮肤，故为胕肿。胕肿者，聚水而生病也。"从古人之论可以认识到肾与水的关系密切，肾者主水，主水液的输布调节，假如肾脏出现对水液调输不利，则水聚生为胕肿。水聚而不散，胕肿而不退，再加上气滞、血瘀、热毒与聚水搏结，久之生成肿块进而为积，即由聚到积。

《景岳全书·积聚》云："脾肾不足及虚弱失调之人有积聚之病，盖脾虚则中焦不运，肾虚则下焦不化，正气不行则邪滞得以居之。"肾气不足，蒸腾无力，则下焦不化，造成机体虚损失调，而后邪气乘虚而入，客于体内，正虚而不能胜邪则邪气横行于体内，使形成浊毒的物质丛生，这些物质如痰、湿、毒、瘀、热等，相互搏结滋生，聚而成积，积而成块，浊毒生成。

赵献可《医贯》曰："三阳结谓之隔。三阳者，大肠，小肠，膀胱也。结谓结热也。大肠主津，小肠主液。大肠热结则津枯，小肠热结则液燥。膀胱为州都之官，津液藏焉。膀胱结则津液竭。然而三阳何以热结？皆肾之病也。盖肾主五液，又主大小便。肾与膀胱一脏一腑。肾水既干，阳火偏盛，煎熬津液。三阳热结则前后闭涩，下既不通，必反于上，直犯清道，上冲吸门咽喉，所以噎食不下也。"一般认为噎膈起病为三阳热结，为热邪结于膈所致，但热邪何能结于膈？赵献可分析其根本的原因在于肾出现了病理变化，肾水亏虚，不能制热，以至于热邪乘虚而入，三阳热结，上冲咽喉，噎食产生，浊毒形成。

三、养阴化浊法

阴是相对于阳而言的中医概念，阴液也是人体内的基本生命物质，所谓

"阴平阳秘，精神乃治"。疾病的状态必然是体内阴阳平衡关系的失衡，而阴液的亏损更较为多见。朱丹溪倡言"阳常有余，阴常不足"，浊毒病人，较多见到神疲乏力，午后低热，夜烦不眠，舌红苔剥脉细之症状，故养阴化浊法在中医中药诊治浊毒的过程中具有不可忽视的作用。气、阴的盛衰与五脏都有关，尤与肺、脾、肝、肾关系密切。

1. 阴虚与浊毒发生的关系

阴平阳秘是人体健康状态得以保持的基础。阴阳一方有偏盛偏衰，则人体阴平阳秘状态被打破，导致疾病发生。阴虚则生内热，消灼津液，炼液成痰，痰阻气机，气滞更易生痰及湿浊，并致血瘀，痰、瘀、湿浊与热毒相搏，形成浊毒。浊毒发生发展病程较长，缠绵日久，最易耗损阴液，阴耗则阳动，阳无阴制，轻则虚热内生，重则妄动生火，更加消灼阴液。所谓"阴虚则内热"，浊毒病人常见不规则低热，五心烦热，咽干口燥，唇赤颧红，尿黄量少，大便干结，舌红少津，脉细数等症状，皆是阴液亏损，虚火内生的表现。至于重度浊毒，真阴亏耗，颧红如妆，舌红而光，虚阳浮动，病人兴奋多语，夜卧不眠，阴阳离绝之时则病人生命受到严重威胁。

2. 经典论述

《素问·调经论篇》云"阴虚生内热"，指出虚火内热的产生皆是由阴虚引起。阴虚是内热产生的病理基础。

《金匮要略·肺痿肺痈咳嗽上气病脉证治七》："问曰：热在上焦者，因咳为肺痿。肺痿之病，从何得之？师曰：或从汗出，或从消渴，小便利数，或从便难，又被快药下利，重亡津液，故得之。"指出肺痿的发生与肺热叶焦，重亡津液有关。肺癌患者临床晚期见到咳嗽，咳痰量少，咳血痰，发热，消瘦，呼吸功能日渐衰弱，这些临床表现都是与气阴两虚有关。

《景岳全书·咳嗽》："外感之邪多有余，若实中有虚，则宜兼补以散之。内伤之病多不足，若虚中夹实，亦当兼清以润之。"指出治法中应兼顾外感和内伤，祛邪时不忘补，补益时不忘散邪。

《临证指南医案·肺痿门》："肺痿一症，概属津枯液燥，多由汗下伤正所致。夫痿者，萎也。如草木之萎而不荣，为津亡而气竭也……金匮治法，贵得其精意。大意生胃津，润肺燥，补真气，以通肺之小管，清火热，以复肺之清肃。故外台用炙甘草汤，在于益肺气之虚，润肺津之燥。千金用甘草汤及生姜甘草汤，用参甘以生津化热，姜枣以宣上焦之气，使胸中之阳不滞，而阴火自熄也。"

四、养血化浊法

从现代分子生物学观点来看，癌症的形成是由于抑癌基因的失活和癌基因的被激活所致。从传统中医理论上来分析，浊毒形成的原因不外乎外邪与内伤。外邪包括环境中的"六淫"和毒物，内伤则主要是脏腑的功能虚衰和气血津液的亏损。根据病因，中医对浊毒的治则可主要分为扶正与祛邪，扶正的主要内容如健脾、补肾、益肺，或理气、养血、养阴等。中医治疗尤为注意扶正，所谓"养正积自除"，"正气存内，邪不可干"。养血化浊的治疗方法在浊毒的治疗中得到广泛应用。另外通过中医扶正治疗增强患者免疫功能，改善机体内环境的平衡，已成为中医抗浊毒的一大特色。

1. 血虚与浊毒的形成

这里的体虚主要是指气血的亏虚。气虚可以导致血虚，血虚也可以使气无以附着而出现气虚。气血的亏虚一方面使机体的养护作用下降，邪毒较容易侵袭机体；另一方面，气血的亏虚也使体内一些病理物质生成，如痰邪和瘀血。这些病理物质也是癌瘤发生的病因。当浊毒形成发展以后，耗损气血，常又更加重了患者气血亏虚的状态。因此气血亏虚与浊毒的关系极为密切。现代医学研究发现，血液是身体内极为重要的免疫物质，血液中的淋巴细胞、单核细胞、巨噬细胞，以及红细胞都具有免疫吞噬或免疫黏附作用。另外血液中还有大量的细胞因子、补体成分，也都发挥着重要的免疫功能。临床上通过中药补气养血，常使浊毒患者机体免疫力提高，生存期延长。

2. 经典论述

《外科启玄》："癌发，四十岁以上，血亏气衰。"指出浊毒的发生发展多在四十岁以上，原因是体内气血的亏虚。关于"癌发，四十岁以上"通过大量的流行病学研究已得到证实。

王清任提出："气无形不能结块，结块者，必有形之血。"气是体内具有较强活动能力的生命物质，它是无形的，不会形成肿块；形成肿块的必定是有形的血——瘀血。

罗天益提出："养正积自除。"说明培养正气是消除肿块的方法。

李东垣《脾胃论》曰："腹中刺痛，或周身刺痛者，或里急者，腹中不宽快是也，或虚坐而大便不得者，皆血虚也。"这里指出了消化系浊毒的一些常见症状是由血虚造成的。

《医学正传·积聚》："积块不可专用下药，徒损其气，病亦不去，当消导使之熔化，其死血块去，须大补。"指出对于浊毒的治疗不能只用攻下药物，这样一来只会损伤正气，对于疾病的治疗没什么益处，应该用消导的方法，待病理产物去除后要积极用补益的方法。

五、清热解毒法

热毒是浊毒的主要病因病理要素之一，因而清热解毒法亦为当代中医治疗浊毒的一种被广泛运用并取得良好的疗效的方法之一。在临床上所见浊毒患者常有邪实之表现，其中不乏表现为邪毒热郁之症状，故临床上见到浊毒患者肿块增大、发热或午后潮热、局部灼热疼痛拒按、口渴欲饮或不欲饮、大便干燥或秘结、小便黄赤、舌质红或绛红、苔黄或薄黄、脉细数或弦数证候者，即认为有邪热蕴毒之证象，可以配合清热解毒方法给予治疗。实热者应用清热解毒法，伴有虚热者则须在清热解毒同时配合补虚，清热解毒法还可作为浊毒治疗的不同时期或采用不同方法治疗时的配合与辅助。当代中医浊毒治疗中清热解毒方法大量在临床应用并进行实验研究，取得了成绩。

1. 热毒的形成与浊毒

浊毒患者外感暑热之邪或脏腑功能失利，热毒之邪内生均可表现热邪迫津、消灼阴液、煎熬津液而使浊毒活动加剧，浊毒发展。热袭浊毒，加速血行，灼伤浊毒之脉络，使浊毒循脉外窜他脏。暑热之毒，邪热侵犯机体，郁于体内，经久热而成毒，消耗津液，灼津为痰，痰受煎熬凝结成块。热迫脉络，迫血妄行，溢于脉管之外，形成瘀血。热蕴血络，血凝行滞，亦成血瘀，痰瘀相结，浊毒成矣，此为直接感受热毒之邪所致。

然而，热毒亦可内生，则常由脏腑阴阳气血失调，阳气亢盛而成。肝之阴液不足，肝阳失于制衡，肝阳上亢，阳气升泄，气血上逆，上逆者逆其常规，致气机失利，血行失畅，气滞血瘀，聚集成积。肝阴不足，肝气郁结，气结而阳亢于上，阳亢则热，热而毒之随来，热毒相搏加上气结则肿块生成，浊毒形成。

邪热内生，阳火上亢，阴阳平衡失调，六腑不以降为顺，不以通为用，浊气不降，糟粕不去，郁于体内，滋生毒邪，毒与热互为相用，热毒蕴于体内则化生为癥积，进而浊毒内生。若热毒蕴于膀胱，则膀胱气化功能失调，而肾对膀胱的蒸腾气化作用不能发挥，使浊邪滞留，化热生毒，长期作用于膀胱，则膀胱肿块产生。若邪郁大肠，传化物而不藏之功能失责，传导变化糟粕无力，浊留大肠，久则大肠浊气化热，热毒长久作用大肠则可肿块四起。若热毒留于胃，胃气不能通降，受纳不能，腐熟水谷无力，运化无度，长久则胃失和降，激发胃内赘生物形成。

2. 经典论述

《外科正宗·瘰疬论》曰："热毒者，天时亢热，暑中三阳，或内食膏粱厚味，酿结成患。"瘰疬的生成与热毒相关是其原因之一，此为天时亢热，本有暑热之外邪欲侵人体，加上饮食不节，过食或食膏粱厚味之品，蕴结于中焦，化为热毒，使中焦不运，在热毒作用下湿热痰浊内生，煎熬浓缩，形成痰核，在外热之邪作用下，内外热毒之邪相互作用，运酿成积，进而瘰疬生成演而为浊毒。

《医宗金鉴·外科心法要诀》论舌疳时曰："此证由心脾毒火所致，其证最恶……舌本属心，舌连属脾，因心绪烦扰则生火，思虑伤脾则气郁，郁盛而成斯疾。"由此看到与浊毒发生有关的病理因素痰的生成与心火旺盛有关，同时与思虑过度亦相应，心烦意乱则生心火，思虑过度则伤脾气，脾气伤则气机郁闭，气郁水湿运化不灵，水湿不运凝而成痰，再经火煎热熬痰结成形，舌本属心，舌连属脾故在舌中反应为舌疳。

《医宗金鉴·外科心法要诀》在失荣证中记载："失荣证，生于耳之前后及肩项，其证初起状如痰核，推之不动，坚硬如石，皮色如常，日渐长大，由忧思，恚怒，气郁，血逆与火凝结而成。"失荣证初期表现为癥块形状似痰核，坚硬如石般推之不动，然此块的生成与火热毒之邪有关，忧思生痰，恚怒成结，气郁血逆，瘀血内生，痰结瘀血与火毒相搏，凝成痰核肿块。

学术思想

《脾胃论·饮食劳倦所伤始为热中论》曰："元气不足，而心火独盛，心火者，阴火也，起于下焦，其系系于心，心不主令，相火代之。相火，下焦包络之火，元气之贼也，火与元气不两立，一胜则一负。"元气不足正气衰，正衰不能制邪气，故下焦阴火上炎于心，心之功能失于正常。然下焦阴火上炎，此必肾之阴液亏损，肾阴不足失济元气从而心火旺盛。肾阴亏损不能济于心，则心火不能下降于肾而上炎，肾阴不足而相火旺，心火、相火耗散元气，元气失耗则不能主五脏之气，使脏腑功能紊乱，滋生浊毒形成的病理产物，最终与热毒相遇，结而成积，浊毒生成。

《症因脉治·胁痛论》曰："内伤胁痛之因……或死血停滞胁肋，或恼怒郁结，肝火攻冲，或肾水不足……皆成胁肋之痛矣。"从上述论说可以看到胁痛是由血瘀停胁所致，亦可是由肝气郁结，肝火亢盛，或肾水不制肝阳而使肝火旺盛所致。因此肝脏肿块可以血瘀、肝火相搏形成，肿块停留于肝，肝之气结火燎而致疼痛。

六、解毒散结法

解毒散结，顾名思义即解其毒邪、消散其结，而肿块是为癥积。癥积其表现为固定不移、坚硬如石、痛有定处、疼痛拒按，故临床上见有癥积症状而正气尚强，能够承受祛邪之药物者可以采用解毒散结方法治疗。在当今中医治疗浊毒方面，解毒散结方法为公认的较有效的治疗法则之一，被大量应用于临床治疗中并取得相应疗效，而且进行了一些实验研究，证明解毒散结中药具有抗浊毒的作用，为临床使用提供了有力的实验依据，因此解毒散结法也是浊毒治疗的途径之一。

1.浊毒与肿块积聚形成的关系

毒为邪气积聚，坚硬如磐石。坚块积聚的形成与气、瘀、痰、浊毒有关，与脾、肾、肝、肺等脏腑功能失调相关。

气滞可生积聚，气滞主要表现为气的升降出入失常而导致气机郁滞不畅。主要由于内伤七情、脏腑功能失调，影响到气的流通，形成局部或全身的气机不畅或阻滞，进一步则发展到积聚。七情内伤和肝气郁结，使气的升降运动障碍，气郁结于体内某一个局部而长期滞留不去造成气聚，久则气聚越甚进而为积。肝主疏泄，畅调全身气机，而肝气郁结，疏泄功能失调，气机升降出入运动失常则气的升发就呈现不足，气机的疏通和畅达受到阻碍而出现气滞郁结，停而不行的病理变化，积聚与痰瘀相结形成癥块。脾失运化，脾气不升，浊气不降则可气滞中焦，气滞致脾之运湿功能无力，水谷不化，湿气不行，滞留于中焦，进而聚湿成痰，痰随之聚积而成肿块。肺失于宣肃使肺气该升不升，该降不降，浊气不出，清气不入，宣肃无权而使肺气郁滞，故"诸气膹郁，皆属于肺"。郁滞于肺之气，长久可集聚形成积，并与痰浊瘀结成肿块。然而脾在志为思，肺在志为忧，忧思无度其结果最主要的是影响了气的正常运动，导致气滞和气结，结滞积聚，癥块形成。

痰浊可化成痰核、癥积，痰是水液代谢障碍所形成的病理产物，不仅表现为有形之痰液，而且包括瘰疬、结核和停滞在脏腑等组织中的看不见形质的无形之物。痰多由外邪、饮食、七情内伤使肺脾肾及三焦等脏腑气化功能失常，水液代谢障碍，以致水津停滞而成。外感湿邪，邪停肌肤、脏腑，停而聚之，湿聚集成痰。外感湿邪，湿停留于体内，壅塞中焦，进而影响脾的运化功能，脾失于对水谷运化，则湿浊内聚，内外湿邪合击成痰。外感风邪，郁于上焦，肺调通水道功能失利，水湿蓄于肺内，不能宣发，不能下输于脾肾，而风邪郁久化热，外邪内邪分而搏击，热熬水湿而成痰。饮食不节，食入而不化，滞留中焦，损伤脾胃功能则生内湿，日久郁热而化痰。如饮食偏热致使胃肠积热，热煎湿邪而为痰。饮食偏寒损伤脾阳寒湿中生，湿随寒凝，凝久不化，从而生痰。内伤七情，气郁气滞，肺脾调通运化失司，水湿内生，停而不化，酿成痰块。肾气不足，蒸腾气化功能失健，进而使肾阳亏损，肾阳虚则不能温脾阳，脾阳不足则水湿不能运化，湿邪聚留，形成痰浊。肾阳不足可使肺之宣肃通调功能减退，从而水液输布障碍，水湿朝聚于肺，储痰之器不甚负担，则痰向外泛溢，成为体内的病理产物。痰可与体内其他病理产物相互作用，聚积日久，煎熬转化，进而酿成痰块、痰核，发展成为坚如磐石般的浊毒。

瘀血可致癥积，瘀血是体内血液的停滞，包括离经之血积存体内或血运不畅，阻滞于经脉及脏腑内。瘀血的形成与气血的病理改变有关，与肺肝脾等脏器相关。气虚者推动血运无力，血运不畅则停滞不行，久之成瘤。气滞者则血随气滞而不运转，留阻于脉内或经络脏腑之内，停而不行则成瘀。而脾气虚弱，脾不统血，血得不到气之固摄而溢于脉外，阻滞于肌肤脏腑内则血瘀产生。肝不藏血，血则不受藏而奔于外，瘀于停留之处造成瘀血。肺不受百脉之朝，脉中之血不能朝于肺则流离失所成为瘀血。血热则迫血妄行，外走泄处，停留于此，久成血瘀。血寒则血凝于脉内，阻滞不行，则为血瘀。血瘀久之或为热熬，或为寒凝，或与痰核相结，或与积聚之气相搏进而成肿块。

因此聚积之气、痰浊、瘀血三者合而为之，相乘相助，搏击成肿块，日久则坚硬如石，难以化散。

2. 经典论述

解毒散结法主要是针对癥和积而言，而癥积的形成与治疗古人早有所论之。《诸病源候论·癥瘕候》曰："癥瘕者，皆由寒温不调，饮食不化，与脏器相搏结所生也，其病不动者，直名为癥，若病虽有结瘕而可推移者，名为癥瘕，瘕者假也，谓虚假可动也。"由此可见癥积都具备有形之证，坚硬不移之特点，可由饮食不化，寒温不调，凝痰形成，再与脏腑相搏结成癥积，但瘕者其特征为推之可移，与聚同类，其病机与癥者相同，形成之机理亦与癥者相同。故瘕聚日久则邪凝成坚硬之块而成癥积，因而解毒散结之法是针对其有形之实、坚硬之物而使其软散之。

《景岳全书·痢疾·论积垢》说："饮食之滞，留蓄于中，或结聚成块，或胀满硬痛，不化不行，有所阻隔者，乃为之积。"因此酒食不节，饥饱失宜，损伤脾胃，不能输布水谷之精微，湿浊凝聚成痰，痰阻气机，血行不畅，脉络壅塞，痰浊与气血搏结乃成本病。亦有饮食不调，因食结气，食气交阻，气机不畅而成此症。说明饮食所伤可成癥积，解毒散结法则针对之。

《灵枢·百病始生》曰："卒然外中于寒，若内伤于忧怒，则气上逆，气上逆则六俞不通，温气不行，凝血蕴裹而不散，津液涩渗，着而不去，而积皆成矣。"外感寒邪，复因情志内伤，气机逆乱，气因寒遏，阻塞经脉，脉络不畅，血行涩滞，凝聚而成积。说明寒邪、气逆二者合之，内外合邪，皆可成为癥积，解毒散结法可攻之。

《景岳全书·积聚》曰："积聚之病，凡饮食、气血、风寒之属皆能致之，但日积日聚，当详辨也。"聚证以气机阻滞为主，积证以瘀血凝滞为主。但气滞日长，可致血瘀而成有形之积。有形之血瘀，亦必阻滞气机，因此坚块癥积的形成与气、瘀、痰有关，与脏腑功能失调相关，与外邪如风邪、寒邪、饮食等致病因素有联系。故应详细辨别其病因病机，针对其本而软其坚，散其结。

《张氏医通·积聚》曰："李士材曰，按积之成也，正气不足，而后邪气踞之。然攻之太急，正气转伤，初中末三法，不可不讲……盖积之为义，日积月累，匪朝伊夕，所以去之亦当有渐，太急则伤正气，正伤则不能运化，而邪反固矣……壮人无积，惟虚人则有之。皆由脾胃怯弱，气血两衰，四气有感，皆能成积……善治者，当先补虚，使血气壮，积自消也。"说明积的形成除了气、瘀、痰等邪实外，其中一个很重要的原因就是正虚。因为正气不足而邪乘虚而入造成积证，而积的治疗除了攻邪外，要特别重视补虚，因此治疗上初中末三法不可不讲。在癥积初期因正气盛，邪实弱，可以急攻邪实而愈之，而中期则邪盛正衰不可攻之太猛，应主要补其正虚，在末期正气虚衰至竭，当应以补虚为主，不可攻邪，补虚积自消。以上所论也为癥积的治疗开辟了一条新的途径。

七、祛湿化浊法

痰饮湿浊是体内水液失于正常输布而产生的病理物质，其不但是水液输布代谢失常而产生的病理物质，本身又会反过来阻滞气机，妨碍水液正常运行。临床上常见浊毒病人至疾病晚期表现出不思饮食，腹胀如鼓，下腹坠胀，身重如蒙，下肢水肿，按之皮肤凹陷，小溲短少，大便溏薄，舌淡胖，苔白厚腻，脉濡无力，此与脏腑功能虚衰，水液代谢输布失常有关，湿浊作祟，水邪泛滥所致。因此，祛湿化浊法应用于中医药防治浊毒的临床工作中，具有十分重要的地位。

1. 湿浊的生成与浊毒

湿浊的生成可分为内、外二因，外因是由于外邪（主要是湿邪）侵袭，或久居湿地，湿邪浸淫肢体而为病；内因多是由于脏腑虚衰，气机不利，水液代谢输布失常，聚而生湿浊，湿浊之邪凝聚日久，化生癥块，形成浊毒。一般而言，水液运行输布失常责之于肺、脾、肾三脏。肺为水之上源，有通调水道之功；脾主中土，水谷精微之运化有赖于脾的功能；肾主水，人体尿液生成，小便通利有赖肾之气化功能，故此三脏功能与水液代谢关系极为密切。三脏器功能虚衰，可影响水液运行，使水气停聚而生痰湿，并见水肿、积聚之症；积聚之症的形成也可阻滞经络，直接造成水液运行输布失常，停聚体内某处，化生痰湿，日久癥块形成。而痰、湿、饮俱系水液代谢、输布失常的病理产物，其与瘀血等其他病理因素相合，已成为中医浊毒形成的主要病因病机。

2. 经典论述

《灵枢·百病始生》："留而不去，传舍于胃肠之外，募原之间，留着于脉，稽留而不去，息而成积。"这可能是中医理论中对浊毒转移的最早论述。而"留而不去，传舍于胃肠之外，募原之间"则是痰饮水湿的病症特点。痰饮留而不去，停于腹内胃肠，与瘀血相搏，阻滞气机，日久必然形成浊毒。

宋代《圣济总录》："瘤之为义，留滞而不去也。气血流行不失其常，则形体平和，无或余赘。及郁结壅塞，则乘虚投隙，瘤所以生。"这是说瘤的含义是停留某处而不运行。体内气和血液的运行不偏离常规，则人体保持健康状态，没有疾病的干扰。如果出现气和血液停滞的情况，则浊毒便乘虚而入。

元代朱丹溪云："诸病多因痰而生，凡人身，上中下有块者多是痰。"百般疾病多是由于痰邪而造成，可以说人体出现肿块多是痰邪的侵害而造成。

明代李中梓《医学入门》："块乃痰与食积死血有形之物相搏，而成积聚癥瘕也。"即与瘀血相搏作为浊毒的主要病机。

《医门法律·痰饮门》："金匮即从水精不四布，五经不并行之处，以言其患。一由胃而下流于肠，一由胃而旁流于胁，一由胃而外出于四肢，一由胃而上入于胸膈。始先不觉，日积月累，水之精华，转为混浊，于是遂成痰饮。必先团聚于呼吸大气难到之处，故由肠而胁，而四肢，至渐渍于胸膈，其势难愈矣。痰饮之患，未有不从胃起者矣。"这段即对痰饮的致病特点和脾胃对痰饮的形成进行了精确的论述。

清代高锦庭云："癌瘤者，非阴阳正气所结肿乃五脏瘀血浊气痰滞而成。"这句论述已明确指出癌瘤的形成是由于病邪，如瘀血、浊气、痰滞等，再加

52

上五脏虚损所致。

八、活血化浊法

活血化浊法是现代中医浊毒治疗学中广泛应用的一种抗浊毒的方法，临床上凡中医辨证属血瘀者，症见疼痛如针刺刀割、痛有定处拒按、夜间加剧；肿块在体表呈青紫、在腹内坚硬按之不移；出血反复不止，色泽紫暗，中夹血块或大便色黑如柏油；面色暗黑，肌肤甲错，口唇爪甲紫青，皮下紫斑，肤表丝状如缕，腹部青筋外露或下肢筋青胀痛；舌质紫暗或见有瘀斑瘀点，脉细涩者均可运用活血化浊法治之。瘀血是中医学中特有的病理病因之一，活血化瘀是在中医理论与实践的发展过程中形成的一个极为宝贵的重要理论和经验，为后世所继承与发展，对浊毒的临床治疗起着指导作用，并取得了成效，有关现代实验研究也获得了一定的成果。

1. 瘀血的形成与浊毒

气和血之间的关系，中医认为气为血之帅，气能行血，气能摄血。众所周知，从本质上讲血为气生，但生成之血需要气推动而行，又需要气摄之而循。血不能自行，有赖于气的推动，气行则推动血液在脉中运行周身，假如气虚无力推动或气滞不能推动则血亦滞留脉中而不行，血瘀发生。所生之血瘀为浊毒产生的病理基础，此时补气之虚，行气之滞则可活血化浊。在血的运行中除了气的推动作用外，还离不开气的摄血作用，这是一个事物的两个方面，互相制约，互相补充。摄血是气固摄功能的具体表现，血在脉中循行而不逸出脉外，是气在推行，但又是依赖于气对血的固摄。如果因气虚或气滞而固摄血液的功能减弱，可导致血不循常道而溢于脉外，滞于肌肤脏腑形成血瘀，为浊毒形成提供土壤，或造成浊毒的各种出血现象，而补气摄血的方法在此时应用可使血运而摄，血活而瘀化，使血走脉道之中。

脾与活血化浊的关系，脾主统血，有统摄血液在经脉之中流行防止逸出脉外的功能，而脾统摄血液的功能实际上亦是气的固摄作用的体现。脾之所以能统血，与脾为气血生化之源有密切的关系，脾的运化功能强健，则气血充盈，气能推动和固摄血液，反之脾的运化功能失健，则气血生化无源，气血亏虚故而不能运血和摄血，进而形成瘀血，导致浊毒。由脾虚而致血瘀，从本质上讲施以健脾之本则可活血化浊。

心与活血化浊的关系，心主血，全身的血都在血脉中运行，依赖于心脏搏动而输送到全身发挥其作用，在这过程中，心脏的搏动是否正常，起着十分关键的作用。而心脏的正常搏动，主要依赖于心气，心气充沛才能维持正常的血液循环而川流不息。如果心气不足，脉道不利，势必形成血流不畅，发生气滞血瘀。血脉受阻，进而瘀血深化与其他病理产物结合，聚成浊毒。

肺与活血化浊的关系，肺朝百脉主治节，全身血液都通过经脉而聚会于肺，经过肺的呼吸进行气体交换，然后再输送到全身以供机体之需，而肺的治节作用可以调节气的升降出入运动以辅助心脏，推动与调节血的运行。如肺朝百脉主治节失利，则推动和调节血的运动功能障碍而成血瘀，进而与痰湿相搏而成浊毒。

肝与活血化浊的关系，肝主藏血，肝藏血是指肝有贮藏血液和调节血量的功能，用以制约肝的阳气升腾，勿使过亢，维护肝的疏泄功能，使之冲和条达。其次肝的藏血亦有防止出血的作用。假如肝不藏血则血无所藏，溢出于外，停留肌肤脉外而成血瘀。同时亦可使肝阳过亢，肝失疏泄，使血外泄更甚。肝藏血也包含了肝调节血量的功能，肝藏血是以贮藏血为前提，只有充足的血量贮备，才能有效地调节血量，因此肝的调节功能必须是藏血与疏泄功能之间的协调平衡，才能运作。如果疏泄太过或藏血功能减退，则可致各种出血症状；疏泄不及，肝气郁结，则又可致血瘀。瘀血是浊毒形成的基础，浊毒的生成和血瘀有关，症状表现为血瘀则活血化浊可治之，血瘀如是因肝之病所致则应疏肝理气，柔肝化瘀。

2. 经典论述

《素问·举痛论篇》曰："寒气客于小肠膜原之间，络血之中，血泣不得注于大经，血气稽留不行，故宿昔而成积。"寒性凝滞，一旦阴寒之邪偏盛，阳气受损，不能温煦、推动血液运行，人身气血津液均可凝结，以致运行不畅。"寒气入经而稽迟，泣而不行，客于脉外则血少，客于脉中则气不通。"寒凝气血阻迟，稽留不行而成瘀，日久而凝聚成积。

《景岳全书·积聚》曰："积聚之病，凡饮食、血气、风寒之属，皆能致之……诸有形者，或以饮食之滞，或以脓血之留，凡汁沫凝聚，旋成癥块者，皆积之类，其病多在血分，血有形而静也。"积之成者以脓血之留，脓血者即瘀血也，瘀血与痰湿聚集，久之而成癥块，癥块者即积也。故积之病与血有关，其病在血分。积是有形，固定不移，痛有定处，病属血分，乃为脏病。

《金匮要略·惊悸吐衄下血胸满瘀血病脉证治第十六》曰："病人胸满，唇痿舌青，口燥，但欲漱水不欲咽，无寒热，脉微大来迟，腹不满，其人言我满，为有瘀血。"此病脉证恰为浊毒瘀血证者之临床表现，胸腹满皆有瘀血之肿块的征象。瘀血壅滞，气机痞塞，故见胸满。其病不在于肠胃，而在于瘀血之内结，所以腹部虽外形不满而患者却感腹胀，这是有瘀血之故。瘀血留滞，则新血不荣，血不外荣，故唇痿舌青。瘀阻之处，必有郁热，故口燥欲漱水，病在血分，虽燥而无欲咽。

《灵枢·水胀》曰："石瘕生于胞中，寒气客于子门，子门闭塞，气不得通，恶血当泻不泻，血不以止，日以益大，状如怀子。"子宫浊毒的发生与血瘀、寒邪关系重大。寒客于子宫，寒凝血瘀，气不得通，恶血不去，瘀凝之血滞留，日益增大，其坚如石，造成石瘕。

九、泄浊解毒法

泄浊解毒法作为浊毒治疗方法的一种在临床上常为使用，但泄浊解毒法的应用必须具有使用攻下的适应证。故凡中医辨证为邪实而正气不虚者，邪实而正气虚尚可承受攻下者可以运用该方法治疗。因此在临床上见有里热积滞实证，热盛伤津，水饮停留胸胁者都可通过通便、下积、泻实、逐水的方法加以治疗。泄浊解毒法的使用以邪去为度，不宜过量，以防正气受伤。在浊毒的临床治疗中泄浊解毒法的运用取得了一定疗效，并且在实验研究中也取得了成果，成为浊毒治疗的方法之一。

1. 腑实的形成

由于腑是以传化饮食物为其生理特点，实而不能满，故有腑以降为顺，以通为用之说。但是腑的通降不及则为病态，所以攻下以泻实为要。

肝主疏泄功能的一个方面即控制和调节胆汁的化生和排泄，胆汁是由肝之精气所化生，汇集于胆，泄下于小肠，有助于饮入物的消化，并是脾胃运化功能得以正常的一个重要条件。肝的疏泄功能正常，则胆汁排泄畅达，脾胃运化功能健旺。若肝失疏泄，导致胆汁排泄不利，影响脾胃运化功能正常施展，引起痰浊内生，气机不畅，痰浊与气相交阻，血脉运行涩滞。气滞、血瘀、痰浊三合而为一，最终积肿形成，同时亦可有伴随而至的一系列腑实之症状，如黄疸、腹胀、腹痛、便结等，其共同特点是邪滞留于腑中，通降不利。

脾主升，胃主降。胃受纳腐熟饮食物，为水谷气血之海。容纳于胃中的水谷，经过胃的腐熟之后，下传于小肠，其精微经脾之运化而营养全身并化生气血津液，维持机体的生命活动。然而一旦脾胃升降活动紊乱，脾气不升，胃气失降则脾胃运化功能失调，出现一系列的脾胃运化功能障碍，进而可致脾不运湿，湿浊内生，久留化痰，痰凝于中，阻遏气机运行。气机不利则气滞于内，影响全身气机的运行，脾胃功能不利，痰气滞中，壅塞血脉，血不行常道，外溢而瘀阻。此痰、气、瘀三者相壅，久则成癥积，遏于中脘，使胃的通降作用丧失，食物不能通下于小肠，精微不能吸收于全身，因此出现胃胀、呕吐、腹痛、便秘等，其共同的特点是胃失和降，食滞邪壅。

肠之小肠受盛和化物功能，即将经胃初步消化之饮食物受盛于小肠，并将受盛于内的饮食物在小肠内有相当的停留时间，以利于进一步消化和吸收，使水谷化为精微。大肠则接受经过小肠分清别浊后所剩下的食物残渣，再吸收其中多余的水液，形成粪便，排出体外。然而小肠的受盛和化物的功能受损，使小肠不能化物或受盛太过，受时太久则化生变异，异生痰湿，痰浊久聚于肠则变生为痰核。小肠分清别浊功能障碍则清浊不分，浊郁于肠，则通降失利，饮食残渣不能下于大肠，久之与痰核搏结而成癥积，形成腹痛、腹胀、呕吐、便秘等症状。大肠之功能失常则糟粕滞留于内，不能排出体外，而出现便结、腹痛等症状，其共同特点为藏而不化，满而又实。小肠的受盛和化物作用，分清别浊作用，大肠的传导作用，与肾的气化能力有关，是依托于肾的气化，如肾的气化功能失司，则肠的功能失灵。

膀胱其功能是贮尿和排尿，而功能的正常发挥全赖于肾的气化功能，肾的蒸腾气化功能不利则水液四泛，不能留于膀胱之内，使之贮尿排尿作用失去。肾之气不蒸腾于膀胱，久之出现邪气郁于下，积滞于内，阻塞通道，癥积滋生，余沥尿闭，其特点是肾气不化，邪郁膀胱。

2. 经典论述

泄浊解毒法主要是针对浊毒的腑实之症，目前临床上已被应用，但在古代就已有了较深刻的认识。

《素问·五脏别论篇》曰："六腑者，传化物而不藏，故实而不能满也。所以然者，水谷入口，则胃实而肠虚，食下，则肠实而胃虚。"这里所说的是一个正常的腑的传化物过程，如果传化物在腑中藏而致满的话，就造成了腑气不通，六腑不能正常运作则出现满实之症。同样浊毒满实于腑中，或因浊毒的影响致使腑实而满则可使腑气不降，腑实不通，出现胀满腹痛，便秘邪郁，加重了浊毒症状的发展和浊毒的生长，此时该顺应中医理论，采用泄浊解毒法施之，以缓解症状和病情。

《张氏医通·积聚》曰："然攻之太急，正气转伤，初中末三法，不可不讲也。初者病邪初起，正气尚强，邪气尚浅，则任受攻；中者受病渐久，邪气较深，正气较弱，任受且攻且补；末者病根经久，邪气侵凌，正气消残，则任受补。"泄浊解毒法之应用以邪去为度，不宜过量，以防正气受伤，如大便已通，或痰、瘀、水邪已去，则停服下剂。对正气虚弱，邪气尚强的则应慎用泄浊解毒法，或配合他法同时应用。对邪盛正衰者则不宜使用泄浊解毒法，故《素问·六元正纪大论篇》有"大积大聚，其可犯也，衰其大半而止"之戒也。

《金匮要略·腹满寒疝宿食病》曰："病者腹满，按之不痛为虚，痛者为实，可下之。舌黄未下者，下之黄自去。"又曰："按之心下满痛者，此为实也，当下之，宜大柴胡汤。"病有腹满伴痛者，此乃为腑实证，即为腑气不降，不通而为之，治疗当以泄浊解毒之法施之。

十、以毒攻毒法

1. "毒"与浊毒形成

在中医药治疗各种浊毒的治则中，以毒攻毒法一直受到历代医家的重视。关于癌瘤的发生，中医认为是人体脏腑阴阳失调、六淫、七情、饮食、劳倦、外伤等多因素综合作用的结果，即可分为内外两方面。而这两方面的致病因素在人体内导致了气滞、血瘀、痰凝、湿聚、热毒、浊毒等多种"毒"，在人体正气亏虚的情况下长期作用，最终导致浊毒形成。现代医学对于癌症成因的研究正不断深入，已经肯定的致癌物质包括许多化学物质如苯、黄曲霉毒素、亚硝胺等，以及许多病原微生物如 EB 病毒、乙型肝炎病毒、乳头状瘤病毒、反转录病毒等，这些"毒"均有较强的致癌性。如乙型肝炎病毒的感染被认为是若感染者有足够的生存期则必将发展成原发性肝癌。中医理论中以毒攻毒法的运用，正是在中医"邪去则正安"的认识基础上发展充实起来的。

2. 经典论述

《灵枢·水胀》："肠覃何如？岐伯曰：寒气客于肠外，与卫气相搏，气不得营，因有所系，癖而内著，恶气乃起，息肉内生，其始生也，大如鸡卵，稍以益大，至其成如怀子之状，久者离岁，按之则坚，推之则移，月事以时下，此其候也。"在这里指出"肠覃"这类浊毒的发生是缘于"恶气乃起"，随着时间的推移浊毒越来越大，质地也不断变硬，终于形成了临床上可见的浊毒证候。

《诸病源候论》："诸恶疮皆由风湿毒所生也"，指出多种恶性的癌瘤都是由风邪、湿邪和浊毒等造成的，明确地提出了外邪在浊毒发病过程中的地位。故治疗时应重视祛除毒邪。

《仁斋直指附遗方论·卷二十二发癌方论》："癌者上高下深，岩穴之状，颗颗累垂，毒根深藏，穿孔透里。"这里把癌瘤的形状进行了描绘，指出如"岩穴之状"，说明癌瘤的表面是不平整的，且质地较坚硬。癌瘤多发且相互排列紧密，说明邪毒深藏，逐渐发展，由内至外。

金元四大家之一的张子和是攻下派的代表，其言"夫病之一物，非人身素有之也；或自外而入，或由内而生，皆邪气也，邪气加诸身，速攻之可也，速去之可也。"指出致病的邪气并非本来就存在，而是外来或内生的；治疗上可采用攻伐之法，并应抓紧时间治疗。

3. 临床研究

以毒攻毒法在临床上的应用往往是在病人体质尚好、尚耐攻伐的情况下采用较安全的剂量运用的，用之得当，往往收到奇效。目前应用于临床治疗浊毒属于以毒攻毒的中药有以下三类：动物类：天龙（守宫）、全蝎、蜈蚣、斑蝥、土鳖虫、蜂房、水蛭、蟾蜍等；植物类：生南星、生半夏、鸦胆子、莪术、三棱、马钱子、喜树、狼毒、八角莲、毒角莲、生附子等；矿物类：砒霜、砒石、轻粉、硇砂等。应用这些中药单药、复方或其有效成分临床治疗浊毒证，并与放、化疗一起使用，可以取得较好的疗效。

方药心得

第一节　用药心法

李佃贵教授在长期的临床实践中积累了丰富的经验，取得了显著的临床疗效，临证用药亦有独到见解，形成了独特风格。李佃贵教授善治脾胃病，认为浊毒是脾胃病发生的根本致病因素，同时又是疾病所产生的病理产物，临证用药有以下特点：喜运脾醒脾而少补脾；必用芳香化浊、利湿解毒之品；善用行气理气之药；以虫类药事半功倍；善通因通用，寒因寒用。

李佃贵教授强调，慢性胃病诊治中应注意中焦脾胃功能特点，脾胃同居中焦，脾主升清，宜升则健；胃主通降，通降则和，中焦为气机升降之枢纽，升降失职则现"滞"，纳化失常则不运，因此治疗时重点强调"动"，在用药上，李佃贵教授认为药性轻灵、平和、运动，才能达到调整脾运胃降、调整气机的作用，治脾胃病贵在和，因此用药多用轻清之品。如理气用理气而不伤阴之香橼、佛手等；活血用药性平和、活血而不伤正之丹参、三七粉；消食积用莱菔子、鸡内金等亦食亦药之品；清热用性淡气薄大清胃热之石膏；解毒用甘寒具有较强清热解毒作用，又能抗肿瘤的白花蛇舌草、半枝莲；滋阴用补而不腻的百合、石斛等；调补脾胃用平淡之太子参、山药、扁豆。如此则滞、瘀、湿、浊、痰、积、热、毒、虚得以消除，胃气得和，病情逆转，逐步痊愈。以下简单介绍李佃贵教授在临床中常用的中药。

一、藿香

藿香是李佃贵教授临床最常用的化浊药物，他认为脾喜燥而恶湿，"土爱暖而喜芬芳"，藿香一味，芳香化浊，既可醒脾和胃，又是化浊祛湿之上品，具有辛散而不峻烈，微温而不燥热的特点。

藿香，味辛，性微温，归脾、胃、肺经，具有芳香化浊、和中止呕、发表解暑的作用，主治湿浊中阻，脘痞呕吐，暑湿表证，湿温初起，发热倦怠，胸闷不舒，寒湿闭暑，腹痛吐泻，鼻渊头痛等。传统中药理论认为芳香化湿药气味芬芳，能化湿辟浊，振奋脾胃，鼓舞胃气，湿困中焦、运化失职是本类药物的主要适应证，《本草正义》谓藿香"清芳微温，善理中州湿浊痰涎，为醒脾快胃、振动清阳之妙品"。

临床使用中，李佃贵教授主张灵活运用，根据湿困的不同情况及兼证而进行配伍应用。如湿浊阻滞气机，脘腹胀满痞闷者，配伍化湿行气药，如《和剂局方》不换金正气散，藿香与苍术、厚朴等行气药同用，以上药品配伍辛温而不燥烈，有醒脾而不碍脾的特点；如湿阻而偏于寒湿，脘腹冷痛者，可配伍附子、干姜等温中祛寒之品；如脾虚湿阻，脘痞纳呆，神疲乏力者，可配伍苍术、白术等健运脾胃的药物；如治湿热并重之湿温病，用《温热经纬》甘露消毒丹，其与黄芩、滑石、茵陈等药同用，正如《本草述》曰："藿香散寒湿、暑湿、郁热、湿热"。

【验案举例】

李某，男，69岁，汉族，河北清河县，退休职工。

主诉：间断胃脘部胀满不适10余年，加重半个月。

现病史：患者10年前因饮食不节而致胃脘部胀满，饭后加重，曾间断服用多潘立酮、舒肝快胃丸及中药汤剂等药物，症状时轻时重。半月前因郁怒，出现胃脘胀满加重伴嗳气，自行口服药物症状未见好转，遂就诊于我院。现主症：胃脘胀满，餐后加重，伴嗳气，纳呆，夜寐欠安，口中黏腻有异味，大便黏腻不爽，小便黄，舌质紫暗，苔黄腻，脉弦滑数。2012年12月1日河北医科大学第二医院查电子胃镜示：慢性胃窦胃炎。病理诊断：弥漫性肠上皮化生。

既往史：既往体健，否认肝炎、结核、伤寒等传染病史。否认手术、外伤、输血史。预防接种史不详。

实验室检查：2012 年 12 月 1 日河北医科大学第二医院查电子胃镜示：慢性胃窦胃炎。病理诊断：弥漫性肠上皮化生。

中医诊断：痞满（浊毒内蕴）。

西医诊断：慢性胃窦胃炎。

治法：化浊解毒，和胃降逆。

处方：

藿香 12g	佩兰 12g	茵陈 15g	黄连 12g
砂仁（后下）12g	厚朴 15g	枳实 9g	白花蛇舌草 15g
半枝莲 15g	全蝎 9g	蜈蚣 2 条	壁虎 6g

水煎服，1 日 1 剂，文火煎煮 2 次，每次 40 分钟，共取汁 400ml，早晚饭前半小时温服。同时予院内制剂茵连和胃颗粒口服，1 袋 / 次，3 次 / 日。

患者以上方加减治疗三个月后，胃脘胀满及嗳气基本消失，无口干口苦，纳寐尚可，二便调。舌淡红，苔薄黄，脉弦滑。诸证均减。于河北医科大学第二医院复查电子胃镜，诊断为非萎缩性胃炎。病理结果显示：胃（窦前壁）幽门型黏膜慢性炎。

二、佩兰

佩兰之名见于《本草再新》，味辛，性平，宣化湿浊。《神农本草经》谓之兰草，列为上品，谓其能 "主利水道，杀蛊毒，辟不祥。久服益气，轻身不老，通神明"。《神农本草经疏》："开胃除恶，清肺消痰，散郁结。"《中药志》："发表祛湿，和中化浊，治伤寒头痛；无汗发热，胸闷腹满，口中甜腻，口臭。" 李佃贵教授临床应用佩兰时常常配伍使用。

配藿香，香而不烈、温而不燥，醒脾快胃，可谓极品。可治湿阻脾胃之证，因其能化湿，且性平而不温燥，脾经湿热，口中甜腻、多涎、口气腐臭者，也可适用。

配砂仁，气味芳香，功专清肺开胃，化湿悦脾，理气之功为胜；砂仁香浓气浊，燥湿之性较强，有化湿醒脾，行气宽中，安胎之效。两药配伍，芳香悦脾，可用治湿阻气郁、恶心呕吐、食欲不振、胸腹胀满、胎动不安等症。

配木香，气味清香，芳香化湿，重在醒脾气。木香气味芳香，行气止痛，尤善宣散上下一切寒凝气滞，能升能降，重在调胃气。两药配伍，芳香行气，治疗湿阻气滞，胃脘胀闷，腹胀肠鸣，吐泻，痢疾。

配泽兰，芳香化浊，解暑和中。泽兰活血行气解郁，通经行水，两药配伍，一气一血，芳香化浊，活血利水而消肿，对湿阻血瘀大腹水肿如肝硬化之腹胀，跌打损伤之红肿作痛均有效。

配茯苓，芳香化湿，醒脾和中，茯苓淡渗利湿，健脾止泻。两药合用，芳香既祛暑邪又健脾胃，助脾运化暑湿，暑湿去则脾更健，故治暑湿内蕴引起的吐泻均效。

配鲜荷叶，解暑作用尤良，善芳香化浊。鲜荷叶善清夏季之暑邪，味苦性平，其气清芳，既解暑清热，又升发清阳，两药合用，清暑化浊，既清头目又升阳止泻。

配菖蒲，气味清香，性平不温，芳香辟浊，化湿和中，醒脾开胃。菖蒲芳香开窍，化湿浊而和中开胃。两药合用，芳香开胃，能治肝胃不和，湿阻脾胃，气滞胁痛，食欲不振，胃脘胀痛不舒，恶心呕吐，泄泻，苔白腻及口中甜腻等症。

配黄连，二药均可祛湿，佩兰功在醒脾开胃化湿，黄连功在清热燥湿，两药相配，有清热化浊之功。可治脾胃湿滞的胸闷，消化不良，口苦苔腻等症。

【验案举例】

宋某，男，43岁。2010年9月18日初诊。

主诉：胃脘胀满伴口有异味1年余。

现病史：1个月前因暴饮暴食后出现胃脘胀满不适，伴咽干、口臭，喉间呃呃连声，纳食减少。服用健胃消食片治疗后，胃脘胀满、纳食减少症状好转，但时轻时重，饮食不慎后加重。曾服用中药治疗，疗效欠佳，故来就诊。症见：胃脘胀满不适，咽干、口有异味，喉间呃呃连声，纳呆，呕恶，偶反酸，大便溏薄，微有下坠感，小便尚可，舌红，苔薄黄稍腻，脉弦缓滑。

中医诊断：胃痞病（浊毒内蕴，胃气上逆）。

西医诊断：慢性胃炎。

治法：化浊解毒，降逆止呃。

方药心得

处方：

佩兰 15g	藿香 15g	白花蛇舌草 15g	黄芩 12g
黄连 15g	厚朴 15g	柴胡 12g	白芍 30g
茯苓 15g	白术 15g	大腹皮 15g	炒莱菔子 20g

用法：每日 1 剂，水煎取汁 400ml，分早晚 2 次温服。

二诊：患者服药 14 剂后，呃逆已明显减轻，仍有口臭，胃脘仅有时胀，大便尚可、已无下坠感。舌红，苔薄黄，脉弦缓稍滑。此为浊毒之标症减，而脾胃不和未得调补，故治宜仍以化浊和胃，降气止呃为主。前方去白花蛇舌草、大腹皮，重用佩兰至 20g，加紫豆蔻 15g。服法同前。

三诊：喉间呃逆连声症状基本消失，余无明显不适，舌淡红，苔薄白，脉缓。表明患者浊毒内蕴，脾胃不和症状基本得以缓解。效不更方，守上方再服 7 剂，患者诸症消失，病愈停药。

三、白豆蔻

白豆蔻，始见于《本草拾遗》。味辛，性温，芳香气清，入肺、脾、胃经，偏行上、中二焦之气滞，为治疗湿阻气滞、脘腹胀满、不思饮食、呕吐呃逆等症之良药。《本草备要》谓其"辛温香窜，和胃醒脾，快气调中，通行结滞"。

李佃贵教授认为，白豆蔻辛香温燥，其气清爽，上行肺部以宣邪理气，中入脾胃以化浊除寒，为温中燥湿化浊行气止呕之良药。临证喜砂仁、豆蔻合用，芳香醒脾。砂仁辛温，归脾、胃经，专主中焦，二药配伍，芳香化浊、宣通气机、醒脾和中，可有效缓解胃胀、胃痛、纳呆等症状。正如《本草求真》载："豆蔻，凡湿郁成病，而见胃脘作疼，服之最为有效"。但同时要注意，白豆蔻辛燥能助热耗气，故火升作呕，热证腹痛及气虚诸疾，均不宜使用。

【验案举例】

孙某，男，51 岁，汉族，河北省张家口市人，已婚。

主诉：间断胃脘不适 20 年，加重 10 天。

现病史：患者 20 年前因饮食不慎出现胃脘胀满不适，平素自行口服健胃消食片、多潘立酮、奥美拉唑等药物，症状时轻时重。2013 年 11 月 6 日查电子胃镜示（河北医科大学第二医院，检查号 20130106036）：慢性浅表 – 萎缩性胃炎伴糜烂。2014年8月21日查电子胃镜病理示(河北医科大学第二医院,病理号13-5731):胃窦黏膜慢性炎症伴部分上皮轻度肠化、异型增生,局部固有腺体减少。10天前,饮酒后出现胃脘嘈杂不适,口服奥美拉唑、舒肝快胃丸等药物症状未见好转,就诊于我院。现主症:胃脘不适,偶有隐痛,口干、口苦,口中有异味,咽部不适,无反酸、胃灼热,无呕恶,纳可,夜寐欠安,大便不成形,日行1~2次,小便调。舌质淡,苔白腻,舌体胖大,边有齿痕,脉弦滑。

实验室检查:2013年11月6日查电子胃镜示:慢性浅表-萎缩性胃炎伴糜烂(河北医科大学第二医院,检查号20130106036)。2014年8月21日查电子胃镜示:慢性浅表-萎缩性胃炎。病理示:胃窦黏膜慢性炎症伴部分上皮轻度肠化、异型增生,局部固有腺体减少。(河北医科大学第二医院,病理号13-5731)

中医诊断:嘈杂(湿浊内蕴)。

西医诊断:慢性浅表-萎缩性胃炎伴糜烂。

治法:利湿化浊,化瘀通络。

处方:

白豆蔻(后下)12g	砂仁(后下)12g	厚朴12g	川芎12g
茯苓15g	白芍20g	鸡内金15g	清半夏12g
全蝎6g	白术12g	瓜蒌15g	三七粉(冲服)2g
黄芩12g			

水煎服,1日1剂,文火煎煮2次,每次40分钟,共取汁400ml,早晚温服。同时口服茵连和胃颗粒(院内制剂),1袋/次,3次/日。

原方基础上加减使用,继服药物3个月,症状控制良好。2014年11月17日查电子胃镜示:慢性糜烂性胃炎(河北省中医院)。胃镜病理示:胃体:黏膜中度慢性炎症,间质肌组织增生;胃窦:黏膜中度慢性炎症,间质肌组织增生(河北省中医院,病理号2015-3354)。复查胃镜病理未见腺体组织肠化,疗效满意。

四、白花蛇舌草

白花蛇舌草,始载于《神农本草经》,微苦、甘,寒。归胃、大肠、小肠经。具有清热解毒、消肿止痛、利湿通淋、燥湿祛痰、收敛止血的功用。尤善治疗各种类型炎症。在临床实践中，白花蛇舌草若配伍得当，可治疗多种疾病。现代关于白花蛇舌草的研究日渐增多，现代药理学研究证实，本品有抗肿瘤作用。在体外抑菌作用不显著，高浓度煎剂对金黄色葡萄球菌和痢疾杆菌有抑制作用；在体内能增强白细胞的吞噬能力，具有抗炎作用。

李佃贵教授临床常用其治疗萎缩性胃炎合并肠化及不典型增生的胃癌前期病变，能有效阻止并逆转其癌变趋势，明显缓解症状。他认为白花蛇舌草为解毒利湿之良药，辨证属浊毒内蕴者必用此药，常与半边莲、半枝莲等配伍使用，用于各种癌症的治疗，取其清热解毒消肿之功；又因其有清热利湿通淋之功效，李佃贵教授单用本品治疗膀胱湿热，小便淋漓涩痛，亦常与白茅根、车前草、石韦等同用治疗湿热内蕴之热淋；常与红藤、败酱草、牡丹皮、白头翁等合用治疗肠痈腹痛；与黄芩、玄参、板蓝根等同用治疗咽喉肿痛。

【验案举例】

王某，男，51 岁，汉族，河北省石家庄市人，已婚。

主诉：间断胃脘疼痛 2 年，加重 10 天。

现病史：患者 2 年前因饮食不慎出现胃脘疼痛，胀满不适，自行口服健胃消食片、多潘立酮、奥美拉唑等药物，症状时轻时重。2015 年 10 月 6 日查电子胃镜示：胃癌，慢性浅表 - 萎缩性胃炎伴糜烂。病理示：腺癌，胃窦黏膜慢性炎症伴肠化、重度异型增生。行"胃体大部切除术"，术后出现胃脘不适，口服奥美拉唑、舒肝快胃丸等药物症状未见好转，就诊于我院。现主症：胃脘不适，偶有隐痛，口干、口苦，口中有异味，无反酸、胃灼热，无呕恶，纳可，夜寐欠安，大便不成形，日行 1~2 次，小便调。舌质红，苔黄腻，脉弦滑。

中医诊断：胃脘痛（浊毒内蕴）。

西医诊断：胃癌术后，残胃炎。

治法：化浊解毒，散瘀通络。

处方：

白花蛇舌草 20g	黄连 12g	延胡索 12g	川芎 12g
茯苓 15g	白芍 20g	鸡内金 15g	三七粉（冲服）2g

全蝎 6g　　　　　白术 12g　　　　瓜蒌 15g　　　　清半夏 12g

黄芩 12g　　　　茵陈 15g

水煎服，1 日 1 剂，文火煎煮 2 次，每次 40 分钟，共取汁 400ml，早晚温服。同时口服茵连和胃颗粒（院内制剂），1 袋 / 次，3 次 / 日。

原方基础上加减使用，继服药物 3 个月，症状控制良好。随访 2 年，未见病情反复。

五、半枝莲

半枝莲，味辛、苦，寒，归肺、肝、肾经。其名最早见于蒋仪《药镜拾遗赋》，功能清热解毒，化瘀利尿。适用于疗疮肿毒，咽喉肿痛，跌打伤痛，水肿，黄疸，蛇虫咬伤。

现代研究及临床证明，半枝莲具有良好的抗肿瘤活性，主治原发性肝癌等消化道肿瘤、肺癌及子宫颈癌等妇科肿瘤，并与其他中药联合复方治疗多种肿瘤。它具有抑制肿瘤细胞增生、增强机体免疫力、抑制肿瘤血管形成、抑制肿瘤细胞的端粒酶活性、抗氧化等作用。

临床将萎缩性胃炎浊毒证分为浊毒重证、浊毒轻证，其用药采用分层治疗，浊毒重证必以全蝎、蜈蚣、壁虎等虫类药物，活血祛瘀化痰、入络攻坚化积、以毒攻毒散结；浊毒轻证常常使用半枝莲、半边莲、白花蛇舌草以清热解毒，化浊利湿。半枝莲清热解毒作用尤佳，与金银花、蒲公英、野菊花等同用，亦常用于治疗痈肿疗疮、乳痈肿痛、咽喉肿痛等；与金钱草、大黄、枳实配伍用于治疗臌胀、水肿、小便不利；李佃贵教授亦常以单味水煎或配伍苦参、蛇床子、白鲜皮等治疗手足疥癣。亦常常用于辨证治疗各种肿瘤疾病。

【验案举例】

巩某，男，42 岁。初诊：2010 年 9 月 9 日。

主诉：间断胃脘胀满 3 年，加重 2 个月。

现病史：患者 3 年前因暴饮暴食致胃脘胀满，伴嗳气，偶胃灼热、反酸，饭后加重。曾服用过多潘立酮、雷尼替丁、胃炎颗粒等，时轻时重。现主症：胃胀，伴嗳气，饮食不慎后胃灼热、反酸，易口疮，口干口苦，纳食可，寐可，大便偏干，1~2 天一行，小便黄。舌红，苔黄厚腻，脉弦滑。于 2010 年

8月3日行电子胃镜，胃镜示：胆汁反流性胃炎（伴糜烂）。病理诊断：黏膜组织慢性炎伴腺上皮轻度肠上皮化生。无家族史。

中医诊断：痞满（浊毒内蕴）。

西医诊断：胆汁反流性胃炎（伴糜烂）。

治法：化浊解毒，和胃降逆。

处方：

半枝莲 12g	半边莲 12g	白花蛇舌草 15g	厚朴 15g
枳实 15g	广木香 9g	藿香 15g	佩兰 15g
砂仁（后下）15g	炒莱菔子 15g	全蝎 9g	茵陈 15g
黄连 15g			

用法：每日1剂，水煎取汁300ml，分早、晚2次服。

二诊：患者服药半月后，胃脘胀减轻，嗳气减少，仍有轻微口苦、口疮，纳可，寐可，大便正常，日一行。舌暗红，苔薄黄腻，脉弦细滑。较初诊时浊毒内蕴症状减轻，舌苔转薄，大便不干，规律，日一行。考虑患者仍有口苦、口疮，胃胀、嗳气虽减轻但仍是目前首要症状，遂在原方基础加生石膏30g、儿茶10g、青黛9g。

三诊：患者继服半个月后，胃胀消失，时而饮食不慎后嗳气，口疮消失，口苦基本不明显，纳可，寐可，大便调，日一行。舌红，苔薄黄腻，脉弦滑。考虑患者病理有慢性炎症、轻度肠化，遂嘱其坚持服药，服药两疗程后（3个月为一个疗程），复查胃镜：慢性浅表性胃炎；病理示：黏膜慢性炎症（已无肠化）。

六、鸡骨草

鸡骨草，甘、微苦，凉。有利湿退黄，清热解毒，疏肝止痛之功效。常用于湿热黄疸，胁肋不舒，胃脘胀痛，乳痈肿痛。现代药理学研究显示，鸡骨草粗皂苷有保肝作用，本品水煎剂可增强肠蠕动。鸡骨草的黄酮类成分还可通过发挥抗氧化作用表现出保护胃功能的效果，故可用于胃溃疡的防护与治疗。鸡骨草还具有保肝护肝、抗氧化、抗炎症反应、抑菌、抗病毒、免疫调节、降脂等药理作用。《南宁市药物志》："消炎解毒，治传染性肝炎，跌打驳骨。叶：捣绒敷乳疮。"

鸡骨草是李佃贵教授临床常用的治疗肝胆疾病的药物之一，他认为鸡骨草归肝胃经，性味甘、微苦，凉，无苦寒败胃之虞，药性相对平和。李佃贵教授用它治疗肝胆湿热郁蒸引起的黄疸时，常常单味药使用代茶饮或配伍茵陈、虎杖、地耳草等药物使用。该药入肝胃经，有疏肝止痛之功，临床常用于治疗肝气郁结之胁肋不舒，胃脘疼痛，常与柴胡、香附等疏肝理气的药物同用，正如《岭南草药志》所说："清郁热，疏肝，和脾，续折伤"。本品尚有清热解毒之功，治疗乳痈常常配伍蒲公英、金银花等使用或可用本品鲜叶捣烂外敷。

【验案举例】

患者，王某，男性67岁。初诊：2003年8月26日。

主诉：间断性右胁胀满隐痛两月余。

现病史：患者患有慢性乙型肝炎病史10年，2个月前出现右胁胀满刺痛，自行口服保肝药物，未见明显好转，遂就诊于我院。刻诊：右胁胀满隐痛，伴神疲乏力，胃脘痞闷，纳呆、呕恶，寐欠安，大便偏干。舌质淡红，苔黄腻，脉弦滑。2003年8月于河北省中医院查肝功能示：丙氨酸氨基转移酶（ALT）132 IU/L，天门冬氨酸氨基移酶（AST）89.7 IU/L，B超示：肝硬化。

中医诊断：胁痛（浊毒内蕴，瘀血阻络）。

西医诊断：肝硬化代偿期。

治法：化浊解毒，活血软肝。

处方：

鸡骨草 20g	茵陈 15g	黄连 15g	黄芩 15g
龙胆草 15g	垂盆草 15g	田基黄 15g	五味子 15g
大黄 6g	丹参 15g	桃仁 15g	赤芍 15g
山甲珠 9g	鳖甲（先煎）15g	龟甲（先煎）15g	

用法：水煎服，1日1剂，分早、晚2次温服。

二诊：服药14剂后右胁胀满隐痛、纳呆减轻，胃脘嘈杂已除，大便可，仍有乏力。舌红，苔薄黄腻，脉弦滑。2003年9月复查肝功能示：ALT 45 IU/L，AST 39 IU/L，此为浊毒渐逐，瘀血渐解，肝功能指标渐恢复正常，但虚象仍在，治拟解毒化浊，软肝散结，兼以扶正。上方去大黄、桃仁、五味子，加红景天15g、绞股蓝15g。

三诊：服药 30 剂后右胁胀满隐痛、纳呆呕恶等症已除，乏力减轻，舌淡红，苔薄黄，脉弦细。此为浊毒瘀血渐除，治拟软肝化坚，兼以扶正，上方去桃仁、赤芍、黄连、黄芩、龙胆草，加旱莲草 15g、枸杞 15g。

以上方随症加减治疗 2 年，患者右胁胀痛未作，余症均除。2005 年于河北省中医院查 B 超示：慢性肝损伤，肝硬化结节消失。

七、绞股蓝

绞股蓝，微甘，性凉，归肺、脾、肾经，具有益气健脾，化痰止咳，清热解毒之功效，主治体虚乏力、虚劳失精、白细胞减少症、高脂血症、病毒性肝炎、慢性胃肠炎、慢性气管炎。本品有"南方人参"之称，也被称为"神奇"的"不老长寿药草"。

绞股蓝主要药用成分是绞股蓝皂苷，也含有多糖、黄酮类化合物等多种化学成分，并富含有机酸和多种微量元素。现代药理学的研究也证明，绞股蓝具有多种生物活性，能有效降低血糖、血脂、血压，并具有预防衰老、增强免疫力、抑制肿瘤、预防动脉粥样硬化、减少心脑血管疾病等作用。

临床常常使用绞股蓝治疗慢性肝病、体质虚弱者，证属脾肾两虚者，症见体倦乏力、纳食不佳或口渴、咽干，心烦，舌红，苔薄黄，亦用于气阴两虚，肺中燥热及肿瘤等热毒证。用绞股蓝与灵芝搭配煮水或代茶饮，可治疗高血压、高血脂、高血糖、脂肪肝等症。有保肝解毒，降血压，降血脂、血糖的功效。

近年来，使用绞股蓝治疗肿瘤疾病伴有浊毒内蕴者，取其益气健脾、清热解毒之功，达到补虚扶正与解毒驱邪的功效。此外，治疗久咳肺虚者，常于方中配伍绞股蓝，取其益肺气、清肺热、化痰止咳之功，每获良效。

【验案举例】

张某，男，45 岁。初诊：2010 年 8 月 15 日初诊。

主诉：腹胀 3 年，加重 1 个月。

现病史：患者于 3 年前因腹胀就诊，经检查确诊为慢性丙型肝炎肝硬化，后间断服药，未予以系统治疗。近 1 个月来，患者腹胀又作，伴有肝区隐痛，乏力。现主症：肝区隐痛，腹胀，无腹痛，面色晦暗，神疲乏力，纳呆，小便色黄，大便不成形，1 日 2 行，舌淡红，苔厚腻，脉细弦滑。肝功能：ALT

360 IU/L，AST 280 IU/L，总胆红素（TBIL）31.2 μmol/L，DBIL 10.1 μmol/L，HCV-RNA 4.8×10 copies/ml。肝胆 B 超示：肝硬化，脾大，少量腹水。

中医诊断：臌胀（湿浊内蕴，脾胃气虚证）。

西医诊断：丙型肝炎，肝硬化。

治法：利湿化浊，健脾益气。

处方：

绞股蓝 15g	黄芪 15g	田基黄 15g	穿山甲珠 9g
鳖甲（先煎）20g	垂盆草 15g	虎杖 15g	茯苓 20g
泽泻 12g	红景天 15g	白术 15g	五味子 15g

用法：每日 1 剂，水煎取汁 300ml，分早晚 2 次服。

二诊：患者服药 14 剂后，肝区隐痛减轻，纳增，寐可，大便正常，小便黄，仍诉腹胀、乏力。舌红、苔薄黄腻，考虑患者虽有乏力之症，但从舌、脉推断，仍是湿浊内蕴所致，故此时当慎用温补之药，原方加佩兰 20g 以芳化浊毒，大腹皮 15g 以健脾化浊，利水消肿。

三诊：患者服药 1 个月后，腹胀、肝区隐痛症状消失，纳可寐安，二便尚调，时觉乏力。舌红，苔薄黄，脉细弦。肝功能：ALT 80 IU/L，AST 65 IU/L，TBIL 18.6 μmol/L。B 超示腹水消失。此时患者舌质已不暗，舌苔已不腻，是浊邪已衰其大半，此时稍加益气之药以强正气而祛浊毒。其后，患者以上方加减治疗，至 2011 年 10 月 16 日，患者无明显不适症状，复查肝功能正常。

八、儿茶

儿茶，苦、涩，微寒。归心、肺经。功效活血疗伤，止血生肌，收湿敛疮，清肺化痰。用于溃疡不敛，湿疹，口疮，跌扑伤痛，外伤出血。《本草正》："降火生津，清痰涎咳嗽，治口疮喉痹，烦热，止消渴，吐血，衄血，便血，尿血，湿热痢血，及妇人崩淋，经血不止，小儿疳热，口疮，热疮，湿烂诸疮，敛肌长肉，亦杀诸虫。"《本草纲目》云："清上膈热，化痰生津。涂金疮，一切诸疮，生肌定痛，止血收湿。"现代药理学表明：儿茶主要成分为儿茶素、表儿茶素，具有较强的抑菌和免疫调节作用。

儿茶性涩，活血散瘀、收敛止血之力尤著，用于多种内外伤出血病证。

治疗外伤出血常常与血竭、降香、白及、龙骨等同用；治疗内伤出血，如吐血、便血、崩漏等，既可单独使用，又可配伍大黄、虎杖同用。李佃贵教授认为本品解毒收湿、敛疮生肌之力较好，常使用儿茶配伍白及、煅龙骨、瓦楞子等治疗胃溃疡，辨证属浊毒内蕴，瘀血阻滞，症见胃脘疼痛如刺，拒按，面色晦暗，舌质暗红，脉弦涩。治疗口腔溃疡口疮时多选用儿茶、青黛对药，取青黛解毒凉血之功，儿茶敛疮生肌之效，两药共施可使毒解疮愈。亦有研究证明儿茶、青黛药对治疗口腔溃疡最佳配伍比例为1：1，儿茶、青黛相配具有抗炎、消肿、镇痛的作用；治疗肺热咳嗽常与桑叶、黄芩、苏子同用，正如《本草纲目》云："清上膈热，化痰生津。涂金疮、一切诸疮，生肌定痛，止血收湿。"

【验案举例】

患者，鲁某，男性52岁。初诊：2008年10月21日。

主诉：反复发作口腔溃疡1年余，加重4天。

现病史：患者1年前因嗜食辛辣之品出现口腔溃疡，时轻时重，缠绵不休，曾用口腔溃疡膜、维生素B等药治疗效果不佳，4天前又发口腔溃疡。现主症：舌尖、舌下及颊侧出现多处溃疡，灼热疼痛，口干口臭，咽部肿痛，心烦，纳可，寐欠安，大便干，3日1行，溲黄，舌红，苔黄厚腻，脉弦细滑。触诊右颌下淋巴结肿大。

中医诊断：口疮（浊毒蕴脾，心火上炎）。

西医诊断：口腔溃疡。

治法：化浊解毒，清心泻脾。

处方：

儿茶 9g	青黛 9g	黄连 12g	黄芩 15g
苍术 15g	生石膏（先煎）30g	生甘草 9g	生大黄 6g
连翘 12g	莲子心 15g	竹叶 9g	生地 12g
玄参 15g			

用法：水煎服，1日1剂，分早、晚2次温服。

二诊：服药7剂后，舌尖、舌下溃疡已愈合，颊侧仍有溃疡，但红肿之势较前减轻，仍有咽喉肿痛，右颌下淋巴结仍触及肿大，大便调，舌红，苔薄黄腻，脉弦细。此为郁滞脾胃之浊毒渐排，心火渐散，效不更方，在上方基础上加夏枯草 15g、浙贝母 15g 以化痰散结。

三诊：服药 7 剂后，颊侧溃疡亦愈合，右颌下淋巴结肿大基本消失，仍有口干，舌红，苔薄黄，脉弦细，此为浊毒被逐，心火被除，浊毒伤阴耗血之象现，故在上方中去生石膏、生大黄，黄连改为 6g，加麦冬 15g、丹皮 12g、当归 15g 以增强滋阴凉血，养血和血之功。

四诊：服药 7 剂后，诸症痊愈，随访 1 年半，口腔溃疡未再复发。

九、丹皮

丹皮，苦、辛，微寒，归心、肝、肾经，具有清热凉血、活血化瘀、退虚热等功效。用于温热病热入血分、发斑、吐衄，热病后期热伏阴分发热，阴虚骨蒸潮热，血滞经闭，痛经，痈肿疮毒，跌扑伤痛，风湿热痹。李杲《脾胃论》述："心虚肠胃积热，心火炽甚，心气不足者，以牡丹皮为君。"《神农本草经》述："主寒热，中风瘛疭、痉、惊痫邪气，除癥坚瘀血留舍肠胃，安五脏，疗痈疮。"

李佃贵教授临证多加减使用。本品苦寒，入心肝血分。治疗血热、吐衄之病常配大黄、大蓟、茜草根等同用；治疗阴虚血热吐衄，常配生地黄、栀子等药。正如《珍珠囊》所述："丹皮，治肠胃积血、衄血、吐血、无汗骨蒸。"李佃贵教授认为本品入血分而善于清透血分之伏热，临床上治疗无汗骨蒸之证必用丹皮，常与鳖甲、地黄、知母同用，取青蒿鳖甲汤之意；此外，本品辛行苦泄，有活血祛瘀之功，治疗血瘀经闭、痛经等，李佃贵教授常常用其配伍桃仁、红花、桂枝等；治疗风湿骨痹，常以丹皮配伍当归、白芍、鸡血藤，养血补血活血行血，使血脉通利。

李佃贵教授临床用药同时注意到本品的使用禁忌，因本品苦寒，辛散，使用时虚寒病证、津液亏虚者需谨慎使用，正如《本经逢原》所说："自汗多者勿用，为能走泄津液也。痘疹初起勿用，为其性专散血，不无根脚散阔之虑。"《得配本草》曰："胃气虚寒，相火衰者，勿用。"

【验案举例】

刘某，女，49 岁。初诊：2012 年 12 月 11 日。

主诉：自觉身热、汗出 1 年余。

现病史：患者 1 年前因家庭不和睦，出现身热消瘦，入夜潮热，盗汗心

方药心得

烦,近半年加重,曾间断口服知柏地黄丸,症状未见缓解,遂来诊。现主症:自觉身热,心烦易怒,腰部酸痛,汗出,纳差,夜寐不安,多梦,大便可,舌质红,苔薄黄,脉弦细滑。既往体健,近1年月经先后不定期。

中医诊断:汗证(肝肾阴虚)。

西医诊断:自主神经功能紊乱。

治法:滋补降火。

处方:

丹皮 15g	龟甲(先煎)15g	鳖甲(先煎)15g	生熟地各 15g
山萸肉 9g	枸杞 12g	知母 12g	黄柏 15g
浮小麦 30g	五味子 15g		

用法:每日1剂,水煎取汁300ml,分早、晚2次服。

二诊:患者服药14剂后,汗出明显减轻,腰部酸痛、心烦均缓解,纳可,寐好转,大便质可,1日1次,舌红,苔薄黄腻,脉弦滑。是为虚热已稍解,而仍有肝肾不足,原方加牡蛎(先煎)15g、黄芪15g。

三诊:患者继服14剂后,诸症基本不明显,纳寐尚可,大便调。继服14剂后临床症状基本消失。嘱其继续调养1个月,注意饮食调理。1个月后随访未见复发。

十、蒲公英

蒲公英,味苦、甘,寒,入肝、胃经。功能清热解毒,利尿散结。治疗急性乳腺炎、淋巴腺炎、瘰疬、疔毒疮肿、急性结膜炎、感冒发热、急性扁桃体炎、急性支气管炎、胃炎、肝炎、胆囊炎、尿路感染。《唐本草》载:"主妇人乳痈肿。"《本草衍义补遗》述:"化热毒,消恶肿结核,解食毒,散滞气。"《医林纂要》载:"补脾和胃,泻火,通乳汁,治噎膈。"现代药理学研究证实,蒲公英具有的抑菌、抗肿瘤、抗氧化、抗炎、利尿、抗过敏、抗血栓等作用,尤其近几年其在抗炎、抗肝损伤及抗肿瘤方面展现了很好的疗效。

李佃贵教授认为蒲公英一味,清热解毒散结之力尤甚,且具滑肠通便之功,临证每与黄连、黄芩、大黄等同用,治疗慢性萎缩性胃炎证属浊毒内蕴之胃肠诸症,使浊毒之邪随二便而去,其中蕴含着解毒攻下之意,其目的在于推陈致新,给浊毒以出路,使机体达到新的平衡状态。所以临床上,他十分重视患者大便的通畅与否，大便秘结者通便，大便不成形而黏腻不爽者也可通便以利于浊毒的排出。《本草新编》指出："蒲公英亦泻胃火之药，但其气甚平，既泻火，又不损土，可以长服久服而无碍，凡系阳明之火起者，俱可大剂服之，火退而胃气自生。"本品清热利湿，利尿通淋，常将其与茵陈、栀子、大黄同用治疗湿热黄疸，以利湿退黄。本品主归肝、胃经，兼能通乳，与瓜蒌、金银花等散结解毒药同用以治疗乳痈疼痛，与板蓝根、玄参等配伍可用于治疗咽喉肿痛。

【验案举例】

王某，男，56 岁。初诊：2011 年 2 月 21 号。

主诉：便秘 12 年，加重 3 个月。

现病史：患者 12 年前因饮食不节、暴饮暴食出现大便不规律，便秘，曾先后服用过芦荟胶囊、麻仁润肠丸、果导片（酚酞片）、番泻叶、大黄等通便的药物。起初有效，但后来不服用通便药物不能顺利排便。现主症：便秘，1~5 天 1 行，偏干，有下坠感，便前小腹隐痛，便后缓解。胃脘嘈杂，口干口苦，夜寐差。舌暗红，苔黄厚腻，脉弦滑。曾于 2011 年 2 月 14 日查电子肠镜示：结肠息肉内镜切除术、慢性直肠炎、大肠黑变病。

中医诊断：便秘（浊毒内蕴，肠络瘀阻）。

西医诊断：结肠息肉内镜切除术后，慢性直肠炎，大肠黑变病。

治法：化浊解毒，逐瘀通络。

处方：

蒲公英 15g	厚朴 15g	枳实 12g	黄芩 12g
黄连 12g	绞股蓝 12g	莱菔子 20g	槟榔 15g
当归 15g	虎杖 15g	肉苁蓉 15g	芦荟 1g

用法：每日 1 剂，水煎取汁 300ml，分早、晚 2 次服。

服用上方 14 剂，症状明显好转。考虑患者便秘时间较长，且有大肠黑变病，遂嘱其服药 1 年，以改善肠道状况，预防癌变。随访病情稳定，未见反复。

十一、全蝎

全蝎，味辛、平，有毒，归肝经。有息风镇惊，通络止痛，攻毒散结之功。用于肝风内动，痉挛抽搐，小儿惊风，中风口㖞，半身不遂，破伤风，风湿顽痹，偏正头痛，疮疡，瘰疬。《本草求真》载："全蝎（专入肝），味辛而甘，气温有毒，色青属木，故专入肝祛风。"李佃贵教授临床多用其治疗慢性萎缩性胃炎伴重度肠上皮化生。

慢性萎缩性胃炎伴重度肠上皮化生为胃癌前病变，对于浊毒轻证者，李佃贵教授常采用清热解毒药物如白花蛇舌草、半边莲、半枝莲、叶下珠等，而浊毒重症出现萎缩性胃炎伴重度肠上皮化生，舌质暗红、苔黄腻者，多以全蝎、蜈蚣等虫类入药。他认为此类药物具备扶正培元固本、活血祛瘀化痰、入络攻坚化积、以毒攻毒散结、预防复发转移等功效。而其中全蝎为其必用之品，取其通络止痛，攻毒散结之功，如张锡纯《医学衷中参西录》所说"蝎子……专善解毒"。临证常与蜈蚣相须而用，蜈蚣味辛性温，有毒，入肝经、息风镇痉、攻毒散结、通络止痛，张锡纯《医学衷中参西录》言其"走窜之力最速，内而脏腑，外而经络，凡气血凝聚之处皆能开之。性有微毒，而转善解毒，凡一切疮疡诸毒皆能消之"。传统认为两药均入肝经，但张锡纯在《医学衷中参西录》中通过记载的有效病例证明"治噎膈者，蜈蚣当为急需之品矣"。

此外，治疗风湿顽痹、偏正头痛，李佃贵教授亦善用虫类药物，取其搜刮剔络、通络止痛之功，如治疗偏头痛常常与天麻、川芎、蜈蚣等配伍应用，亦有使用全蝎单味药研末吞服者。

【验案举例】

李某，女，60岁。初诊：2008年6月26日。

主诉：胃脘部胀满不适20年，加重半年。

现病史：患者20年前因饮食失节复加情志拂逆而致胃脘部胀满，连及两胁，饭后加重，近半年加重，曾间断服用多潘立酮、舒肝健胃丸、摩罗丹等药物，症状时轻时重，痛苦不堪。现主症：胃脘胀满，牵及两胁，嗳气，嘈杂灼热，口苦口黏，下肢乏力，畏寒，纳差，大便头干，黏腻不爽，舌质紫暗，苔黄腻，脉弦滑。曾于2007年6月行结肠癌根治术。电子胃镜示：慢性浅表-萎缩性胃炎。病理诊断：肠上皮化生伴中度不典型增生。

中医诊断：痞满（浊毒内蕴）。

西医诊断：慢性浅表-萎缩性胃炎。

治法：化浊解毒，和胃降逆。

处方：

全蝎 9g	蜈蚣 2 条	藿香 12g	佩兰 12g
茵陈 15g	黄连 12g	砂仁（后下）12g	厚朴 15g
枳实 9g	半夏 9g	白花蛇舌草 15g	半枝莲 15g
芦荟 0.5g			

用法：每日 1 剂，水煎取汁 300ml，分早、晚 2 次服。

二诊：患者服药 14 剂后，胃脘胀满明显减轻，仍有嘈杂灼热感，口苦口黏，时有两肋胀满，下肢乏力，畏寒，纳可，寐一般，大便质可，仍觉黏腻不爽，1 日 1 次，舌红，苔薄黄腻，脉弦细滑。舌已转红，苔薄黄腻，是为浊毒已稍解，而仍有胃热；大便仍觉黏腻不爽说明肠胃气机尚不条畅。上方加生石膏（先煎）15g、炒莱菔子 15g、广木香 9g。

三诊：患者继服 14 剂后，胃脘胀满及嘈杂灼热感基本消失，偶于饮食不慎或受寒后胃胀，身体较前有力，畏寒明显好转，口苦口黏消失，纳寐尚可，大便调。继服 14 剂后临床症状基本消失，考虑患者病理结果为肠化伴不典型增生，是胃癌前病变，且有肿瘤病史，故建议患者坚持服药治疗 1 年，1 年后复查胃镜结果：慢性浅表性胃炎。病理检查未发现肠化及不典型增生。

十二、茵陈

茵陈，首载于《神农本草经》，味苦、辛，微寒。归脾、胃、肝、胆经。《神农本草经》将其列为上品，有清热利湿、利胆退黄之功。因其善于清利肝胆脾胃湿热，使之从小便而出，为治疗黄疸之要药。以茵陈为主的代表方剂如《伤寒论》茵陈蒿汤为治疗湿热黄疸之主方，后世多以此化裁治疗各类黄疸疾病。《金匮要略》载其治疗黄疸湿重于热者，与茯苓、猪苓等同用，如茵陈五苓散；《卫生宝鉴》载其治疗脾胃寒湿郁滞，阳气不得宣运之阴黄，与附子、干姜等配伍，如茵陈四逆汤。

茵陈苦、辛，微寒。功善清热利湿，化浊解毒，为化浊解毒之要药。临证中常常以茵陈配伍黄连，治疗慢性胃炎辨证属脾胃湿热、浊毒内蕴者，茵陈苦、辛，微寒，长于清热利湿；黄连苦寒，偏于清热燥湿，两者相伍清热利湿之力倍增，以奏化浊解毒之功。临床经验证明，茵陈、黄连合用对脾胃湿热、浊毒内蕴者疗效确切，且比较安全。一般茵陈多用 15~30g，黄连多用 9~15g，世人多畏惧黄连苦寒伤胃，但从临床实践来看，成人服用黄连在 15g 之内未见有明显不良反应。且从胃镜观察来看，两药合用适用于慢性萎缩性胃炎伴肠上皮化生内镜下见黏膜充血、红肿、糜烂、溃疡等患者，可使损伤的胃黏膜逐渐得到修复。

浊毒多由脾胃运化失司，水液代谢失常，聚湿生浊，迁延日久而成。脾胃为后天之本，气血生化之源，而饮食不节（不洁），或情志不舒，皆可导致脾胃运化水谷之功能失司，水反为湿，谷反为滞，湿滞日久则生浊邪。叶天士谓"湿久浊凝"，浊邪日久不解而生浊毒，浊毒不唯伤胃阴，更阻胃络，导致胃体失于濡养，胃腺体萎缩，并在此基础上变生恶病。治疗本病在于化浊解毒，每与藿香、佩兰等配伍应用，藿香、佩兰芳香化浊，醒脾和胃，辛散而不峻烈，微温而不燥热，配伍善于利湿清热的茵陈，其清热利湿化浊之功倍增，浊邪即祛，毒无以生，损伤之胃络便可治愈。

【验案举例】

汤某，女，42 岁。初诊：2011 年 7 月 15 日。

主诉：乙肝小三阳 10 年，胃脘胀满 2 个月。

现病史：患者因饮食不慎胃脘胀满 2 个月，食欲差，双下肢水肿。曾间断服用利尿剂（具体不详），水肿反复发作。现主症：胃脘胀满，食后甚，无鼻出血，牙龈出血，双下肢水肿，眼睑浮肿，纳差，尿黄，舌红，苔薄黄腻，脉弦滑。查彩超示：脾大，少量腹腔积液。无家族史。

中医诊断：水肿（浊毒内蕴，肝络瘀阻）。

西医诊断：慢性乙型肝炎。

治法：化浊解毒，疏肝理气。

处方：

茵陈 15g	田基黄 12g	红景天 12g	山甲珠（先煎）6g
冬葵子 15g	急性子 12g	大黄 6g	龙胆草 15g
五味子 15g	川朴 15g	枳实 15g	香附 15g
紫苏 15g			

用法：每日 1 剂，水煎取汁 300ml，分早、晚 2 次服。

二诊：患者服药一周后，胃脘胀满稍减轻，但仍胃胀，夜间加重，腹胀，小便黄，面黄，手心热，牙龈肿，纳可，寐可，大便日一行，排不净感，舌暗红，苔薄黄，脉弦细。患者又出现手心热、牙龈肿等胃热之象，加黄连15g、生石膏（先煎）30g。

三诊：患者继续服药1周后，胃胀、腹胀减轻，小便量增多，面色好转，无牙龈肿，纳可，寐可，大便较前通畅，日一行。舌红，苔薄黄，脉弦细滑。患者症状减轻明显，继服两月后症状基本消失。1年后随访，病情稳定。

十三、黄连

黄连，苦、寒，归心、脾、胃、肝、胆、大肠经。有清热燥湿，泻火解毒之功。长于清胃肠之湿热。《神农本草经疏》云："黄连禀天地清寒之气以生，故气味苦寒而无毒。味厚于气，味苦而厚，阴也……涤除肠、胃、脾三家之湿热也"。《药类法象》称其："泻心火，除脾胃中湿热，治烦躁恶心，郁热在中焦，兀兀欲吐"。《神农本草经》将其列为上品，用于湿热痞满，呕吐吞酸，泻痢，黄疸，高热神昏，心火亢盛，心烦不寐，血热吐衄，目赤，牙痛，消渴，痈肿疔疮；外治湿疹，湿疮，耳道流脓。酒黄连善清上焦火热，用于目赤、口疮；姜黄连清胃和胃止呕，用于寒热互结，湿热中阻，痞满呕吐；萸黄连疏肝和胃止呕，用于肝胃不和，呕吐吞酸。

李佃贵教授临床将黄连作为治疗脾胃湿热之要药，他认为黄连功善清中焦脾胃及大肠湿热，兼清心胃之湿热，且黄连苦寒而不败胃，久服可调胃、厚肠、利胆，正如《名医别录》谓其"主治五藏冷热，久下泄澼、脓血，止消渴、大惊，除水，利骨，调胃，厚肠，益胆，治口疮"。用量主张9~15g。常常配伍葛根、黄柏、秦皮、白头翁等治疗湿热泻痢，且临床应用屡试不爽；配伍茵陈治疗湿热内蕴、胸腹脘痞、呕吐泄泻等症；配伍黄芩、黄柏、栀子等治疗胃热壅盛、迫血妄行、心烦失眠等症；配伍生地、丹皮、升麻等治疗胃火上攻、牙龈肿痛、口舌生疮等症，正如《景岳全书》所说："黄连，味大苦，气大寒。味厚气薄，沉也，降也，降中微升，阴中微阳。专治诸火，同枳实用，可消火胀。"

【验案举例】

姬某，男，24岁。初诊：2010年11月02日。

主诉：黏液脓血便5个月。

现病史：患者 5 个月前因饮食不节出现黏液脓血便，每日 3~5 次，甚至数十次。曾接受灌肠、糖皮质激素、氨基水杨酸制剂及中药治疗，症状时轻时重。现主症：面色苍白，黏液脓血便，每日 3~5 次，有下坠感，伴乏力，纳呆，寐安，小便尚调，舌暗红，苔薄黄，脉沉弦细。电子肠镜示：溃疡性结肠炎。病理报告：结肠黏膜重度急慢性炎症。大便常规示：颜色：红色；性状：黏液；镜检白细胞：8~10/Hp；红细胞：++++/Hp；潜血：阳性。

中医诊断：痢疾（浊毒内蕴兼中气不足）。

西医诊断：慢性溃疡性结肠炎。

治法：化浊解毒，健脾益气。

处方：

黄连 15g	秦皮 15g	地榆 15g	葛根 12g
茯苓 12g	炒薏米 20g	砂仁（后下）12g	广木香 6g
升麻 6g	黄芪 15g	仙鹤草 15g	

用法：每日 1 剂，水煎取汁 300ml，分早、晚 2 次服。

二诊：患者服药 14 剂后，大便稍成形，每日 2~3 次，未见黏液，偶有脓血，身体较前有力，面色稍红润，舌红，苔薄黄，脉弦细滑。大便常规示：颜色：褐色；性状：软；镜检白细胞：阴性；红细胞：阴性；潜血：弱阳性。舌质转红，脉无沉象，是谓浊毒之邪已有所解，原方加白术 12g、三七粉 2g（冲服）、扁豆 15g 以加强健脾利浊，活血止血之力。

三诊：患者继服 14 剂后，大便成形，每日 1~2 次，未见黏液及脓血，面色红润，寐安，唯觉食欲欠佳，舌淡红，苔薄黄，脉细。大便常规正常。上方去地榆、仙鹤草，加焦三仙各 10g，继服 1 个月，嘱其适寒温，节饮食，至今未发。

十四、荷叶

荷叶，性味苦，平，归肝、脾、胃经，清暑利湿，升发清阳，止血。治暑湿泄泻，眩晕，水气浮肿，雷头风，吐血，衄血，崩漏，便血，产后血晕。《滇南本草》述其："上清头目之风热，止眩晕，清痰，泄气，止呕，头闷疼"。《本草拾遗》中认为荷叶"久食令人瘦"。明代戴元礼《秘传证治要诀》认为"荷叶服之，令人瘦劣"。现代药理学研究证实，荷叶具有调血脂、减肥、抑制脂肪肝，抗动脉硬化、保护心血管，降糖，抗氧化、抗衰老，抑菌、抗病毒，保肝、抗纤维化等作用。临床多用于治疗脂肪肝、高脂血症等疾病。

荷叶味苦、平，归于脾、胃经，李佃贵教授认为本品出淤泥而不染，有升清降浊之功，且长于利湿化浊而清暑，临床多用于湿浊阻于中焦，清阳不升之证。李佃贵教授常将其用于治疗胃肠疾病辨证属湿浊内蕴者，如治疗胃痞病，症见胃脘胀满、纳呆呕恶、大便溏薄，舌淡苔白腻，以荷叶配伍藿香、佩兰、砂仁等芳香利湿化浊，正如《本草纲目》述"荷叶，生发元气，裨助脾胃"；治疗肥胖症证属痰湿阻滞者，以荷叶配伍山楂、何首乌、决明子等升清降浊，降脂减肥；治疗痰湿阻滞中焦清阳不升之眩晕，常常配伍清半夏、白术、天麻等同用；治疗暑热烦渴、暑湿泄泻常常以单味药水煎服或配伍香薷、藿香等同用消暑化浊。荷叶炭有收涩化瘀止血之功，治疗消化系统出血，常以荷叶炭配伍仙鹤草、白及、三七等。

【验案举例】

宋某，女，38 岁。2013 年 4 月 23 日初诊。

主诉：肥胖 1 年余。

现病史：患者 1 个月前因参加婚宴，多吃荤食而引起胃脘胀满不适，后体重不断增加，曾多次口服"减肥药"及节食，体重未见减少。现就诊于此，刻下：四肢困乏，脘腹痞闷似痛，口中苦而黏腻，渴不欲饮，纳呆，尿黄，大便不爽，舌苔黄腻，脉弦滑。既往体健。

中医诊断：肥胖（湿浊中阻证）。

西医诊断：肥胖症。

治法：利湿化浊，健脾益气。

处方：

荷叶 12g	茵陈 15g	藿香 12g	佩兰 12g
黄连 15g	炒薏米 20g	砂仁（后下）12g	广木香 6g
生山楂 15g	何首乌 15g	草决明 12g	

用法：每日 1 剂，水煎取汁 300ml，分早、晚 2 次服。

二诊：患者服药 14 剂后，大便正常，每日 2~3 次，体重减轻 3 公斤，舌红，苔薄黄，脉弦细滑。在原方基础上加白术 9g、茯苓 15g。继服 14 剂，诸症均消，体重减轻 10 公斤，患者满意，巩固服药一月余，半年后随访未见体重增加。

十五、穿山甲

穿山甲，味咸，性微寒，归肝、胃经，功效活血散结，通经下乳，消肿排脓，搜风通络等，主治血瘀经闭，风湿痹痛，乳汁不下，痈肿，瘰疬。历代古籍均有记载，穿山甲入药首载于南朝·陶弘景所著《名医别录》。《本草纲目》称其"除痰疟寒热，风痹强直疼痛，通经脉，下乳汁，消痈肿，排脓血，通窍杀虫"。《药性论》述其"治山瘴疟；治小儿惊邪、痔漏恶疮疥癣"。现代药理学证实穿山甲具有抗炎、抗病毒、扩张血管、促进血液循环、抗癌、抗心律失常及促进核酸代谢等作用。

穿山甲是李佃贵教授治疗肝病的常用药之一。他认为穿山甲珠为有情之品，入肝络以消癥散结，有回缩肝脾之效，因此治疗肝硬化常常以山甲珠配伍鳖甲、龟甲等药物软坚散结，通经活络；本品性善走窜，功专行散，既能活血祛瘀，又能消癥通络，临床中李佃贵教授以穿山甲配伍桃仁、红花、当归等治疗血滞经闭；治疗产后缺乳，又常与王不留行、漏芦、黄芪、当归等同用以畅行气血，通经下乳，正如俗语所说"穿山甲、王不留，妇人喝了乳长流"。本品走窜之性，可内达脏腑，外通经络，活血祛瘀之力尤甚，能通利关节，常常配伍川芎、羌活、蕲蛇等治疗风湿痹痛；配伍川乌、地龙等治疗中风病瘫痪，手足不举。

【验案举例】

宋某，男，43岁。初诊：2009年10月26日。

主诉：腹胀、尿少1个月，加重8天入院。

现病史：患者有慢性肝炎病史5年余，间断服药治疗，1个月前无明显诱因出现腹胀、尿少，8天前因过劳出现腹部鼓胀，就诊于当地某医院，症状未见好转，遂来我院住院治疗。症见身目尽微黄，面色晦暗，腹胀，食后腹胀更甚，腹大，倦怠乏力，食少，腰膝酸软，大便稀，日行2~3次，小便黄而量少，舌质暗红，舌下青筋暴露，苔黄腻，脉弦细滑。查体：神志清楚，语言清晰，精神萎靡不爽，巩膜及全身皮肤轻度黄染，胸颈部有蜘蛛痣3枚，肝掌不明显，浅表淋巴结未触及肿大，腹部膨隆，叩有移动性浊音，腹壁青筋显露，肝脾大，肝在右下肋2cm可触及，脾在左肋下2cm可触及，下肢轻度浮肿。肝功能检查：TBIL 37.62 μmol/L，ALT 326.6U/L，AST 103.3U/L，白蛋白 28.37g/L，球蛋白 31.63g/L，白蛋白／球蛋白比为 0.891。乙型肝炎病毒标志物测定：HBsAg（－），HBeAg（＋），HBcAb（＋）。B 超示：肝大，肝边呈锯齿状，肝内光点分布不均，增强、增粗，血管网走向不清，门静脉内径 1.5cm；脾肿大，脾静脉内径 1.0cm；胆囊大，壁毛糙，腹腔内可见片状液性暗区。超声诊断：①肝硬化伴腹水；②慢性胆囊炎。

中医诊断：臌胀（浊毒内蕴，血瘀肝络）。

西医诊断：肝硬化（失代偿期）。

治法：化浊解毒，软肝化坚。

处方：

山甲珠（先煎）9g	鳖甲（先煎）15g	田基黄 15g	龙胆草 15g
垂盆草 15g	虎杖 15g	茯苓 15g	白术 15g
红景天 15g	五味子 15g	泽兰 12g	

用法：每日 1 剂，水煎取汁 400ml，分早晚 2 次温服。

二诊：患者服药 21 剂后，精神较前大为好转，二便通调，腹胀缓解。仍倦怠乏力，食少，前方加黄芪 20g、焦三仙各 10g。用法同前。

三诊：患者服药 14 剂后，倦怠乏力较前好转，饮食可。出院后，门诊加减治疗四月余，以巩固疗效。直到现在，仍坚持门诊调方，患者身体状态良好，无明显不适，肝功能基本正常。

十六、竹茹

竹茹，性味甘，微寒，入肺、胃、心、胆经。竹茹入药最早记载于《金匮要略》，功效清热化痰，除烦止呕，凉血止血。主治胆虚痰热郁结、烦闷不宁、不得眠等症，以及中风痰迷心窍、舌强不能言，湿热呕吐，胃虚热所致的呕吐或哕逆，热病后余热未尽，心烦意乱。《名医别录》谓之"主呕啘，温气寒热，吐血，崩中溢筋"；《本草蒙筌》载其"主胃热呃逆，疗噎膈呕哕"。《本草再新》载其"泻火除烦，润肺开郁，化痰凉血，止吐血，化瘀血，消痈疽肿毒"。

李佃贵教授临证时将竹茹作为降逆化痰之主药，凡呃逆、嗳气、呕恶、咳逆、妊娠恶阻等属胃气上逆之证者，多以竹茹配伍其他药物应用。配半夏，

方药心得

一寒一热，健脾燥湿，和胃止呕力彰，主治脾胃不和，胃气上逆，以致恶心、呕吐、呃逆等症；配枳实，和胃降逆，清热止呕，消积化痰，宽中利膈之力增强，主治胃热痰盛，胃气上逆，恶心呕吐，胸脘满闷等症；配陈皮，一温一寒，温清相济，和胃降逆，除胃中寒热甚妙，主治脾胃虚弱，气机不调，寒热错杂，脘腹胀满，恶心呕吐，呃逆等症；配生姜，一寒一温，具和胃止呕，调中降逆之功，主治寒热互结，胃气上逆之呃逆不止；配黄连，竹茹入胆，黄连入心，心胆并治，可收清心胆，化痰浊之功；配石斛，共奏清胃热，养胃阴，和胃气，降呕逆之功，清中有补，补中有清，用于治疗胃阴不足，胃虚有热，气失和降所致的饥而不食，反复呕吐，或干呕不止，口干烦渴等；对于妇女妊娠恶阻，胃气受胎热上扰而见的恶心呕吐，也宜用之。李佃贵教授亦指出，本品甘，微寒，胃寒呕吐及感寒挟食作呕者忌用。一般祛痰多生用，止呕多用姜汁炒用。

【验案举例】

王某，女，43 岁。初诊：2010 年 9 月 18 日。

主诉：喉间呃呃连声一月余。

现病史：1 个月前因参加婚宴，多吃荤食而引起喉间呃呃连声，胃脘胀满，纳食减少。服用健胃消食片治疗后，胃脘胀满、纳食减少症状虽有好转，但喉间呃呃连声仍不断。曾服用中药治疗，药效欠佳，故来就诊。症见：喉间呃呃连声，胃脘胀满不适，纳食减少，口臭，偶反酸，大便稀，微有下坠感，小便尚可，舌暗红，苔薄黄稍腻，脉弦缓滑。

中医诊断：呃逆（浊毒动膈，胃气上逆）。

西医诊断：膈肌痉挛。

治法：化浊解毒，降逆止呃。

处方：

竹茹 30g	藿香 15g	佩兰 15g	白花蛇舌草 15g
厚朴 15g	柴胡 12g	白芍 30g	茯苓 15g
白术 15g	丁香 15g	柿蒂 9g	大腹皮 15g
炒莱菔子 20g			

用法：每日 1 剂，水煎取汁 400ml，分早晚 2 次温服。

二诊：患者服药 14 剂后，呃逆已明显减轻，仍有口臭，胃脘仅有时胀，大便尚可，已无下坠感。舌红，苔薄黄，脉弦缓稍滑。此为浊毒之标症减，而脾胃不和未得调补，故治宜仍以化浊和胃，降气止呃为主。前方去白花蛇舌草、大腹皮，重用佩兰至20g，加紫豆蔻（后下）15g。服法同前。

三诊：喉间呃逆连声症状基本消失，余无明显不适，舌淡红，苔薄白，脉缓。表明患者浊毒内蕴，脾胃不和症状基本得以缓解。效不更方，守上方再服7剂，患者诸症消失，病愈停药。

十七、葛根

葛根，味甘、辛，性凉，归肺、胃经。功效解肌退热，透疹，生津止渴，升阳止泻。主治表证发热，项背强痛，麻疹不透，热病口渴，阴虚消渴，热泻热痢，脾虚泄泻。《神农本草经疏》述："葛根，解散阳明温病热邪主要药也，故主消渴，身大热，热壅胸膈作呕吐。发散而升，风药之性也，故主诸痹。"《名医别录》述："疗伤寒中风头痛，解肌发表出汗，开腠理，疗金疮，止胁风痛。"

葛根是李佃贵教授临床常用的治疗慢性肠炎药物，他认为葛根辛散升发，有升清降浊，解毒止泻的功效，正如《神农本草经》谓其治"消渴，身大热，呕吐，诸痹，起阴气，解诸毒"，治疗肠炎泻下证属湿浊蕴结者尤宜，常与黄芩、黄连、藿香、佩兰等同用；偏于脾虚者，配伍党参、白术、炒扁豆等同用；治疗外感发热头痛，常配伍薄荷、菊花、蔓荆子等辛凉解表药物同用。本品既能辛散发表以退热，又长于缓解外邪瘀阻、经气不利、筋脉失养所致的项背强痛。本品甘凉，于清热之中，又能鼓舞脾胃清阳之气，而有生津止渴之功。治疗热病津伤，常常配伍芦根、天花粉、知母等同用。本品辛散能行，善通经活络，常常配伍三七、丹参、川芎等活血化瘀药治疗中风偏瘫、胸痹心痛。本品甘能解毒，善治酒毒伤中，恶心呕吐，脘腹痞闷，常与陈皮、白豆蔻、枳椇子等同用理气化湿，行气宽中。

【验案举例】

张某，女，69岁，初诊：2014年4月21日。

主诉：间断大便溏泄黏腻伴肛门下坠1年，加重3天。

现病史：患者1年前因饮食失节而致腹泻伴里急后重，曾间断服用诺氟沙星、附子理中丸等药物，症状时轻时重。曾就诊于石家庄市中医院，查电子肠镜示：慢性直肠炎。予中药汤剂口服，症状时轻时重，3 天前饮食不慎出现腹泻症状加重。现主症：腹泻肠鸣，日行 3~5 次，大便黏腻不爽伴下坠，饮食后脘腹隐痛，纳可，夜寐不安，小便调，舌质红，苔黄腻，脉弦滑。

查体：T 36.6℃，P 76 次 / 分，Bp 120/75mmHg，发育正常，营养中等，全身皮肤黏膜未见黄染及出血点，浅表淋巴结无肿大，咽部无充血，双扁桃体不大，甲状腺不大，心肺无异常，腹平软，未触及包块，肝脾未触及，脐周压痛（＋），无反跳痛，脊柱四肢及神经系统未见异常，舌暗红，苔黄厚腻，脉沉弦细滑。

实验室检查：2014 年 5 月石家庄市中医院查电子肠镜示：慢性直肠炎，镜检可见黏膜肿胀、肥厚，表面呈粗糙颗粒、有少量黏液；萎缩性直肠炎，镜下可见黏膜干燥、色灰白，黏膜下可见血管网。

中医诊断：泄泻（浊毒内蕴，湿热下注）。

西医诊断：慢性直肠炎。

治法：化浊解毒，清热利湿。

处方：

葛根 15g	秦皮 15g	黄芩 12g	马齿苋 15g
藿香 15g	大腹皮 15g	白芍 30g	广木香 9g
当归 12g	槟榔 15g	茵陈 15g	黄连 15g
黄柏 10g	石榴皮 15g		

水煎服，1 日 1 剂，文火煎煮 2 次，每次 40 分钟，共取汁 400ml，早晚饭前半小时温服。同时配服葛根清肠颗粒，1 袋 / 次，3 次 / 日。

二诊：患者服药 14 剂后，肠鸣及下坠感明显减轻，大便仍黏腻不爽，纳可，寐差，舌红，苔薄黄微腻，脉弦细滑。为湿热浊毒稍解，大便仍觉黏腻不爽说明肠胃气机尚不条畅。前方调整如下：

葛根 15g	秦皮 15g	黄芩 12g	马齿苋 15g
藿香 15g	大腹皮 15g	白芍 30g	广木香 9g
当归 12g	槟榔 15g	茵陈 15g	黄连 15g
黄柏 10g	石榴皮 15g	远志 9g	夜交藤 12g

水煎服，1 日 1 剂，文火煎煮 2 次，每次 40 分钟，共取汁 400ml，早晚

饭前半小时温服。同时配服葛根清肠颗粒，1袋/次，3次/日。患者继服14剂后症状消失，考虑此证缠绵难愈，易于反复发作，守前方继服1个月，随诊症状未见反复。

十八、延胡索

延胡索，始载于《开宝本草》，性温，味辛、苦，入心、脾、肝、肺经，功能活血、行气、止痛。本品是活血化瘀、行气止痛之妙品，尤以止痛之功效而著称于世。《本草纲目》中归纳延胡索有"活血，理气，止痛，通小便"四大功效，并推崇延胡索"能行血中气滞，气中血滞，故专治一身上下诸痛"。《开宝本草》言其"主破血，产后诸病因血为者；妇人月经不调，腹中结块，崩中淋露，暴血冲上，因损下血，或酒摩及煮服"。《汤液本草》言其"治心气小腹痛，有神"。

研究证实，延胡索中可分离出15种生物碱，其中尤以四氢帕马丁的镇痛、镇静作用最为显著。它与小檗碱为同一类型的分子结构。与巴比妥类药物有协同作用，又能对抗苯丙胺和咖啡因的中枢兴奋作用。四氢帕马丁还具有抗5-HT的作用，还可使甲状腺重量增加。脱氢紫堇碱，可增加冠脉血流量及心肌营养性血流，防止心肌缺血。

李佃贵教授认为，延胡索辛散、苦泄、温通，既入血分，又入气分，既能行血中之气，又能行气中之血，气畅血行，通则不痛。临床将本品列为中药中的止痛良药，常与乳香、没药、蒲黄、五灵脂配伍应用治疗一切痛症，临床上广泛用于气滞血瘀导致的身体各部位疼痛，对胃脘作痛及经行腹痛尤为有效，配伍应用效果更佳。例如，配川楝子、蒲黄、五灵脂用于气滞血瘀、脘腹疼痛；配小茴香、橘核、荔枝核、乌药等治疝气痛；配当归、川芎、桂枝、赤芍用于四肢血滞疼痛；配当归、川芎、白芍、香附等，用于痛经；治疗风湿痹痛，常配伍秦艽、桂枝等药物。李佃贵教授临证喜用醋制延胡索，且捣碎入药，可提高有效成分在煎液中的溶解度，从而增强疗效。

【验案举例】

王某，女，30岁。初诊：2010年5月31日。

主诉：间断胃疼1年，加重1个月。

现病史：患者1年前因饮食不慎致胃脘部胀满疼痛，食后加重，未曾系统治疗。曾自行口服健胃消食片、舒肝快胃丸、气滞胃痛颗粒等药物，症状时轻时重。1个月前，无明显诱因出现胃脘胀满疼痛加重，口服药物未能缓解，遂就诊于我院。现主症：胃脘胀疼，伴嗳气，情绪不畅时症状加重，口干口苦，平素月经量少，色暗，有血块，纳可，寐差，大便干，2~3日一行，舌暗红，苔根黄腻，脉沉弦细。2010年5月31日于河北省中医院查电子胃镜示：胆汁反流性胃炎。

既往史：体健，否认肝炎、结核、伤寒等传染病史。否认手术、外伤、输血史。预防接种史不详。

生命体征平稳，发育正常，营养中等，自动体位，全身皮肤无黄染及出血点，浅表淋巴结无肿大，巩膜无黄染，咽部无充血，双侧扁桃体不大，气管居中，甲状腺不大，心肺无异常，腹平软，胃脘部轻压痛，无反跳痛及肌紧张，未触及包块，肝脾未触及，剑突下无压痛，脊柱四肢及神经系统未见异常。

实验室检查：电子胃镜示胆汁反流性胃炎。胆汁反流，胃黏膜充血，水肿、糜烂。

中医诊断：胃脘痛（浊毒内蕴，胃络瘀阻）。

西医诊断：胆汁反流性胃炎。

治法：化浊解毒，活血化瘀。

处方：

延胡索 15g	白芷 15g	藿香 15g	佩兰 12g
砂仁（后下）15g	紫豆蔻（后下）15g	百合 12g	乌药 12g
白芍 30g	当归 9g	川芎 9g	三七粉（冲服）2g
郁金 12g	柴胡 12g	香附 15g	枳实 15g
川朴 15g	紫苏 15g		

水煎服，1日1剂，文火煎煮2次，每次40分钟，共取汁400ml，早晚饭前半小时温服。同时配服茵连和胃颗粒（院内制剂），1袋/次，3次/日。

二诊：患者继服14剂后，胃脘胀疼基本消失，期间饮食不慎，出现胃灼热泛酸，口干口苦，纳寐尚可，月经量可，大便日一次，质可，小便调，舌红，苔薄黄，脉弦滑数。本证属浊毒内蕴，胃热络瘀，治以化浊解毒，制酸止痛，方剂如下：

延胡索 15g	白芷 15g	藿香 15g

佩兰 12g	砂仁（后下）15g	紫豆蔻（后下）15g
生石膏（先煎）30g	浙贝 12g	瓦楞子粉（先煎）15g
乌贼骨 15g	川芎 9g	三七粉（冲服）2g
炒莱菔子 15g	枳实 15g	广木香 9g
丹参 15g		

水煎服，1日1剂，文火煎煮2次，每次40分钟，共取汁400ml，早晚饭前半小时温服。同时配服芍地和胃颗粒，1袋/次，3次/日。

三诊：患者继服14剂后，胃脘胀疼基本消失，无胃灼热泛酸，无口干口苦，纳寐尚可，大便日一次，质可，小便调，舌红，苔薄黄，脉弦滑。患者病近痊愈，守前方继服半月，随诊未诉不适。2010年8月12日河北省中医院复查胃镜示：胃窦黏膜可见散在点状红斑，未见糜烂及溃疡。其余部位均未见异常。诊断：慢性浅表性胃炎。

十九、丹参

丹参味苦，微寒，归心、肝经。具有活血祛瘀，通经止痛，清心除烦，凉血消痈之效。用于治疗胸痹心痛，脘腹胁痛，癥瘕积聚，热痹疼痛，心烦不眠，月经不调，痛经经闭，疮疡肿痛。《本草纲目》谓其"活血，通心包络，治疝痛"；《神农本草经》述其主"心腹邪气，肠鸣辘辘如走水，寒热积聚，破癥除瘕，止烦满，益气"；《名医别录》称其"养血，去心腹痼疾结气，腰脊强脚痹，除风邪留热，久服利人"。现代用其治疗冠心病有良好效果。此外亦治神经衰弱失眠、关节痛、贫血、乳腺炎、淋巴腺炎、关节炎、疮疖痛肿、丹毒、急慢性肝炎、肾盂肾炎、跌打损伤、晚期血吸虫病肝脾肿大、癫痫。外用又可治漆疮。

李佃贵教授认为，丹参苦泄，主入血分，功善活血化瘀、去瘀生新，为治疗心、肝经病症的要药，《本草纲目》谓其："活血，通心包络，治疝痛。"治疗胸痹心痛，多与川芎、葛根、檀香、砂仁等配伍应用，活血祛瘀，通络止痛；治疗脘腹胁痛，多与乳香、没药、当归等配伍应用；治疗瘀血阻滞之月经不调、经闭腹痛等症，常与当归、香附、益母草等同用；因其归肝经，有活血祛瘀、通经止痛之功，李佃贵教授常常以丹参配伍赤芍，用于治疗慢性肝病、肝硬化等疾病，两者相伍有预防及治疗慢性肝纤维化的作用；因其性寒，有清心凉血、除烦安神之功，李佃贵教授临床常用其治疗烦躁不安、失眠抑郁之证，又因其善补血活血，多用于治疗心血不足之失眠。正如《滇南本草》记载其"补心定志，安神宁心"，可治健忘怔忡，惊悸不寐。

【验案举例】

殷某，女，50 岁。初诊：2012 年 2 月 2 日。

主诉：入睡困难近 10 年，加重半年。

患者 10 年前因工作压力大、心情郁闷，逐渐出现入睡困难，重时彻夜不眠，且入睡后易醒，伴多梦、头晕头痛、心烦易怒、健忘、乏力，胸胁疼痛，服用镇静药后能短暂睡眠，近半年服用镇静药亦不能入睡，舌暗红，苔薄黄，脉弦滑。既往高血压病史，规律服用降压药，控制尚可。

中医诊断：不寐（肝郁气滞）。

西医诊断：失眠。

治法：疏肝理气，活血安神。

处方：

丹参 30g	炒枣仁 15g	黄连 12g	栀子 15g
豆豉 12g	夜交藤 15g	生龙牡（先煎）各 15g	龙齿（先煎）30g
茯神 15g	茯苓 12g	当归 12g	香附 12g

用法：每日 1 剂，水煎取汁 300ml，分早、晚 2 次服。

二诊：患者服药 14 剂后，已能入睡，但仍伴多梦、头晕头痛、心烦易怒、健忘、乏力，胸胁疼痛，舌暗红，苔薄黄，脉弦滑。药已中的，原方基础上加远志 15g、柏子仁 15g、生地 15g。

三诊：患者继服 14 剂后，睡眠明显好转，多梦、头晕头痛、心烦易怒、健忘、乏力、胸胁疼痛等均较前明显好转，停用镇静药，舌淡红，苔薄黄，脉弦滑。继服 14 剂后临床症状基本消失，考虑患者病程日久，守前方继续服用 14 剂，1 年后随访未见复发。

二十、三七

三七，甘、微苦，温，归肝、胃经。功效散瘀止血，消肿定痛。用于咯血，吐血，衄血，便血，崩漏，外伤出血，胸腹刺痛，跌扑肿痛。《本草纲目》记载其"止血散血定痛，金刃箭伤、跌扑杖疮、血出不止者，嚼烂涂，或为末掺之，其血即止。亦主吐血衄血，下血血痢，崩中经水不止，产后恶血不下，血运血痛，赤目痈肿，虎咬蛇伤诸病"。《本草求真》称其"专入肝胃，兼入心大肠，又名山漆"。时珍曰："或云能合金疮，如漆粘物也"。《本草从新》谓其"散血定痛，治吐血衄血，血痢血崩，目赤痈肿"。

李佃贵教授临床常常将三七用于治疗慢性萎缩性胃炎证属浊毒瘀阻者，他认为本品功善止血，又能祛瘀，具有止血不留瘀，化瘀不伤正等特点，应用时多以三七研末吞服，以使药力直达病所，常常配伍全蝎、蜈蚣、藿香、佩兰等药物使用，以化浊解毒、通络祛瘀，治疗慢性萎缩性胃炎、胃溃疡等疾病；配伍花蕊石、血余炭等治疗咯血、吐血、衄血、尿血、便血等血证，临床上李佃贵教授还常常将三七用于治疗一切痛症，将本品视为治疗瘀血诸证之佳品，尤其作为伤科之要药，在治疗跌打损伤，或筋骨折伤，瘀血肿痛时将本品作为首选药；治疗血滞胸腹刺痛时，常与延胡索、川芎、郁金等活血行气药配伍应用。此外，李佃贵教授将三七粉用于体虚久病者，一则补虚，二则搜络，他认为三七久服则轻身延年，有补虚培元之功，正如《本草纲目拾遗》所说："人参补气第一，三七补血第一，味同而功亦相等，故并称人参三七，为中药之最珍贵者"。

【验案举例】

赵某，女，30岁。初诊：2010年5月31日。

主诉：间断胃疼1年，加重1个月。

患者1年前因饮食不慎致胃脘部胀疼，食后加重，未曾系统治疗。现主症：胃脘胀疼，伴嗳气，情绪不畅时症状加重，口干口苦，平素月经量少，纳可，寐差，大便干，2~3日一行，舌红，苔根黄腻，脉沉弦细。2010年5月31日于河北省中医院查电子胃镜示：胆汁反流性胃炎。

中医诊断：胃脘痛（浊毒内蕴，胃络瘀阻）。

西医诊断：胆汁反流性胃炎。

治法：化浊解毒，活血化瘀。

处方：

三七粉 4g	藿香 15g	佩兰 12g	延胡索 15g
白芷 15g	砂仁（后下）15g	紫豆蔻（后下）15g	百合 12g
乌药 12g	白芍 30g	当归 9g	川芎 9g

郁金 12g	柴胡 12g	香附 15g	枳实 15g
川朴 15g	紫苏 15g		

用法：每日 1 剂，水煎取汁 300ml，分早、晚 2 次服。

二诊：患者服药 14 剂后，胃脘胀痛明显减轻，饮食不慎后偶有胃脘隐痛，晨起自觉口干，纳可，寐安，大便质可，1 日 1 次，舌红，苔薄黄腻，脉弦细。舌已转红，苔薄黄腻，是为浊毒已稍解。上方去柴胡、郁金、香附、紫苏，加炒莱菔子 15g、广木香 9g、丹参 15g。

三诊：患者继服 14 剂后，胃脘胀疼基本消失，胃脘无明显不适，口干口苦消失，纳寐尚可，月经量可，大便日一次，质可，舌红，苔薄黄，脉弦细。患者症状基本消失，中病即止。1 年后随访，未见病情反复。

第二节　成方心悟

一、百合乌药汤

[出处]百合乌药汤出自《医学三字经·心腹痛胸痹第七》，书中提到："心胃疼，有九种，真心痛不治。今所云心痛者，皆心胞络及胃脘痛也。共有九种，宜细辨之……三气痛香苏专，因大怒及七情之气作痛，宜香苏饮，加延胡索二钱，七气汤亦妙。又方，用百合一两、乌药三钱，水煎服。""百合汤，治心口痛诸药不效。亦属气痛。百合（一两），乌药（三钱），水二杯，煎八分服。此方余自海坛得来。"

[组成]百合 30g，乌药 9g。

[用法]水 200ml，煎至 160ml，温服。

[功效]和胃止痛。

[方解]百合最早记载于《神农本草经》，其性甘、微寒，归肺、胃、心经，具有润肺止咳、清心安神、和胃之功效。乌药辛，温，归肺、脾、肾、膀胱经，具有行气止痛，温中散寒之功用。百合甘润而又微寒，既可调气又可清热透邪，而乌药可行气温经止痛，两药寒温相配，一走一守，既能透邪健脾和胃，又可发挥行气止痛之功。

[加减化裁] 寒痛甚者加高良姜、桂枝；湿热内阻者加黄连、蒲公英；胃阴不足者加石斛、玉竹；胃酸过多者加煅瓦楞子、乌贼骨；气滞者加佛手、枳实；兼血瘀者加延胡索、五灵脂；脾胃气虚者加党参、黄芪。

[古代应用] 清代陈修园在《医学从众录》中谈到，百合合众瓣而成，有百脉一宗之象，其色白而入肺，肺气得降，诸气得调。《药品化义》："乌药，气雄性温，故快气宣通，疏散凝滞，甚于香附。外解表而理肌，内宽中而顺气。以之散寒气，则客寒冷气自除；驱邪气则天行疫瘴即却；开郁气，中恶腹痛，胸膈胀痛，顿然可减；疏经气，中风四肢不遂，初产血气凝滞，渐次能通，皆借其气雄之功也。"

[现代应用] 用于治疗慢性胃炎、消化道溃疡等消化系统疾病。

[心得体会] 李佃贵教授在临床中发现，乌药、百合两药合用，能养胃止痛，久患胃痛患者多不能耐受单纯的寒药或热药，乌药又称台乌药，性味辛，温，归肺、脾、肾、膀胱经。能使人快气宣通，疏散滞气，理气止痛，得百合相助，更添止痛之功效，且无性热之弊；百合的性味甘且凉，微寒，归肺、心经。不仅补胃，还能够疏通肺和胃的郁气，与乌药相互搭配使用便可以消除阴药碍中之苦。

二、柴胡疏肝散

[出处] 柴胡疏肝散出自《医学统旨》，书中提到："柴胡二钱，陈皮（醋炒）二钱，川芎一钱半，芍药一钱半，枳壳（麸炒）一钱半，甘草（炙）五分，香附一钱半。"

[组成] 柴胡6g，陈皮6g，川芎5g，芍药5g，枳壳5g，香附5g，炙甘草3g。

[用法] 水一盅半，煎八分，食前服。现代用法：水煎服。

[功效] 疏肝解郁，行气止痛。

[方解] 方中用柴胡疏肝解郁为君药；香附理气疏肝，助柴胡以解肝郁；川芎行气活血而止痛，助柴胡以解肝经之郁滞，二药相合，增其行气止痛之功，为臣药；陈皮、枳壳理气行滞；芍药、甘草养血柔肝，缓急止痛，为佐药；甘草兼调诸药，亦为使药之用。诸药相合，共奏疏肝行气，活血止痛之功。使肝气条达，血脉通畅，营卫自和，痛止而寒热亦除。

本方是四逆散去枳实，加香附、陈皮、枳壳、川芎而成，虽由四逆散加味，而且各药用量已变，尤其是减甘草用量，使其疏肝解郁、行气止痛之力大增。

[加减化裁] 若胁肋痛甚者，酌加郁金、青皮、当归、乌药等以增强其行气活血之力；肝郁化火者，可酌加山栀、黄芩、川楝子以清热泻火。

[古代应用]"柴胡疏肝散治左胁痛。"（《医学心悟·胁痛》）

[现代应用] 慢性肝炎、急性黄疸型肝炎、慢性胃炎、肋间神经痛等属肝郁气滞者可加减使用。

柴胡疏肝散药理作用比较广泛，其对肝脏的强大保护作用及抗溃疡作用，以及强大的抗感染、抗炎、抗氧化损伤及免疫增强、促进、调整作用必然对各种肝炎、慢性胃炎发挥强大的治疗作用；其对神经、内分泌及免疫功能的调节作用，对肋间神经痛有一定治疗作用。但通过对该方剂现代药理分析发现，其对其他感染性炎症、免疫性疾病，以及内分泌障碍性疾病也可大胆试用，以扩大其治疗范围。

[心得体会] 肝主疏泄，性喜条达，其经脉布胁肋循少腹。若情志不遂，木失条达，则致肝气郁结，经气不利，故见胁肋疼痛，胸闷，脘腹胀满；肝失疏泄，则情志抑郁易怒，善太息；脉弦为肝郁不舒之征。遵《黄帝内经》"木郁达之"之旨，治宜疏肝理气之法。

三、失笑散

[出处]《太平惠民合剂局方》，书中记载："失笑散治产后心腹痛欲死，百药不效，服此顿愈。蒲黄（炒香）、五灵脂（酒研，淘去砂土，各等份，为末），上先用酽醋调二钱熬成膏，入水一盏，煎七分，食前热服。"

[组成] 五灵脂（酒研，淘去沙土）、蒲黄（炒香）各6g。

[用法] 先用酽醋调二钱，熬成膏，入水一盏，煎七分，食前热服。现代用法：共为细末，每服6g，用黄酒或醋冲服，亦可每日取8~12g，用纱布包煎，作汤剂服。

[功效] 活血祛瘀，散结止痛。

[方解] 本方所治诸症，均由瘀血内停，脉道阻滞所致。瘀血内停，脉络阻滞，血行不畅，不通则痛，故见心腹刺痛或少腹急痛；瘀阻胞宫，则月经不调，或产后恶露不行。治宜活血祛瘀止痛。方中五灵脂苦、咸、甘，温，

入肝经血分，功擅通利血脉，散瘀止痛；蒲黄甘，平，行血消瘀，炒用并能止血，二者相须为用，为化瘀散结止痛的常用组合。调以米醋，或用黄酒冲服，乃取其活血脉，行药力，化瘀血，以加强五灵脂、蒲黄活血止痛之功，且制五灵脂气味之腥臊。

[加减化裁] 若瘀血甚者，可酌加当归、赤芍、川芎、桃仁、红花、丹参等以加强活血祛瘀之力；若兼见血虚者，可合四物汤同用，以增强养血调经之功；若疼痛较剧者，可加乳香、没药、延胡索等以化瘀止痛；兼气滞者，可加香附、川楝子，或配合金铃子散以行气止痛；兼寒者，加炮姜、艾叶、小茴香等以温经散寒。

[古代应用]《医宗金鉴·删补名医方论》卷5："凡兹者，由寒凝不消散，气滞不流行，恶露停留，小腹结痛，迷闷欲绝，非纯用甘温破血行血之剂，不能攻逐荡平也。是方用灵脂之甘温走肝，生用则行血；蒲黄甘平入肝，生用则破血；佐酒煎以行其力，庶可直抉厥阴之滞，而有推陈致新之功。甘不伤脾，辛能散瘀，不觉诸症悉除，直可以一笑而置之矣。"《幼科心法要诀》："痛引腰脊小肠气，加味香苏温散宜，上冲心痛失笑散，有形胡芦巴丸医。"

[现代应用] 可用于治疗慢性萎缩性胃炎、幽门螺杆菌相关性胃病等消化系统疾病；原发性痛经、月经病、胎动不安等妇科疾病，及痤疮等皮肤科疾病。

[心得体会] 李佃贵教授认为失笑散对于痰瘀混杂者最为对症，方中五灵脂味甘性温，入肝经，主入血分，《神农本草经疏》谓其功长于破血行血，故凡瘀血停滞作痛者必用；蒲黄味甘，平，亦入血分，《本草正义》谓其以清香之气兼行气分，故能导瘀结而治气血凝滞之痛。两药相须为用，气血兼调，活血祛瘀，散结止痛。李佃贵教授经常用失笑散加减治疗慢性萎缩性胃炎，运用"活血祛瘀，化浊解毒"法治疗慢性萎缩性胃炎，临床疗效甚佳。

四、益胃汤

[出处] 益胃汤出自《温病条辨》，书中："阳明温病，下后汗出，当复其阴，益胃汤主之。益胃汤方（甘凉法）：沙参（三钱），麦冬（五钱），冰糖（一钱），细生地（五钱），玉竹（炒香，一钱五分）。水五杯，煮取二杯，分二次服，渣再煮一杯服。"

［组成］沙参 9g，麦冬 15g，冰糖 3g，细生地 15g，玉竹 4.5g（炒香）。

［用法］上以水五杯，煮取二杯，分 2 次服，渣再煮一杯服。

［功效］养阴益胃。

［方解］本方重用生地、麦冬为君，味甘性寒，功擅养阴清热，生津润燥，为甘凉益胃之上品，共为君药。北沙参、玉竹，养阴生津，加强生地、麦冬益胃养阴之力，共为臣药。冰糖濡养肺胃，调和诸药，为使药。方用一派养阴之品，以复胃阴，纳饮食，以治病求本。

［加减化裁］若汗多，气短，兼有气虚者，加党参、五味子以益气敛汗；食后脘胀者，加陈皮、神曲以理气消食。

［古代应用］"夫伤寒传入阳明，首虑亡津液，而况温病传入阳明，更加汗、下后者乎？故虽邪解，胃中之津液枯槁已盛，若不急复其阴，恐将来液亏燥起，干咳身热等证有自来矣。阳明主津液，胃者五脏六腑之海。凡人之常气，皆禀于胃，胃中津液一枯，则脏腑皆失其润泽。故以一派甘寒润泽之品，使之饮入胃中，以复其阴，自然输精于脾，脾气散精，上输于肺，通调水道，下输膀胱，五经并行，津自生而形自复耳。"（《成方便读》）

［现代应用］可用于治疗肺结核、慢性萎缩性胃炎、胃癌、消化道溃疡、干燥综合征、痤疮等属胃阴虚者。

结合现代药理学研究，得出本方可以调节内分泌；调节机体免疫力；抗炎，抗变态反应，抗病原微生物。

［心得体会］李佃贵教授对益胃汤的运用也是非常多的。叶天士的《临证指南医案》中提到："阳明阳土，得阴自安。"他明确指出"胃宜降则和"，首创养胃阴使胃气通降，运用甘平或甘寒濡润，以养胃阴，使津液来复。吴瑭秉承叶氏胃阴学说，对养胃阴有更深入的见解，并做出了延伸和发展，"十二经皆禀气于胃，胃阴复而气降，则十二经之阴皆可复矣。欲复其阴，非甘凉不可。汤名益胃者，胃体阳而用阴，取益胃之义也"。李佃贵教授运用本方加减，甘平或甘寒凉之剂，育养胃阴，使津液得复，在治疗多种疾病，尤其是消化系统疾病方面，效如桴鼓。

五、黄连解毒汤

［出处］黄连解毒汤出自《外台秘要》，书中："又前军督护刘车者，得时

疾三日已汗解，因饮酒复剧，苦烦闷干呕，口燥呻吟，错语不得卧，余思作此黄连解毒汤方。黄连（三两），黄芩、黄柏（各二两），栀子（十四枚擘）。上四味切，以水六升，煮取二升，分二服，一服目明，再服进粥，于此渐瘥，余以疗凡大热盛，烦呕，呻吟错语，不得眠，皆佳，传语诸人，用之亦效，此直解热毒，除酷热，不必饮酒剧者，此汤疗五日中神效。忌猪肉冷水。"

[组成] 黄连9g，黄芩、黄柏各9g，栀子9g。

[用法] 上四味切，以水六升，煮取二升，分二服。

[功效] 泻火解毒。

[方解] 黄连大苦大寒，清泻心火，兼泻中焦之火，为君药，心火宁则诸经之火自降；黄芩性味苦，寒，泻上焦之火，为臣药；黄柏性味苦，寒，泻下焦之火，栀子性味苦，寒，泻三焦之火，导热下行，引邪热从小便而出，共为佐药。本方聚苦寒清热药于一方，苦寒直折火毒，上下俱轻，三焦兼顾。

[用方要点] 本方用于三焦火毒证。临床应用以大热烦躁，口燥咽干，热病吐血、衄血；或热甚发斑，舌红苔黄，脉数有力为辨证要点。

[加减化裁] 便秘者，加大黄泻下焦实热；吐血、衄血、发斑，加玄参、生地、丹皮以清热凉血；黄疸者，加大黄、茵陈清热祛湿退黄；疮疡肿毒者，加蒲公英、连翘以清热解毒。

[古代应用] 《肘后备急方》："烦呕不得眠。"《删补名医方论》："黄连解毒汤治一切阳热火盛，面赤口干，狂躁心烦，错语不眠，大热干呕，吐血衄血，及下后而便不实，热仍不已者。"

[现代应用] 本方用于治疗急性肠炎、急性细菌性痢疾、急性黄疸性肝炎、败血症、脓毒血症、肺炎、急性泌尿系感染、流行性脑脊髓膜炎、流行性乙型脑炎、带状疱疹、银屑病、痤疮，以及其他感染性炎症等属于火毒热盛者。

[心得体会] 李佃贵教授认为，黄连解毒汤是清热解毒方中的经典方剂，方能清热泻火解毒，其性峻猛，在根治幽门螺杆菌，调节肠道菌群，保护损伤的肠炎组织等胃肠道疾病治疗中广泛应用。

六、三仁汤

[出处] 三仁汤出自《温病条辨》，书中："头痛恶寒，身重疼痛，舌白

不渴，脉弦细而濡，面色淡黄，胸闷不饥，午后身热，状若阴虚，病难速已，名曰湿温。汗之则神昏耳聋，甚则目瞑不欲言，下之则洞泄，润之则病深不解，长夏深秋冬日同法，三仁汤主之。三仁汤方：杏仁（五钱）飞，滑石（六钱），白通草（二钱），白蔻仁（二钱），竹叶（二钱），厚朴（二钱），生薏仁（六钱），半夏（五钱）。甘澜水八碗，煮取三碗，每服一碗，日三服。"

[组成] 杏仁、半夏各15g，飞滑石、生薏苡仁各18g，白通草、白蔻仁、竹叶、厚朴各6g。

[用法] 甘澜水八碗，煮取三碗，每服一碗，日三服。现代用法：水煎服。

[功效] 宣畅气机，清利湿热。

[方解] 方中杏仁宣利上焦肺气，气行则湿化；白蔻仁芳香化湿，行气宽中，畅中焦之脾气；薏苡仁甘、淡，性寒，渗湿利水而健脾，使湿热从下焦而去。三仁合用，三焦分消，是为君药。滑石、通草、竹叶甘寒淡渗，加强君药利湿清热之功，是为臣药。半夏、厚朴行气化湿，散结除满，是为佐药。综观全方，体现了宣上、畅中、渗下，三焦分消的配伍特点，气畅湿行，暑解热清，三焦通畅，诸症自除。

[用方要点] 本方主治属湿温初起，湿重于热之证。临床应用以头痛恶寒，身重疼痛，午后身热，苔白，不渴为辨证要点。

[加减化裁] 若湿温初起，卫分症状较明显者，可加藿香、香薷以解表化湿；若寒热往来者，可加青蒿、草果以和解化湿。

[古代应用]《清代名医医案精华》："又前日左关独浮而弦，系少阳头痛，因暑而发。用清胆络法。兹左关已平其半，但缓甚。舌苔白厚而滑，胸中痞闷，暑中之热已解，而湿尚存也。议先宣上焦气分之湿：生薏仁、飞滑石、藿香梗、杏仁泥、半夏、广郁金、旋覆花、广皮、白通草、茯苓皮、白蔻仁。"《医学摘粹》："三仁证，湿温头痛恶寒侵，午后周身热不禁，舌白体疼兼口渴，浮虚脉象细推寻。"

[现代应用] 本方多用于肠伤寒、胃肠炎、肾盂肾炎、肾小球肾炎、布氏杆菌病、2型糖尿病等病属于湿重于热者。

[心得体会] 三仁汤是治疗湿温的名方，且理论完善，疗效卓著，200年来为众多医家所推崇。李佃贵教授认为随着社会人文因素改变，疾病的发展也

以实证、虚实夹杂为主，脾病则运化失职，水湿内停，湿气弥漫，本无形质，宜用体轻而味辛淡者治之，治法总以轻开肺气为主，肺主一身之气，气化则湿自化，即有兼邪，亦与之俱化。启上闸，开支河，导湿下行以为出路，湿去气通，布津于外，自然汗解。该方配伍严谨精要，切中病机，疗效卓著。

七、蒿芩清胆汤

[出处]《重订通俗伤寒论》："暑湿疟……当辨其暑重于湿者为暑疟……暑疟，先与蒿芩清胆汤清其暑。"

[组成]青蒿脑4.5~6g，淡竹茹9g，仙半夏4.5g，赤茯苓9g，青子芩4.5~9g，生枳壳4.5g，陈广皮4.5g，碧玉散（包）9g。

[用法]水煎服。

[功效]清胆利湿，和胃化痰。

[方解]方中青蒿清透少阳邪热；黄芩善清胆热，并能燥湿。两药合用，既能清透少阳湿热，又能祛邪外出，故为君药。竹茹善清胆胃之热，化痰止呕；枳壳下气宽中，除痰消痞；半夏燥湿化痰，和胃降逆；陈皮理气化痰。四药配合，使热清湿化痰除，故为臣药。赤茯苓、碧玉散清热利湿，导邪从小便而出，故为佐使药。青蒿、黄芩配赤茯苓、碧玉散，和解中兼清里热，理气化痰。

[加减化裁]若呕多，加黄连、苏叶清热止呕；湿重，加藿香、薏苡仁、白豆蔻以化湿浊；小便不利，加车前子、泽泻、通草以利小便。

[现代应用]感染性疾病、传染性疾病及不明原因的发热，尤其是病毒性感染疾病，如肠伤寒、急性胆囊炎、急性黄疸型肝炎、胆汁反流性胃炎、慢性胰腺炎、急性胃炎、耳源性眩晕、肾盂肾炎、盆腔炎、钩端螺旋体病以及非典型性肺炎等，辨证属少阳湿热痰阻者，效果显著。

[心得体会]蒿芩清胆汤实为小柴胡汤、温胆汤、碧玉散相合化裁而成。李佃贵教授认为该方针对少阳热重、湿热痰浊中阻之证，而目前脾胃病多数为邪实为主，所谓邪实多指湿热、痰浊，故多以本方清胆利湿，和胃化痰。

八、达原饮

[出处]达原饮出自《温疫论》："槟榔能消能磨，除伏邪，为疏利之药，

又除岭南瘴气；厚朴破戾气所结；草果辛烈气雄，除伏邪盘踞，三味协力，直达其巢穴，使邪气溃败，速离膜原，是以为达原也。热伤津液，加知母以滋阴；热伤营气，加白芍以和血；黄芩清燥热之余；甘草为和中之用。以后四品，乃调和之剂，如渴与饮，非拔病之药也。"

[组成] 槟榔 6g，厚朴 3g，草果仁 15g，知母 3g，芍药 3g，黄芩 3g，甘草 1.5g。

[用法] 用水二盅，煎八分，午后温服。现代用法：水煎温服。

[功效] 开达膜原，辟秽化浊。

[方解] 方用槟榔辛散湿邪，化痰破结，使邪速溃，为君药。厚朴芳香化浊，理气祛湿；草果辛香化浊，辟秽止呕，宣透伏邪，共为臣药。以上三药气味辛烈，可直达膜原，逐邪外出。凡温热疫毒之邪，最易化火伤阴，故用白芍、知母清热滋阴，并可防诸辛燥药之耗散阴津；黄芩苦寒，清热燥湿，共为佐药。配以甘草生用为使者，既能清热解毒，又可调和诸药。全方合用，共奏开达膜原，辟秽化浊，清热解毒之功，可使秽浊得化，热毒得清，阴津得复，则邪气溃散，速离膜原。

[加减化裁] 若热重者，可加金银花、连翘以清热解毒；若湿浊明显，胸闷者，可去知母、芍药，加苍术以燥湿化浊。若胁痛耳聋，寒热往来，呕而口苦者，此邪热溢于少阳经，可加柴胡以引经。

[古代应用] 温疫或疟疾，邪伏膜原证。憎寒壮热，或 1 日 3 次，或 1 日 1 次，发无定时，胸闷呕恶，头痛烦躁，脉弦数，舌边深红，舌苔垢腻，或苔白厚如积粉。

[现代应用] 本方常用于治疗胃溃疡、溃疡性结肠炎等证属湿热中阻证者，以及疟疾、流行性感冒、病毒性脑炎属温热疫毒伏于膜原者。

[心得体会] 达原饮因其性偏温燥，芳香破气，恐开泄太过，伤津，在湿温病中的应用，医家各持看法。该方临床用治湿温所致的发热性疾病，只要临证加减得法，疗效显著，亦可治疗具有相同证候而属不同病种的一类疾病。"脾主升清，胃主降浊"，无论内因或外因，脾胃失司，湿浊之邪阻于中焦，脾湿胃热交蒸，化生浊毒，虽病居中焦，不在膜原，但可上蒸清窍、蒙神、熏肺，旁达肝胆、筋节、肌肤，下注膀胱、二阴、胞宫等。李佃贵教授取达原饮"辟秽化浊，清热解毒"之法，使缠绵胶结之湿热、浊毒得以清除，

邪去自然正安。

九、清胃散

[出处] 清胃散出自《脾胃论》，"清胃散治因服补胃热药，而致上下牙痛不可忍，牵引头脑满热，发大痛，此足阳明别络入脑也。喜寒恶热，此阳明经中热盛而作也。真生地、黄芪、当归身（以上各三分），牡丹皮（半钱），黄连（拣净，六分，如黄连不好，更加二分；如夏月倍之。大抵黄连临时增减无定），升麻（一钱）上为细末"。

[组成] 黄连9g，生地黄6g，当归6g，牡丹皮9g，升麻9g。

[用法] 上药为细末，都作一服，水一盏半，煎至七分，去滓，放冷服之。现代用法：汤剂，水煎温服。

[功效] 清胃凉血解毒。

[方解] 方中苦寒泻火之黄连为君，直折胃腑之热。臣以甘辛微寒之升麻，一取其清热解毒，以治胃火牙痛；一取其轻清升散透发，可宣达郁遏之火，升清与降浊并用，有"火郁发之"之意，为臣药。黄连得升麻，降中寓升，则泻火而无凉遏之弊；升麻得黄连，则散火而无升焰之虞。胃热盛已侵及血分，进而伤耗阴血，故以生地黄凉血滋阴；牡丹皮凉血清热，皆为臣药；当归养血活血，以助消肿止痛，为佐药。升麻兼以引经为使。诸药合用，共奏清胃凉血之效，以使上炎之火得降，血分之热得除，循经外发诸症皆可因热毒内彻而解。

[加减化裁] 兼肠燥便秘难下者，加大黄以导热下行；口干欲饮，去当归，加芦根、石膏清热生津；口疮日久难愈，加连翘、竹叶、儿茶清心凉血。胃火炽盛之牙宣出血，加牛膝导血热下行。

[古代应用] 胃有积热上冲，胃火牙痛。牙痛牵引头疼，面颊发热，其齿喜冷恶热，或牙宣出血，或牙龈红肿溃烂，或唇舌腮颊肿痛，口气热臭，口干舌燥，舌红苔黄，脉弦大滑数。

[现代应用] 本方常用于慢性萎缩性胃炎、胆汁反流性胃炎、糜烂性胃炎等证属脾胃湿热、浊毒内蕴者，及口腔炎、牙周炎、三叉神经痛等属胃火上攻者。

[心得体会] 本方可用于治疗慢性萎缩性胃炎。慢性萎缩性胃炎为临床常

见病，被称为癌前病变。李佃贵教授认为本病多由脾胃湿热发展而致，湿凝成浊，痰浊内阻，致瘀血气滞，气郁化热，热极生毒，浊毒蕴结，缠绵难愈，故清热凉血、化浊解毒为关键，可对清胃散化裁加减。生地、当归、丹皮、延胡索凉血活血止痛，莪术、没药化瘀通络，可改善局部血液循环，修复受损的胃黏膜。升麻、黄连、蒲公英清胃解毒，可杀灭幽门螺杆菌。花粉不仅能益胃生津，还有阻止萎缩性胃炎的发生、发展的作用。白术、茯苓、薏苡仁健运脾胃，利水渗湿，可增强机体免疫功能。诸药合用，标本兼治，收到较好的疗效。

十、甘露消毒饮／甘露消毒丹

[出处]甘露消毒丹出自《医效秘传》："时毒疠气……邪从口鼻皮毛而入，病从湿化者，发热目黄，胸满，丹疹，泄泻，其舌或淡白，或舌心干焦，湿邪犹在气分者，用甘露消毒丹治之。"

[组成]滑石450g，茵陈330g，黄芩300g，石菖蒲180g，川贝母150g，木通150g，藿香120g，射干120g，连翘120g，薄荷120g，白豆蔻120g。

[用法]生研细末，每服9g，开水调服；或以神曲糊丸，如弹子大（9g重），开水化服。现代用法：散剂，每服6~9g；丸剂，每服9~12g；汤剂，水煎温服。

[功效]利湿化浊，清热解毒。

[方解]方中重用滑石、茵陈、黄芩三药为君，滑石性寒滑利，既清热解暑，又渗利湿热；茵陈善清肝胆脾胃之浊毒，亦能利浊毒下行退黄；黄芩清热泻火解毒，燥湿化浊，三药相配，清热化浊两擅长。湿热滞留，易阻气机，故臣以石菖蒲、白蔻仁、藿香芳香化浊，行气化湿，醒脾和中，令气畅湿行。木通助清热利湿通淋，使湿热浊毒从小便而去，以益其清热利湿之力。贝母、射干散结消肿而利咽，连翘、薄荷疏泄上焦而清热解毒。诸药合用，使湿去而热清，浊化而毒解，气机调畅，诸证得解。

[加减化裁]咽喉肿痛甚时，加山豆根、板蓝根、夏枯草以增解毒利咽之功；黄疸明显时，加栀子、大黄以加强利胆退黄之功。

[古代应用]湿温时疫，邪在气分，湿热并重之证，为夏令暑湿季节常用方，故王士雄誉之为"治湿温时疫之主方"。常用于发热困倦，胸闷腹胀，肢

酸咽肿，身目发黄，颐肿口渴，小便短赤，泄泻浊淋，大便不调，舌苔淡白或厚腻或干黄者。

［现代应用］本方常用于治疗病毒性肝炎、肝硬化、糜烂性胃炎、急性肠胃炎、肠伤寒、胆囊炎、钩端螺旋体病等胃肠、肝胆病证属湿热并重者及上呼吸道感染湿热郁肺等。

［心得体会］临床实践表明，中药在抗肝纤维化方面具有独特的优势，甘露消毒丹是清代名医叶天士提出的治疗慢性肝病的良方。慢性肝病属于中医"黄疸""胁痛""癥积"范畴，李佃贵教授提到其形成基础是湿邪浊毒为患，湿热邪气易于侵袭胆、肠胃，邪气壅滞，气机不畅，脾不升清，胃不降浊，胆气阻滞，变生多病，临床可见呃逆，嗳气，泄泻，黄疸等。甘露消毒丹芳香化浊，宣畅气机，使湿气去，浊毒解，功能复。且药物组成中，茵陈具有显著的利胆作用，能促进胆汁分泌和排泄，山栀子利胆、减轻肝损害，中药甘露消毒丹能有效地退黄降酶保肝，且无明显的毒副作用，临床效果明显。

十一、藿朴夏苓汤

［出处］藿朴夏苓汤出自《感证辑要》引《医原》："藿香二钱，川朴一钱，姜半夏一钱半，赤苓三钱，杏仁三钱，生苡仁四钱，白蔻仁一钱，猪苓三钱，淡香豉三钱，泽泻一钱半，通草一钱。湿温初起，身热恶寒，肢体困倦，胸闷口腻，舌苔薄白，脉濡缓。"

［组成］藿香6g，厚朴3g，姜半夏4.5g，茯苓9g，杏仁9g，生薏苡仁12g，白蔻仁1.8g，猪苓4.5g，淡豆豉9g，泽泻4.5g。

［用法］水煎温服。

［功效］理气化浊，疏表和中。

［方解］方中香豉、藿香芳化宣透以疏表浊，使阳不内郁；藿香、白蔻仁、厚朴芳香化浊；厚朴、半夏燥湿运脾，使脾能运化水湿，不为湿邪所困。再用杏仁开泄肺气于上，使肺气宣降，则水道自调；茯苓、猪苓、泽泻、薏苡仁淡渗利浊于下，使水道畅通，则浊有去路。全方用药照顾到了上、中、下三焦，以燥湿芳香化浊为主，开宣肺气，淡渗利浊为辅，与三仁汤结构略同，而利湿作用过之。

［加减化裁］内湿化热，舌苔兼黄者，加黄连、栀子；兼饮食停滞，吞酸

吐腐，加神曲、莱菔子以消食化滞。

[古代应用]湿温初起。恶寒无汗，身热不扬，肢体困倦，肌肉烦疼，面色垢腻，口不渴或渴不欲饮，胸脘痞闷，大便溏而不爽，舌苔白滑或腻，脉濡缓或沉细似伏。

[现代应用]本方常用于治疗慢性萎缩性胃炎、慢性糜烂性胃炎、慢性肝炎、糖尿病、小儿夏季热、功能性消化不良、带状疱疹、痤疮等证属湿热中阻者。

[心得体会]藿朴夏苓汤是清热祛湿法的代表方剂之一，有解表化湿之功，原用于湿温初起，湿重于热者，是临床常用治湿之良剂。李佃贵教授认为脾胃湿热型患者因湿热内蕴，湿邪困阻中焦，而以湿重热轻为主，清热易助湿，祛湿易生热，症见胃脘部胀满疼痛，头晕目眩，头重如裹，恶心呕吐，不思饮食。对藿朴夏苓汤加减化裁，有宣通三焦气机，燥湿利水，清热化湿，祛黄的功效，对胸闷恶心、头晕、大便不通、小便发黄的现象有治愈疗效，运用于脾胃湿热型慢性胃炎临床疗效显著，且无不良反应。

十二、枳实导滞丸

[出处]枳实导滞丸出自《内外伤辨惑论》："枳实导滞丸，治伤湿热之物，不得施化，而作痞满，闷乱不安。大黄（一两），枳实（麸炒，去穰）、神曲（炒，以上各五钱），茯苓（去皮）、黄芩（去腐）、黄连（拣净）、白术（以上各三钱），泽泻（二钱）。上件为细末，汤浸蒸饼为丸，如梧桐子大，每服五十丸至七十丸，温水送下，食远，量虚实加减服之。"

[组成]大黄30g，神曲15g，枳实15g，黄芩9g，黄连9g，白术9g，茯苓9g，泽泻6g。

[用法]上为细末，汤浸蒸饼为丸，如梧桐子大，每服五十至七十丸，温开水送下，食远。现代用法：共为细末，水泛为丸，每服6~9g，食后温开水送服，每日2次。

[功效]消滞利浊，泄热通便。

[方解]方中重用大黄为君，苦寒攻积泻热。枳实为臣药，苦、辛，微寒，行气消积。两者相合，攻下破气，排除积滞，积滞消除，则腹部胀痛立减，即所谓"通则不痛"。黄连、黄芩相佐，燥湿清热，厚肠止痢；泽泻、茯

苓，利浊下行；四药清利浊毒，在大黄、枳实的配合之下使肠中垢腻浊邪得以外泄，刺激因素得以消除，所以泻痢得之可止，便秘得之可通；神曲甘、辛，性温，消食健脾，食消则脾胃和，白术甘、苦，性温，燥湿健脾，使攻积而不伤正，以防黄芩、黄连、大黄苦寒伤胃，共为佐药。诸药相伍，使积滞去，湿热清，气机畅，诸症自解。

[加减化裁] 胀满较重，里急后重者，可加木香、槟榔等以理气导滞；若热毒泻痢者，宜加金银花、白头翁以清热解毒止痢；若兼呕吐者，宜加竹茹以清胃止呕。

[古代应用] 湿热积滞证。脘腹痞闷，腹痛，下痢泄泻，或大便不通，小便黄赤涩少，舌苔黄腻，脉沉有力。

[现代应用] 本方常用于胃肠功能紊乱、小儿积滞、慢性痢疾、糖尿病及其相关疾病证属湿热积滞者。

[心得体会] 六腑以通为用，以降为和，浊毒内停日久，可致腑气不通，邪滞壅盛。《金匮要略》中就指出："谷气不消，胃中苦浊……"可通过通腑泄浊将浊毒排出体外。枳实导滞丸可治疗脘腹胀满疼痛，排便黏腻不爽，大便窘迫，舌红，苔黄腻等主症，证属湿热内蕴者，李佃贵教授认为本证非阳明腑实燥结，须因势利导，缓下清化，涤除湿热之邪，同时制剂宜轻，避免伤及正气。方中通泻药物荡涤腑气，保持腑气通畅，使浊毒之邪积从下而走，属中医学下法范畴。

十三、血府逐瘀汤

[出处] 血府逐瘀汤出自《医林改错》："头痛，胸痛，胸不任物，胸任重物，天亮出汗，食自胸右下，心里热（名日灯笼病），瞀闷，急躁，夜睡梦多，呃逆，饮水即呛，不眠，小儿夜啼，心跳心忙，夜不安，俗言肝气病，干呕，晚发一阵热。当归三钱，生地三钱，桃仁四钱，红花三钱，枳壳二钱，赤芍二钱，柴胡一钱，甘草一钱，桔梗一钱半，川芎一钱半，牛膝三钱，水煎服。"

[组成] 桃仁 12g，红花 9g，当归 9g，生地黄 9g，川芎 4.5g，赤芍 6g，牛膝 9g，桔梗 4.5g，柴胡 3g，枳壳 6g，甘草 6g。

[用法] 水煎服。

[功效] 活血化瘀，行气止痛。

[方解] 方中桃仁破血行滞而润燥，红花活血祛瘀以止痛，共为君药。赤芍、川芎助君药活血祛瘀；牛膝活血通经，祛瘀止痛，引血下行，共为臣药。生地、当归养血益阴，清热活血；桔梗、枳壳，一升一降，宽胸行气；柴胡疏肝解郁，升达清阳，与桔梗、枳壳同用，尤善理气行滞，使气行则血行，以上均为佐药。桔梗并能载药上行，兼有使药之用；甘草调和诸药，亦为使药。合而用之，使血活瘀化气行，则诸症可愈，为治胸中血瘀证之良方。

[加减化裁] 若瘀痛入络，可加全蝎、穿山甲、地龙、三棱、莪术等以破血通络止痛；气机郁滞较重，加川楝子、香附、青皮等以疏肝理气止痛；血瘀经闭、痛经者，可用本方去桔梗，加香附、益母草、泽兰等以活血调经止痛；胁下有痞块，属血瘀者，可酌加丹参、郁金、䗪虫、水蛭等以活血破瘀，消癥化滞。

[古代应用] 胸中血瘀证。胸痛，头痛，日久不愈，痛如针刺而有定处，或呃逆日久不止，或饮水即呛，干呕，或内热瞀闷，或心悸怔忡，失眠多梦，急躁易怒，入暮潮热，唇暗或两目暗黑，舌质暗红，或舌有瘀斑、瘀点，脉涩或弦紧。

[现代应用] 本方常用于治疗慢性萎缩性胃炎、胆汁反流性胃炎、冠心病心绞痛、风湿性心脏病、胸部挫伤及肋软骨炎之胸痛，以及脑血栓形成、高血压病、高脂血症、血栓闭塞性脉管炎、神经官能症、脑震荡后遗症之头痛、头晕等属瘀阻气滞者。

[心得体会] 中医有"久病入络""久病必有瘀，怪病必有瘀"等论述，清代王清任倡导"凡前方皆不效""百方不效""治之无一效者"皆可试用活血化瘀法，说明活血化瘀法是中医治疗疑难顽症的重要方法之一。在临床上，李佃贵教授提出萎缩性胃炎属中医学的"胃脘痛""痞满""嘈杂"等范畴。胃镜、病理组织学检查上表现黏膜充血、水肿，色暗或灰暗，粗糙不平，结节隆起，说明局部组织血行不畅，缺氧缺血，营养供给不良，致使腺体萎缩，肠上皮化生、增生、恶化等。至于中虚气滞型、脾胃不和型都是"气虚致瘀"的基础上演变转化而来的。因此治疗萎缩性胃炎，活血化瘀法是重要治法之一，针对患者病程、体质、年龄等，灵活变通，随症加减。

第三节　经方传真

一、桂枝汤

【出处】《伤寒论·辨太阳病脉证并治》。

【处方】桂枝三两（去皮），芍药三两，甘草二两（炙），生姜三两（切），大枣十二枚（擘）。

【方解】方中桂枝为君，助卫阳，通经络，解肌发表而祛在表之风邪。芍药为臣，益阴敛营，敛固外泄之营阴。桂芍等量合用，一治卫强，一治营弱，散中有收，汗中寓补，使表邪得解，营卫调和。生姜辛温，既助桂枝辛散表邪，又兼和胃止呕；大枣甘平，意在益气补中，且可滋脾生津。姜枣相配，是为补脾和胃、调和营卫的常用组合，共为佐药。炙甘草调和药性，合桂枝辛甘化阳以实卫，合芍药酸甘化阴以和营，功兼佐使之用。综观本方，药虽五味，结构严谨，发中有补，散中有收，邪正兼顾，阴阳并调，故本方乃滋阴和阳，调和营卫，解肌发汗之方也。

【功效应用】

（1）外感风寒表虚证。症见头痛发热，汗出恶风，鼻塞流清涕，恶心干呕，苔白不渴，脉浮缓或浮弱。

（2）营卫不和。自汗出，或已发热，或未发热，无恶寒头痛者。

（3）亦可用于产后营卫不和，产后病等。

桂枝汤常用于感冒、呼吸道炎症、胃炎、消化性溃疡、慢性肠炎、心律不齐、痛经、冻疮、慢性疲劳综合征、出汗异常、过敏性鼻炎、多形红斑、冻疮、荨麻疹等属卫强营弱、营卫失调或阴阳脾胃不和者。

【用法用量】上㕮咀三味，以水七升，微火煮取三升，去滓，适寒温，服一升。服已须臾，啜热稀粥一升余，以助药力，温覆令一时许，遍身漐漐微似有汗者益佳；不可令如水流漓，病必不除。若一服汗出病愈，停后服，不必尽剂；若不汗，更服，依前法；又不汗，后服小促其间，半日许令三服尽。若病重者，一日一夜服，周时观之，服一剂尽，病证犹在者，更作服；若汗不出，乃服至二三剂。

【禁忌】服药期间，禁食生冷、黏滑、肉、面、五辛、酒酪、臭恶等物。表实无汗，表寒里热，及温病初起，见发热口渴者，均忌用。

按：李佃贵教授用桂枝汤除了调和营卫外，还擅长用它来治疗癫痫患者之肝郁浊积，临床多配合柴胡、黄芩、半夏等合用，以桂枝温通阳气，柴胡、芍药疏肝，黄芩泄浊，姜、枣、草补虚。诸药配伍，调肝柔肝，化浊解毒，使营卫合和，浊毒能消，肝气调畅，气血调和，学习记忆能力得以恢复。

【现代研究】桂枝汤具有解热、抗炎、抗病毒及抑菌，改善胃肠功能，解痉、镇痛、镇静，改善心血管系统功能，增强血液循环及扩张血管，抗过敏等作用，对体温、汗腺分泌、肠蠕动、免疫、心率、血压具有双向调节作用。

二、半夏泻心汤

【出处】《伤寒论·辨太阳病脉证并治》。

【处方】半夏半升（洗），黄芩、干姜、人参、甘草各三两，黄连一两，大枣十二枚（擘）。

【方解】方中以辛温之半夏为君，散结除痞，又善降逆止呕。臣以干姜之辛热以温中散寒，黄芩、黄连之苦寒以泄热开痞。以上四药相伍，具有寒热平调，辛开苦降之用。然寒热互结，又缘于中虚失常，升降失常，故方中又以人参、大枣甘温益气，以补脾虚，与半夏配合，有升有降，以复脾胃升降之常。使以甘草补脾和中而调诸药。全方寒热互用以和其阴阳，苦辛并进以调其升降，补泻兼施以顾其虚实，此为本方的配伍特点，使寒热得解，升降复常，则痞满呕利自愈。

【功效应用】

（1）和胃降逆，散结除痞。主治脾胃升降失常之痞证。症见胃气不和，心下痞满而不痛，或干呕，或呕吐，肠鸣下利，苔腻微黄，脉弦滑。

（2）平调寒热。主治脾胃寒热错杂，误下伤阳而寒，外邪入里而热，寒热互结于中焦，正气虚弱。

临床上主要将本方应用于急性胃炎、幽门螺杆菌相关性胃炎、胃窦炎、胆汁反流性胃炎、肠易激综合征、小儿暑泄、小儿消化不良、慢性胆囊炎、高血压病、病毒性心肌炎、心律失常、妊娠恶阻、梅尼埃病、肾病综合征或肾功能衰竭等，辨证属于中焦寒热错杂，升降失职者。

【用法用量】上七味，以水一斗，煮取六升，去滓；再煎取三升，温服一升，日三服。

【禁忌】本方辛开苦降，兼补中气，实痞者不宜使用本方。因气滞或食积所致的心下痞满，不宜应用。

按：李佃贵教授对半夏泻心汤的应用已到炉火纯青的地步。慢性萎缩性胃炎是胃癌的癌前状态，治疗困难。但李佃贵教授根据其属中医"胃脘痛""痞满""嘈杂"等范畴，潜心研究，以半夏泻心汤治疗本病属脾胃湿热型，可完全逆转疾病的发展状态。

此外，李佃贵教授还根据其"浊毒理论"，以半夏泻心汤治疗以下疾病。

（1）胆汁反流。李佃贵教授认为，胆汁反流多为肝失条达，胃失和降，胆汁随气逆所致。治宜疏利通降。临床上以半夏泻心汤为主方，再在辨证基础上加木香、枳壳、陈皮、旋覆花、代赭石等调理气机、和胃降逆之药，可得奇效。

（2）慢性乙肝。李佃贵教授不同于西医抗病毒的治疗，以既病防变的浊毒观论治，用半夏泻心汤苦寒燥湿，加减黄芩、黄连、黄柏、大黄之属，因苦寒能燥湿，能泻火解毒，能存阴，故重用本方，但需注意脾胃寒滞。

（3）慢性肾衰。慢性肾衰可产生浊毒、瘀血等病理产物。它们阻滞气机，导致病情恶化和脏腑衰败。可出现浊犯上焦、浊阻中焦、浊注下焦等传变，发生毒挟痰、挟瘀上扰清窍，浊毒化热，入营动血，浊毒外溢肌肤等病理表现。因此在治疗上可针对"浊毒"，以化为主，治以芳香和胃、祛痰化浊之半夏泻心汤。

【现代研究】药理研究发现，半夏泻心汤具有保护胃黏膜、调节胃分泌、保护食管黏膜、调节胃肠运动、利胆、调节免疫、调节 Cajal 间质细胞、调节神经内分泌系统等多方面作用。

三、黄芩汤

【出处】《伤寒论·辨少阳病脉证并治》。

【处方】黄芩三两，芍药二两，甘草（炙）二两，大枣（擘）十二枚。

【方解】黄芩汤药仅四味，方中黄芩苦寒，清泄少阳郁热，治肠澼下利；

芍药酸苦微寒，坚阴止利，并于土中伐木而缓急止痛；甘草、大枣益气和中，厚土以御木。

【功效应用】

（1）泄泻。邪热内迫大肠，大肠传导失职。身热口苦，腹痛下利，可伴腹痛、肛门灼热、口苦、脉弦数等症。

（2）痢疾。少阳热郁，热迫大肠。大便疏泄不利而黏腻臭秽不爽，里急后重。

主要用于治疗细菌性痢疾、阿米巴痢疾、小儿秋季腹泻、慢性结肠炎、肺炎、传染性单核细胞增多症、妊娠恶阻、带状疱疹、痤疮、鼻窦炎等病机与本证相符者。

【用法用量】上四味，以水一斗，煮取三升，去滓。温服一升，日再夜一服。

【禁忌】忌羊肉、饧、生葱、酢物。

按：李佃贵教授对黄芩汤认识较深，主要体现在以下几个方面：

（1）大凡脾胃之病，临证以中焦湿热为多。病人多表现为脘腹胀满、嗳气吞酸，口气热臭，易饥嘈杂，食后胀甚，如物痞塞，小便短赤，大便秘结或溏泄，舌红，苔黄厚腻，边有齿痕，脉弦滑数。此乃典型的中焦湿热，肝气犯胃，肝胃不和之证。治宜清利湿热为法。可选黄芩汤清之。此为李佃贵教授治胃病之清法。

（2）慢性萎缩性胃炎。李佃贵教授从浊毒出发，对于毒邪治疗多根据毒之轻重而用药。毒轻者用黄芩汤治疗，效果较好。

（3）肝硬化。李佃贵教授在临床发现，肝硬化患者以病毒性肝炎所致居多，可表现有出血、脾大、腹水等，亦有转化为肝癌者，在治疗过程中，以清热解毒和软肝坚并重，故以黄芩汤治之，不但可以优化肝硬化患者血小板参数，还可以缓解肝纤维化进程。

【现代研究】药理实验研究表明：黄芩汤具有抗炎抑菌、抗病毒、抗组胺、调节免疫、解痉镇痛、保肝、退热和镇静等作用。

四、白头翁汤

【出处】《伤寒论·辨厥阴病脉证并治》。

【处方】白头翁二两，黄柏、黄连、秦皮各三两。

【方解】白头翁汤药用四味，白头翁味苦性寒，归大肠与肝经而入血分，善清肠热，凉血止痢，是治疗热毒赤痢之要药。秦皮苦寒偏涩，归大肠经，主热利下重，清大肠湿热，与白头翁配伍，清热解毒，凉肝止利，为治疗厥阴热利的主药。黄连、黄柏苦寒厚重，清热燥湿，坚阴厚肠。四药均是苦寒，寒能胜热，苦能燥湿，相伍为用，共奏清热燥湿，凉血止利之功，为临床治疗热利下重的常用方剂。

【功效应用】

（1）清热解毒，凉血止痢。主治因热毒深陷厥阴血分，气血与热毒搏击所致的热毒血痢。腹痛，里急后重，肛门灼热，下痢脓血，赤多白少，渴欲饮水等。

（2）清热燥湿，凉肝解毒。用于湿热郁于肝胆所致疾病，舌红苔黄，脉弦数。

临床主要将白头翁汤应用于细菌性痢疾、阿米巴痢疾、急性胃炎、肠炎、慢性结肠炎等胃肠道疾病。取本方清热燥湿之功，变通用以治疗泌尿系感染、盆腔炎、阴道炎、崩漏、阴痒、黄水疮、直肠癌等疾病。取本方凉肝解毒之功，还可用于急性结膜炎、病毒性结膜炎等眼科疾患。

【用法用量】上药四味，以水七升，煮取二升，去滓，温服一升，不愈再服一升。

【禁忌】久痢及虚寒性下痢便脓血者禁用本方。

按：李佃贵教授常用白头翁汤治疗溃疡性结肠炎，本病病机在于脾胃虚弱，肠腑内蕴湿热之毒，导致腹胀、腹泻、腹痛、脓血便、纳差和里急后重等，治疗宜健脾益胃，燥湿厚肠，尤以联合芍药汤效果更佳。或单独以白头翁汤灌肠，效果均良。

【现代研究】白头翁汤能抑制肠道收缩，使肠蠕动减慢从而达到止泻的目的。本方对痢疾杆菌有明显的抑制作用，对金黄色葡萄球菌、表皮葡萄球菌、阿米巴原虫等有较强的抑制作用；又能对抗大肠杆菌内毒素对机体的损害，缓解肠道感染时局部炎症病变及修复溃疡面，达到抗菌止泻作用。

五、黄土汤

【出处】《金匮要略·惊悸吐衄下血胸满瘀血病脉证治》。

【处方】 甘草、干地黄、白术、附子（炮）、阿胶、黄芩各三两，灶中黄土半斤。

【方解】 方中灶心土即伏龙肝，辛温而涩，功能温中、收敛、止血为君药。白术、附子温阳健脾，以复脾胃统摄之权，为臣药。生地、阿胶滋阴养血止血，既可补益阴血之不足，又可制约术、附之温燥伤血，是为佐药。生地、阿胶伍术、附，则可避免滋腻呆滞之弊。黄芩苦寒，不仅止血，且又佐制术附温热以免动血，亦为佐药。甘草为使，调和诸药，益气调中。诸药合用，标本兼顾，刚柔相济，以刚药温阳而寓健脾，以柔药补血寓止血。共成温阳健脾，养血止血之剂。

【功效应用】

（1）温阳健脾，养血止血。主治阳虚出血。症见大便下血，或吐血、衄血，或妇人崩漏，血色暗淡，四肢不温，面色萎黄，舌淡苔白，脉沉细无力。

（2）出血多者，酌加三七、阿胶、白及、艾叶；气虚甚者，加党参、黄芪；虚寒甚者，加炮姜、肉桂、补骨脂，去黄芩或改用黄芩炭。本方还可加赤石脂，以增强温补涩血之效。

【用法用量】 上七味，以水八升，煮取三升，分温二服。

【禁忌】 黄土汤药性辛温，故热证所致便血或崩漏患者不宜使用。

按：李佃贵教授用黄土汤治疗溃疡性结肠炎，是以其脾胃虚寒，中气不足，需健脾益气，厚肠养胃。此外本方还可养血止血，主治脾阳不足，脾不统血之消化道出血，如吐血、便血等。

【现代研究】 本方提取物不但有促进血液凝固的作用，同时有促进造血功能和升高血小板的作用。除促进钙离子吸收外，还可激活凝血因子，刺激内源性与外源性凝血过程。

六、肾气丸

【出处】《伤寒论·妇人杂病脉证并治》。

【处方】 干地黄八两，薯蓣四两，山茱萸四两，泽泻三两，茯苓二两，牡丹皮三两，桂枝、附子（炮）各一两。

【方解】 方中重用干地黄滋阴补肾为君药。臣以山茱萸、山药补肝脾而益精血；加附子、桂枝之辛热，助命门以温阳化气。君臣相伍，补肾填精，温肾助阳，乃阴中求阳之治。从用量分析，补肾药居多，温阳药较轻，其立方之旨，又在微微生火，鼓舞肾气，取"少火生气"之意，而非峻补。又配泽泻、茯苓利水渗湿泄浊，丹皮清泄肝火，三药于补中寓泻，邪去，正气乃复，并防滋阴药之腻滞。诸药合用，温而不燥，滋而不腻，助阳之弱以化水，滋阴之虚以生气，使肾阳振奋，气化复常，则诸症自除。

【功效应用】

（1）肾气亏虚，气化失司。主治妇人转胞之症。小便不通，脐下急迫，浊气上逆，烦热不得卧。

（2）肾阳不足。临床上以腰痛脚软，少腹不适，小便不利，或小便频数，舌淡而胖，脉虚弱为辨证要点。

【用法用量】上八味，末之，炼蜜和丸梧子大，酒下十五丸，加至二十五丸，日再服。

【禁忌】忌猪肉、冷水、生葱、醋物、芜荑；有咽干口燥，舌红少苔等肾阴不足，肾火上炎表现者，不宜使用本方。

按：李佃贵教授以浊毒理论解释慢性肾衰。秽浊积久，酿为浊毒或聚浊生痰，痰湿内蕴，阻遏气机，水病累血，郁而成癖，故需洁净府，即通畅下焦，排通二便给浊毒之邪以出路。治疗宜补肾化气，利尿排浊。其中腰以下肿者以肾气丸主之。

【现代研究】本方能减轻糖皮质激素对垂体—肾上腺皮质系统功能的影响，拮抗糖皮质激素导致的垂体—肾上腺皮质功能低下，从而使血浆皮质酮浓度升高；同时通过调节细胞膜 β 受体的最大结合量，显著改善甲亢等阴虚患者交感肾上腺素能神经兴奋症状，使血浆环磷酸腺苷含量趋向正常；显著降低脑过氧化脂质，并且有明显降血糖作用；对副交感神经有兴奋作用，能明显增加抗缺氧和大脑的记忆能力。

七、葛根汤

【出处】《伤寒论·辨太阳病脉证并治》。

【处方】葛根四两，麻黄三两（去节），桂枝二两（去皮），生姜三两（切），甘草二两（炙），芍药二两，大枣十二枚（擘）。

【方解】方中葛根升津液，濡筋脉为君；麻黄、桂枝疏散风寒，发汗解表为臣；芍药、甘草生津养液，缓急止痛为佐；生姜、大枣调和脾胃，鼓舞脾胃生发之气为使。诸药合用，共奏发汗解表，升津舒筋之功。

【功效应用】发汗解表，升津舒筋。治太阳病风寒之邪束表，太阳经腧不利。恶风，发热，头痛，无汗，项背拘急不舒，脉浮紧。

葛根汤现代应用涉及多个系统、多个病种，包括流行性感冒、急性支气管炎、肺炎、过敏性鼻炎、慢性副鼻窦炎、痢疾、肠炎、胃肠型感冒、颈椎病、肩周炎、面神经麻痹各类神经性疼痛、纤维性肌痛、紧张性头痛、急性腰扭伤、踝关节扭伤、腰肌劳损等。

【用法用量】上七味，以水一斗，先煮麻黄，减二升，去白沫，纳诸药，煮取三升，去滓，温服一升。覆取微似汗，余如桂枝法将息及禁忌。

【禁忌】忌海藻、菘菜、生葱。

按：李佃贵教授在临床发现，使用葛根汤后，酒精肝患者体重减轻的症状能得以改善，血清中 ALT、AST 明显降低，从而可以起到减轻酒精性肝损伤的作用。

【现代研究】葛根汤具有扩张脑血管，增加脑血流量，降低脑血管阻力，减慢心率，降低心肌张力，抑制病原微生物，调节免疫，抗炎，抗过敏以及解热等作用。

八、小建中汤

【出处】《伤寒论·辨太阳病脉证并治》。

【处方】桂枝三两（去皮），甘草二两（炙），大枣十二枚（擘），芍药六两，生姜三两（切），胶饴一升。

【方解】小建中汤为桂枝汤倍芍药加饴糖而成。方中重用饴糖，甘温补中；配以甘草、大枣则补益脾胃，培育生化之源；倍芍药以养阴和营，芍、草相配又能酸甘化阴、缓急止痛；桂枝、生姜温中散寒。诸药配伍，共奏建立中气、补益气血、调和阴阳、缓急止痛之功。

【功效应用】温中补虚，和里缓急。主治因中焦虚寒、化源不足所致的虚劳里急证。症见腹中时痛、喜温喜按、舌淡苔白、脉细弦，或心中悸动、虚烦不宁、面色无华，或手足烦热、咽干口燥等。

小建中汤在临床应用非常广泛，如胃炎、消化性溃疡、慢性非特异性结肠炎、慢性乙型肝炎、血管神经性腹痛、病毒性心肌炎、咳嗽、痛经、崩漏、产后癫狂、恶露不尽、先兆流产、产后和术后腹痛、小儿腹痛、便秘、失眠、男性不育、贫血、皮肤科之荨麻疹属于中焦阳虚者。

【用法用量】上六味，以水七升，煮取三升，去滓，纳饴，更上微火消解，温服一升，日三服。

【禁忌】呕家不可用建中汤，以甜故也。忌海藻、菘菜、生葱。必小便自利，证非湿热者乃可用之。

按：李佃贵教授应用本方多于萎缩性胃炎后期，慢性萎缩性胃炎发展到后期，虚实夹杂，本虚标实，本虚多为脾虚或胃阴虚，邪实多为肝气犯胃，气滞血瘀。宜以建中益脾为治法。脾贵运而不在补，益气以健脾为先。胃降则和，脾升则健，故以本方温中补虚，和里缓急，方收全功。

【现代研究】小建中汤具有抗炎、增强机体免疫、降低胃张力、缓解胃肠痉挛、改善睡眠的作用。另外研究发现，小建中汤饴糖的有无对实验性脾虚证模型未见显著差异。

九、茵陈蒿汤

【出处】《伤寒论·辨阳明病脉证并治》。

【处方】茵陈蒿六两，栀子十四枚（擘），大黄二两（去皮）。

【方解】方中茵陈疏肝利胆，清热利湿而退黄；栀子清湿热、利三焦，引湿热从小便出；大黄降泄郁热，配茵陈、栀子通利大小便，使湿热之邪从大便出。三药合用，二便通利，湿去热泄，诸黄皆退。

【功效应用】清热利湿退黄。治湿热黄疸，一身面目俱黄，色鲜明如橘，腹微满，口中渴，小便不利，舌苔黄腻，脉沉实或滑数。

现代临床应用很广，如黄疸性肝炎、小儿急性黄疸性肝炎、胆囊炎、新生儿溶血症、瘙痒症、阴道炎等属湿热者，均可用本方治疗。

【用法用量】上三味，以水一斗二升，先煮茵陈减六升；纳二味，煮取三升，去滓，分三服。

【禁忌】茵陈蒿汤方中大黄为苦寒泻下药，久用或大量应用易伤正气。阴黄证不宜用本方。孕妇慎用。

按：李佃贵教授根据其经验提出，茵陈蒿汤对抗乙肝后纤维化效果较好。

据李佃贵教授"浊毒理论"，乙型肝炎后肝纤维化的病因为浊邪内伏血分，病机在于肝肾阴亏，肝络癖积。系外来邪毒导致肝脾功能失调，肝失疏泄，脾失运化，致气血津液输布异常，停滞中焦，进而化生痰浊，邪毒夹痰浊入于血络所致，解毒化浊是治疗乙型肝炎肝纤维化的基本大法。

【现代研究】茵陈蒿汤具有利胆，促进胆红素代谢，保肝，抗凝，镇痛，降糖降脂，解热，利尿等作用。

十、柴胡类方（以小柴胡汤为例）

【出处】《伤寒论·辨少阳病脉证并治》。

【处方】柴胡半斤，黄芩、人参、甘草（炙）、生姜（切）各三两，大枣十二枚（擘），半夏半升（洗）。

【方解】本方为和解少阳的代表方剂。方中柴胡苦平，入肝胆经，透泄与清解少阳之邪，并能疏泄气机之郁滞，使少阳之邪得以疏散，为君药。黄芩苦寒，清泄少阳之热，为臣药。柴胡升散，得黄芩之清泄，两者相配伍而达到和解少阳的目的。胆气犯胃，胃失和降，佐以半夏、生姜和胃降逆止呕；邪从太阳传入少阳，缘于正气本虚，故又佐以人参、大枣益气健脾，一方面取其扶正以祛邪，另一方面取其益气以御邪内传，俾正气旺盛，则邪无内向之机。炙甘草助参、枣扶正，且能调和诸药，为使药。诸药合用，在祛邪的同时，兼顾正气，和解少阳的同时，兼和胃气，使邪气得解，枢机得利，脾胃调和，则诸症自除。

【功效应用】和解少阳。主治伤寒少阳证。

（1）伤寒少阳证。症见往来寒热，胸胁苦满，默默不欲饮食，心烦喜呕，口苦咽干，目眩，舌苔薄白，脉弦。

（2）妇人热入血室。症见经水适断，寒热发作有时。

（3）疟疾、黄疸等病而见少阳证者。

临床应用于消化系统疾病，如胆汁反流性胃炎、急慢性肝炎、胆石症、胰腺炎，呼吸系统疾病，如支气管炎、肺炎、哮喘、胸膜病变，神经精神系统疾病，如神经官能症、癫痫、顽固性失眠、抑郁或躁狂，循环系统疾病，如病毒性心肌炎、冠心病、心律失常、肺心病、风心病，泌尿系统疾病，如急慢性肾炎、肾盂肾炎、肾病综合征、尿路感染、尿毒症，内分泌系统疾病，如甲亢、糖尿病，妇科疾病，如产后发热、月经病、更年期综合征等。此外，血液系统、免疫系统、五官科疾病及防治肿瘤等均有使用小柴胡汤辨证治疗的报道。其使用的关键在于要符合邪入少阳，胆热内郁，枢机不利之根本病机。

【用法用量】以水一斗二升，煮取六升，去滓，再煎取三升，温服一升，一日三次。

【禁忌】方中柴胡升散，黄芩、半夏性燥，故阴虚血少者不宜用本方。

按：李佃贵教授认为调理肝胆之气在慢性胃炎的治疗中具有重要作用。少阳在半表半里之间，为中气之枢纽，枢轴运动，中气得以运行。肝气的升发调节着脾胃的升降，肝疏泄正常，脾气能升，胃气得降，升降协调，完成饮食的消化吸收。故用小柴胡汤治疗萎缩性胃炎，疏理肝气，条达气机。

【现代研究】小柴胡汤具有抗炎、调节免疫、调节内分泌、抗肿瘤作用。能使奥狄氏括约肌收缩增强，抑制动脉硬化，并有明显的促进血小板恢复的作用等。

十一、承气汤类方（以大承气汤为例）

【出处】《伤寒论·辨阳明病脉证并治》。

【处方】大黄四两（酒洗），厚朴半斤（炙，去皮），枳实五枚（炙），芒硝三合。

【方解】方中大黄苦寒，泻热通便，荡涤肠胃实热结滞，且能活血，为君药。芒硝咸寒，能泻热通便，润燥软坚，协大黄则峻下热结之力更增，为臣药。厚朴、枳实行气散结，消痞除满，并助硝、黄推荡积滞，共为佐药。四药合用，共奏峻下热结之功。

【功效应用】治疗阳明里热实证。

（1）阳明腑实证。症见大便不通，频传矢气，脘腹痞满，腹痛拒按，按之硬，甚或潮热谵语，手足汗漐漐然出，苔黄厚而干，或焦黄起刺，脉沉实。

（2）热结旁流。虽下利清水，色纯青，其气臭秽，而腹满痛不减，按之坚硬有块，口舌干燥，脉滑实。

（3）里实热证而见热厥、痉病、发狂者。

大承气汤多用于危急重症之救治，如各类肠梗阻、急性胰腺炎、急性胆囊炎、急性黄疸性肝炎、急性阑尾炎、急性腹膜炎、急性坏死性肠炎、胆石症、肝硬化腹水、胆道蛔虫症、肺炎咳喘、急性胃扩张、脑血管意外、精神病、乙脑、肝性脑病、流行性出血热、急慢性肾炎、尿毒症、泌尿系结石症、急性结膜炎、角膜炎、急性咽喉炎、扁桃体炎、口腔溃疡，以及猩红热、麻疹、疟疾、食物中毒等，辨证属于阳明热盛，燥结成实者。

【用法用量】上四味，以水一斗，先煮厚朴、枳实，取五升，去滓，纳大黄，更煮取二升，去滓，纳芒硝，更上微火一两沸，分温再服，得下余勿服。

【禁忌】里实虽具，外证未解，脾胃虚寒，肾阳不足及孕妇均忌用。

按：李佃贵教授总结治胃七法，其中有以承气汤类为主的泻法。热结胃与大肠，腑气不通，症见脘腹胀痛，嗳气胸满，不思饮食，口气热臭，小便短赤，大便秘结。舌红苔黄厚腻或燥，脉弦滑。治当"实则泻之"。

此外，对溃疡性结肠炎，腹痛腹泻、里急后重为其主症者，虽治疗时应多考虑涩肠止泻，但若施之不当而早用收涩，或敛涩太过，则易关门留寇，将导致病情加剧。此时应根据病机，加以小剂量承气汤类，使湿去气行食消而脾胃得以运化，肠腑得以传化，病邪得以祛除。

【现代研究】大承气汤能改善胃肠的血液循环，降低毛细血管通透性，减少内毒素进入血液循环，加强胃肠蠕动和扩大肠容积，有利于把郁积于肠道内的有害物质排出体外；促进胆囊收缩，增加胆汁分泌，从而增强肝脏解毒能力，改善肝功能，对革兰菌及大肠中厌氧菌属，均有较强的抑制和拮抗作用，能杀灭金黄色葡萄球菌，从而有效地控制肠脓肿和肠粘连。

十二、乌梅丸

【出处】《伤寒论·辨厥阴病脉证并治》。

【处方】乌梅三百枚，细辛六两，干姜十两，黄连十六两，当归四两，附子六两（炮，去皮），蜀椒四两（出汗），桂枝六两（去皮），人参六两，黄柏六两。

【方解】方中重用味酸之乌梅，取其酸能安蛔，使蛔静而痛止，为君药。蛔动因于胃热肠寒，蜀椒、细辛性味辛温，辛可伏蛔，温能温脏驱寒，共为臣药。黄连、黄柏味苦性寒，苦能下蛔，寒能清胃热；附子、桂枝、干姜皆为辛热之品，既可助其温脏驱寒之功，又可伏蛔；当归、人参补养气血，扶助正气，且合桂枝养血通脉，调和阴阳，以解四肢厥冷，均为佐药。蜜甘缓和中，为使药。综观全方，寒热并用，邪正兼顾，共奏温中清热，安蛔补虚之功。

【功效应用】安蛔止痛。主治蛔厥，烦闷呕吐，甚则吐蛔，时发时止，得食即呕，手足厥冷，腹痛时作，及久痢不止，属寒热错杂者。

现代临床对乌梅丸的应用较广，包括胆道蛔虫病、蛔虫性肠梗阻、慢性肠炎、结肠炎、过敏性腹泻、十二指肠球部溃疡、慢性萎缩性胃炎、崩漏带下、痛经、月经不调以及慢性角膜炎、角膜溃疡等，辨证属于寒热错杂，病变部位与肝经循行部位有关者。

【用法用量】上十味，异捣筛，合治之，以苦酒渍乌梅一宿，去核，蒸之五斗米下，饭熟捣成泥，和药令相得，纳臼中，与蜜杵二千下，丸如梧桐子大，先食饮服十丸，日三服，稍加至二十丸。

【禁忌】禁生冷、滑物、臭食等。

按：李佃贵教授对乌梅丸的使用很有心得，他认为乌梅丸有酸甘化阴、辛甘化阳之效，并非只为蛔厥、久利而设。本方的应用指征是辨证为上热下寒，气血两虚。主要症见腹痛、手足厥逆、呕吐、食少形瘦，或可兼见泄泻不止，有蛔无蛔均可。

（1）该方剂用以治疗慢性胃肠炎、慢性菌痢及胆道蛔虫症，发挥其抗菌、抗炎、抗氧化以及免疫调节作用，还具有保肝利胆、抗溃疡、促消化，以及对胃肠运动的双相调节作用，临床可根据其特点做进一步的延伸。

（2）李佃贵教授还根据原条文"手足厥冷"四字，发现该方剂有强心、抗心律失常、改善血液流变学、扩张冠状动脉等作用。

（3）该方剂对神经系统有一定积极意义，临床研究发现其可镇静、镇痛、解热，同时还有促进、保护脑功能作用。此外还具有调节血压，缓解血管神经性头痛，治疗痛经等多种用途，其缓肝调中，清上温下的作用，值得研究。

【现代研究】本方具有抗疲劳、耐缺氧的作用，虽对蛔虫没有直接杀伤作用，但可麻醉虫体，明显抑制蛔虫的活动能力。本方还具有促进胆囊收缩、胆汁排泄，改变胆汁酸碱度，使奥狄括约肌弛缓扩张等作用；亦具有明显保护肝组织，减轻炎症反应，延缓或阻止肝纤维化病理改变的作用。本方能够抑制肠蠕动，降低小肠平滑肌张力，其作用可能与 M 受体阻断有一定关系。

第四节　自拟方

一、养肝和胃方

【组成】百合 15g，乌药 12g，当归 12g，川芎 12g，白芍 30g，茯苓 15g，白术 10g。

【功用】化浊解毒，养肝和胃。

【主治】胃脘部隐痛、胀痛，痛及胁下，或腹胀痛或腹泻，嗳气胸闷不畅，恶心，呕吐，善郁，舌红或暗红，苔薄黄腻或黄厚腻，脉弦细或弦数。

【方义】本方为百合乌药散合当归芍药散加减而成。

中医学应用百合治疗疾病已有 2000 多年的历史。百合最早记载于《神农本草经》，百合性寒，味甘，滋阴清润，并能入心经而清心安神。现代药理研究表明，其对神经官能症有显著治疗效果。

乌药，性温，味辛，能开郁散结，疏畅经气，调肝宽中，且善止痛。两药相伍，气阴兼具，凉温并用，刚柔并济，润而不滞，共奏行气解郁之功。

二药合用，首载于《百合乌药散》，百合乌药散出自陈修园《医学从众录》，"百合合众瓣而成，有百脉一宗之象，其色白入肺，肺主气，肺气降则诸气俱调。"有健脾和胃，行气止痛之功效。

当归芍药散是《金匮要略》中用于治疗妇女妊娠腹痛和腹中各种疼痛的著名方剂。由当归、芍药、川芎、茯苓、泽泻、白术组成。方中芍药补血和营，敛肝柔肝，缓急止痛，佐以当归、川芎养血调经，行气和血，更配以白术、茯苓、泽泻健脾益气，利水渗湿。全方共奏调和肝脾，温通气血，渗利水湿之效。合而用之，脾得健运，肝得柔养，气血通畅，湿化瘀解，则诸症自愈。据《元和纪用经》所载，本方原用于养生，能"祛风、补劳、养真阳、退邪热、缓中、安和神志、润泽容色；散寒邪、温瘴、时气"。后仲景增减为妇人怀妊腹痛方。妇人腹中疾痛者，不外乎气血郁结，带下失调等症。所谓不通则痛，不荣则痛，气血两虚，瘀滞不调，当归芍药散以调肝为主，遂其性而畅达之也，归芎入肝解郁以伸木，芍泽散瘀而行水，苓术培土养木，令瘀散滞消，肝木条达，脾土得养，痛除病愈。故可不泥于妇人腹痛之证，只需辨证为肝脾（胃）不调（和）引起的疼痛、胀满皆可用之。肝气条达，脾气升清，胃气通降，诸症自消。

【临证心得】本方为李佃贵教授治疗脾胃病常用方，临床上凡是浊毒内蕴，标实本虚，本虚为肝郁血虚、脾虚湿困，均可用本方加减应用。

"肝体阴而用阳"，对于肝病的治疗，"用药不宜刚而宜柔，不宜伐而宜和"。《素问·脏气法时论篇》云："肝欲散，急食辛以散之，以辛补之，以酸泻之。"对于这句话，清代吴仪洛在其《本草从新·药性总义》这样解释："木不宜郁，故宜以辛散之，顺其性者为补，逆其性者为泄，故辛为补而酸为泄。"《金匮要略·脏腑经络先后病脉证第一》也有一句对肝用药的阐述："夫肝之病，补用酸，助用焦苦，益用甘味之药调之。"肝主藏血，赖阴血滋养以发挥其"体阴"的生理功能。《黄帝内经》中有："以辛补之"及"以酸补之"等说法。清·尤怡说："以辛补之，是补其用。以酸补之，是补其体。"肝体之病，以阴血亏虚多见，肝血不足称为"肝血虚"，不能滋养于目，则目昏干涩、夜盲等；不能濡养筋脉，则筋脉拘急、肢体麻木；不能营养冲任，则经水量少，甚则经闭，不孕等，肝阴不足又称"肝阴虚"，症见眩晕耳鸣，胁痛隐隐，心烦盗汗，口燥咽干等。临床上肝体之病应从其本身的特点用药，选用滋肝、柔肝之品。如当归、白芍、枸杞、女贞子、旱莲草等。

肝胃不和证是肝失疏泄，胃失和降，脏腑功能不协调所致的病证。多由情志不遂，肝气郁结，气郁化火，影响胃的功能。肝气犯胃者，肝郁化火，横逆犯胃，肝胃气机不畅，则胃脘胁肋胀满、疼痛；气郁化火，胃失和降，则嗳气吞酸，呃逆呕吐；肝失条达，心神不宁，则烦躁易怒；舌红苔薄黄，脉弦为肝气郁而化火之象。养肝和胃法主要从肝胃两方面论治，必须抓住病机的关键。清代名医叶天士在《临证指南医案》中所言："肝为起病之源，胃为传病之所"，"醒胃必先制肝，培土必先制木"。《丹溪心法·六郁》云："气血冲和，万病不生，一有怫郁，诸病生焉，故人身诸病多生于郁。""凡郁皆在中焦"，故肝失疏泄，肝气郁结，首先影响脾胃运化功能。养肝，重在养肝之体阴，而用肝之阳，体阴与用阳之间存在着既对立相反，又互根互用，密切联系的关系。在生理上，肝藏血，血养肝，肝血充足，肝体得阴血之柔养，而后能发挥疏泄气血、调畅气机之"将军"阳刚之用；肝疏泄，血归肝，疏泄正常，则血行畅达，藏血充足，而后能发挥充筋，养目，滋养脏腑之"阴"柔之性。由上述可知，无论在生理上，还是在病理上，肝脏的特点都是以阴柔为主。肝血充足，阴柔正常，肝体得养，则肝用正常，肝之疏泄畅达而不亢逆；若肝之阴柔不足，肝之刚用之性必疏泄太过，升散无制，而致种种病症。和胃，即是通降调和胃气之意。胃为六腑之一，具有"传化物而不藏"的特点。只有使其保持通降的特性，才能奏受纳腐熟之功。因此，胃痛之发生突出表现了一个"滞"字。情志刺激，抑郁恼怒，气郁伤肝，肝失疏泄，横逆犯胃，气机阻塞，胃失和降而痛，故肝气犯胃是胃痛的常见病因，治胃痛时宜疏肝，更不能忘养肝。如胃气上逆，呕逆泛恶，加法半夏、丁香、柿蒂、代赭石等和胃降逆；若兼咽中不适、胸膺隐痛，可配加木蝴蝶、八月札；如情志不畅显著，加合欢花、佛手、香附。脘痛、胁痛较著，加延胡索、川楝子；若胃脘胀满者，加厚朴、枳实理气消痞；若胃脘灼热吐酸加生石膏、瓦楞子、海螵蛸清胃制酸。

病例 张某，男，62 岁，2005 年 8 月 21 日初诊。患者 10 年前饮食不节出现胃脘疼痛连及后背，进食后明显，伴有嗳气，胃脘胀满，无胃灼热泛酸，间断口服"摩罗丹""胃康灵"等药物，症状时轻时重。2005 年 8 月 11 日查胃镜示"反流性食管炎，贲门炎，胃角溃疡，十二指肠球炎"，胃镜组织活检提示："胃溃疡病，伴腺体肠上皮化生。"间断服用奥美拉唑等药物，病情有所缓解。一周前因着凉后胃脘疼痛加重，饭后明显，两胁胀满，偶嗳气泛酸，遂来就诊。现胃脘疼痛，饭后明显，两胁胀满，偶嗳气泛酸，口干口苦，纳少，寐可，大便质可，半天至 3 天一次，小便调。舌紫暗，苔薄黄腻，脉弦细滑。

中医诊断：胃脘痛（气滞血瘀，浊毒内蕴）。治以养肝和胃，化浊解毒。

方用：百合 15g，乌药 12g，当归 12g，川芎 12g，白芍 30g，茯苓 15g，白术 10g，砂仁 15g，青皮 9g，鸡内金 15g，全蝎粉 3g，白花蛇舌草 15g，半枝莲 15g，半边莲 15g，延胡索 12g，白芷 12g。7 剂，1 日 1 剂，文火煎煮 2 次，每次 40 分钟，共取汁 400ml，早晚饭前半小时温服。

二诊：诉胃脘痛明显减轻，两胁胀消失，偶反酸嗳气，纳可寐安，大便正常，舌紫红，苔中后微腻，脉弦滑。

上方加蒲公英 15g、山甲珠 12g（先煎），14 剂，1 日 1 剂，文火煎煮 2 次，每次 40 分钟，共取汁 400ml，早晚饭前半小时温服。

三诊：胃脘部隐痛好转，时伴嗳气，耳鸣消失，纳可寐可，大便可，1 日 1 次，舌红，苔薄黄腻，脉弦细滑。上方加檀香 6g、沉香 6g、藿香 15g，继服 28 剂，1 日 1 剂，文火煎煮 2 次，每次 40 分钟，共取汁 400ml，早晚饭前半小时温服。

四诊：胃痛基本消失，劳累及情绪不畅时胃脘部隐痛，偶有嗳气，纳可寐安，大便正常，舌红，苔薄黄，根部微腻，脉弦细。继续治以养肝和胃、化浊解毒。

方用：百合 15g，乌药 12g，当归 12g，川芎 12g，白芍 30g，茯苓 15g，白术 10g，砂仁（后下）15g，青皮 9g，鸡内金 15g，白花蛇舌草 15g，半枝莲 15g，半边莲 15g，陈皮 12g，半夏 9g，瓜蒌 15g，蒲公英 15g，广木香 9g，藿香 15g，五灵脂（包煎）15g，蒲黄（包煎）9g。1 日 1 剂，文火煎煮 2 次，每次 40 分钟，共取汁 400ml，早晚饭前半小时温服。

患者治疗后症状基本消失，精神状态良好，考虑患者黏膜不典型增生，嘱其继续服药以控制病理变化防止发生癌变。患者依从性好，坚持服药，未进一步发展。

二、和胃降逆方

【组成】香附 15g，紫苏 15g，青皮 15g，柴胡 15g，甘草 6g。

【功用】化浊解毒，和胃降逆。

【主治】浊毒内蕴，胃气上逆证。脘腹胀满，胸脘痞闷，不思饮食，疼痛，恶心，呕吐，嗳气，或有恶寒发热，大便不通，舌暗红，苔薄黄，脉弦细滑。

【方义】本方为香苏散去陈皮加柴胡、青皮而成。香苏散出自《太平惠民和剂局方》，由香附、紫苏、炙甘草、陈皮组成。香附与紫苏叶相配，既能发汗解表，又能行气和血；陈皮理气化湿；炙甘草补气和中，调和诸药。四药相合，有芳香辟秽，理气解表之功，因还能理气和胃、通调全身气机兼以理血，故可用于多种内科杂病的治疗。和胃降逆方用香附理气畅中、养血和血，紫苏辛温解表、温中行气，青皮疏肝破气、消积化滞，柴胡疏肝解郁、升举阳气，甘草调和诸药、兼以补中。五味相合，使气机得畅，疏肝安中，痛、胀、嗳、吐等自愈。

【临证心得】和胃降逆方在临床应用十分广泛，主要用于浊毒内蕴，胃气上逆证。

在脾胃病中，脾胃为气机升降之枢纽，脾主升，胃主降，肝气郁滞，乘脾犯胃，脾胃升降运动失常，脾胃纳运失职，气不能上下，而引起脘腹胀满疼痛、肠鸣腹胀、呕逆嗳气、大便失调等病症。在临床应用中要抓住主要病机，即气滞郁结、气机不畅。具体当以"通"为用，以"降"为顺。

紫苏、香附配伍，古即有之。《医方集解》："此手太阴药也。紫苏疏表气而散外寒，香附行里气而消内壅，橘红能兼行表里以佐之，甘草和中，亦能解表为使也。"《医林纂要》："紫苏辛温，补肝祛风发汗，亦表散风寒主药；香附辛温，行肝气于脾胃，以祛郁宣滞，此用治内也。"配合柴胡疏肝解郁，香附疏肝理气，故可治疗胆汁反流性胃炎、胃食管反流病、急慢性胃炎、慢性结肠炎、功能性消化不良、胃轻瘫等疾病。其中以治疗胆汁反流性胃炎疗效最佳。如肝气不舒甚者可加郁金、佛手等；偏火热者加黄连、栀子；伴有反酸明显者，加左金丸、煅瓦楞子等；食积者加焦神曲、麦芽、炒莱菔子等；呕吐者加半夏、降香等；伴阴虚者加石斛、玉竹、麦冬等；偏血瘀者加延胡索、丹参、三七等。

另外本方还可以治疗梅核气。梅核气多由咽部痰气互结所致，患者自觉咽喉如有梅核"吞之不下，吐之不出"样感觉。常兼见胸脘痞闷、气郁不畅、呃逆、恶心等一系列症状。选用本方，重在通畅气机，气不行则郁不解，痰不化则结难散，故宜行气散结、化痰降逆之法，使郁气得疏，痰涎得化，则痰气郁结之梅核气自除。

病例　任某某，女，42岁，已婚，农民，元氏县褚庄村人。间断胃脘胀满伴嗳气7个月，加重10天。患者7个月前因上腹部胀满、嗳气、进食差并逐渐消瘦、面色苍白、乏力等在河北省中医院做电子胃镜等检查，确认为"慢性萎缩性胃炎"，给予"中药"口服，症状好转后停药。近半年来上述症状加重，自服"多酶片""肝铁糖衣片""维生素C"等治疗，效果不明显。近10天胃脘胀满加重，伴有嗳气，时有反酸，故来就诊。现患者胃脘胀满，嗳气，偶有反酸、食后加重，口干、纳呆，大便干，2~3日一行，舌紫红，苔黄腻，脉弦滑。

辅助检查：血常规正常。电子胃镜（2005 年 9 月 4 日河北省中医院，检查号 47387，设备型号 GIF-100）示：慢性浅表 – 萎缩性胃炎，Hp（ + ）。病理诊断（病理号 05–1496）：（胃窦）黏膜慢性炎症，腺体肠上皮化生。腹部 B 超示：胆囊炎，子宫肌瘤。

中医诊断：痞满（肝胃不和，胃气上逆）。

西医诊断：①慢性萎缩性胃炎伴肠上皮化生；②胆囊炎；③子宫肌瘤。

治法：疏肝理气，和胃降逆。

处方：

香附 15g	苏梗 15g	青皮 15g	柴胡 15g
甘草 6g	姜黄 9g	川朴 15g	枳实 20g
清半夏 12g	绞股蓝 9g	砂仁 9g	莱菔子 15g
槟榔 12g	瓜蒌 15g	芦荟 0.5g	

7 剂，水煎服，每日 1 剂，分 2 次温服。

二诊：药后患者胃脘胀满痞闷、隐痛缓解，现时有两胁隐痛、胃灼热、反酸，大便稀，1 日 1 次，尿稍黄，舌淡紫，苔薄黄，脉弦细。

处方：

香附 15g	苏梗 15g	青皮 15g	柴胡 15g
甘草 6g	姜黄 9g	川朴 15g	枳实 20g
清半夏 12g	绞股蓝 9g	瓜蒌 15g	黄连 15g
广木香 9g	砂仁 9g	白花蛇舌草 15g	焦槟榔 12g
炒莱菔子 15g	芦荟 0.5g		

14 剂，水煎服，每日 1 剂，分 2 次温服。

三诊：患者胃脘时有胀满痞闷、偶有胃灼热、后背麻木、咽堵，大便稀，1 日 1 次，舌红，苔薄黄腻，脉弦细。

上方加生石膏 20g、黄连 9g、瓦楞子 15g、浙贝 12g，7 剂，水煎服，每日 1 剂，分 2 次温服。

患者治疗后症状基本消失，精神状态良好，复查电子胃镜（河北医科大学第四医院内镜号 W000007936）示：慢性浅表性胃炎。

按：该患者初期以胃脘痞满为主要临床表现，中医辨证为肝气郁滞，气滞犯胃，故治疗上以疏肝理气、和胃降逆为主。经治疗患者胃脘痞满明显好转，气机通畅。因本病主要病机为肝胃不和，此阶段治疗主要以养肝和胃为主。辨证治疗 1 年患者总体状态良好，但余症不清，中医辨证为浊毒内蕴，治疗以化浊解毒为主，经治疗患者症状明显好转，主要以胃灼热为临床表现，中医辨证为胃热，后期治疗以清胃制酸为主。患者 2 年来积极配合治疗，终由慢性浅表－萎缩性胃炎伴有肠化，转变为慢性浅表性胃炎，肠化消失。

胃食管反流病病在食管，当属胃所主，亦与肝、脾密切相关。其病因多为情志失调、饮食不节、烟酒所伤、劳累过度、禀赋虚弱等各种病因作用于机体，导致气机不畅，清阳不升，浊阴不降，遂为湿、浊、痰、瘀、毒之邪，其中"浊"和"毒"是其主要病邪，浊毒内蕴导致胃失和降而发此病。肝胃不和，木不疏土而致浊毒互结于食道，胃失通降，发生该病。浊毒内蕴，胃气上逆是本病的主要病机。若长期七情失和，郁怒伤肝，则木失条达，横逆犯胃，肝胃不和，导致胃失和降，浊气上逆，可出现嗳气吞酸、胸胁胀痛等。忧思伤脾，脾不化湿，痰浊内聚，气机失调，导致痰浊郁阻，浊气上逆而反酸，胸脘痞闷不适。烟酒过度或嗜食肥甘厚腻，可致浊毒内生，阻遏中焦，导致胃失和降，浊气上犯于食道而反酸、嘈杂，口干不欲饮。先天禀赋不足，脾胃虚弱，或内伤劳倦，脾胃受损，脾失健运，湿浊内生，胃失和降，胃气上逆而反酸、嘈杂、纳差、便溏。本病的基本病机是"浊毒内蕴，胃气上逆"。由于该病发病缓，常由于饮食、情志等不良因素的影响而反复发作，病程长，故临床上病情多表现为虚实夹杂，寒热错杂。临床多采用清热化浊解毒，和胃降逆，制酸止痛之法，脘痛腹胀者，加枳实、厚朴、广木香、佛手等；疼痛较剧者加延胡索、白芷；大便秘结者，加柏子仁、瓜蒌、火麻仁润肠通便；毒盛阴伤者可于方中加入沙参、石斛养阴润胃。

三、活血止痛饮

【组成】蒲黄 12g，五灵脂 15g，延胡索 15，白芷 15g，蒲公英 15g。

【功用】化浊解毒，活血理气。

【主治】浊毒内蕴，气滞血瘀证。各种因气滞血瘀引起的胃痛、头痛、胁痛。舌质紫暗，苔薄黄腻或黄腻或见瘀斑、瘀点，脉沉弦涩。

【方义】本方为失笑散加延胡索、白芷、蒲公英组合而成。失笑散出自

《太平惠民和剂局方》，治"产后心腹痛欲死，百药不效，服此顿愈"。临床上认为其所治诸症，均由瘀血内停，脉道阻滞所致。瘀血内停，脉络阻滞，血行不畅，不通则痛，故见心腹刺痛或少腹急痛；瘀阻胞宫，则月经不调，或产后恶露不行。治宜活血祛瘀止痛。

方中五灵脂苦咸甘温，入肝经血分，功擅通利血脉，散瘀止痛；蒲黄甘平，行血消瘀，炒用并能止血，二者相须为用，为化瘀散结止痛的常用组合。调以米醋，或用黄酒冲服，乃取其活血脉、行药力、化瘀血，以加强五灵脂、蒲黄活血止痛之功，且制五灵脂气味之腥臊。

延胡索性味辛、苦、温，入心、肝、脾经，有活血、定痛、行气之功，本品辛散苦泄温通，既能入血分而活血化瘀，又能走气分而行气止痛，为血中之气药，止痛之佳品，故《本草纲目》言其"活血利气，止痛，通小便"。本品醋制后止痛作用增强。现代研究表明，延胡索对中枢神经系统有止痛和催眠等作用，且有抑制胃液分泌及抗溃疡作用，无论是复方煎剂或研末口服，均有良好的止痛作用，临床可用于多种痛症，其加工提取物还可用于局部麻醉。延胡索目前除常用于中药配方外，还制备成延胡酊、延胡注射液以及延胡止痛片等制剂，方便临床应用。

白芷，性温，味辛，专入阳明经，辛香发散，外解风寒，兼化湿浊止痛；蒲公英性味甘、苦、寒，具有清热解毒、消痈散结、消炎、凉血、利尿、利胆功效，用于本方，取其清胃凉血止痛之效。全方合用，共奏化浊解毒，理气活血之功，使浊毒轻，血瘀散，气滞消。

【临证心得】《黄帝内经》中尚无"血瘀"之名，但有"血不得散""恶血""留血""凝血"等说法。汉代张仲景在《金匮要略》中提出"瘀血"病名，并归纳了血瘀证的临床表现和治疗方法。清代王清任在《医林改错》中阐发了血瘀证的症、因、脉、治问题，提出著名的血府逐瘀汤、膈下逐瘀汤、少腹逐瘀汤、身痛逐瘀汤及补阳还五汤等治疗血瘀证的方剂。血液的正常运行，有赖于阳气的温煦推动。若寒邪入血，寒凝血滞，或情志不遂，气郁血滞，或津血亏虚，血结停滞，或久病体虚，阳气不足，无力温煦推动血液的正常运行，都会形成血瘀证。血瘀证的临床表现以局部刺痛，痛处不移，痛而拒按，夜间加剧，肌肤粗糙如鳞甲，面色晦暗，口唇色紫，舌质紫暗，或有瘀点、瘀斑，脉沉涩为主。辨证时首先要确定血液瘀滞的部位，其次要分析形成血瘀的原因。血瘀证的治则一般为活血化瘀。具体治疗须根据病因、病情轻重和血瘀证之虚实，而结合补气、养血、行气、温经、凉血、破瘀消积进行。对血瘀证的研究是中西医结合临床和基础研究最为活跃，也最具突破性的领域，主要从血液流变学、血液生物物理学、血流动力学、血液微循环等方面进行。一般认为血液黏度是判定有无血瘀及血瘀程度的重要指标。活血化瘀疗法在现代中医药及中西医结合理论与实践中扮演着重要的角色。

临证中，胃脘痛患者兼有血瘀证候甚多，表现为胃脘刺痛或钝痛，痛有定处，按之痛甚，为时持久，入夜尤甚，心下痞满，面色晦暗，或口干不欲饮，舌质暗紫或有瘀点、瘀斑，苔薄黄，脉涩。胃主受纳，腐熟水谷，多气多血，饮食不节（饥饱失常、过食生冷或饮酒过度等）、情志不畅、劳逸不当等因素都可影响脾胃的功能，导致胃气不和。气滞日久，则血脉不利，血瘀则生，正如前人所说"初病在气，久痛入络"。若气郁化火，灼伤血络，阳络内损，血溢于外，出血之后，余血留滞，同样形成瘀血。瘀血若滞留不去，则气机更加不畅，气滞与血瘀互为因果，互相影响。血瘀内留，也必然使脾胃运化功能受碍。当治以活血行气化瘀。延胡止痛片由延胡索、白芷组合而成，与活血止痛饮立方之理甚合。兼饮食停滞、吞酸吐腐者，加神曲、莱菔子以消食化滞。兼气机结滞甚者加枳实、厚朴、广木香，开结散滞。

病例1 王姓患者，男，56岁，2006年10月20日初诊。患者胃脘隐痛，嗳气，脘腹胀满痞塞，纳呆，上腹部有压痛，排便黏腻不爽，舌暗红，苔黄厚腻，脉弦细滑。

辅助检查：胃镜示慢性萎缩性胃炎。病理示胃窦黏膜慢性炎症，中度腺性肠化，轻度异型增生。

中医诊断：胃脘痛（浊毒内蕴，气血瘀滞）。

西医诊断：慢性萎缩性胃炎肠上皮化生异型增生。

治法：化浊解毒，活血止痛。

处方：

蒲黄（包煎）9g	五灵脂（包煎）15g	延胡索12g	白芷15g
全蝎9g	厚朴15g	香附15g	白芍30g
砂仁（后下）12g	白花蛇舌草15g	茵陈15g	黄芩12g

国医大师 李佃贵

黄连 12g   苦参 15g   半枝莲 15g   半边莲 15g

蒲公英 12g   三七粉（冲服）2g

14剂，水煎服，1日1剂。

二诊：患者药后胃脘隐痛、嗳气均减轻，脘腹胀满痞塞感较前好转，食欲增强。后仍遵前治法，适时依症、脉、舌调整处方。继服9个月后复查胃镜示：慢性浅表性胃炎。病理示：胃黏膜慢性炎症，个别腺体肠上皮化生。

病例2　杨某，男，32岁，已婚，保定曲阳县李家庄村人。患者半年前无明显诱因出现胃脘疼痛、嗳气等症状。于2007年7月在河北医科大学第二医院就诊，经电子胃镜检查，诊断为：疣状胃炎，十二指肠球炎，予奥美拉唑等药物治疗，病情时轻时重。现胃脘疼痛，伴嗳气，胃灼热，反酸，纳可，寐可，大便成形，每日1次，舌质红，苔黄腻，脉弦细滑。

辅助检查：血常规：白细胞 5.5×10^9/L，红细胞 4.5×10^{12}/L，血红蛋白140g/L。电子胃镜示疣状胃炎，十二指肠球炎。病理：胃窦及十二指肠球部黏膜呈慢性炎症，上皮轻度不典型增生。

中医诊断：胃痛（气滞血瘀，浊毒内蕴）。

西医诊断：疣状胃炎，十二指肠球炎。

治法：活血化瘀，化浊解毒。

处方：

蒲黄（包煎）9g   五灵脂（包煎）15g 延胡索 15g   白芷 15g

蒲公英 15g   白花蛇舌草 15g   半枝莲 15g   半边莲 15g

苦参 12g   黄芩 12g   黄连 12g   鸡骨草 15g

茵陈 15g   板蓝根 15g   紫苏 12g   茯苓 12g

砂仁（后下）15g   川朴 15g   全蝎 9g   半夏 12g

生石膏（先煎）30g 浙贝 15g

水煎服，每日1剂，分2次温服。

二诊：患者坚持服上方一月余，胃痛好转，自觉胃脘胀满，饭后为甚，口干，偶有胃灼热反酸，寐差，大便不成形，小便黄，舌质红，苔薄黄，脉弦细。

处方：上方加鸡内金 15g、薏苡仁 15g、合欢皮 15g。

水煎服，每日1剂，分2次温服。

三诊：患者坚持服上方一月余，诸症状皆缓解，仍觉胃脘胀满、口干、咽部不适，大便不成形，小便黄，舌质红，苔薄黄，脉弦细。

上方去白花蛇舌草、茵陈，加桔梗15g、射干12g、枳实15g，水煎服，每日1剂，分2次温服。

四诊：患者偶有胃脘胀满、夜间口干、咽部不适，偶有嗳气，大便略稀，小便黄，舌质红，苔薄黄，脉弦细。复查胃镜：疣状胃炎、十二指肠球炎。病理：胃窦前后壁黏膜慢性炎症，间质水肿。

为巩固疗效，仍服上方14剂，而疼痛一直不发。

按：该患者浊毒阻滞中焦，并已入血分，治疗当以活血化瘀、化浊解毒，防止病情进一步发展为重点。用绞股蓝、半边莲、虎杖、垂盆草、三棱、水蛭、地龙等药凉血化浊，活血解毒，配以茯苓、泽泻、白术等淡渗利湿之品，健脾助运；用砂仁、茵陈、紫豆蔻仁、藿香等芳香温化之品，醒脾健运。

四、软肝化坚煎

【组成】鳖甲15g，山甲珠15g，生大黄12g，枳实15g，厚朴15g，虎杖15g，田基黄15g，冬葵子15g。

【功用】软肝化坚，化浊解毒。

【主治】肝纤维化、肝硬化代偿期和肝硬化失代偿期。

【方义】本方为小承气汤加鳖甲、山甲珠、虎杖、田基黄、冬葵子而成。方中田基黄、冬葵子化浊解毒为君药；虎杖活血兼解热毒，利湿浊；生大黄、枳实、厚朴泄热通便，除满消痞；鳖甲滋养肝肾，软坚散结；山甲珠，活血散瘀，通行经络；共为佐使之用。诸药合用，浊毒可去，气血调畅，肝复如常。

田基黄，味苦、甘、凉，始载于《生草药性备要》，谓其清热解毒，利湿退黄，消肿散瘀。田基黄有保肝、降酶、退黄作用，并能增强免疫功能。

虎杖早见于《本经别录》，微苦，微寒。有祛风利湿解毒，散瘀定痛，止咳化痰功效。现代药理研究表明，虎杖能改善肝组织微循环，促进肝细胞再生、修复。

鳖甲咸、寒，有滋阴潜阳，软坚散结，退热除蒸功效。《本草汇言》："除阴虚热疟，解劳热骨蒸之药也。"小承气汤重在泄浊解毒，使其从大便而解，给邪以出路。鳖甲可降低肝组织耗氧量，改善微循环，降低转氨酶、抑制肝脾结缔组织增生。穿山甲广泛用于抗肝纤维化，能抑制炎症反应，促进肝细胞修复，改善肝内微循环。

【临证心得】浊毒与肝纤维化、肝硬化的关系密切。首先，近年来由于人们生活水平的提高，生活方式及饮食结构的改变，大气环境污染、疾病模式及疾病谱的变化，现代人的体质发生了变化，病理生理特点也大大不同以往。临床以实证、热证多，而虚证、寒证少。肝纤维化浊毒证的出现存在客观必然性。其次，肝脏生理功能和特性决定了其发病的病机必然性。肝脏"最喜条达，最恶抑郁"，"最喜疏降，最恶上亢"，"最喜柔润，最恶燥热"，"最喜涵养，最恶湿困"；肝主疏泄，若肝失疏泄，则气机郁滞，津液输布失常，停而为湿，聚而为浊，浊久生热，热蕴化毒，终成浊毒内蕴之势；或肝木克脾土，影响脾的运化，可内生浊毒。因此浊毒在肝，疾病乃生。再次，大量临床病历的总结为浊毒与肝纤维化的密切关系提供了佐证。李佃贵教授总结发现，多数慢性肝病患者具有浊毒证的共有表现，这正是浊毒蕴积体内，肝络瘀滞所致。浊毒既是病理产物，同时又为致病因素，应用化浊解毒方药，疗效显著。综上所述，肝纤维化与浊毒关系密切。临床上常选用本方治疗肝硬化患者，其中肝炎后肝硬化最为常见，它是一种常见的慢性疾病，系由一种或多种病因长期或反复作用，引起肝细胞弥漫性实质性病变。属于中医"积聚""臌胀"范畴，是中医风、痨、臌、膈四大顽症之一，病情缠绵难愈。《黄帝内经》认为其病因是"浊气"，《诸病源候论》认为与感染"水毒"有关。李佃贵教授认为，该病主要因感染病毒、饮酒过多、饮食不节及其他疾病转变致使肝脾受损，脏腑失和，肝失疏泄，气机郁滞，脾失健运，水湿不化，湿浊中阻，郁而不解，蕴积成热，热壅血瘀而成毒，形成"浊""毒"内壅之势，脉络闭阻，瘀血内停，日久结于胁下，形成痞块，化热伤阴耗血，肝体失于濡养，渐至肝体硬化缩小而成肝硬化。其甚者，则因脾肾阳亏，肾失开阖，失于气化，三焦通调受阻，而致气滞、血瘀、水停，病久则人体正气受损，终成正虚邪实的"臌胀"病。究其基本病机，主要为虚、浊、毒、瘀，病位在肝脾，日久及肾，正虚为本，浊毒瘀内蕴为标。故治疗应从整体着眼，肝脾肾三脏同治，分清轻重主次，辨证结合疏肝理气，化浊解毒，活血化瘀，健脾祛湿，补肾益气等治疗大法，标本同治，遵循因人、因时、因地制宜的原则，突出治疗重点，注重患者体质，针对其气血阴阳与湿、热、浊、毒、瘀等邪的盛衰，既要祛邪，更宜扶正，使其恢复至"正气存内"的状态。

李佃贵教授以患者在发病不同阶段的症状、体征为依据，适当结合现代医学的检验及检查结果，四诊合参进行辨证分析。李佃贵教授尤其强调现代医学的检验及检查结果可作为治疗结果的评价，但不可拘泥于此，不能完全以此作为辨证论治的依据。如血液流变学指标增高不能一概认为是血瘀证，而仅凭 HBV–DNA 值的升高也不可简单认为毒邪炽盛，而重用清热解毒药物。李佃贵教授在临床中注重望、闻、切诊所搜集的病历资料，问诊所得到的患者的主诉亦只可参考，一是因肝病日久，肝失疏泄，情志不遂，部分患者所描述琐碎症状与本病无关，需要医者全面把握。二是浊邪阻滞中焦，气血津液输布失常，阳气被郁，不能发布于外，常致真热假寒之症，尤需仔细分辨，以免误治。李佃贵教授在治疗中特别注意舌诊及脉诊，认为舌象及脉象反映了浊毒之邪的存在与转归。舌苔的厚腻程度、颜色的深浅变化则预示着病情的变化，舌苔由厚变薄，颜色由深变浅，则为正进邪退，反之则为正退邪进。总体按照肝硬化代偿期和肝硬化失代偿期进行辨治，肝硬化代偿期患者临床多表现为乏力，食欲减退，腹胀，腹泻，恶心，上腹隐痛等肝胃同病之证候，亦可见胸腹面有红缕、赤痕，并伴有肝脾肿大，属中医学"胁痛""臌胀"范畴，治宜祛湿化浊，解毒逐邪，疏肝和胃，理气活血为主。

病例 1 谢某，男，64 岁。因饭后两胁胀满，口干口苦，咽堵，小便黄赤，于 2003 年 6 月 18 号来诊。症见：胁胀，饭后尤甚，口干口苦，咽堵，食后胃脘不适，肝掌，大便稀，日行 3~5 次，小便黄赤，舌红，苔薄黄腻，脉弦细数。

查体：肝病面容，可触及肝脾肿大。

辅助检查：生化检查 ALT 204.30U/L（0~40），AST 428.70U/L（0~40），GGT 76U/L（11~55），A/G 1（1.5~2.5）。彩超示：肝硬化、脾大，胆囊继发改变。

中医诊断：臌胀（浊毒内壅、肝脾血瘀）。

治法：解毒化浊，行气化瘀。

处方:

藿香 15g	佩兰 15g	大腹皮 15g	垂盆草 15g
砂仁(后下)15g	草豆蔻(后下)15g	茯苓 15g	生大黄 5g
鳖甲(先煎)15g	山甲珠(先煎)15g	枳实 15g	川朴 15g
虎杖 15g	地耳草 15g	冬葵子 15g	半枝莲 15g
白花蛇舌草 15g	鸡内金 15g	三棱 12g	当归 12g
川芎 12g	黄连 12g	黄芩 12g	丹参 20g
茵陈 30g	三七粉(冲服)3g	白术 9g	白芍 30g

服上药 30 剂后,诸症明显好转,加赤芍 15g,改丹参 15g,去三棱,继服。60 天后检查:ALT 34.60(0~40)U/L,AST 35U/L(0~40),GGT 43U/L(11~55),A/G 1.58(1.5~2.5)。无自觉症状,改用丸药。至今稳定。

按:肝硬化失代偿期患者症状显著,主要以肝功能减退(纳呆、乏力、腹胀、出血等)和门脉高压(浮肿、脾大、腹水等)为主要表现。腹部膨隆有腹水,腹壁青筋显露,形体消瘦或面色晦暗,乏力,纳少食入胀甚,尿量减少,舌边紫暗,脉弦细。胸、腹、颈、面出现红缕、赤痕。肝功能多数有严重损害,肝质地偏硬。此期乃肝硬化代偿期久治不愈,湿热浊毒之邪久羁肝脾,使肝之疏泄失职,脾之运化不利,最终损及肾水,气化开合失司,气滞、血瘀、水湿、浊毒胶结为患,病理性质属虚实夹杂,标为气滞、血瘀、水结,本为肝、脾、肾三脏俱虚。治宜化浊解毒,行气利水,化瘀消癥,养肝益肾。辨别轻重缓急,灵活应用。见水不应单独利水,应配合补气调中,使气足血行而水化,亦与"见肝之病,知肝传脾,当先实脾"之旨同。同时重视疏利三焦,三焦的决渎作用,排泄水液,与肺、脾、肾的生理功能密切相关,因此,若肺、脾、肾功能失调,则三焦气化无主,临床除肝硬化腹水的一般症状外,每因水气上泛而见气短、咳喘、胸胁满闷、腹胀、腿肿、尿少而黄、苔白或白腻等症,常用麻黄、杏仁、防风等宣通肺气,以开发上焦;用党参、白术、茯苓、苡米、川朴、大腹皮等健运脾气,以理中焦;选用防己、木通、车前子、猪苓、泽泻、滑石等通利下焦。"血不利则为水",因此要十分注意水血同治,肝脾兼调,以当归芍药散养血活血、健脾利水。

"新瘀宜急散,久瘀宜缓攻",在活血化瘀药物的选用上,根据患者病情轻重,病程长短,病人体质特色用药,病轻、病程短、体质强者,选用三棱、莪术、水蛭等峻攻破血之品；病重、病程长、体质弱者选用当归、丹参、赤芍、白芍、郁金等平和之品，同时配合应用软坚消癥之法治之，如鳖甲、龟甲、穿山甲、生瓦楞子、生牡蛎、鸡内金、三棱、莪术、山慈菇等。病由肝脾传入肾，症情进一步恶化，腹水特别严重，证见腹大如瓮，脐突尿少，腰痛如折，气短不得卧，下肢浮肿等，这时用黄芪、党参、肉苁蓉、菟丝子、熟地、山茱萸、山药、茯苓等补真阳行肾气，使气得峻补，则上行而启上，中焦运行，壅滞疏通，中满自消，下虚自实。若真阴涸竭，亦可用熟地、枸杞、山茱萸、首乌、山药、龟甲等厚味滋阴，育阴化气，全在审时度势，灵活运用。

病例2 张某，女，63岁。因上消化道出血，乏力，双眼浮肿，双下肢浮肿，于2002年7月19日来诊。既往20多年乙肝史。症见：乏力，腹胀，下肢浮肿，眼睑浮肿，肝区疼痛，鼻出血，消化道出血，大便潜血，小便色如浓茶，舌红、苔黄腻，脉沉弦细。

查体：面色黝暗无泽，可触及肝脾，叩诊有腹水。

实验室检查：WBC 3.2×10^9/L（4.0~10.0），RBC 2.7×10^{12}/L（3.5~5.5），PLT 85×10^9/L（100~300），ALB 27 U/L（35~55），ALT 378.4 U/L（0~40），AST 449 U/L（0~40），GGT 758 U/L（11~55），A/G 0.8（1.5~2.5）;CT检查：肝硬化，脾大，腹水，侧支循环形成。

中医诊断：臌胀（浊毒久滞，气血两虚）。

西医诊断：消化道出血。

处方：

藿香 15g	砂仁（后下）15g	虎杖 15g	冬葵子 15g
龙胆草 15g	五味子 15g	地耳草 15g	百合 15g
乌药 15g	当归 15g	茯苓 15g	鳖甲（先煎）15g
山甲珠（先煎）15g	寄生 15g	桑椹 15g	何首乌 15g
白及 15g	仙鹤草 15g	鸡内金 15g	白芍 30g
黄芪 30g	川芎 12g	枳实 12g	白术 10g
生大黄 6g	三七粉（冲服）2g		

以上方为主方，临证加减，服药30剂，诸症皆减。后改服丸药，随访病情稳定。

病例 3 宋某，男，43 岁。2015 年 10 月 26 日初诊。患者主诉腹胀、尿少 1 个月，加重 8 天入院。患慢性肝炎 5 年余，间断服药治疗，1 个月前无明显诱因出现腹胀、尿少，8 天前因过劳，出现腹部鼓胀，就诊于当地某医院，症状未见好转，遂来我院住院治疗。现身目微黄，面色晦暗，腹胀，食后腹胀更甚；腹大，倦怠乏力，食少，腰膝酸软，大便稀，日行 2~3 次，小便黄而量少，舌质暗红，舌下青筋暴露，苔黄腻，脉弦细滑。

查体：神志清楚，语言清晰，精神萎靡不爽，巩膜及全身皮肤轻度黄染，胸颈部有蜘蛛痣 3 枚，肝掌不明显，浅表淋巴结未触及肿大，腹部膨隆，叩有移动性浊音，腹壁青筋显露，肝脾大，肝在右下肋 2 厘米可触及，脾在左肋下 2 厘米可触及，下肢轻度浮肿。

辅助检查：乙型肝炎病毒标志物测定：HBsAg（－），HBeAg（＋），HBcAb（＋）。B 超示：肝大，肝边呈锯齿状，肝内光点分布不均，增强、增粗，血管网走向不清，门静脉内径 1.5 厘米；脾肿大，脾静脉内径 1.0 厘米；胆囊大，壁毛糙，腹腔内可见片状液性暗区。超声诊断：①肝硬化伴腹水；②慢性胆囊炎。

中医诊断：臌胀（浊毒内蕴，血瘀肝络型）。

西医诊断：肝硬化（失代偿期）。

治法：化浊解毒，祛瘀化坚。

处方：

田基黄 15g	龙胆草 15g	垂盆草 15g	虎杖 15g
茯苓 15g	白术 15g	红景天 15g	五味子 15g
泽泻 12g	鳖甲（先煎）15g	山甲珠（先煎）9g	

每日 1 剂，水煎取汁 400 毫升，分早晚 2 次温服。患者住院期间予抗纤维化、保肝、降酶、利水等西医常规治疗。

二诊：精神较前大为好转，二便通调，腹胀缓解。仍倦怠乏力，食少，前方加黄芪 20 克、焦三仙各 10 克。用法同前。

三诊：倦怠乏力较前好转，饮食可。出院后门诊加减治疗四月余，以巩固疗效。直到现在，仍坚持门诊调方，患者身体状态良好，无明显不适，肝功能基本正常。

肝硬化腹水、脾功能亢进患者常有鼻衄、齿衄甚或呕血、便血等血证，

方药心得

辨证选用凉血止血之大蓟、地榆、白茅根，化瘀止血之三七粉、蒲黄、茜草，收敛止血之白及、仙鹤草、藕节，补血止血之地黄、阿胶、何首乌等。肝功能转氨酶升高者，常选用龙胆草、五味子、贯众、桑椹等，疗效颇著。另肝硬化患者病情缠绵难愈，易忧心忡忡，郁郁寡欢，或烦躁易怒，精神紧张。除药物治疗外，生活、饮食、精神的调摄亦非常重要，要注意休息，保证充足睡眠，饮食清淡，心情开朗，情绪乐观，树立战胜疾病的信心，以配合药物治疗，提高临床疗效。

五、解毒抗炎汤

【组成】白花蛇舌草 15g，半枝莲 15g，苦丁茶 15g，红景天 15g，板蓝根 15g，黄柏 15g，黄连 12g，黄芩 12g。

【功用】化浊解毒，防癌抗癌。

【主治】癌前期病变或癌症浊毒内蕴型。浊毒内蕴日久所致的癌前期病变，癌变，症见口苦，口干，不欲饮食，恶心，水肿，舌红或暗红，苔黄厚腻，脉弦滑。

【方义】白花蛇舌草最早见于《新修本草》第廿卷"蛇舌"，其性寒，味苦、甘，归胃、大肠、小肠经，具有清热解毒、利尿通淋之功效，现代药理研究证明其具有良好的抗肿瘤、抗菌消炎、免疫调节等作用。白花蛇舌草的应用历史悠久，以药性猛烈、功效卓著而被人们广泛用于临床。

李佃贵教授常用白花蛇舌草之利浊解毒之功治疗慢性萎缩性胃炎伴有肠化或不典型增生（上皮内瘤变）。半枝莲全草入药，味辛、苦，性寒，归肺、肝、肾经，具有凉血解毒，散瘀止痛，消肿和清热利湿之功效。半枝莲在临床治疗癌症中，应用十分广泛，多与白花蛇舌草、半边莲等组成复方配伍用于多种肿瘤的治疗，临床有大量报道。两药合用可加强清热利湿解毒之功，且现代药理研究显示二者均有抗癌之功效。苦丁茶，清香味苦，而后甘凉，具有清热消暑、明目益智、生津止渴、利尿强心、润喉止咳、降压减肥、抑癌防癌、抗衰老、活血脉等多种功效。板蓝根，出自《本草纲目》，苦，寒，入心、胃经，凉血解毒，清利咽喉，主要用于外感发热、温病初起、咽喉肿痛、大头瘟、痄腮、热毒斑疹、瘟疫时行热病等。黄连味苦，性寒，归心、脾、胃、肝、胆、大肠经，清热燥湿，泻火解毒。《本草正义》载："黄连大苦大寒，苦燥湿，寒胜热，能泄降一切有余之湿火。"临床上一般用于治疗黄疸、泻痢、消渴等症。现代研究表明黄连可抑杀幽门螺杆菌，具有抗癌、抗溃疡等作用。临床上用黄连的化浊解毒作用治疗萎缩性胃炎伴有肠化、不典型增生（上皮内瘤变），伴有舌红或暗红或紫暗，苔黄腻或薄黄腻，脉弦滑或弦细滑者，能够抑制胃癌前病变的进一步发展，甚至可以逆转癌前病变。黄柏，味苦性寒，清热燥湿，泻火除蒸，解毒疗疮，一般用于治疗湿热泻痢、黄疸、带下、疮疡肿毒等，《中国药典》中记载为"清下焦之湿热为佳"。黄柏对于慢性萎缩性胃炎浊毒证有良好疗效，《神农本草经疏》载"黄檗，主五脏肠胃中结热"。黄柏既可清胃中湿热，祛浊毒，又有利尿的作用，尤其对于舌苔中根部黄腻、小便色黄、混浊不清者效果良好。红景天，甘、涩、寒，归脾、肺经，具有健脾益气、清肺止咳、活血化瘀功效。诸药合用，共奏化浊解毒，抗炎抗癌功效。

【临证心得】解毒抗炎方是治疗浊毒内蕴证的基本方。慢性萎缩性胃炎（CAG）癌前病变属中医"胃痞"范畴。癌前病变，指一类容易发生癌变的胃黏膜病理组织变化，即胃黏膜的异型增生和肠化。从正常胃黏膜至胃癌前病变，一般是几年甚至几十年，病情逐渐加重，可以说是一个由微及渐的演变过程。该病是由于饮食不节，忧思过度，肝气郁结，外邪内阻，而致胃腑损伤，胃失和降，脾失运化，脾胃气机壅滞，功能失调，水反为湿，谷反为滞，日久则气滞、血瘀、湿阻、浊聚、食积、痰结、郁火诸症蜂起，积湿成浊，积滞化热，郁热内生，蕴热入血而为毒。浊毒内蕴既是一种病理产物也是一种致病因素。浊质黏腻导致浊邪为病，多易阻滞脉络，壅塞气机，缠绵耗气，胶着不去而易酿毒性，而毒邪伤人，其性烈善变，损害气血营卫，两者相合毒借浊质，浊挟毒性，浊毒相干，如油入面，难解难分，终使胃热阴伤，气滞络阻，胃络瘀滞，气不布津，血不养经，胃失滋润荣养，胃腑受损，胃液减少，腐肉败血，腺体萎缩，黏膜变薄，日久成萎，终致 CAG 肠化→不典型增生→胃癌恶性病变的形成。浊毒产生有两方面原因。内由情志不畅，肝失调达，克犯脾土；或饮食劳倦，损伤脾土；或先天禀赋不足，脾胃虚弱而致。外因感触六淫。以上原因均可使脾失健运，水湿内生。初为湿盛，湿久则浊凝，浊凝则痰聚，因湿、浊、痰郁而不解，蕴积成热，热壅血瘀，热极则生毒，形成"浊毒"内壅之势。因此，浊毒的形成经由湿→浊→痰→热→毒，终成浊毒。浊毒互结，胶着难愈，邪壅经络，气机不畅，邪不得散，血不得行，津不得布，津血停留，化生痰浊瘀血，日久痰浊、瘀浊相互搏结，反复日久，耗伤脏腑气血津液，从而造成浊毒内壅，气滞络阻，脾不升清，胃失和降，阴血耗伤，气虚血郁的病机变化，而浊毒相干为致病的关键。

故浊毒的致病特点为：①易耗气伤阴，入血入络；②易阻碍气机，胶滞难解；③易积成形，败坏脏腑。浊毒阻遏中焦气机，见胀、嗳、痞、满、呆、泻之象；灼伤胃络，可见痛、烧、烦、秘之候。李佃贵教授在多年临床实践中，总结出了慢性萎缩性胃炎浊毒证的辨证论治方法。

浊毒证临床表现归纳如下：①望颜面五官：面色粗黄，晦浊，油腻，褐斑，痤疮，耳鼻口的分泌物浑浊增多；②舌象：舌质红或红绛或紫，舌苔色泽或黄或白或黄白相间，苔质腻，或薄或厚；③脉象：脉有滑象，或弦滑或细滑或弦细滑；④排泄物、分泌物：可见大便黏腻不爽，小便或浅黄或深黄或浓茶样，汗液垢浊有味。以上症状不必悉具，重在舌脉的表现。对于浊毒的治疗，化浊解毒要贯穿始终，并灵活采用以下诸法：①通腑泄浊解毒法，选用姜黄散与小承气汤加减，可通过通腑泄浊将浊毒排出体外；②渗湿利浊解毒法，选用六一散加减，保持小便通畅可以使浊毒从小便排出；③达表透浊解毒法，选用藿香正气散加减，保持汗出可以通经活络，疏通血脉，有利于体内浊毒通过汗液透达于体外，从而排出浊毒；④健脾除湿解毒法，选用百合乌药散合当归芍药散加减，健脾除湿以化浊解毒；⑤芳香辟浊解毒法，选用芳香辟浊类药物，如藿香、佩兰、砂仁、紫豆蔻等，以"解郁散结，除陈腐，濯垢腻"；⑥祛痰涤浊解毒法，选用小陷胸汤合大黄黄连泻心汤加减，以荡涤痰浊，化浊解毒；⑦清热化浊解毒法，选用三黄石膏汤加减，以清热化浊解毒；⑧攻毒散浊解毒，浊毒已成，胶结固涩，需以毒攻毒，活血通络，才能将聚集在一起的浊毒攻散，使浊毒流动起来，或排出体外，或归于清气。常选用全蝎、蜈蚣、白花蛇舌草等。另根据轻重可分层选药：浊毒轻者常用茵陈、藿香、佩兰、半枝莲、半边莲、白花蛇舌草等；浊毒重者可选用黄连、砂仁、白豆蔻、全蝎、蜈蚣、壁虎、山甲珠、土鳖虫之属。解毒抗炎方是临床经验效方，对于痛剧者加用延胡索、白芷、蒲黄、五灵脂；鼓胀者加用茯苓、泽泻、车前子；有出血倾向者加用大蓟、小蓟、白茅根、棕榈炭等。

病例 1 冯某某，女，68 岁，退休，2006 年 12 月 25 日初诊。主诉：间断性胃脘部隐痛四月余，加重 7 天。患者 4 个月前因饮食不节出现胃脘部隐痛，自服胃康灵、气滞胃痛颗粒等药物，效果欠佳。2006 年 12 月 14 日查电子胃镜示：慢性萎缩性胃炎伴多发糜烂。病理：窦小弯移行部重度萎缩性胃炎伴重度肠化、轻度异型增生，窦后壁移行部轻度慢浅炎，体小弯灶性出血、表面上皮脱落。症见：胃脘部隐痛，无规律，胃灼热，泛酸，嗳气，无口干、口苦，纳差，寐可，大便可，1 日 1 次。舌红，苔薄黄腻，脉弦滑。

中医诊断：胃脘痛（肝胃不和，浊毒内蕴）。

西医诊断：重度萎缩性胃炎伴重度肠化、轻度异型增生。

治法：解毒化浊，养肝和胃。

处方：

白花蛇舌草 15g	黄连（打）12g	半枝莲 15g	田基黄 15g
薏苡仁 10g	红景天 9g	绞股蓝 15g	枳实 15g
白术 10g	川芎 10g	当归 10g	白芍 10g
百合 15g	乌药 15g	砂仁（后下）15g	紫豆蔻（后下）15g
瓜蒌 15g	清半夏 12g	鸡内金 15g	三七粉（冲服）2g
全蝎 9g	蜈蚣 2 条		

服药 3 个月。

二诊：2007 年 3 月 3 日。胃脘疼痛渐失，纳食亦可，诸症均减，守方续服 3 个月。2007 年 6 月 20 日做电子胃镜检查：慢性萎缩性胃炎伴糜烂、肠化。病理：幽门前区：轻度慢性炎伴轻度糜烂，"幽门后壁"移行部黏膜轻度慢浅炎；窦小弯：浅层黏膜轻度慢性炎，"角切迹"轻度慢浅炎，体下部小弯轻度慢浅炎。嘱患者守方续服 2 个月，2 日 1 剂，以固疗效。

病例 2 任某某，男性，66 岁，已婚，农民，石家庄灵寿县。主诉：间断胃脘疼痛 10 年，加重 1 个月。患者 1997 年 7 月无明显诱因出现上腹部疼痛，拒按，伴胃灼热泛酸，就诊于当地医院，查胃镜示：萎缩性胃炎；病理示：胃黏膜腺体肠上皮化生，不典型增生。诊为：萎缩性胃炎。给予药物（具体不详）口服，症状缓解。后间断出现胃脘疼痛，口服上述药物尚能控制。1 个月前，突然出现上腹疼痛难忍，喜按，伴嗳气、胃灼热、泛酸，继以药物口服控制病情，但间断性加重，故就诊于我院。急查胃镜示：胃癌。病理示：

腺癌。现患者胃脘疼痛喜按，伴嗳气、堵闷，呕吐，不思饮食，消瘦，面色萎黄，口干苦，大便干，舌质红，苔黄厚腻，脉弦滑。

中医诊断：胃癌病（浊毒内蕴，瘀血阻滞）。

西医诊断：胃癌。

治法：化浊解毒，化瘀消积。

处方：

白花蛇舌草 15g	半枝莲 15g	半边莲 15g	茵陈 15g
黄连 12g	板蓝根 15g	苦参 12g	黄芩 12g
绞股蓝 12g	蒲黄（包煎）9g	鸡骨草 15g	五灵脂（包煎）15g
延胡索 15g	白芷 15g	蒲公英 15g	砂仁（后下）9g
丹参 15g	桃仁 10g	全蝎 9g	鸡内金 15g
焦三仙 10g	芦荟 0.5g		

7 剂，水煎服，每日 1 剂，早晚温服。

二诊：服药后患者胃脘痛稍缓解，嗳气、堵闷感较前减轻，呕吐减少，不思饮食，气短乏力，口干苦，大便质可，舌质红，苔黄腻，脉弦滑。上方加蜈蚣 2 条、三棱 6g，7 剂，水煎服，每日 1 剂，早晚温服。

三诊：服药后患者胃脘偶有隐痛，嗳气、堵闷偶作，时有呕吐，食欲可，口苦，大便质可，舌质红，苔薄黄，脉弦滑。治以化浊解毒，扶正祛邪。

处方：

蒲黄（包煎）9g	五灵脂（包煎）15g	延胡索 15g	白芷 15g
蒲公英 15g	砂仁（后下）9g	黄芪 15g	党参 12g
白术 9g	全蝎 9g	三棱 6g	莪术 6g
鸡内金 15g	焦三仙各 10g	百合 12g	乌药 12g
当归 9g	白芍 30g	茯苓 15g	白术 6g
紫豆蔻（后下）12g	三七粉（冲服）2g	川芎 9g	

7 剂，水煎服，每日 1 剂，早晚温服。

四诊：服药后患者胃脘疼痛不显，嗳气、堵闷明显减轻，呕吐消失，食欲可，口苦，大便质可，舌质红，苔薄黄，脉弦滑。患者诸症均减，药已中的，前方辨证加减继服 3 个月，后改为口服茵连和胃颗粒（院内制剂）、养胃舒软胶囊巩固治疗，随访 3 个月病情稳定。

按：胃癌乃由于正气虚损，阴阳失调，邪毒阻于胃络所致，其病机关键在于"浊毒"。浊毒阻于中焦，气机壅塞，血瘀不行，毒瘀互结，久而形成肿块。治疗以化浊解毒，化瘀消积为法。治疗开始患者正气尚存，可采用解毒抗癌攻伐毒邪，日久癌毒耗伤人体正气，治疗以扶正祛邪为主。1个月过后，患者症状明显好转，李佃贵教授谨守病机，在前方基础上加减应用3个月，收效甚佳。继用成药巩固治疗，以防毒邪留恋复伤人体。

病例3 孙某，男，44岁，教师。患者数月前饮酒后出现胃脘胀满不适，甚则恶心欲呕，至外院给予"甲氧氯普胺""654-2（山莨菪碱）"等药治疗。症状有所缓解，但效果不明显。遂行胃镜检查，电子胃镜检查示：①胃窦部溃疡型癌；②十二指肠球部溃疡。建议手术治疗。患者因惧怕手术，又转至上海某医院检查治疗，检查结果相同，亦建议手术加化疗。因患者不愿手术，于近日来我院求治。现主症：胃脘疼痛，拒按，喜暖，食后加重，上腹部痞闷胀满，辗转不安，大便干，3日1次，纳呆，喜进热粥，舌暗红，苔黄厚腻，脉弦细滑。

查体：未见淋巴结转移。

中医诊断：癌病（浊毒内蕴，胃络瘀阻）。

治法：化浊解毒，活血止痛，养肝和胃。

处方：给予养胃舒软胶囊每次3粒，每日3次，茵连和胃颗粒（院内制剂）每次1袋，每日3次。方药选用白花蛇舌草15g，半枝莲15g，茵陈15g，黄连12g，广木香9g，枳实12g，厚朴12g，香附15g，紫苏15g，当归12g，白芍20g，白术12g，茯苓15g，鸡内金15g，延胡索15g，白芷15g，芦荟1g。每日1剂，连服14剂。

二诊：胃脘痛已止，胃脘痞满亦除，不拒按，且能进米饭，喜热饮食。大便干燥，舌苔薄黄腻，脉滑，重按有力。据效不更方。

处方：中成药方同前。汤药方原方加全蝎9g、壁虎9g、蜈蚣2条，以毒攻毒，防癌抗癌，再进21剂。

三诊：大便通畅，胃脘痛未再作，腹部已舒适。舌苔已正常，脉象已缓和。嘱再续服中成药3个月，汤药停之，另以饮食调理，嘱多饮山药、白扁豆、薏米、粳米粥。患者因惧怕手术和化疗，用化浊解毒、抑杀肿瘤细胞并能提高机体免疫力的中药治疗，配以饮食调理，症状减轻，心情愉快，增加了战胜癌症的信心。患者病情稳定，带瘤生活多年，充分体现了中医治疗肿瘤的优势，以及人瘤共存思想的先进性。

六、清胃制酸饮

【组成】 生石膏（先煎）30g，黄连 12g，黄芩 12g，瓦楞子 15g，大贝 15g，海螵蛸 15g，牡蛎 15g。

【功用】 化浊解毒，清胃制酸。

【主治】 浊毒内蕴所致的胃灼热，反酸，胃热嘈杂等症，舌红，苔黄厚腻或黄腻，脉弦滑。

【方义】 本方为三黄石膏汤合乌贝散加减而成。三黄石膏汤源自《医宗金鉴》，药用生石膏、黄芩、黄连、黄柏、麻黄、淡豆豉、栀子。原用于治伤寒阳证，表实无汗，而未入里成实者。三黄石膏汤内合三黄，取法于白虎，然解诸里之热，不外乎白虎。本方去麻黄、豆豉，单独以生石膏、黄芩、黄连、黄柏清热化浊解毒，另配合乌贼骨、浙贝母清胃制酸。方中生石膏性大寒，清热泻火，泻肝胃之郁热；黄连、黄芩苦寒清热化浊解毒。其中黄连味苦，寒，归心、脾、胃、肝、胆、大肠经。《本草正义》曰："黄连大苦大寒，苦燥湿，寒胜热，能泄降一切有余之湿火。"现代研究表明，黄连可抑杀幽门螺杆菌，抗癌，抗溃疡等。黄芩味苦，寒，归肺、胆、脾、大肠、小肠经。《神农本草经》载其"主诸热黄疸……逐水，下血闭"，三药共为本方之君药。瓦楞子、海螵蛸可制酸止痛，共为臣药。牡蛎味咸、涩，性微寒，归肝、心、肾经，质重镇降，可散可收；浙贝开郁散结；栀子清上焦中焦之郁热，为佐药。诸药合用，共奏化浊解毒，清胃制酸之效。

【临证心得】 传统中医认为脾胃病多由外感六淫、内伤七情、饮食劳倦等病因导致寒热、痰湿、气血阴阳失调造成。李佃贵教授经过大量的临床观察，认为浊毒是脾胃病的主要病机之一，化浊解毒法是治疗本病的有效方法。因此提出和创立了"浊毒学说"，认为浊毒为病理产物之一，同时又为致病因素，与脾胃病关系甚为密切。湿浊之邪致病，有内外之分，外感湿浊由外受湿邪所引起，内生湿浊由脾胃功能减退或失调，不能正常运化以致湿浊从中而生。内外湿浊之邪相互关联，外感湿浊困脾，必致脾失健运，胃失和降；内生湿浊停滞，又常易招致外感湿浊侵袭。胃属阳土，胃病易于化热化火，即阳道实；或初为湿盛，湿盛则浊聚，久郁化热，湿浊化热蕴毒，故毒由温热转化而来，亦可由湿浊演变而生，即热为毒之渐，毒为热之极，毒寓于热，热由毒生，变由毒起。按照浊毒致病理论，李佃贵教授制定了以"化浊""解毒"为主治疗脾胃病的一整套严谨的治则、治法。脾胃病的临床症状多达几十个，痛、胀、痞、满、呆、嗳、烧、酸、泻、秘十症多见，十症可单独出现，也可几症同时出现。清胃制酸饮主要用于烧症、酸症的治疗，以胃灼热、反酸、胸骨后疼痛为主要临床症状的疾病有胆汁反流性胃炎、胃食管反流病、消化性溃疡等。中医中药在治疗该疾病方面有巨大的优势。患者因饮食不洁或不节，情志刺激、进食辛辣油腻肥甘之品，或先天脾胃虚弱体质等因素，常常导致脾胃的正常运化功能失常。脾脏喜燥恶湿，易受湿邪之困扰，湿邪侵犯脾胃，脾之升清功能受损，湿邪转化为湿浊之邪，湿浊之邪阻遏中焦气机，脾胃运化功能进一步受损，水谷不化，水反为湿，谷反为滞，气滞湿阻，如果未能及时化湿去浊，气滞湿阻加重，湿久化热，热聚成毒，浊毒内蕴中焦，毒热伤阴，患者就会出现胃脘灼热、口干等症；清气不升，浊气不降则出现呃逆、反酸、嗳气等症；脾胃功能严重受损则出现食欲下降、纳少等症。肝主疏泄，其气升发，喜条达而恶抑郁，与胆相为表里，胆主通降和分泌、储藏胆汁。浊毒之邪侵犯脾胃常常涉及肝胆，影响肝胆的疏泄功能，致使肝主情志的功能失调，可出现胸闷痞满善太息，情志抑郁等症；肝气久郁化火，肝火上炎则出现口苦等症状；胆之储藏胆汁功能失调则出现胆汁不摄，反流入胃则加重泛酸等症状。总之浊毒之邪侵犯中焦，阻遏中焦气机，致使肝胆脾胃正常功能受损，脾胃与肝胆相互影响，加重病情。在治疗胃食管反流病过程中，应结合现代理化检查，尤其是胃镜，胃镜下对病灶的直视实为中医望诊之延伸，且更能直接客观地反映出该病的全貌。内镜像与病理改变相结合，辨病治疗，分期制宜。食管黏膜无破损者多为疾病的初期，病多轻浅，临床多为肝胃不和，表现为时有反酸、胃灼热或胸骨后灼热，多于饭后或夜间发生，伴有胸脘痞满时痛，两胁胀痛，走窜不定，嗳气不舒，每遇情志刺激诸症加重，大便不爽，舌淡红，苔黄腻，脉多弦。治宜清胃化湿，理气通降。食管黏膜破损者多为急性期或并发症期。急性期多表现为反酸、胃灼热、胸骨后灼热而痛、反胃、呕吐苦水痰涎、口苦咽干、胸闷脘痞、两胁胀痛、嗳气时作、心烦易怒、寐少梦多、大便干或黏滞不爽，舌质红，苔黄或黄腻，脉多弦数或弦滑。治宜泄热降逆，泻肝化浊。李佃贵教授常根据 GERD 胃镜下黏膜相的改变辨证施治。若镜下食管和胃黏膜充血、水肿明显，则加银花、连翘、蒲公英清热解毒；黏膜糜烂，或溃疡加三七粉冲服，敛疮生肌，祛瘀生新；黏膜苍白变薄，加百合、玉竹、沙参等益气养阴；若黏膜颗粒状粗糙不平，或病理提示上皮过度增生或有不典型增生，加全蝎、蜈蚣解毒散结，既病防变；贲门口松弛持续开放，或伴有食管裂孔疝，加旋覆花、代赭石增强和胃通降之力；胃内潴留液较多，混浊色黄，伴明显胆汁反流者，加柴胡、郁金。其次，以辨证为主结合辨病。制酸常用生石膏、黄连、乌贼骨、煅瓦楞子等。保护胃黏膜主要用浙贝母、白及、三七，起到止血消肿生肌的功效，且具吸收与排出局部分泌物的作用，可促进肉芽组织新生，清洁伤口，加速愈合。

病例 1 张某某，女，52 岁，已婚，工人，邢台市南宫人。

主诉：间断胃脘痞闷，胸骨后烧灼痛 2 个月。

现病史：患者 2 个月前因饮食不规律，生气后出现胃脘痞闷，可以忍受，未曾治疗，后症状逐渐加重，且伴有胸骨后烧灼痛。遂于当地医院就诊，做电子胃镜示：反流性食管炎，慢性浅表性胃炎。口服奥美拉唑、多潘立酮后症状未见明显好转，故来就诊。现患者胃脘痞闷、胸骨后烧灼痛，食后加重，反酸，嗳气频，口苦，纳呆，大便质可，2~3 日一行，舌红，苔薄黄腻，脉弦细滑。

辅助检查：血常规正常；电子胃镜（2008 年 7 月 11 日）示：反流性食管炎，慢性浅表性胃炎；腹部 B 超示：肝胆胰脾双肾未见明显异常。

中医诊断：①痞满（肝胃不和，浊毒内蕴）；②胸痛（肝胃不和，浊毒内蕴）。

西医诊断：①反流性食管炎；②慢性浅表性胃炎。

治法：养肝和胃，清热制酸。

处方：

生石膏（先煎）30g	浙贝 15g	瓦楞子粉 20g	黄连 15g
瓜蒌 15g	清半夏 12g	百合 15g	乌药 12g
川芎 9g	白芍 30g	茯苓 15g	白术 6g
枳实 15g	川朴 15g	紫苏 15g	炒莱菔子 15g

7剂，水煎服，每日1剂，分2次温服。

按时服药，进软食，忌辛辣刺激之品及甜食，畅情志。避免持重、弯腰等动作，勿穿过紧衣裤。睡眠时抬高床头15cm，睡前6小时勿进食。

二诊：药后患者胃脘痞闷、胸骨后烧灼痛减轻，纳增，现时反酸，嗳气，口苦，大便可，1日1次，小便调，舌红，苔薄黄腻，脉弦细滑。治以疏肝和胃降逆，清热化浊解毒。

处方：

瓜蒌15g	薤白12g	丹参15g	生石膏（先煎）30g
浙贝15g	黄连15g	海螵蛸20g	川朴15g
枳实15g	香附15g	紫苏15g	陈皮12g
竹茹9g	半夏9g	炒莱菔子20g	焦槟榔15g
茵陈15g	柴胡12g		

7剂，水煎服，每日1剂，分2次温服。

三诊：患者胃脘痞闷、胸骨后烧灼痛、反酸、嗳气均明显减轻，口苦亦减轻，纳增，寐安，大便稀，1日1次，小便调，舌红，苔薄黄微腻，脉弦细。以此方为基础辨证加减服药治疗3个月，症状基本消失。

病例2 袁某某，女，69岁，退休，2006年11月18日初诊。

主诉：间断性胃灼热伴泛酸20年余。

现病史：患者20年前无明显诱因出现胃脘及左胁下烧灼感，泛酸，自服中药西药，时轻时重，效果欠佳。2006年11月2日于河北省中医院查电子胃镜示：食管静脉瘤；慢性浅表－萎缩性胃炎。病理示：胃窦慢性炎症，腺体萎缩伴灶性腺体肠上皮化生。遂于河北省中医院门诊就医。现症见：胃脘及左胁下、后背烧灼感，嗳气，口干，口中泛酸，纳可，寐欠佳，大便时干，1日1次。舌红，苔中根部黄腻，脉弦滑。查体腹软，胃脘部触之有结节颗粒状感，胃脘部压痛。

中医诊断：吐酸病（湿热中阻，浊毒内蕴）。

治法：化浊解毒，清胃制酸。

处方：

生石膏（先煎）30g	瓦楞子15g	浙贝12g	海螵蛸15g
牡蛎20g	黄芩9g	黄连9g	栀子9g

藿香 9g	佩兰 9g	荷叶 9g	清半夏 12g
陈皮 12g	半枝莲 15g	茵陈 15g	砂仁（后下）9g
花粉 12g	乌梅 9g		

7剂，水煎服，1日1剂。

二诊：11月25日。患者胃脘烧灼感、口中泛酸减轻，口干，左胁隐痛，后背烧灼减轻，余证尚存，舌红，苔中根部黄腻，脉弦滑。前方加延胡索15g、姜黄15g、郁金15g以理气活血止痛。服药4个月。

三诊：2007年3月26日。胃脘烧灼明显减轻，偶泛酸，时胃脘胀痛，眼角干，纳差，舌红，苔中根部薄黄腻，脉弦滑。

处方：上方加鸡内金10g、焦三仙各15g、焦槟榔15g、炒莱菔子15g，续服4个月。2007年7月17日于河北医科大学第二医院做电子胃镜检查：慢性浅表萎缩性胃炎伴糜烂；十二指肠球炎。病理：幽门前区：胃窦黏膜慢性炎症，可见淋巴滤泡。嘱患者守方续服，3天2剂，后改为2天1剂，以固疗效。患者依从性好，坚持服药，2008年7月5日河北医科大学第二医院复查电子胃镜示：慢性浅表性胃炎。病理示：黏膜慢性炎症伴急性炎症反应。

七、降逆止呕方

【组成】苏叶10g，黄连10g，清半夏15g，陈皮12g，茯苓15g。

【功用】化浊解毒，降逆止呕。

【主治】浊毒内蕴所致恶心，呕吐，反酸，嗳气，胃热嘈杂，胸痞脘满，口苦咽干，烦躁不寐等症，舌红，苔薄黄或黄腻，脉沉数或沉濡数。

【方义】本方为连苏饮合二陈汤加减而成。连苏饮出自薛生白《湿热病篇》，曰："湿热证，呕恶不止，昼夜不差，欲死者，肺胃不和，胃热移肺，肺不受邪也。宜用川连三四分、苏叶二三分，两味煎汤，呷下即止。"此方药量甚轻，总计不足一钱。王孟英曰："此方药止两味，分不及钱，不但治上焦宜小剂，而轻药竟可以愈重病，所谓轻可去实也。"连苏饮，乃辛开苦降之方，辛以开郁，苦以降上逆之火。

方中黄连，苦寒，入心、肝、胃、大肠经，功能泻火，燥湿，解毒。《本草正义》云："黄连，大苦大寒，苦燥湿，寒胜热，能降泄一切有余之湿火。"紫苏叶，辛温，入肺、脾经，功能发表散寒，行气宽中。《本草正义》载："紫苏，芳香气烈，外开皮毛，泄肺气而通腠理。上则通鼻塞，中则开胸膈，醒脾胃，宣化痰饮，解郁结而利气滞。"王孟英曰："川连不但治湿热，乃苦以降胃火之上冲；苏叶味甘辛而气芳香，通降顺气，独善其长……余用以治胎前恶阻甚妙。"二陈汤源于宋代《太平惠民和剂局方》，功善燥湿化痰，理气和中。湿痰阻于胃，令胃失和降，则恶心呕吐；阻于胸膈，气机不畅，则痞闷不舒。方中半夏辛温性燥，善能燥湿化痰，且又和胃降逆，为君药。橘红为臣，既可理气行滞，又能燥湿化痰。君臣相配，寓意有二：一为等量合用，不仅相辅相成，增强燥湿化痰之力，而且体现治痰先理气，气顺则痰消之意；二为半夏、橘红皆以陈久者良，而无过燥之弊，故方名"二陈"。此为本方燥湿化痰的基本结构。佐以茯苓健脾渗湿，渗湿以助化痰之力，健脾以杜生痰之源。两方配伍加减，而成降逆止呕方。

【临证心得】呕吐是由于胃失和降、胃气上逆所致的以饮食、痰涎等胃内之物从胃中上涌，自口而出为临床特征的一种病症。《黄帝内经》对呕吐的病因论述颇详。如《素问·举痛论篇》曰："寒气客于肠胃，厥逆上出，故痛而呕也。"《素问·六元正纪大论篇》曰："火郁之发……疡痱呕逆。"《素问·至真要大论篇》曰："燥淫所胜……民病喜呕，呕有苦"；"厥阴司天，风淫所胜……食则呕"；"久病而吐者，胃气虚不纳谷也"。另外，饮食所伤，脾胃运化失常，水谷不能化生精微，反成痰饮，停积胃中，当饮邪随胃气上逆之时，也常发生呕吐。正如《症因脉治·呕吐》所说："痰饮呕吐之因，脾气不足，不能运化水谷，停痰留饮，积于中脘，得热则上炎而呕吐，遇寒则凝塞而呕吐矣。"呕吐的病因是多方面的，且常相互影响，兼杂致病，如外邪可以伤脾，气滞可致食停，脾虚可以成饮等。呕吐的病机无外乎虚实两大类，实者由外邪、饮食、痰饮、气郁等邪气犯胃，致胃失和降，胃气上逆而发；虚者由气虚、阳虚、阴虚等正气不足，使胃失温养、濡润，胃失和降，胃气上逆所致。一般来说，初病多实，日久损伤脾胃，中气不足，可由实转虚；脾胃素虚，复为饮食所伤，或成痰生饮，则因虚致实，出现虚实并见的复杂病机。但无论邪气犯胃，还是脾胃虚弱，发生呕吐的基本病机都在于胃失和降，胃气上逆。《济生方·呕吐》云："若脾胃无所伤，则无呕吐之患。"《温病条辨·中焦篇》也谓："胃阳不伤不吐。"呕吐的病位在胃，与肝脾有密切的关系。

薛氏云"湿热证，呕恶不止……肺胃不和，胃热移肺，肺不受邪"，何也？湿热证属阳明太阳经者居多，中气实则病在阳明，中气虚则病在太阴。病在二经之表者，多兼少阳三焦；病在二经里者，每兼厥阴风木。太阴之表四肢也；阳明之表肌肉也，胸中也。胸乃清旷之野，为肺所居。肺外合皮毛，上达于鼻，与外界相通。肺主气居于胸，胃热透达，必假道于胸而解，所以胃热移肺。然肺气不宣，外达之路不通，故火热之邪仍返还于胃，胃热不得透达，于是胃气上逆而呕吐不止。对于外感所致肺胃不和而吐者，内伤气郁化火所致肺胃不和而吐者，胎热上攻，胃气上逆所致妊娠呕吐，连苏饮均可用。该方药味少，药量轻，取"治上焦如羽，非轻不举"之意，服用时将药捣碎，开水冲泡代茶饮即可。对于兼有浊毒内蕴的胃气上逆诸症，均可采用本方辨证论治。

病例 刘某，女，29 岁。2012 年 8 月 16 日初诊。

现病史：患者 2011 年 8 月 15 日于河北省中医院胃镜中心诊断为反流性食管炎。刻下：自觉胸骨后烧灼感，食入则泛泛欲吐，恶心，口干，口苦，大便不畅，2~3 日一行，平素性情急躁易怒。舌红，苔薄黄腻，脉沉数。证属浊毒内蕴，胃气上逆。

治法：化浊解毒，和胃通降。

处方：

苏叶 10g	黄连 10g	清半夏 15g	陈皮 12g
茯苓 15g	茵陈 15g	柴胡 9g	黄芩 6g
栀子 g	当归 15g	白芍 15g	川芎 9g
白术 9g	砂仁 9g	鸡内金 10g	石膏（先煎）15g
浙贝母 9g			

7 剂。水煎服，每日 1 剂。早晚分 2 次温服。

二诊：胸骨后烧灼感减轻，恶心欲吐偶作，口干口苦减轻，大便 1~2 日一行。

处方：在原方基础上加用瓦楞子 15g，茯苓改为 20g，继续服用 15 剂。后改用苏叶、黄连代茶饮，少量频服，以固后效。

八、养阴润燥汤

【组成】芦荟 1g，生白术 20g，瓜蒌 20g，火麻仁 15g，生大黄 10g，番泻叶 6g，柏子仁 15g。

【功用】养阴润燥，泄热通便。

【主治】胃中燥热，津液不足，大便秘结。现用于习惯性便秘见有上述症状者。

【方义】火麻仁甘平，质润多脂，能润肠通便且又兼有滋养补虚作用。《药品化义》云："麻仁能润肠，体润能去燥，专利大肠气结便秘。凡年老血液枯燥、产后气血不顺、病后元气未复或禀弱不能运行者皆治。"柏子仁性平而不寒不燥，味甘而补，辛而能润，其气清香，能透心肾，益脾胃。《本草纲目》言柏子仁："养心气，润肾燥，安魂定魄，益智宁神。"本草曰："润可去枯，脾胃干燥，必以甘润之物为之主。"两药共为君药，养阴润燥通便。生大黄，味苦，性寒。归胃、大肠、肝经，功效为攻积导滞，泻下通便，用于胃肠实热积滞，大便秘结；番泻叶甘、苦，寒，有小毒，归大肠经，功可泻热行滞，通便，利水；芦荟味苦性寒，有清热通便、凉肝、杀虫的作用，对肝经实火兼有大便秘结者，尤为适宜；三药为臣药，共同起到泄热通便的作用。生白术，苦甘温，专入脾胃二经，功可燥湿利水，固表止汗。同时能使脾运水湿的功能恢复正常，能为胃行津达液，再加其自身质润多脂，虽苦温但不伤津耗液，故能通便。白术用治便秘首见于《伤寒杂病论》："伤寒八九日，风湿相搏，身体疼烦，不能自转侧，不呕不渴，脉浮虚而涩者，桂枝附子汤主之。若其人大便硬，小便自利者，去桂加白术汤主之。"自此，历代医家对白术通便皆有论述。如《本草通玄》则云："补脾胃之药，更无出其右者，土旺则清气善升，而精微上奉；浊气善降，而糟粕下输。"《本经逢原》也认为："白术甘温味厚，阳中之阴，可升可降，入脾、胃二经……白术得中宫冲和之气，补脾胃药以之为君，脾土旺则清气升而精微上，浊气降而糟粕输。"瓜蒌性味甘，寒，归肺、胃、大肠经，功效清化痰热，宽胸理气，润肠通便。二药共为佐使药，协同起到健脾化湿，理气通便之用。诸药共用，养阴润燥，泄热通便。

【临证心得】便秘是指大肠传导功能失常，导致大便秘结。排便周期延长；或周期不长但粪质干结，排便艰难；或粪质不硬，虽有便意，但便而不畅的病证。便秘既是一种独立的病证，也是一个在多种急慢性疾病过程中经常出现的症状。《素问·厥论篇》曰："太阴之厥，则腹满䐜胀，后不利。"张仲景称便秘为"脾约""阴结""阳结"。《素问·灵兰秘典篇》云："大肠者，传导之官，变化出焉。"在治疗上《证治汇补·秘结》云："如少阴不得大便以辛润之，太阴不得大便以苦泻之，阳结者清之，阴结者温之，气滞者疏导之，津少者滋润之，大抵以养血清热为先，急攻通下为次。"仲景对便秘已有了较全面的认识，提出了寒、热、虚、实不同的发病机制，设立了承气汤的苦寒泻下，麻子仁丸的养阴润下，厚朴三物汤的理气通下，以及蜜煎导诸法，为后世医家认识和治疗本病确立了基本原则。本病病位在肠，常与脾胃肺肝肾等关系密切。胃与肠相连，胃热积盛，下传大肠燔灼津液，大肠热盛，燥屎内结；脾主运化，若脾虚失运，糟粕内停，则大肠失传导之功；肺与大肠相表里，肺热肺燥，下移大肠，则肠燥津枯；肝主气机，如肝郁气滞，则腑气不通，气滞不行；肾司二便，若肾阴不足，则肠失濡养，便干不行，若肾阳不足，则大肠失于温煦，传运无力，大肠不通。可见便秘属于大肠传导失职，但与其他脏腑也有密切关系，且在发病中起着重要作用。

病例　白某，女，19岁，未婚，学生。

主诉：习惯性便秘6年加重5个月。

现病史：患者自1997年开始出现大便难，5~6天一行，大便干结，常用泻药下之或辅以开塞露等药物才能解下。多次查电子肠镜等检查显示未见明显异常。曾服用中药调理（具体药物不详），无效。近5个月来症状加重，伴口干口苦，小便时黄，面背部发青春痘，来我处就诊。现患者大便6日未行，平素大便如羊粪球状，口干苦，腹胀，纳呆，小便黄，舌红，苔黄腻，少津，脉弦细数。

中医诊断：便秘（浊毒内蕴，津液不足）。

西医诊断：便秘。

治法：化浊解毒，养阴润燥，泄热通便。

处方：

百合 12g	乌药 12g	当归 9g	川芎 9g
白芍 20g	茯苓 15g	紫豆蔻（后下）12g	鸡内金 15g
三七粉（冲服）2g	藿香 15g	佩兰 15g	枳实 15g
川朴 6g	芦荟 1g	生白术 20g	瓜蒌 20g
火麻仁 15g	生大黄 10g	番泻叶 6g	柏子仁 15g

7剂，水煎服，每日1剂。早晚分2次温服。

二诊：用药后患者腹胀减轻，口干苦稍减，大便3天1行，仍觉不爽。舌红，苔黄腻，脉弦滑。上方加滑石30g、甘草6g。7剂，水煎服，每日1剂。早晚分2次温服。

三诊：用药后患者腹胀消失，偶感口干苦，大便一天一行。舌红苔黄，脉弦滑。守方继续服用半月，嘱其忌用辛辣油腻食物，按时作息，多食用粗纤维食物。

九、清心降逆汤

【组成】石菖蒲15g，郁金15g，清半夏15g，陈皮12g，茯苓15g，竹茹9g。

【功用】清心解郁，和胃利胆。

【主治】胆怯易惊，头眩心悸，心烦不眠，夜多异梦；或呕恶呃逆，眩晕，癫痫。苔白腻或黄腻，脉弦滑。

【方义】本方为菖蒲郁金汤合温胆汤加减而成。石菖蒲，辛、苦，温。归心、胃经。功能化湿开胃，开窍豁痰，醒神益智。《重庆堂随笔》载："石菖蒲舒心气，畅心神，怡心情，益心志，妙药也。"郁金辛苦，凉。入心、肺、肝经。功能解郁开窍，清心凉血。两药相合，既化湿豁痰，又清心开窍，治痰火或湿热蒙蔽清窍之神昏、癫狂。温胆汤证多因素体胆气不足，复由情志不遂，胆失疏泄，气郁生痰，痰浊内扰，胆胃不和所致。胆为清净之府，性喜宁谧而恶烦扰。若胆为邪扰，失其宁谧，则胆怯易惊、心烦不眠、夜多异梦、惊悸不安；胆胃不和，胃失和降，则呕吐痰涎或呃逆、心悸；痰蒙清窍，则可发为眩晕，甚至癫痫。本方去枳实，意在取清半夏辛温，燥湿化痰，和胃止呕；竹茹，甘而微寒，清热化痰，除烦止呕。半夏与竹茹相伍，一温一凉，化痰和胃，止呕除烦之功备；陈皮辛苦温，理气行滞，燥湿化痰；佐以茯苓，健脾渗湿，以杜生痰之源。诸药合用，共奏清心解郁，和胃利胆之效。

【临证心得】本方具有清心解郁，和胃利胆功效，临床常用于治疗神经官能症、急慢性胃炎、消化性溃疡、胆囊炎、慢性支气管炎、梅尼埃病、更年期综合征、癫痫、抑郁症等。临床重在辨证论治及随症加减。若心热烦甚者，加黄连、栀子、豆豉以清热除烦；失眠者，加琥珀粉、远志、炒枣仁以宁心安神；惊悸者，加珍珠母、生牡蛎、生龙齿以重镇定惊；呕吐、呃逆者，加苏叶或梗、枇杷叶、旋覆花以降逆止呕；眩晕，可加天麻、钩藤以平肝息风；癫痫抽搐，可加胆星、钩藤、全蝎以息风止痉。

病例1 周某某，女，43岁。2013年4月25日初诊。

主诉：因反复胃脘部胀满3年余，再次发作1个月来诊。

现病史：患者3年前因饮食不当引发胃脘胀满不适，胃镜检查提示胆汁反流性胃炎。经间歇性服用抑制胃酸、保护胃黏膜等西药治疗，胃脘胀满时轻时重，每于心情不佳或饮食不当时加重，夜间症状明显。1个月来，上述症状再次复发，复查电子胃镜提示胆汁反流性胃炎，幽门螺旋杆菌检查阴性。腹部B超未见异常，血生化、血淀粉酶及心电图检查均正常。刻下：胃脘胀满不适，口苦，嘈杂易饥而进食后稍安，伴面色萎黄，神疲乏力，纳少，寐差，时有心悸，舌红，苔黄腻，脉弦细滑。

中医诊断：胆胃不和，痰热内扰。

治法：理气化痰，清胆和胃，佐以宁心安神。以清心降逆汤加味。

处方：

石菖蒲 15g	郁金 15g	清半夏 15g	陈皮 12g
茯苓 15g	竹茹 9g	炒枣仁 15g	百合 12g
乌药 9g	当归 12g	川芎 9g	鸡内金 15g
砂仁 12g	木香 9g	枳实 12g	厚朴 6g
黄连 6g	栀子 6g		

7剂。每日1剂，水煎分2次饭后1小时服。

药后症状明显减轻，舌苔转为薄黄腻。以前方稍作加减，续服1个月，诸症悉除。胃镜复查示轻度浅表性胃炎。

病例2 刘某，男，45岁。

现病史：近月来夜不能寐，每晚靠服用西药镇静剂艾司唑仑，方可维持2~3小时睡眠，后病情日益加重，甚则彻夜不眠，烦躁不安，易怒，舌红，苔黄腻，脉弦滑。辨证为浊毒内蕴，热扰心神。

治法：化浊解毒，清心安神。以清心降逆汤加味。

处方：

石菖蒲 15g	郁金 15g	清半夏 15g	陈皮 12g

茯苓 15g　　　　　竹茹 9g　　　　　炒枣仁 15g　　　琥珀 6g

生龙骨（先煎）20g　　　　　合欢花 15g　　　远志 9g

黄连 6g　　　　　柴胡 6g

7 剂。每日 1 剂，水煎分 2 次饭后 1 小时服。

二诊：服药 3 剂，即能入睡，夜卧 5 小时，但尚易醒，多梦善惊，原法继进。

上方去琥珀，加百合 12g、柏子仁 15g，14 剂。每日 1 剂，水煎分 2 次饭后 1 小时服，以资巩固。后患者夜能寐，每晚可安然入睡。

临证经验

第一节　疾病论治

一、慢性萎缩性胃炎癌前病变

胃的癌前病变是指一类容易发生癌变的胃黏膜病理组织学变化，即胃黏膜的异型增生和肠上皮化生，主要伴存于慢性萎缩性胃炎。

胃癌是我国最常见的恶性肿瘤之一，而胃黏膜癌肿不是由正常细胞"一跃"变成癌细胞，而是一个多步骤癌变的过程，即慢性浅表性胃炎→萎缩性胃炎→肠上皮化生→异型增生→胃癌，在这期间出现的病变称之为癌前病变。因此临床上常把伴肠上皮化生、异型增生称之为慢性萎缩性胃炎癌前病变或胃癌前期病变。伴中度以上的异型增生和不完全大肠型化生则称之为真正的胃癌癌前病变。

慢性萎缩性胃炎容易发生癌变，一般认为其癌变率是：5~10 年癌变率为3%~5%，10 年以上为 10%，轻度异型增生 10 年癌变率为 2.5%~11%，中度异型增生 10 年癌变率 4%~35%，重度异型增生 10 年癌变率为 10%~83%。

慢性萎缩性胃炎癌前病变在中医学中无系统论述。根据其临床症状表现，该病可归入"胃脘痛""痞满""嘈杂""反酸"等范畴。有关本病的记载始见于《黄帝内经》。《素问·六元正纪大论篇》曰："木郁之发，民病胃脘当心而痛，上支两胁，膈咽不通，食饮不下。"隋·巢元方《诸病源候论·诸痞候》提出"八痞"之名，说明引起痞的原因非止一端，究其病机却不外乎营卫不和、阴阳隔绝、血气窒塞不得宣通。金元时期李东垣的《兰室秘藏》立"胃脘痛"专病、专方，对治疗慢性胃炎起到了指导作用。清·叶天士《临证指南医案·胃脘痛》对于本病的辨证治疗有许多独到之处，提出"胃痛久而屡发必有凝痰"，"久痛入络"。

慢性萎缩性胃炎癌前病变病机错综复杂，病程较长，其发病主要与饮食不节、进食粗糙或刺激性食物、嗜好烟酒、情志不遂、素体虚弱、劳倦内伤、用药不当、久病体虚等因素有关。其病在胃，与肝脾有关，病机为虚实夹杂。

（一）病因病机

本病病位在胃，细究之应在胃膜（胃络），而与肝之疏泄、脾之升清、胃之降浊均有密切关系。胃主受纳，为水谷之海，以通为用，以降为顺；脾主运化，以升为常，两者共为后天之本，气血生化之源；肝属木，为刚脏，喜条达，主疏泄，胃之功用依赖于脾之运化、肝之疏泄，若情志不调、脾胃虚弱，或感受邪气，均可导致本病的发生。

1. 病因

（1）脾胃虚弱。脾胃虚弱多由于劳倦伤脾，素体虚弱，久病损伤脾胃，或者先天肾阳不足，胃失于温煦或年高体衰，脾虚胃缓均可引起脾胃虚弱或虚寒，使脾失运化，胃失温养，升降失常，出现胃痛、胀满等症，久之形成慢性胃炎。

（2）饮食因素。暴饮暴食，饥饿失常；过食生冷，寒积胃脘；恣食肥甘、辛辣，过饮烈酒，致饮食停滞，损伤脾胃。寒凝阻络则气滞血瘀，湿热中阻则脾胃受困，日久损伤脾胃，形成胃炎。《兰室秘藏·中满腹胀》云"或多食寒凉，及脾胃久虚之人，胃中寒则胀满，或脏寒生满病"，"也有膏粱之人，湿热郁于内而成胀满者"。

（3）情志因素。肝主疏泄，性喜条达，忧思恼怒，情志不畅，肝郁气滞，疏泄失职，横逆犯胃，郁滞不行，不通则痛。故《沈氏尊生书》称"胃痛，邪干胃脏病也。唯肝气相乘为尤甚。暴，且正克也"。肝气久郁，化而为火，五脏之火又以肝火最为横暴，火性炎上，迫灼肝胃之痛往往经久不愈。忧思伤脾，脾气郁结，运化失常，水谷不化，也可见胃脘胀满之症。

2. 病机

慢性胃炎临床表现多种多样，如胃脘部疼痛、胀满、痞满、痞塞、嗳气、嘈杂等，属中医"胃痞""嘈杂"等范畴。根据中医"正气存内，邪不可干"，"邪之所凑，其气必虚"及《金匮要略》中"若五脏元真通畅，人即安和""四季脾旺不受邪"等理论，可以认为慢性胃炎的病机特点是虚实夹杂，脾虚为本，邪气干胃为标，脾胃虚弱，多为脾胃气虚，部分可伴阴血不足；邪气包括六淫、饮食、痰浊、瘀血等。

（1）胃气壅滞。腑气以通为用，胃气主降，脾胃功能受损，胃气不降，阻滞于中焦，则胃脘胀满疼痛，气或聚或散，故胀痛走窜不定；胃气失降而上逆，则嗳气、欲吐；胃肠气滞则肠鸣、矢气频作，矢气或嗳气之后，阻塞之气机暂得通畅，故胀痛减轻；若气急阻塞严重，上不得嗳气，下不得矢气，气聚不散，则脘腹胀痛加剧；胃肠之气不降则大便秘结；苔黄，脉弦，为浊气内停，气机阻滞之象。

（2）湿浊中阻。脾喜燥恶湿，湿浊中阻，湿困脾阳，运化失职，水湿内停，脾气郁滞，则脘腹痞胀或痛，食少；脾失健运，湿滞气机，则口中黏腻无味；水湿下渗则见大便稀溏，湿性重浊，也可见到大便黏腻不爽；湿性重浊，泛溢肌肤，则见头身困重，肢体肿胀等。舌红，苔腻，脉濡或滑，同为湿浊中阻之象。

（3）浊犯肝胃。情志不遂，肝失疏泄，肝气横逆犯胃，胃气郁滞，则胃脘、胸胁胀满疼痛，走窜不定；胃气上逆而见呃逆、嗳气；肝失条达，情志失调，则见精神抑郁，善太息；木郁作酸，肝气犯胃，则吞酸嘈杂；胃不主受纳，则不思饮食；肝气郁滞，则可见大便不爽；舌红，苔薄黄，脉弦滑，为肝气郁滞，肝气犯胃之象。

（4）浊毒内蕴。胃病日久，湿浊之气留滞于中焦，郁久化热，则见胃脘胀满，胀痛灼热；湿热浊毒之气耗伤气阴，则见口干口苦；浊气犯胃，胃失和降，胃气上逆，则见恶心呕吐；胃气受浊毒影响，不主受纳，则见纳呆；中焦气机阻滞，浊毒内蕴，阳气不能输布于体表四肢，则见怕冷；浊毒之气内蕴于中焦脏腑，气机不通，可见到大便不爽或便溏；舌红或紫红，苔黄腻，脉滑或滑数，为浊毒内蕴，湿热中阻之象。

（5）浊毒壅盛。湿浊之气郁滞于中焦，日久郁而化热，蕴热为毒，灼伤真阴，阴液不能上蒸于口，故见口干口苦；中焦气机郁滞，故见脐腹胀满疼痛；浊毒壅盛，上扰清窍，故见心烦躁扰，头晕胀痛，寐差；浊毒壅盛，中焦气机不通，湿浊之气壅滞，故见大便秘结不通，小便短赤或黄；舌紫红，苔黄厚腻，脉滑数或弦滑数，均为湿热中阻，浊毒壅盛之象。

（6）瘀血内结。脾胃病日久常见瘀血内结之象。瘀血阻滞，则可见胃脘部刺痛，痛有定处，以夜间为甚；血瘀日久伤阴，阴伤则燥，胸满口燥，面色暗滞也较为常见；舌质紫或紫暗，或有瘀点、瘀斑，脉弦涩，均为瘀血内结之象。

（7）毒热伤阴。胃病日久，毒热盛，耗伤阴液，常出现阴伤之象。胃阴不足，虚热内生，热郁于胃，气失和降，则见胃脘胀满、灼痛，嘈杂不舒，痞满不适；胃失阴滋，纳化迟滞，则饥不欲食或食少；胃阴亏耗，阴津不能上滋，则口燥咽干；不能下润，则大便秘结，小便短少；舌红少津，苔少或花剥，脉弦细或细数，是毒热内结，耗伤胃阴之象。

（8）脾胃虚弱。素体虚弱或浊毒日久伤脾，导致脾胃功能虚弱者在临床上也较为常见。脾胃功能虚弱，脾失健运，胃失和降，脾胃气机壅滞于中焦，则见胃脘部胀满或隐痛，胃部喜按喜暖；脾胃虚弱，其受纳腐熟水谷及运化功能失司，则见食少；气血生化乏源，机体失于濡养，则见气短，懒言，口淡，乏力，大便稀溏等；舌质淡，边有齿痕，脉细弱，均为浊毒伤脾，脾胃虚弱之象。

（二）中医辨证论治

1. 辨证要点

（1）辨主症。慢性胃炎的主症变化多样，有以胃痛为主，则按胃脘痛辨证，有以痞胀为主，则按痞满辨证，还有以纳呆、便溏、嗳气、泛酸等症为主，有时数症同兼并见，则要根据具体症状分别辨证。

（2）辨缓急。凡胃痛暴作，起病急者，多因外受寒邪，或恣食生冷，或暴饮暴食，以致寒伤中阳，或积滞不化，胃失和降，不通则痛；胃胀突发者，多因暴怒伤肝，肝气失于疏泄，胃络失和，或饮食失宜，食滞胃脘，胃失和降所致；凡胃痛胃胀渐发，起病缓者，多因脾胃虚，胃络失其气血温煦或土壅木郁，而致肝胃不和，气滞血阻。

（3）辨虚实。胃痛而胀，大便闭结不通者多实，痛而不胀，大便不秘结者多虚；喜凉者多实，喜温者多虚，拒按者多实，喜按者多虚；食后痛胀甚者多实，饥则腹痛胀满者多虚；脉实气逆者多实，脉细弱者多虚；痛胀起病徐缓，按之濡软而不坚者多虚；新病体壮者多实，久病体衰者多虚。

（4）辨颜面五官。浊毒蕴结，郁蒸体内，上蒸于头面，而见面色粗黄、晦浊。若浊毒为热蒸而外溢于皮肤则见皮肤油腻，患者每有面部洗不净的感觉，给人一种秽浊之象。浊毒上犯清窍而见咽部红肿，咳吐黏稠之涎沫、涕浊等。

（5）辨舌苔。患者以黄腻苔多见，但因感浊毒的轻重不同而有所差别。浊毒轻者舌红，苔腻、薄腻、厚腻，或黄或白或黄白相间；浊毒重者舌质紫红、红绛，苔黄腻，或中根部黄腻。因感邪脏腑不同苔位亦异，如浊毒中阻者，苔中部黄腻；浊毒阻于肝胆者，苔两侧黄腻。苔色、苔质根据病情的新久而变，初感浊毒、津液未伤时见黄滑腻苔；浊毒日久伤津时则为黄燥腻苔。

（6）辨脉象。浊毒证患者滑数脉常见，尤以右关脉滑数突出。临床以滑数、弦滑、弦细滑、细滑多见。病程短，浊毒盛者，可见弦滑、弦滑数脉。病程长，阴虚有浊毒者，可见细滑脉、沉细滑脉。但患者出现沉细脉时多为浊毒阻滞络瘀，而不应仅仅认为是虚或虚寒脉，如《金匮要略方论》所言："太阳病，关节疼痛而烦，脉沉而细者，此名湿痹。"又："诸积大法，脉来细而附骨者，乃积也。"以上为细脉主湿浊主积而不主虚的明证。

2. 辨证分型

李佃贵教授经过多年临床观察发现，从发病机制上提出了"浊毒理论"，从理论上阐明了胃癌前病变的病因病机，并以此为理论依据，制定了以"化浊解毒"为主治疗胃癌前病变的一整套严谨的治则、治法，为中医药治疗胃癌前病变提供了一条思路和方法。

（1）胃气壅滞型。

［主要症状］脘腹痞胀疼痛，痛而欲吐，或腹胀痛剧，肠鸣走窜不定，矢气频作，矢气后胀痛减轻，或胀痛剧而无肠鸣矢气，大便秘结，舌红，苔厚，

脉弦。

[病机] 浊蕴胃肠，气机阻滞。

[治法] 理气和胃，降逆消痞。

处方：

木香 9g　　　　枳实 15g　　　　厚朴 15g　　　　槟榔 15g

炒莱菔子 20g

[加减运用] 胃气上逆，食入则吐，加生大黄、甘草；胃脘疼痛，加延胡索、白芷；嗳气，加石菖蒲、郁金、紫苏叶、黄连；食积滞气，嗳腐吞酸，加鸡内金、焦三仙、茵陈；呃逆，加丁香、柿蒂。

（2）湿浊中阻型。

[主要症状] 胃脘堵闷，肢体困重，纳呆，口中黏腻无味，大便溏或不爽，舌红，苔腻，脉濡或滑。

[病机] 湿浊内生，阻滞气机。

[治法] 除湿化浊，和胃消痞。

处方：

石菖蒲 15g　　郁金 12g　　　　茯苓 15g　　　　白术 9g

茵陈 15g　　　砂仁（后下）15g　紫豆蔻（后下）15g　苍术 15g

[加减运用] 胸骨后隐痛，痰多，恶心加半夏、旋覆花、代赭石；胃灼热反酸，加乌贼骨、瓦楞子粉、煅龙骨、煅牡蛎；呕吐，加半夏、降香。

（3）浊犯肝胃型。

[主要症状] 胃脘胀满或胀痛，胁肋胀满，嗳气，泛酸，善太息，遇烦恼郁怒则症状加重，精神抑郁，寐差，大便不爽，舌红，苔薄黄，脉弦滑。

[病机] 肝气不疏，肝胃不和。

[治法] 疏肝理气，和胃消痞。

处方：

柴胡 15g　　　香附 12g　　　　青皮 9g　　　　荔枝核 15g

佛手 15g　　　八月札 15g　　　香橼 15g

[加减运用] 腹胀满，加焦槟榔、炒莱菔子、大腹皮；浊阻气机，脘痞苔腻，加茯苓、泽泻、石菖蒲；气郁化火，胃中灼热，加黄芩、黄连、生石膏；寐差，加合欢皮、夜交藤。

（4）浊毒内蕴型。

[主要症状] 胃脘胀满，胀痛灼热，口干口苦，恶心呕吐，纳呆，怕冷，小便黄，大便不爽或便溏，舌红或紫红，苔黄腻，脉滑或滑数。

[病机] 湿热中阻，浊毒内蕴。

[治法] 化浊解毒，和胃消痞。

处方：

黄芩12g　　　　　　黄连12g　　　黄柏12g　　　蒲公英12g

生石膏（先煎）30g　　茵陈15g　　　藿香15g　　　佩兰12g

[加减运用] 伴恶心，加紫苏叶、黄连；大便不干、不溏，排便不爽，便次频数者，加葛根、白芍、地榆、秦皮、白头翁；伴肠化，加半枝莲、半边莲、绞股蓝、薏苡仁、白英；伴不典型增生，加三棱、莪术；伴Hp感染，加蒲公英、虎杖、连翘、黄连；心下痞，加瓜蒌、黄连、半夏；胃黏膜充血水肿，常加川芎、延胡索、三七。

（5）浊毒壅盛型。

[主要症状] 口干口苦，脐腹胀满疼痛，心烦躁扰，头晕胀痛，寐差，大便秘结不通，小便短赤或黄，舌紫红，苔黄厚腻，脉滑数或弦滑数。

[病机] 湿热中阻，浊毒壅盛。

[治法] 泄浊攻毒。

处方：

半边莲15g　　　　　半枝莲15g　　　白花蛇舌草15g　　　苦参9g

板蓝根15g　　　　　鸡骨草12g

[加减运用] 口苦，纳呆，加龙胆草；心烦，加栀子、淡豆豉；便秘，加芦荟、番泻叶。对毒重浊轻者应以解毒为主，但对热毒治疗又常据毒之轻重而用药。毒轻用绞股蓝、黄芩、黄连、黄柏、蒲公英、连翘，毒中用半边莲、半枝莲、白花蛇舌草，毒重用白英。伴肠化，加白花蛇舌草、薏苡仁、白英；伴不典型增生，加水红花子、穿山甲、全蝎、蜈蚣、水蛭。

（6）瘀血内结型。

[主要症状] 胃脘胀满，刺痛，痛有定处，夜间加重，胸满口燥，面色暗滞，舌质紫或紫暗，或有瘀点、瘀斑，脉弦涩。

[病机] 浊毒中阻，瘀血内结。

[治法] 理气活血，化瘀消痞。

处方：

当归 15g　　　　　川芎 12g　　　　　延胡索 15g　三七粉（冲服）2g

蒲黄（包煎）15g　五灵脂（包煎）15g　姜黄 9g　　　白芷 15g

丹参 15g　　　　　鸡血藤 15g

[加减运用] 伴胃脘胀满气滞，加柴胡、香附、木香；心血暗耗，虚火内浮所致眠差，加酸枣仁；伴异型增生，加三棱、莪术。

（7）毒热伤阴型。

[主要症状] 胃脘胀满，灼痛，胃中嘈杂，饥不思食或食少，口干，五心烦热，大便干结，舌红少津，苔少或花剥，脉弦细或细。

[病机] 毒热内结，耗伤胃阴。

[治法] 滋养胃阴，和胃消痞。

处方：

百合 15g　　　　　乌药 12g　　　　　沙参 15g　　　麦冬 15g

五味子 15g　　　　山茱萸 15g　　　　乌梅 15g　　　玄参 15g

玉竹 15g　　　　　黄精 15g

[加减运用] 伴胃中烧灼，加生石膏、黄连；胃痛兼背痛，加沙参、威灵仙；伴胃酸缺乏，加石斛；伴口干，加天花粉；伴咽堵，加射干、桔梗、板蓝根。

（8）脾胃虚弱型。

[主要症状] 胃脘胀满或隐痛，胃部喜按喜暖，食少，气短，懒言，呕吐清水，口淡，乏力，大便稀溏，舌质淡，边有齿痕，脉细弱。

[病机] 浊毒伤脾，脾胃虚弱。

[治法] 补气健脾，和胃消痞。

处方：

党参 15g　　　　　茯苓 15g　　　　　白术 9g　　　　陈皮 15g

扁豆 15g　　　　　山药 15g

[加减运用] 脾阳不振，手足不温，加炙附子、炮姜；气虚失运，满闷较重，加木香、枳实、厚朴；气血两亏，心悸气短，神疲乏力，面色无华，加太子参、五味子；脾胃虚寒，加高良姜、荜茇。

（三）典型病例

病例 1 王某某，男性，63 岁。2015 年 12 月 29 日初诊。

患者于 1 年前无明显诱因出现胃脘胀闷，间断口服药物治疗，具体用药不详，症状未见明显缓解，遂来就诊。现患者胃脘胀满，午后症状明显，口干口苦，无胃脘疼痛，无胃灼热反酸，无恶心呕吐，纳可，寐安，小便黄，大便 1 日 1 行，质可。

辅助检查：于 2015 年 12 月 29 日于河北省中医院查电子胃镜示：慢性非萎缩性胃炎伴糜烂。

病理诊断：胃窦黏膜轻度慢性炎症，间质水肿，个别腺体肠上皮化生。

中医诊断：胃痞病（湿热中阻）。

证候分析：湿邪阻遏气机，气机不畅，故见胃脘胀闷；湿邪困脾，脾胃虚弱，故见大便溏薄；湿邪易生热邪，故小便黄；舌暗红，苔薄白，脉弦细滑，均是湿热困脾之象。

治法：清热解毒，健脾利湿。

处方：

香附 15g	苏梗 15g	青皮 15g	柴胡 15g
甘草 8g	百合 12g	乌药 12g	当归 9g
白芍 30g	川芎 9g	白术 6g	茯苓 15g
鸡内金 15g	紫豆蔻（后下）12g		三七粉（冲服）2g
太子参 10g	黄芪 12g	山药 15g	扁豆 15g
砂仁（后下）12g	生薏米 15g	升麻 12g	黄连 12g
白花蛇舌草 15g	半边莲 15g		

1 日 1 剂，文火煎煮两次，每次 30 分钟，共取汁 300ml，分早晚饭前半小时温服。

按：痞满病名首见于《伤寒论》。《黄帝内经》认为其病因是饮食不节、起居不适和寒气为患等，如《素问·太阴阳明论篇》说："饮食不节，起居不时者，阴受之。阴受之则入五脏，入五脏则膜满闭塞。"根据该患者的临床表现，病情变化，辨证论治，随症加减，在其治疗过程中，以"浊毒"理论为依据，先后应用了疏肝理气、化湿醒脾、解毒化浊、健脾和胃、活血化瘀等治法。

采用白花蛇舌草、半枝莲、半边莲、绞股蓝等"解毒抗炎","以毒攻毒",治疗重点放在抗肠化和防止其进一步发展，以防癌变。现代药理学研究表明，白花蛇舌草、半枝莲、半边莲、绞股蓝等，能提高机体非特异性免疫力，并且大多具有抗肠化、抗异型增生、抗肿瘤作用，对防治慢性萎缩性胃炎癌变具有重大意义。经系统治疗，则毒除浊化，气行血畅，胃气和调，脾运复健，肝疏如常，使人体紊乱的内环境归于平衡。

病例2 李某某，男性，59岁，2016年9月7日初诊。

患者1年前出现受凉后胃脘疼痛，间断口服香砂养胃丸等药物治疗，症状时轻时重。3个月前因饮食不适出现胃脘疼痛加重伴反酸，于河北省第二医院查电子胃镜示：慢性萎缩性胃炎。

病理诊断：胃窦黏膜慢性炎症，伴腺体不典型增生及肠上皮化生各Ⅱ级。患者为求系统诊治来我院门诊就医。

现主症：胃脘疼痛，反酸，晨起口干明显，无胃灼热，无恶心呕吐，纳可，寐安，大便不成形，1日1行。舌暗红，苔薄黄腻，脉弦滑。

既往史：既往体健，否认肝炎、结核、伤寒等传染病史。否认手术、外伤、输血史。否认食物药物过敏史，预防接种史不详。

中医诊断：胃脘痛（浊毒内蕴，胃络瘀阻）。

治法：化浊解毒，活血通络。

处方：

延胡索15g	白芷12g	茯苓15g	白芍20g
鸡内金15g	当归12g	瓜蒌15g	三七粉（冲服）2g
半枝莲15g	半边莲15g	全蝎6g	白花蛇舌草15g

1日1剂，文火煎煮两次，每次30分钟，共取汁300ml，分早晚饭前半小时温服。

二诊：2016年9月15日，患者服药后胃脘部疼痛感减轻，仍有反酸，晨起口干明显，纳可，寐安，大便不成形，1日1行。舌暗红，苔薄黄腻，脉弦滑。

处方：

香附15g	紫苏15g	川朴12g	枳实15g
瓜蒌15g	清半夏15g	黄连15g	丹参20g

焦槟榔 15g　　　炒莱菔子 15g　　　鸡内金 15g　　　三七粉（冲服）2g

全蝎 9g　　　　白花蛇舌草 15g

1 日 1 剂，文火煎煮两次，每次 30 分钟，共取汁 300ml，分早晚饭前半小时温服。

按："胃脘痛"之名最早记载于《黄帝内经》，并首先提出胃痛的发生与肝、脾有关，《兰室秘藏》首立"胃脘痛"一门，将胃脘痛的证候、病因病机和治法明确区分于心痛，使胃痛成为独立的病证。慢性萎缩性胃炎伴见异型增生和肠化，在临床上被称为"癌前病变"，多有胃脘疼痛、脘腹胀闷、嗳气、嘈杂、反酸等症状。因脾主升清，胃主降浊，多种因素造成胃纳失职，脾运失常，升降失常，清气不升，浊气内阻，导致多种病证发生，而且本病病程较长，久虚不复。李佃贵教授认为，该病证的基本病理改变一是"虚"，一是"浊"。"虚"以脾胃气虚、脾胃阳虚、胃阴虚为主要临床病证，所以助运是恢复脾胃功能的基本治法之一，若脾胃气虚则健脾益气助运，脾胃阳虚以温运，胃阴虚应滋阴助运；"浊"是病变过程中主要病理产物之一，治疗中化浊、消浊、降浊随症加减，临床多有效验。

二、溃疡性结肠炎

溃疡性结肠炎是一种原因不明的直肠与结肠慢性炎症性疾病，以黏膜溃疡糜烂为主，多累及远端结肠，亦可累及全结肠，主要症状有血性黏液便、腹痛、里急后重、腹泻。可伴有消化道症状食欲减退、上腹部饱胀不适、恶心、呕吐等。同时，一些溃疡性结肠炎可能表现出一些胃肠外表现，如关节炎、结节性红斑、多形性红斑、口腔黏膜顽固性溃疡、虹膜炎、虹膜睫状体炎和角膜溃疡等。

溃疡性结肠炎的病因并不是十分明确。西医主要认为有以下几个因素：感染因素、精神因素、自身免疫因素、遗传因素，尚有一些其他关于溃疡性结肠炎的学说，但还处于研究探讨阶段，在临床上尚无指导意义。

中医无溃疡性结肠炎名称，据其临床表现应归属于中医学中医内科"泄泻""痢疾""便血""肠风"或"脏毒"等范畴。溃疡性结肠炎的典型患者主要表现为腹痛、腹泻、黏液脓血便、里急后重等症状，符合中医"痢疾"的诊断。患者一般表现有缓解期、发作期等不同，病程长，复发率高，属"痢疾"中"休息痢"（慢性复发型）或"久痢"（慢性持续型）范畴。症状不典型者，仅表现为腹泻，大便次数多，粪质清稀，属中医"泄泻"范畴。

《黄帝内经》称本病为"肠澼"，对本病的病因、症状、预后等方面都有所论述，如《素问·太阴阳明论篇》说："食饮不节，起居不时者，阴受之……下为飧泄，久为肠澼。"指出本病病因与饮食不节有关。《素问·至真要大论篇》说："火淫所胜，……民病泄注赤白……腹痛溺赤，甚为血便。"指出本病的病因与气候有关，症状为腹痛，便下赤白。汉《金匮要略·呕吐哕下利病脉证并治》将本病与泄泻合称"下利"，制定了寒热不同的白头翁汤和桃花汤治疗本病，开创了痢疾的辨证论治，两方一直为后世医家所喜用。隋《诸病源候论》有"赤白痢""血痢""脓血痢""热痢"等20余种痢候记载，对本病的临床表现和病因、病机已有较深刻的认识。唐《备急千金要方》称本病为"滞下"，宋《严氏济生方》正式启用"痢疾"之病名："今之所谓痢疾者，古所谓滞下是也"，一直沿用至今。清代出现了痢疾专著，如《痢疾论》《痢证论》等，对痢疾理论和临床进行了系统总结，学术上也有所创新。

本病主要病变在于脾胃与大小肠，而与肝肾关系密切。而脾虚、湿盛是导致本病发生的重要因素。外因与湿邪关系最大，内因则与脾虚关系尤为重要。

（一）病因病机

溃疡性结肠炎属中医"泄泻""痢疾"的范畴，本病源于脾虚，以浊瘀毒为标。《景岳全书》早就记载"泄泻之本，无不由脾"，脾虚则不足以运化水湿，脾胃升降功能失调，顽痰宿湿阻滞肠间，大肠传导功能失常，缠绵难愈，痰湿久羁大肠而不去，水湿内蕴化为浊，郁热内生，浊热弥散入血而为毒。浊毒滞积于肠腑，与气血胶结，脂络受伤，则为肿胀、糜烂，遂成本病。气滞络阻，肠络瘀滞，气不布津，血不养经，浊与毒相干为害，加之与气血相胶结，也是溃疡性结肠炎经久不愈的关键。本病病位在肠，与脾密切相关。此外虚实夹杂也是其发病关键，浊毒源于脾虚，中期以标实为主，但迁延日久，又常虚实并见，多由浊毒久蕴，耗伤阴液，阴损及阳，损伤脾阳，正虚邪恋所致，这也是疾病后期常需攻补皆施，寓攻于补的治法依据。溃疡性结肠炎的活动期浊毒为其发病关键，在溃疡性结肠炎的缓解期乃浊毒与正气相持阶段或因毒成虚、浊毒留恋不去的阶段。

（二）中医辨证论治

1. 辨证要点

（1）辨虚实。《景岳全书·痢疾》指出"痢疾最当察虚实，辨寒热"。一般说来，起病急骤，病程短者属实；起病缓慢，病程长者多虚。形体强壮，脉滑实有力者属实；形体薄弱，脉虚弱无力者属虚。腹痛胀满，痛而拒按，痛时窘迫欲便，便后里急后重暂时减轻者为实；腹痛绵绵，痛而喜按，便后里急后重不减，坠胀甚者为虚。

（2）辨寒热。痢下脓血鲜红，或赤多白少者属热；痢下黏稠臭秽者属热；身热面赤，口渴喜饮者属热；舌红，苔黄腻，脉滑数者属热。痢下白色黏冻涕状，或赤少白多者属寒；痢下清稀而不甚臭秽者属寒；面白肢冷形寒，口不渴者属寒；舌淡苔白，脉沉细者属寒。

2. 治疗原则

（1）化浊解毒。本病的基本病机是浊毒壅滞肠中，只有祛除浊毒之壅滞，才能恢复肠腑传导之职，避免气血之凝滞，脂膜血络之损伤，故为治本之法。因此，清除肠中之浊毒甚为重要。常用化浊解毒法，以达祛邪导滞之目的。李佃贵教授研制了化浊解毒、健脾祛湿的消痈消溃疡（白花蛇舌草、半枝莲、白头翁、黄连、广木香）和和胃理肠、清化湿热、行气消胀、止痢定痛的葛根清肠颗粒（葛根、诃子肉、生龙骨、香附、秦皮、生地榆、白芍、茯苓、青皮、金樱子、五倍子、黄连、儿茶、木香），作为院内制剂使用了十余年，取得了较为满意的效果。

（2）调和气血。正如刘河间所说："调气则后重自除，行血则便脓自愈。"为顺畅肠腑凝滞之气血，祛除腐败之脓血，恢复肠道传送功能，促进损伤之肠道尽早修复，以改善腹痛、里急后重、下痢脓血等临床症状。常采用疏肝理气、活血化瘀、凉血止血、收湿敛疮等治法。

（3）养肝和胃。人有胃气则生，而治痢尤要。由于治疗实证初期化浊解毒方药之中，苦寒之品较多，长时间大剂量使用，有损伤胃气之弊。因此，应注意顾护胃气，并贯穿于治疗的始终。常采用养肝和胃法。

此外，古今学者提出有关治疗之禁忌，如忌过早补涩，以免关门留寇，病势缠绵不已；忌峻下攻伐，忌分利小便，以免重伤阴津，戕害正气等，都值得临床时参考借鉴。

总之，痢疾的治疗，热痢清之，寒痢温之，初痢则通之，久痢虚则补之。寒热交错者，清温并用；虚实夹杂者，通涩兼施。赤多者重用血药，白多者重用气药。始终把握祛邪与扶正的辩证关系，顾护胃气贯穿于治疗的全过程。

3. 辨证分型

（1）大肠湿热型。

［治法］清热除湿。

［处方］葛根芩连汤加减。本方重在清化肠中湿热，升清止泻。如发热较著者，可加柴胡、银花、连翘；如湿邪偏重，胸脘痞闷，渴不欲饮，苔腻时，宜酌加藿香、佩兰、苍术、厚朴、薏仁；若热邪偏重，发热，口渴喜冷饮，苔黄厚，可选加银花、白头翁、秦皮、黄柏等；伴恶心呕吐者，可加竹茹、陈皮、半夏；大便下血者可用当归、白头翁等以养血祛湿，清热解毒，或可用地榆、槐花以凉血止血，还可加三七粉、云南白药，以化瘀止血。

（2）寒湿凝滞型。

［治法］温化寒湿，调气和血。

［处方］胃苓汤加减。如兼恶寒身痛，发热无汗、脉浮等表证者，可合用藿香正气散以疏表解肌；若寒邪偏盛，泄下清稀如水样，腹痛肠鸣者，将桂枝改为肉桂 9g，加乌药 10g、良姜 10g 以温化寒湿；若小便不利者加猪苓 10g；兼暑湿加草果 10g、藿香 10g、砂仁 6g 以解暑化湿。

（3）食滞胃肠型。

［治法］消食导滞，调和脾胃。

［处方］保和丸加减。肉滞重用山楂，面积重用麦芽、莱菔子，谷停可加炒谷芽，酒伤可加葛花。如腹胀痛甚，大便泻下不畅者，可加大黄 6g、枳实 15g、槟榔 12g，以通腑导滞；如积滞化热甚者，加黄连 12g 以清热厚肠；如恶心呕吐，加白蔻仁 10g 以和胃止呕；如食欲不振，加藿香 15g、佩兰 15g 以芳香醒胃；如舌苔垢腻，加苍术 15g、苡仁 20g 以芳香和渗湿同用，增强祛湿之功。

（4）浊毒壅盛型。

［治法］化浊解毒，凉血宁血。

［处方］白头翁汤合黄连解毒汤加减。如热毒侵入营血，高热神昏谵语者，可加用紫雪丹或安宫牛黄丸2~3g，以清解热毒，开窍安神；若高热、抽搐痉厥者，加用紫雪散2g、全蝎9g、钩藤15g，以清热息风镇痉；如呕吐频繁，胃阴耗伤，舌红绛而干，则可酌加西洋参10g、麦冬10g、石斛15g，扶阴养胃；如屡饮屡吐，可用玉枢丹吞服以和胃止呕；若下利无度，饮食不进或突然四肢不温、面白、出冷汗、喘促，乃毒热内闭，阳气外脱，应急用独参汤或四逆加人参汤浓煎顿服，以益气救阳。

（5）瘀阻肠络型。

［治法］化瘀通络、止痛止血。

［处方］少腹逐瘀汤加减。如气血瘀滞，化为脓血，大便夹有赤白黏冻，可合白头翁汤同用，以清热凉血；兼食滞者加槟榔10g、山楂10g，以消食导滞；如夹有瘀阻者，以滞下黏液为主，本方合苓桂术甘汤同用，以温化痰湿；如血热、大便暗红色较多，上方加三七粉2g（冲服）、大黄炭10g，以凉血止血；如气虚明显，见神疲、乏力、肢倦者，加党参10g、白术10g，以益气行血。

（6）肝郁脾虚型。

［治法］抑肝扶脾、理气化湿。

［处方］逍遥散合痛泻要方加减。若两胁胀痛，脉弦有力，上方加延胡索15g、郁金12g，以疏肝止痛；便秘和腹泻交替发作，则上方加槟榔15g、沉香6g，以疏导积滞；如腹胀腹痛者，上方加枳实15g、厚朴15g，以行气消胀；嗳气呕恶为肝气犯胃，胃气上逆，则上方加旋覆花15g、代赭石30g，以降逆止呕；如脾虚较重，腹泻次数增多，则上方加党参15g、升麻10g，以升补脾气；如情怀郁结，不思饮食，加香橼15g、佛手15g，以疏肝醒胃。

（7）脾气虚弱型。

［治法］补中益气，升阳止泻。

［处方］补中益气汤加减。如脾气下陷重者，上方加重黄芪药量至20g；如见心慌气短失眠者，为心神失养，当于上方加炒枣仁15g，煅龙骨、牡蛎各20g，以养心安神；如气虚血少，见面色无华、眩晕、乏力、气短，当补益气

血，上方加阿胶 10g、当归 10g、山药 15g；伴发热、汗出者，上方加桂枝 6g、白芍 10g，以调和营卫；夹食滞见嗳气呕恶者，如莱菔子 10g、山楂 10g、鸡内金 10g，以消食导滞；如泄泻日久，脾虚夹湿，肠鸣辘辘，舌苔厚腻，或食已即泻，当于健脾止泻药中加升阳化湿的药物，原方去白术，加苍术 10g、厚朴 10g、羌活 10g、防风 6g，以升阳燥湿；如脾虚而夹湿热，大便泻下黄褐者加黄连 6g、厚朴 10g，以清化湿热。

（8）脾虚湿困型。

［治法］健脾益气，化湿和中。

［处方］参苓白术散加减。如腹胀中满，气滞湿阻症状明显者，去方中炙甘草，加大腹皮 15g，以理气化湿宽中；有停食者加山楂、麦芽、神曲各 15g；若湿蕴化热，舌苔黄腻者，加黄芩 15g、滑石 30g，以清利湿热；如腹痛而冷者，上方加干姜 10g，以温运脾阳。

（9）脾胃虚寒型。

［治法］温中健脾，散寒祛湿。

［处方］理中汤加味。如腹中冷痛，肢凉畏寒较甚者，上方加炮附子 9g；如伴呕吐吞酸，寒热夹杂者，加黄连 12g，以兼清热；如小腹拘急冷痛者，上方加小茴香、乌药各 9g，以温暖下元，理气止痛。

（10）寒热错杂型。

［治法］扶正祛邪，调理寒热。

［处方］连理汤加减。如兼食滞者，加麦芽 10g、山楂 10g、神曲 10g；泻痢休止时可用香砂六君子汤合香连丸健脾益气，兼清余热以巩固疗效。

（11）气阴亏虚型。

［治法］益气养阴，健脾补肾。

［处方］参芪地黄汤加减。如虚中夹实，合并大肠湿热者，宜加入酒军、瓜蒌仁之类药清热除湿；如合并有大便下血则加地榆清肠止血；如便秘与泄泻交替者，可用大剂量白术（30g 以上）、山药、首乌、当归，健脾益肾，养血润肠，适时加减，解除痛苦。

（12）脾肾阳虚型。

［治法］健脾温肾止泻。

［处方］四神丸合附子理中汤加减，或真人养脏肠。如脾阳虚为主者，重

用党参、白术、炮姜、石莲子，肾阳虚偏重者，重用附子、肉桂、补骨脂；滑脱不禁，舌苔无滞腻者，加罂粟壳 10g、诃子肉 10g、赤石脂 10g、石榴皮 10g 等；如下腹隐痛加吴茱萸 10g、香附 10g；如腹痛加金毛狗脊 10g、菟丝子 10g；如久泻不止，兼见脱肛者，上方加生黄芪 15g、升麻 10g，以升阳益气固脱；若久泻不愈，由阳及阴，脾肾阴虚者，又当填阴之剂，加天门冬 15g、黄精 15g、麦冬 10g。

（三）典型病例

病例 1 吕某某，男，30 岁，已婚。2015 年 8 月 10 日初诊。

患者缘于 3 个月前饮食不节出现腹泻，后于我院查电子结肠镜示：结肠溃疡性病变。现主症：饮食不慎后腹泻，大便 3~4 次，有黏液，无脓血，口干口苦，无发热，纳寐可，小便调，舌红，苔薄黄，脉细滑。自发病来体重下降 7 斤。

中医诊断：泄泻病（浊毒内蕴，湿热中阻）。

证候分析：患者感受湿热病邪致泻，因脾恶湿而喜燥，外感湿邪，最易困阻脾土，脾失健运，水谷混杂而下，以致发生泄泻。

治法：清热利湿，滋补肾阴。

处方：

半枝莲 15g	半边莲 15g	茵陈 15g	白花蛇舌草 15g
板蓝根 15g	鸡骨草 15g	苦参 12g	黄芩 12g
黄连 12g	绞股蓝 12g	百合 15g	乌药 9g
茯苓 15g	白术 9g	当归 12g	川芎 9g
白芍 30g	豆蔻 15g	鸡内金 15g	三七粉（冲服）2g
藿香 15g	大腹皮 15g	广木香 9g	白头翁 15g
秦皮 12g	生地榆 9g	扁豆 15g	葛根 25g
石榴皮 9g			

1 日 1 剂，文火煎煮两次，每次 30 分钟，共取汁 300ml，分早晚饭前半小时温服。

二诊：2015 年 8 月 24 号。患者现晨起及饭后腹泻，1 日 2~3 次，色黄不成形，无黏液脓血，纳可寐安，舌暗红，苔黄腻，脉弦细。

处方：

百合 15g	乌药 12g	当归 12g	川芎 12g
白芍 30g	茯苓 15g	白术 12g	紫苏梗 15g
青皮 15g	香附 15g	甘草 6g	白花蛇舌草 15g
黄柏 15g	黄连 12g	黄芩 12g	半枝莲 15g
苦丁茶 15g	红景天 15g	板蓝根 15g	白芷 15g
五灵脂（包煎）15g	延胡索 15g	蒲公英 15g	蒲黄（包煎）12g
紫豆蔻（后下）15g	藿香 15g	莲子肉 15g	大腹皮 15g
半夏 9g	广木香 9g	白头翁 15g	扁豆 15g
薏米 15g	石榴皮 15g	砂仁（后下）15g	

1日1剂，文火煎煮两次，每次30分钟，共取汁300ml，分早晚饭前半小时温服。

三诊：2015年8月31日。症状较前减轻，腹泻一日两次，无黏液脓血，纳可寐安，舌红，苔黄腻，脉弦细滑。

处方：

百合 15g	乌药 9g	茯苓 15g	白术 9g
当归 12g	川芎 9g	白芍 30g	鸡内金 15g
五灵脂（包煎）15g	砂仁（后下）15g	延胡索 15g	白芷 15g
藿香 15g	广木香 9g	香附 15g	川朴 12g
枳实 15g	海螵蛸 15g	大腹皮 15g	白头翁 15g
扁豆 15g			

1日1剂，文火煎煮两次，每次30分钟，共取汁300ml，分早晚饭前半小时温服。

按：溃疡性结肠炎主要是侵及结肠黏膜的慢性非特异性炎性疾病，常始自左半结肠，可向结肠近端乃至全结肠，以连续方式逐渐进展，主要症状是腹泻或便秘，便血是较常见的症状，主要由于结肠黏膜局部缺血及溶解纤维蛋白的活力增加所致。主要由感受外邪、饮食所伤、情志失调、脾胃虚弱、命门火衰等引起。这些病因导致脾虚湿盛，脾失健运，大小肠传化失常，升降失调，清浊不分，而成泄泻。根据该患者的临床表现、病情变化，辨证论治，随症加减，在其治疗过程中，以"浊毒"理论为依据，先后治以滋补肾阴、清热利湿等。

病例2 张某，女，54岁，已婚。2011年12月9日初诊。

患者5年前因饮食不节复因受凉出现腹泻、腹痛，便中少量黏液、脓血，于当地医院就诊，予左氧氟沙星胶囊口服，症状未见好转。2011年11月10日于石家庄市第一医院查电子结肠镜示：黏膜多发性浅表溃疡，伴充血、水肿，病变多从直肠开始，呈弥漫性分布；黏膜粗糙呈细颗粒状，黏膜血管模糊，质脆易出血。诊断：溃疡性结肠炎。近一周因情志不畅前述症状加重。现主症：腹痛，腹泻，1日2~4行，带少量黏液脓血，肛门灼热，烦热口渴，纳可，夜寐多梦，小便短赤。舌红，苔黄腻，脉滑数。

中医诊断：泄泻（浊毒内蕴）。

治法：化浊解毒，止泻健脾。

处方：

藿香15g	佩兰12g	黄连15g	白头翁15g
秦皮12g	延胡索15g	白芷15g	当归12g
川芎9g	白芍20g	黄芩10g	苦参15g
枳实12g	黄柏15g	马齿苋15g	葛根15g

1日1剂，文火煎煮两次，每次30分钟，共取汁300ml，分早晚饭前半小时温服。

二诊：2011年12月14日，患者服药14剂后，腹痛、腹泻减轻，大便仍为糊状黏液、脓血，1日1~2行。肛门灼热感、烦渴程度好转，小便黄。舌红，苔薄黄腻，脉滑。湿热浊毒仍胶着不去，调整中药方剂如下：

藿香15g	佩兰12g	黄连15g	白头翁15g
秦皮12g	延胡索15g	白芷15g	当归12g
川芎9g	白芍20g	白术10g	川朴9g
枳实12g	黄柏15g	马齿苋15g	葛根15g
黄芩12g	焦槟榔12g	广木香9g	白花蛇舌草15g

1日1剂，文火煎煮两次，每次30分钟，共取汁300ml，分早晚饭前半小时温服。

三诊：2012年1月20日。患者继服1个月后，腹痛、腹泻、肛门灼热感明显好转，大便基本成形，偶带黏液脓血，1日1~2行，舌红，苔薄黄，脉弦滑。期间曾因饮食不慎出现腹痛腹泻加重，继服14剂后临床症状基本缓解。湿热之邪胶着难去，反复缠绵，故应固守化浊解毒之法，辨证加减治疗。调整处方如下：

藿香 15g	佩兰 12g	黄连 15g	白头翁 15g
秦皮 12g	当归 12g	黄芪 15g	薏苡仁 20g
川芎 9g	白芍 20g	白术 10g	川朴 9g
枳实 12g	黄柏 15g	马齿苋 15g	葛根 15g
黄芩 12g	焦槟榔 12g	广木香 9g	白花蛇舌草 15g

1日1剂，文火煎煮两次，每次30分钟，共取汁300ml，分早晚饭前半小时温服。

四诊：2012年2月20日。患者继服1个月后，腹痛、腹泻、肛门灼热感基本消失，大便基本成形，偶带黏液脓血，1日1~2行，平素乏力气短，小便黄。偶于饮食不慎或受寒后腹痛、腹泻。舌红，苔薄黄，脉弦滑。2012年2月15日河北省中医院复查电子肠镜示：黏膜可见浅表溃疡，伴充血、水肿；黏膜粗糙呈细颗粒状，黏膜血管模糊，质软；诊断：溃疡性结肠炎。结肠镜表现减轻。遂守原治疗大法辨证加减，调整处方如下：

藿香 15g	佩兰 12g	白头翁 15g	秦皮 12g
当归 12g	黄芪 15g	薏苡仁 20g	川芎 9g
白芍 20g	白术 10g	赤芍 12g	广木香 9g
黄柏 15g	马齿苋 15g	葛根 15g	黄芩 12g
焦槟榔 12g	白花蛇舌草 15g		

1日1剂，文火煎煮两次，每次30分钟，共取汁300ml，分早晚饭前半小时温服。

按：溃疡性结肠炎属中医"泄泻""痢疾"等范畴，本病的病机主要是浊毒之邪滞于肠腑，气血壅滞，肠道传化失司，脂膜血络受损，腐败化为脓血而发病。本病患者由于饮食失节，情志不畅，致使脾胃升降失司，湿浊内阻，久而化生浊毒。本案以化浊解毒、调气和血消痈为大法，治疗初期正气尚存，以攻伐为主，予黄芩、黄连、黄柏、苦参、白头翁等清热利湿之品攻伐；后期正气既虚，以扶正祛邪，顾护脾胃为法，酌加黄芪、白术、党参等扶正之品。对于虚实夹杂之证临证可将解毒化浊与扶正兼顾，以增强脏腑功能，提高其化浊解毒的能力，对于辨证为气阴两虚的患者，补气养阴酌加解毒化浊之药，疗效优于单用补气养阴之法。此外，久痢耗伤阴液而致津亏血瘀，临证多养阴活血与解毒化浊并用，取得良效。通过观察多数患者治疗后症状缓解或消失，纤维结肠镜复查，肠黏膜病灶恢复正常或仅留瘢痕，大便检查正常，即临床痊愈。

三、消化性溃疡

消化性溃疡主要指发生在胃和十二指肠的慢性溃疡，即胃溃疡和十二指肠溃疡，因溃疡形成与胃酸/胃蛋白酶的消化作用有关而得名。溃疡的黏膜缺损超过黏膜肌层，不同于糜烂。消化性溃疡是全球性常见病。消化性溃疡以上腹部疼痛为主要临床表现，胃溃疡疼痛的位置在剑突下和剑突下偏左处，十二指肠溃疡的疼痛多出现于中上腹部，或在脐上方，或在脐上方偏右处。疼痛范围常较固定而局限于数厘米直径大小。多呈钝痛、灼痛或饥饿样痛，一般较轻而能耐受，持续性剧痛提示溃疡穿透或穿孔。疼痛具有长期性、周期性、节律性。溃疡疼痛与饮食之间的关系具有明显的相关性和节律性。胃溃疡疼痛的发生常在餐后 1 小时内发生，经 1~2 小时后逐渐缓解，直至下餐进食后再次出现上述节律。十二指肠溃疡的疼痛常在两餐之间发生，持续不减直至下餐进食或服制酸药物后缓解。一部分十二指肠溃疡患者，由于夜间的胃酸较高，尤其在睡前曾进餐者，可发生半夜疼痛。常伴有反酸、胃灼热、嗳气、上腹饱胀、恶心，甚至呕吐、食欲减退等消化不良症状，但这些症状常缺乏特异性。

古代医学中没有"消化性溃疡"之名，将其归属于中医"胃脘痛"的范畴。胃脘痛又称胃痛，主要症状是胃脘部近心窝处疼痛。本病首载于《黄帝内经》，有"胃脘当心而痛"之说，后世乃有"心痛即胃痛""胃痛非心痛"之争。《黄帝内经》对胃脘痛病因病机的基本认识及其针刺治疗方法的阐述，为后世医家治疗胃痛奠定了基础。如《素问·六元正纪大论篇》："木郁之发，民病胃脘当心而痛，上支两胁，膈咽不通，食饮不下。"说明胃痛与木气偏旺，肝胃失和有关。《素问·举痛论篇》曰："寒气客于肠胃之间，膜原之下，血不得散，小络急引，故痛。"说明寒邪气滞也可产生胃痛。《素问·痹论篇》从饮食角度补充了胃痛的病因"饮食自倍，肠胃乃伤。"至隋唐，对本病证的认识日趋深入，日渐成熟。隋·巢元方在《诸病源候论》对虚寒胃痛的发病机制作了进一步描述。唐·孙思邈《备急千金要方·卷十三》提出九种心痛之说，其是对心痛、胃痛按病因、临床表现做出了归类。宋代严用和《济生方》总结前人九种心痛之说，认为"名虽不同"而都为"邪气搏于正气，邪正交结，气道闭塞，郁于中焦"所致。金元时期，学派林立，各树旗帜，见解独特。张子和强调腑气闭塞，痰食停滞是胃脘痛病证主要病机。李东垣认为饮食伤胃，劳倦伤脾，遂导致中气虚损，或客寒犯胃，或兼阴火上冲，脾胃生发之气不升是导致胃脘瘀痛的主要病机。而朱丹溪则认为胃痛亦有属热的情况。《丹溪心法·心脾痛》说："若因病得之稍久则成郁，久郁则蒸热，热之必生火。"明代虞抟认为本病病机"未有不由痰涎食积于胸中，七情九气触于内之所至焉"。《明医指掌·心痛》指出，湿热中阻可引起胃痛。龚廷贤认为，饮食不节在本病发病中占有重要地位。张景岳论发病之因，强调"气滞"。明清以后，对胃脘痛的认识更为精辟详明。

（一）病因病机

本病病因，初则多由外邪、饮食、情志不遂所致，病因多单一，病机也单纯，常见饮食停滞、肝气犯胃、肝胃郁热、浊毒内蕴等证候，表现为实证；久则常见由实转虚，如日久损伤脾胃，热邪日久耗伤胃阴，多见脾胃虚弱、胃阴不足等证候，则属虚证。因实致虚，或因虚致实，皆可形成虚实并见证，如胃热兼有阴虚，以及兼夹瘀、食、气滞、痰饮等。本病的病位在胃，与肝脾关系密切，也与胆肾有关。基本病机为胃气阻滞，浊毒内蕴，胃络瘀阻，胃失所养，不通则痛。

1. 病因

（1）饮食因素。胃主受纳腐熟水谷，其气以和降为顺，故胃痛的发生与饮食不节关系最为密切。若饮食不节，暴饮暴食，损伤脾胃，饮食停滞，致使胃失和降，胃中气机阻滞，不通则痛；或五味过极，辛辣无度，或恣食肥甘厚味，或饮酒如浆，则伤脾碍胃，蕴湿生热，日久化浊成毒，浊毒内蕴，阻滞气机，以致胃气阻滞，不通则痛，而致胃痛。故《素问·痹论篇》曰："饮食自倍，肠胃乃伤。"《医学正传·胃脘痛》曰："初致病之由，多因纵恣口腹，喜好辛酸，恣饮热酒煎煿，复餐寒凉生冷，朝伤暮损，日积月深……故胃脘疼痛。"故饮食不节，饥饱无度，或过食肥甘，食滞不化，气机受阻，胃失和降引起胃痛。

（2）情志因素。脾胃的受纳运化，中焦气机的升降，有赖于肝之疏泄，《素问·宝命全形论篇》所说的"土得木而达"即是这个意思。所以病理上就会出现木旺克土，或土虚木乘之变。忧思恼怒，情志不遂，肝失疏泄，肝郁气滞，横逆犯胃，以致胃气失和，胃气阻滞，即可发为胃痛。所以《杂病源流犀烛·胃病源流》谓："胃痛，邪干胃脘病也……唯肝气相乘为尤甚，以木性暴，且正克也。"肝郁日久，或乘脾克胃，致脾胃运化功能失职，中焦失运，水谷不化，水反为湿，谷反为滞，湿滞日久化浊成毒，浊毒内蕴，阻滞气机，以致胃气阻滞，不通则痛；或又可化火生热，邪热犯胃，导致肝胃郁热而痛。

（3）脾胃虚弱。脾与胃相表里，同居中焦，共奏受纳运化水谷之功。脾气主升，胃气主降，胃之受纳腐熟，赖脾之运化升清，所以胃病常累及于脾，脾病常累及于胃。若素体不足，或劳倦过度，或饮食所伤，或过服寒凉药物，或久病脾胃受损，均可引起脾胃虚弱，致使胃失温养，发生胃痛。若是热病伤阴，或胃热火郁，灼伤胃阴，或久服香燥理气之品，耗伤胃阴，胃失濡养，也可引起胃痛。肾为先天之本，阴阳之根，脾胃之阳，全赖肾阳之温煦；脾胃之阴，全赖肾阴之滋养。若肾阳不足，火不暖土，可致脾阳虚，而成脾肾阳虚，胃失温养之胃痛；若肾阴亏虚，肾水不能上济胃阴，可致胃阴虚，而成胃肾阴虚，胃失濡养之胃痛。

2. 病机

消化性溃疡病位在胃，胃为阳土，胃为水谷之海，喜润恶燥，乃多气多血之腑，主受纳腐熟水谷，其气以和降为顺；病变涉及肝、脾两脏，肝主疏泄、藏血，脾主运化、统血。饮食、情志等因素致脾胃运化功能失调，脾失运化，胃失受纳，水反为湿，谷反为滞，湿滞蕴久化浊成毒，浊毒内蕴，浊遏毒伏，毒蕴浊中，浊与毒合，胶着难解，阻碍气机的运行，造成气机的升降出入失常或日久入络损胃或伤阴耗气致胃失所养而发生胃痛。

（1）胃气壅滞。忧思恼怒，情志不遂，致肝失疏泄，气机郁滞，肝气犯胃，胃失和降，而成胃痛。

（2）湿浊中阻。饮食不节或情志不畅致脾失健运，水液内停，湿邪内生，湿邪日久化浊，湿浊困阻中焦，胃失和降，气机阻滞，不通则痛。

（3）浊毒内蕴。饮食、情志等因素致脾胃运化功能失调，水反为湿，谷反为滞，湿滞日久化浊成毒，浊毒内蕴，脾胃纳运失司，升降失调，形成胃痛。

（4）胃络瘀阻。肝胃气滞，气滞血瘀，或久病入络，或离经之血留滞，或浊毒黏滞致使胃络瘀滞，而成胃痛。

（5）胃阴亏虚。素体阴虚，或年老津亏，或热病日久，损伤津液，或久泻久痢，或吐下太过，伤及阴津，或过食辛辣，或过服辛香燥热之药品，损伤胃阴，以致胃阴不足，胃失濡润，受纳与和降失司，而成胃痛。

（6）脾胃虚弱。素体脾虚，或久病伤脾，或劳倦过度，或饮食所伤，均可损伤脾胃，导致脾胃虚弱，中气不足，纳运失司，升降失调，而成胃痛。

（二）辨证论治

1. 辨证要点

（1）辨虚实。虚证胃痛多见于久病体虚者，其胃痛隐隐，痛势徐缓而无定处，或摸之莫得其所，时作时止，痛而不胀或胀而时减，饥饿或过劳时易诱发疼痛或致疼痛加重，揉按或得食则疼痛减轻，伴有食少乏力，脉虚等症；实证胃痛多见于新病体壮者，其胃痛兼胀，表现胀痛、刺痛，痛势急剧而拒按，痛有定处，食后痛甚，伴有大便秘结，脉实等症。

（2）辨气血。初痛在气，久痛在血。胃痛且胀，以胀为主，痛无定处，时痛时止，常由情志不舒引起，伴胸脘痞满，喜叹息，得嗳气或矢气则痛减者，多属气分；胃痛久延不愈，其痛如刺如锥，持续不解，痛有定处，痛而拒按，伴食后痛增，舌质紫暗，舌下脉络紫暗迂曲者，多属血分。

2. 辨证分型

治疗胃脘痛，首应辨其疼痛的虚、实、寒、热性质及病在气在血，然后审证求因，给予恰当的治疗。胃痛的治法，古虽有"通则不痛"的原则，但绝不限于"通"之一法，临证之时，应运用四诊八纲，详加审察，根据病者的不同情况，确立恰当的治疗方法。

（1）胃气壅滞型。

［主要症状］胃脘胀痛，嗳气频繁，胸闷胁胀，大便不通，舌淡红，苔薄白，脉弦。

［治法］理气和胃。

［处方］

| 香附 20g | 木香 6g | 枳实 15g | 八月札 12g |
| 白芍 20g | 地榆 20g | | |

［加减运用］若疼痛明显者加延胡索、川楝子；大便干燥者加火麻仁、柏子仁；苔厚腻者加厚朴、薏苡仁；反酸者加生牡蛎、胡黄连；胸脘胀闷者加青皮、陈皮；嗳气频繁者加石菖蒲、郁金。

（2）湿浊中阻型。

［主要症状］胃脘隐痛或膜胀，胸闷，口中黏腻无味，恶心，纳呆食少，大便溏或大便不爽，肢体困重，舌暗红，苔腻，脉濡或滑。

［治法］祛湿化浊。

［处方］

| 石菖蒲 20g | 郁金 12g | 薏苡仁 10g | 豆蔻 12g |
| 茵陈 15g | 佩兰 12g | | |

［加减运用］若湿邪有化热之势者加用蒲公英、黄连清热化湿解毒；反酸明显者加生牡蛎、胡黄连；有黑便者加三七粉、白及、仙鹤草、地榆炭；舌苔厚腻者加砂仁、藿香、芦根芳香化浊和胃。

（3）浊毒内蕴型。

［主要症状］胃脘灼痛，口干口苦，渴不欲饮，或牙龈肿痛，口舌生疮，或心烦不寐，大便干燥，小便黄，舌暗红，苔黄厚或腻，脉弦滑或数。

［治法］化浊解毒。

［处方］

| 生石膏（先煎）15g | 黄芩 9g | 栀子 6g | 黄连 6g |
| 蒲公英 30g | 砂仁（后下）12g | | |

［加减运用］若大便干燥者加火麻仁、柏子仁、虎杖、大黄；反酸嘈杂者加生牡蛎、石菖蒲、郁金；阴伤者加沙参、麦冬、石斛；舌红光剥者加玄参、生地；伴失眠者加酸枣仁、合欢皮。

（4）胃络瘀阻型。

［主要症状］胃脘痛如针刺或如刀割，痛处不移，拒按，可痛彻胸背，肢冷汗出，可有呕血或黑便史，舌质暗红或紫暗，或见瘀斑，脉涩或沉弦。

［治法］活血通络。

［处方］

| 当归 12g | 川芎 9g | 丹参 20g | 赤芍 20g |
| 姜黄 12g | 枳壳 15g | | |

［加减运用］若兼气虚者加白术、党参；泛酸者加胡黄连、生牡蛎；热盛者加生石膏、败酱草；兼有黑便者加三七粉、白及化瘀止血；兼血虚者加山萸肉、黄精补血而不留瘀。

（5）胃阴亏虚型。

［主要症状］胃脘隐痛不适，似饥而不欲食，口燥咽干，五心烦热，消瘦乏力，大便干结，舌红少津，苔少或花剥，脉细。

［治法］养阴益胃。

［处方］

| 百合 20g | 乌药 12g | 沙参 15g | 麦冬 20g |
| 女贞子 20g | 石斛 12g | | |

［加减运用］若兼气滞者加香橼、八月札理气和胃；大便秘结不通加柏子仁、生地、当归；反酸胃灼热者加石菖蒲、郁金、生牡蛎、胡黄连。

（6）脾胃虚弱型。

［主要症状］胃脘隐痛，绵绵不断，空腹及劳累后尤甚，得食痛减，口泛清水，纳差，神疲乏力，大便溏，舌淡，苔白，脉细弱。

［治法］健脾益胃。

［处方］

| 党参 20g | 黄芪 24g | 茯苓 20g | 白术 12g |
| 陈皮 9g | 半夏 12g | | |

加减运用：若胃脘隐痛，四肢不温，为脾胃虚寒，加桂枝、高良姜温中祛寒；反酸明显加吴茱萸、生牡蛎以制酸。

临证经验

（三）典型病例

病例1 苗某，男，63岁，栾城县楼府镇东严村人，已婚。初诊日期：2016年2月1日。

主诉：胃脘胀满间作3年，加重一月余。

现病史：患者3年前因饮食不节出现胃脘胀满间作，夜间明显，间断口服奥美拉唑，症状时轻时重，1个月前因劳累后，胃脘胀满加重，为求进一步系统诊治，来我院门诊就诊。现主症：胃脘胀满、隐痛，夜间明显，伴嗳气、反酸、胃灼热，无恶心、呕吐，纳可，寐欠安，大便日1行，不成形，色黄，小便尚可。舌红，苔黄腻，脉弦滑。

查体：T 36.5℃，P 77次/分，R 18次/分，Bp 120/81mmHg，发育正常，营养中等，自动体位，全身皮肤无黄染及出血点，浅表淋巴结无肿大，巩膜无黄染，咽部无充血，双侧扁桃体不大，气管居中，甲状腺不大，心肺无异常，腹平软，胃脘部压痛明显，无反跳痛及肌紧张，未触及包块，肝脾未触及，剑突下无压痛，脊柱四肢及神经系统未见异常。

实验室检查：2016年2月1日于河北医科大学第四医院查电子胃镜（A100443679）示：胃息肉，慢性非萎缩性胃炎，十二指肠多发溃疡。病理（16-08003）示：胃体息肉，黏膜慢性炎症。

中医诊断：胃痞病（浊毒内蕴）。

西医诊断：①十二指肠多发溃疡；②慢性非萎缩性胃炎；③胃息肉。

治法：化浊解毒。

处方：

百合 15g	乌药 9g	当归 12g	川芎 12g
白芍 30g	茯苓 15g	香附 12g	苏梗 15g
青皮 9g	枳壳 15g	黄连 12g	黄芩 15g
半枝莲 15g	半边莲 15g	白花蛇舌草 12g	蒲公英 15g
茵陈 15g	苍术 15g	莪术 15g	瓜蒌 15g
半夏 9g	砂仁（后下）15g	紫豆蔻（后下）15g	炒鸡内金 15g
炒莱菔子 15g			

14剂，水煎服，1日1剂，文火煎煮2次，每次40分钟，共取汁400ml，

早晚饭前半小时温服。嘱患病期间禁食生冷、辛辣等刺激性食物，戒烟酒。同时配服金明和胃胶囊，3粒/次，3次/日，养胃舒软胶囊，3粒/次，3次/日。

二诊：药后患者胃脘胀满隐痛、嗳气均较前减轻，仍觉夜间胃脘胀满，空腹时胸骨后烧灼感，纳可，寐欠安，大便日1行，不成形。舌红，苔薄黄腻，脉弦细滑。

处方：在原方的基础上加用川朴15g、焦槟榔15g、三七粉（冲服）2g，21剂，水煎服，1日1剂，文火煎煮2次，每次40分钟，共取汁400ml，早晚饭前半小时温服。同时配服金明和胃胶囊，3粒/次，3次/日，养胃舒软胶囊，3粒/次，3次/日。

三诊：药后患者胃脘胀满明显减轻，胸骨后无烧灼感，食后2小时胃脘隐痛不适，偶口酸、嗳气，纳可，夜寐较前好转，大便日1行，不成形，舌红，苔薄黄腻，脉弦细滑。处方：在上方的基础上去川朴、焦槟榔、三七粉、紫豆蔻，加用延胡索、白芷各15g，21剂，水煎服，1日1剂，文火煎煮2次，每次40分钟，共取汁400ml，早晚饭前半小时温服。同时配服金明和胃胶囊，3粒/次，3次/日，养胃舒软胶囊，3粒/次，3次/日。

四诊：患者胃脘隐痛减轻，未诉胃脘胀满、嗳气，无口酸，纳寐可，二便调。舌红，苔薄黄腻，脉弦细滑。上方不变，继续用药，3天服2剂以巩固疗效。嘱：平日饮食应规律，忌食辛辣刺激、生冷油腻、甜、黏、硬之品，不宜吃红薯、土豆等含淀粉较多的食物，避免工作紧张、压力过大。

按：十二指肠溃疡多表现为空腹时胃痛，进食后疼痛缓解。本病案患者因长期饮食不节，脾胃受损，运化功能失司，痰浊内生，日久化为浊毒，困阻气机，而见胃脘胀满，不通则痛，故见胃脘隐痛。李佃贵教授在遣方用药时，重视气机的条达，六腑以通为用，以降为和，故在本案中用化浊解毒治法，配合理气药以疏通气机，意在气行则水行，使浊毒速去。同时溃疡病的治疗，饮食调理极为重要，忌食辛辣刺激性食物，戒酒忌烟，一定嘱咐患者密切配合，戒绝烟酒，方保证治疗达到预期效果。

病例2 张某，男，30岁，河北省石家庄市，已婚。初诊日期：2016年1月3日。

主诉：胃脘隐痛5年，加重7天。

现病史：患者于5年前因饮食不规律出现胃脘隐痛，无明显规律，期间就诊于当地县中医院，间断服用中药汤剂（具体药物不详），症状时有反复，7天前饮酒后胃脘隐痛，泛酸，胃灼热，时有胃胀，遂来我科就诊。现主症：胃脘隐痛，空腹时明显，伴泛酸、胃灼热，食后胃胀，无嗳气，无恶心、呕吐，纳食欠佳，夜寐欠安，大便1日1行，质可，色正常，小便调。

查体：T 36.5℃，R 16次/分，Bp 123/81mmHg，P 83次/分。腹平坦，全腹触之柔软，剑突下压痛，肝脾肋缘下未触及，无腹肌紧张及反跳痛，墨菲氏征阴性，麦氏点无压痛，肝区无叩痛，双肾区无叩击痛，移动性浊音阴性，肠鸣音正常。舌红，苔黄腻，脉弦滑。

辅助检查：2016年1月3日于河北省中医院查电子胃镜示：慢性浅表性胃炎，十二指肠球部溃疡。

中医诊断：胃脘痛（浊毒内蕴证）。

西医诊断：①十二指肠球部溃疡；②慢性浅表性胃炎。

治法：化浊解毒，理气止痛。

处方：

延胡索 12g	白芷 12g	蒲黄（包煎）12g	五灵脂（包煎）12g
砂仁（后下）12g	茯苓 20g	荷叶 12g	蒲公英 15g
清半夏 12g	瓜蒌 12g	生黄芩 9g	黄连 9g
竹茹 15g	丹参 20g	香附 15g	生石膏（先煎）15g
海螵蛸 15g	焦麦芽 20g	炒鸡内金 10g	炒莱菔子 15g
紫苏梗 12g	厚朴 15g	合欢皮 20g	

14剂，水煎服，1日1剂，文火煎煮2次，每次40分钟，共取汁400ml，早晚饭前半小时温服。同时每日空腹口服雷贝拉唑肠溶胶囊10mg，每日2次。

医嘱：平日饮食应规律，忌食辛辣刺激、生冷油腻、甜、黏、硬之品，不宜吃红薯、土豆等含淀粉较多的食物，避免工作紧张、压力过大。

二诊：诸症均好转，偶觉胃脘隐痛，时有泛酸、胃灼热，食后稍胀，纳可，寐安，大便1日1行，质可，小便调。舌红，苔薄黄腻，脉弦滑。上方去蒲公英、清半夏、瓜蒌、生黄芩、生石膏，14剂，水煎服，1日1剂，文火煎煮2次，每次40分钟，共取汁400ml，早晚饭前半小时温服。同时服用雷贝拉唑肠溶胶囊10mg，每日2次。医嘱同前。

三诊：饮食不当时偶有胃脘隐痛，偶有嗳气，无泛酸、胃灼热，无胃脘胀满，纳可，寐安，大便1日1行，成形，小便调。舌红，苔薄黄腻，脉弦滑。上方加丁香9g、柿蒂12g，14剂，水煎服，1日1剂，文火煎煮2次，每次40分钟，共取汁400ml，早晚饭前半小时温服。同时服用雷贝拉唑肠溶胶囊10mg，每日2次，医嘱同前。

四诊：现患者未诉明显胃脘隐痛不适，无泛酸、胃灼热，无胃脘胀满，纳可，寐安，大便1日1行，成形，小便调。舌红，苔薄黄腻，脉弦滑。效不更方，继服原方14剂，水煎服，1日1剂，文火煎煮2次，每次40分钟，共取汁400ml，早晚饭前半小时温服。雷贝拉唑肠溶胶囊10mg，每日1次，巩固治疗，医嘱同前。

按：胃脘痛多因外邪犯胃、饮食伤胃、情志不畅和脾胃素虚等导致胃气郁滞，胃失和降，不通则痛。本案例中患者长期饮食不规律，伤及脾胃，脾运失司，水湿内停，积久化热，蕴生浊毒，因饮酒后症状加重，浊毒内蕴，阻滞中焦气机，不通则痛，故而发病。本病病位在胃，与脾相关。根据患者复诊情况随症加减用药，并让患者谨遵医嘱，方收良效。

病例3 霍某某，男，56岁，邢台将军墓政府，已婚。初诊日期：2016年1月22日。

主诉：胃脘胀满间作2年，加重两月余。

现病史：患者2年前因饮食不节出现胃脘胀满间作，夜间明显，未予以重视，症状时轻时重，1个月前又因饮食不规律，胃脘胀满加重，为求进一步系统诊治，来我院门诊就诊。现主证：胃脘胀满，夜间明显，反酸，无嗳气、胃灼热，无恶心、呕吐，纳可，寐欠安，大便日1行，不成形，色黄，小便尚可。舌紫暗，苔薄黄腻，脉弦滑。

查体：T 36.6℃，P 76次/分，R 18次/分，Bp 120/80mmHg，发育正常，营养中等，自动体位，全身皮肤无黄染及出血点，浅表淋巴结无肿大，巩膜无黄染，咽部无充血，双侧扁桃体不大，气管居中，甲状腺不大，心肺无异常，腹平软，胃脘部压痛明显，无反跳痛及肌紧张，未触及包块，肝脾未触及，剑突下无压痛，脊柱四肢及神经系统未见异常。

实验室检查：2016年1月2日于河北省中医院查电子胃镜（AA0223003）示：慢性萎缩性胃炎，十二指肠球部溃疡。病理（2016年8月12）示：胃角、胃窦：黏膜重度慢性炎症，腺体重度肠上皮化生。

中医诊断：胃癌病（浊毒内蕴，瘀血阻络）。

西医诊断：①十二指肠球部溃疡；②慢性萎缩性胃炎。

治法：化浊解毒，活血通络。

处方：

黄连 12g	黄芩 15g	半枝莲 15g	半边莲 15g
白花蛇舌草 12g	蒲公英 15g	茵陈 15g	苍术 15g
莪术 15g	藿香 15g	佩兰 15g	枳实 15g
香附 15g	苏梗 15g	砂仁（后下）15g	蜈蚣 2 条
山甲珠 12g	全蝎 9g	海螵蛸 25g	

14 剂，水煎服，1 日 1 剂，文火煎煮 2 次，每次 40 分钟，共取汁 400ml，早晚饭前半小时温服。嘱患病期间禁食生冷、辛辣等刺激性食物，戒烟酒。同时配服胃康胶囊，4 粒 / 次，3 次 / 日，健胃愈疡胶囊，4 粒 / 次，3 次 / 日。

二诊：药后患者胃脘胀满、反酸均较前减轻，小腹隐痛，无嗳气、胃灼热，纳可，寐安，大便日 1 行，基本成形，小便稍黄。舌紫暗，苔薄黄，边有齿痕，脉弦细滑。

处方：上方去海螵蛸，加煅瓦楞子 25g，7 剂，水煎服，1 日 1 剂，文火煎煮 2 次，每次 40 分钟，共取汁 400ml，早晚饭前半小时温服。同时配服胃康胶囊，4 粒 / 次，3 次 / 日，健胃愈疡胶囊，4 粒 / 次，3 次 / 日。

三诊：药后患者未诉明显不适，纳可，夜寐安，大便日 1 行，成形，舌紫暗，苔薄黄，边有齿痕，脉弦细滑。

处方：上方去香附、紫苏，加用川朴 15g、半夏 9g、青皮 12g，14 剂，水煎服，1 日 1 剂，文火煎煮 2 次，每次 40 分钟，共取汁 400ml，早晚饭前半小时温服。同时配服胃康胶囊，4 粒 / 次，3 次 / 日，健胃愈疡胶囊，4 粒 / 次，3 次 / 日。嘱：平日饮食应规律，忌食辛辣刺激、生冷油腻、甜、黏、硬之品，不宜吃红薯、土豆等含淀粉较多的食物，避免工作紧张、压力过大。

按：十二指肠溃疡多表现为空腹时胃痛，进食后疼痛缓解。本病案患者因长期饮食不节，脾胃受损，运化功能失司，痰浊内生，日久化为浊毒，困阻气机，而见胃脘胀满。久病入络，舌脉均为其佐证。李佃贵教授在治疗疾病时，辨证与辨病结合，治血、治气同用，药到病除。治疗溃疡病，情绪的调整、饮食的禁忌是必须要做到的。

病例4 刘某，男，63岁，河北省邢台市，已婚。初诊日期：2016年2月22日。

主诉：间断胃脘疼痛连及后背10年，加重1周。

现病史：患者缘于10年前饮食不节出现胃脘疼痛连及后背，进食后明显，伴有嗳气，胃脘胀满，无胃灼热泛酸，间断口服摩罗丹、胃康灵等药物，症状时轻时重。2015年12月1日于河北省中医院查电子胃镜示"反流性食管炎、贲门炎、胃角溃疡、十二指肠球炎"，胃镜组织活检提示："胃溃疡病，伴腺体肠上皮化生，腺体Ⅰ～Ⅱ级不典型增生"。间断服用奥美拉唑等药物，病情有所缓解。一周前因着凉后胃脘疼痛加重，饭后明显，两胁胀满，偶嗳气泛酸，就诊于我院，现主症：胃脘疼痛，饭后明显，两胁胀满，偶嗳气泛酸，口干口苦，纳少，寐可，大便质可，半天～3天1行，小便调。舌紫暗，苔薄黄腻，脉弦细滑。

查体：T 36.5℃，R 22次/分，P 84次/分，Bp 150/90mmHg。腹平坦，剑突下压痛，无肌紧张及反跳痛，肝脾未触及。双下肢不肿。生理反射存在，病理反射未引出。舌紫暗，苔薄黄腻，脉弦细滑。

实验室检查：2015年12月1日于河北省中医院查电子胃镜示："反流性食管炎、贲门炎、胃角溃疡、十二指肠球炎。"胃镜组织活检提示："胃溃疡病、伴腺体肠上皮化生、腺体Ⅰ～Ⅱ级不典型增生。"

中医诊断：胃痛病（气滞血瘀，浊毒内蕴）。

西医诊断：①胃溃疡；②贲门炎；③十二指肠球炎；④反流性食管炎；⑤高血压病2级。

治法：行气活血止痛，化浊解毒。

处方：

百合15g	白术12g	乌药9g	茯苓12g
砂仁（后下）15g	枳实15g	川朴12g	青皮9g
鸡内金15g	全蝎3g	白花蛇舌草15g	半枝莲15g
半边莲15g	延胡索12g	白芷12g	

7剂，1日1剂，文火煎煮2次，每次40分钟，共取汁400ml，早晚饭前半小时温服。

二诊：患者诉胃脘痛明显减轻，两胁胀消失，偶反酸嗳气，纳可寐安，大便正常，舌紫红，苔中后微腻，脉弦滑。

处方：上方加蒲公英15g、山甲珠12g（先煎），14剂，1日1剂，文火煎煮2次，每次40分钟，共取汁400ml，早晚饭前半小时温服。

三诊：胃脘部隐痛好转，时伴嗳气，耳鸣消失，纳可寐可，大便可，1日1行，舌红，苔薄黄腻，脉弦细滑。

处方：

上方加檀香6g、沉香6g、藿香15g。

14剂，1日1剂，文火煎煮2次，每次40分钟，共取汁400ml，早晚饭前半小时温服。

四诊：胃痛基本消失，劳累及饥饿时胃脘部隐痛，偶有嗳气，纳可寐安，大便正常，舌红，苔薄黄根部微腻，脉弦细。调为如下方：

百合 15g	白术 12g	乌药 9g	茯苓 12g
砂仁（后下）15g	青皮 9g	鸡内金 15g	全蝎 3g
白花蛇舌草 15g	半枝莲 15g	半边莲 15g	陈皮 12g
半夏 9g	瓜蒌 15g	枳实 15g	川朴 12g

14剂，1日1剂，文火煎煮2次，每次40分钟，共取汁400ml，早晚饭前半小时温服。嘱平日饮食应规律，忌食辛辣刺激、生冷油腻、甜、黏、硬之品，不宜吃红薯、土豆等含淀粉较多的食物，避免工作紧张、压力过大。

患者治疗后症状基本消失，精神状态良好，考虑患者黏膜不典型增生，嘱其继续服药以控制病理变化防止发生癌变。患者依从性好，坚持服药至今，未进一步发展。

按："胃脘痛"之名最早见于《黄帝内经》,《灵枢·邪气脏腑病形》指出："胃病者，腹䐜胀，胃脘当心而痛。"《寿世保元·心胃痛》指出："胃脘痛者，多是纵恣口腹，喜好辛酸，恣饮热酒煎煿，复食寒凉生冷，朝伤暮损，日积月深，自郁成积，自积成痰，痰火煎熬，血亦妄行，痰血相杂，妨碍升降，故胃脘疼痛。"慢性胃病中以溃疡病和慢性胃炎占绝大多数。胃病初起在气，气滞日久必有血瘀，即"久病入络""胃病久发，必有聚瘀"。从症状辨析，可见胃痛固定持续，时有刺痛，或有包块，舌质暗红或有瘀斑瘀点。李佃贵教授提出瘀久生热，热极成毒，行气活血同时配用半枝莲、半边莲、白花蛇舌草、绞股蓝等解毒化瘀，瘀去毒清，药到病除。肠型化生及异性增生属癌前病变，对该病人要注意密切随访。

四、肝硬化

肝硬化是一种常见的慢性肝病，可由一种或多种原因引起肝脏损害，肝脏呈进行性、弥漫性、纤维性病变。具体表现为肝细胞弥漫性变性坏死，继而出现纤维组织增生和肝细胞结节状再生，这三种改变反复交错进行，结果肝小叶结构和血液循环途径逐渐被改建，使肝变形、变硬而导致肝硬化。该病早期无明显症状，后期则出现一系列不同程度的门静脉高压和肝功能障碍，直至出现上消化道出血、肝性脑病等并发症死亡。

肝硬化属中医"胁痛""癥积痞块"等病证范畴，多因正气不足，湿浊邪毒乘虚而入，藏匿于肝；加之饮食失当，脾失健运，情志不舒，肝失疏泄，内生湿热，酿生浊毒，熏蒸肝胆，肝病既久，乘脾犯胃及肾，致肝、脾、肾俱损，在浊毒壅盛病理基础上，导致肝气郁滞、肝络瘀阻等证，从而形成本病。从微观辨证角度，依据肝硬化肝脏纤维组织增生的病理及生化特征，亦属于湿热壅盛，酿生浊毒，迁延日久，浊毒、气滞、血瘀相互胶结为害，肝体失于濡养，硬结变性，因此本病的关键在于浊毒内蕴。治疗方面，在中医的整体观和辨证施治原则指导下立足化浊解毒，科学运用中医理论，辨病与辨证结合，宏观与微观结合，综合全身整体调理，以化浊解毒为大法，兼疏肝理气、活血化瘀、软坚散结、养肝和胃等治疗方法，组成系列验方，取得较好疗效，为中医药治疗肝硬化开辟了一条新的途径。

（一）病因病机

1.病因

（1）正气不足。正气不足，湿浊邪毒乘虚而入，藏匿于肝。

（2）饮食不节。饮食失当，脾失健运，内生湿热，酿生浊毒，熏蒸肝胆。

（3）肝气不舒。情志不舒，肝失疏泄，脾失健运，内生湿热，酿生浊毒，熏蒸肝胆，肝病既久乘脾犯胃及肾，致肝、脾、肾俱损。

2.病机

本病病机特点多因正气不足，湿浊邪毒乘虚而入，藏匿于肝；加之饮食失当，脾失健运，情志不舒，肝失疏泄，内生湿热，酿生浊毒，熏蒸肝胆，肝病既久，乘脾犯胃及肾，致肝、脾、肾俱损，在浊毒壅盛病理基础上，导致肝气郁滞、肝络瘀阻等证，从而形成本病。从微观辨证角度，依据肝脏纤维组织增生的病理及生化特征，亦属于湿热壅盛，酿生浊毒，迁延日久，浊毒、气滞、血瘀相互胶结为害，肝体失于濡养，硬结变性，因此本病的关键在于浊毒内蕴。

（1）浊毒内蕴。由于脾胃虚弱，肝气不疏，木克脾土，脾失健运，湿浊内生，浊邪内蕴，日久化热成毒，浊毒使气、血、水搏结，水湿内停，肝络瘀阻，肝体失养，硬结变性。

（2）痰瘀互结。由于体内邪毒内侵，阻滞肝络，化热灼津，致脾不运化，水湿成痰，气滞血瘀。

（3）肝肾阴虚。由于肝肾同源，肝病日久，势必伤及肾脏，耗伤阴液，致肾阴亏虚。

（4）肝脾阳虚。由于肝主疏泄，脾主运化，功能失职，木横克土，致水湿停滞，气机不畅。

（二）辨证论治

1. 辨证要点

（1）辨病与辨证。中医无肝硬化之名，肝硬化属中医"胁痛""癥积痞块"等范畴辨证论治，但其根本原因为肝硬化，故在辨证时要辨肝硬化之病。

（2）辨宏观与微观。宏观辨证上多因正气不足，湿浊邪毒乘虚而入，藏匿于肝；加之饮食失当，脾失健运，情志不舒，肝失疏泄，内生湿热，酿生浊毒，熏蒸肝胆，肝病既久，乘脾犯胃及肾，致肝、脾、肾俱损，在浊毒壅盛病理基础上，导致肝气郁滞、肝络瘀阻等证，从而形成本病。从微观辨证角度，依据肝硬化肝脏纤维组织增生的病理及生化特征，属于湿热壅盛，酿生浊毒，迁延日久，浊毒、气滞、血瘀相互胶结为害，肝体失于濡养，硬结变性，因此本病的关键在于浊毒内蕴。

2. 辨证分型

在治疗方面，在中医的整体观和辨证施治原则指导下立足化浊解毒，科学运用中医理论，辨病与辨证结合，宏观与微观结合，综合全身整体调理，采用化浊解毒为大法，兼疏肝理气、活血化瘀、软坚散结、养肝和胃等治疗方法。

（1）浊毒内蕴。

［主要症状］胁肋胀痛或灼热疼痛，腹胀如鼓，胸闷纳呆，口渴而苦，小便黄赤，大便不爽，舌质红，苔黄燥，脉象弦数。

［病机］由于脾胃虚弱，肝气不疏，木克脾土，脾失健运，湿浊内生，浊邪内蕴，日久化热成毒，浊毒使气、血、水搏结，水湿内停，肝络瘀阻，肝体失养，硬结变性。

［治法］化浊解毒，软肝化坚。

［处方］

白花蛇舌草 15g	半枝莲 15g	半边莲 15g	茵陈 15g
板蓝根 15g	苦参 15g	黄芩 15g	黄连 15g
山栀 15g	黄柏 15g	猪苓 15g	茯苓 15g
白术 15g	泽泻 15g	陈皮 15g	木香 9g
车前子 15g	泽兰 15g	鳖甲（先煎）15g	山甲珠（先煎）9g

［加减运用］肝功能异常者，常选用龙胆草、五味子、垂盆草保肝降酶。

（2）痰瘀互结。

［主要症状］身困体倦，头晕眼花，两胁隐痛，肌肤甲错，食少便溏，胁肋下或见癥块，舌质淡紫有瘀斑，脉象滑数。

［病机］由于体内邪毒内侵，阻滞肝络，化热灼津，脾不运化，水湿成痰，气滞血瘀。

［治法］健脾化痰，活血祛瘀。

［处方］

陈皮 12g	半夏 9g	茯苓 15g	当归 15g
川芎 15g	赤芍 15g	生地黄 15g	红景天 15g
桃仁 15g	红花 15g	甘草 16	

［加减应用］若痰结胶固，加胆南星、僵蚕、礞石等。

（3）肝肾阴虚。

［主要症状］面色黧黑，胁肋隐痛，口干咽燥，潮热盗汗，心烦易怒，失

眠多梦，头晕目眩，舌红少苔，脉细弦而数。

[病机] 由于肝肾同源，肝病日久，势必伤及肾脏，耗伤阴液，是肾阴亏虚而致。

[治法] 养肝益肾，育阴清热。

[处方]

沙参 15g	麦冬 15g	生地黄 15g	枸杞 15g
川楝子 15g	白蒺藜 15g	丹皮 15g	栀子 15g
知母 15g	黄柏 15g	赤芍 15g	甘草 9g

[加减应用] 肾阴不足加女贞子、旱莲草等。

（4）肝脾阳虚。

[主要症状] 症见两胁胀痛，胸腹满闷，嗳气纳差，畏寒肢冷，倦怠乏力，面色萎黄，大便溏薄，脉象弦细，舌质淡，苔黄。

[病机] 由于肝主疏泄，脾主运化，功能失职，木横克土，致水湿停滞，气机不畅。

[治法] 疏肝健脾，温阳利湿。

[处方]

柴胡 15g	白芍 15g	枳壳 15g	白术 15g
香附 15g	川芎 15g	厚朴 15g	茯苓 15g
桂枝 15g	干姜 15g	甘草 9g	

[加减应用] 若大便溏薄明显，加扁豆、炒薏米、莲子肉等。

（三）典型病例

病例 1　刘某某，男性，61 岁，已婚。2014 年 6 月 6 日初诊。

患者 10 年前无明显诱因出现右胁下胀痛，伴乏力，未予特别重视，后曾因鼻衄不止就诊于当地中医院，查乙肝五项、肝功能示：HBsAg（＋），AST 160.2U/L，ALT 68U/L，诊为乙型肝炎，予相关治疗（具体不详），症状稳定。后胁肋胀痛、乏力反复发作，时轻时重。2 个月前上述症状加重，经治疗症状未见好转，求诊于我院。现主症：胁痛，乏力，偶有足部刺痒感，无口干口苦，时有牙龈出血，纳可，寐可，大便可，小便色黄，量可，舌暗红，苔黄厚腻，脉弦滑。

中医诊断：胁痛病（浊毒内蕴，脉络瘀阻）。

治法：化浊解毒，化瘀通络。

处方：

鳖甲（先煎）15g	山甲珠（先煎）12g	田基黄12g	红景天12g
冬葵子15g	大黄6g	龙胆草15g	五味子15g
贯众15g	丹参15g	赤芍12g	延胡索15g
川楝子12g	蒲黄（包煎）9g	五灵脂（包煎）12g	党参12g

1日1剂，文火煎煮两次，每次30分钟，共取汁300ml，分早晚饭前半小时温服。

二诊：2014年6月20日。患者胁痛、乏力较前好转，遇情志不畅时加重，无口干口苦，时有牙龈出血，10天前出现鼻衄，纳可，夜寐欠安，大便可，小便色黄，舌暗红，苔黄厚腻，脉弦滑。调整处方如下：

鳖甲（先煎）15g	山甲珠（先煎）12g	田基黄12g	红景天12g
冬葵子15g	大黄6g	龙胆草15g	五味子15g
贯众15g	丹参15g	赤芍12g	延胡索15g
川楝子12g	蒲黄（包煎）9g	生地15g	茜草12g
仙鹤草12g	五灵脂（包煎）12g		

1日1剂，文火煎煮两次，每次30分钟，共取汁300ml，分早晚饭前半小时温服。

三诊：2014年7月4日。患者胁痛、乏力明显好转，偶有右胁下胀满，口干口苦，偶有牙龈出血，纳可，夜寐欠安，大便可，小便色黄，舌暗红，苔黄腻，脉弦滑。湿热浊毒之邪仍胶着不去，原方加清热利湿之品，以助药力。调整处方如下：

鳖甲（先煎）15g	山甲珠（先煎）12g	田基黄12g	红景天12g
冬葵子15g	大黄6g	龙胆草15g	五味子15g
贯众15g	丹参15g	赤芍12g	香附12g
川楝子12g	茵陈15g	黄芩12g	生地15g
茜草12g	仙鹤草12g		

1日1剂，文火煎煮两次，每次30分钟，共取汁300ml，分早晚饭前半小时温服。

四诊：2014 年 8 月 4 日。患者现胁痛、乏力不显，偶有右胁下胀满，无口干口苦，无呕恶，偶有牙龈出血，纳可，夜寐可，大便调，小便色黄，舌暗红，苔薄黄微腻，脉弦滑。湿热浊毒之邪稍解。调整处方如下：

鳖甲（先煎）15g	山甲珠（先煎）12g	田基黄 12g	红景天 12g
冬葵子 15g	大黄 6g	龙胆草 15g	五味子 15g
贯众 15g	丹参 15g	赤芍 12g	香附 12g
川楝子 12g	茵陈 15g	黄芩 12g	生地 15g
石菖蒲 12g	当归 12g	白芍 15g	

1 日 1 剂，文火煎煮两次，每次 30 分钟，共取汁 300ml，分早晚饭前半小时温服。

按：肝硬化是临床常见的慢性进行性肝病，由一种或多种病因长期或反复作用形成的弥漫性肝损害。属中医学的"胁痛""臌胀""黄疸"等范畴。李佃贵教授认为肝硬化是由正气虚衰、浊毒内侵所致。浊邪在整个致病过程中占有重要地位。浊为阴邪，滞下而阻碍清阳之气的活动。故"化浊"实为治疗肝硬化之大法。临证时应该辨证与辨病相结合，中医辨证分型和西医分型相结合。本病虽因浊、毒、虚共同致病，然而在疾病的不同阶段三者又处于不同的地位，因此治疗中固本和逐邪不可偏废，日久浊毒耗伤人体正气，还需固本培元，方保无虞，本案中使用党参等固本之品，疗效显著。

病例 2 王某某，男性，57 岁，已婚。2013 年 9 月 9 日初诊。

现病史：肝区及后背部憋胀感，乏力感，晨起口苦，大便调，双下肢轻度可凹性水肿，舌红，苔薄黄腻，脉沉细缓。

中医诊断：胁痛病（浊毒内蕴，血瘀肝结）。

治法：化浊解毒，软肝化坚。

处方：

白芍 30g	丹参 20g	赤芍 15g	白花蛇舌草 15g
牡蛎 15g	海浮石 15g	鸡内金 15g	山甲珠（先煎）15g
枳实 15g	厚朴 15g	虎杖 15g	田基黄 15g
冬葵子 15g	当归 12g	三棱 12g	生大黄 3g

1 日 1 剂，文火煎煮两次，每次 30 分钟，共取汁 300ml，分早晚饭前半

小时温服。

二诊：服上药无明显不适，肝区及后背部憋胀感减轻，体力好转，晨起口干，大便调，双下肢未见可凹性水肿。舌红，苔薄黄，脉弦细。此乃浊毒化，肝络通之象，调整处方：

白芍 30g	丹参 20g	赤芍 15g	白花蛇舌草 15g
牡蛎 15g	海浮石 15g	鸡内金 15g	鳖甲（先煎）15g
山甲珠（先煎）15g	枳实 15g	厚朴 15g	虎杖 15g
田基黄 15g	冬葵子 15g	当归 12g	三棱 12g
生大黄 3g	乌梅 10g	五味子 9g	

1日1剂，文火煎煮两次，每次30分钟，共取汁300ml，分早晚饭前半小时温服。

三诊：服上药无明显不适，肝区及后背部憋胀感消失，体力好转，晨起口干，大便调，双下肢未见可凹性水肿。舌红，苔薄白，脉弦细。查肝功能示：GGT 38U/L。B超示：符合慢性肝炎改变，胆囊炎。效不更方，仍依化浊解毒，软肝化坚为法则调整方药治疗以巩固疗效。

按：慢性肝病病程较长，病机错综复杂，很难以一方一法取效，必须谨守病机，治疗上顺应、恢复肝脏生理特性，截断逆转肝脏病理性改变，多法并用方可取效。李佃贵教授认为"浊邪"在肝硬化的发展中，不仅是病理产物，还是致病原因。"湿为浊之渐，浊为湿之极"，肝硬化是由正气虚衰，浊毒内侵所致。浊邪在整个致病过程中占有重要地位。浊为阴邪，滞下而阻碍清阳之气的活动。故"化浊"实为治疗肝硬化之大法。总之因"浊毒内伏"是始动因子，所以解毒化浊为治因之法。如果患者已出现肝纤维化或肝硬化则应以软肝化坚为主，解毒化浊和软肝化坚二法均应配合养肝和胃法，助正气祛邪外出，邪去而正自安。若浊毒或肝纤维化、肝硬化不著，可单用养肝和胃法。养肝和胃、解毒化浊、软肝化坚为基本大法，同时需根据患者体质、病程长短，病情轻重，分别有所侧重应用行气法、疏肝法、活血法、滋肾法、保肝降酶法。

五、脂肪肝

脂肪肝，是指由于各种原因引起的肝细胞内脂肪堆积过多的病变。脂肪肝正严重威胁国人的健康，成为仅次于病毒性肝炎的第二大肝病，已被公认为隐蔽性肝硬化的常见原因。脂肪肝是一种常见的临床现象，而非一种独立的疾病。其临床表现轻者无症状，重者病情凶猛。一般而言，脂肪肝属可逆性疾病，早期诊断并及时治疗常可恢复正常。

脂肪肝在病理上可分为单纯性脂肪肝、脂肪性肝炎和脂肪性肝硬化，病因上则有酒精性脂肪肝和非酒精性脂肪肝两大类。临床起病隐匿，即使已发生脂肪性肝炎，也可无明显症状，有症状者表现为肝区隐痛、不适、腹胀、乏力、纳差等。

脂肪肝属于一种病理现象，不需要单独作为一种疾病来治疗，但也绝非无药可医。若发现患有脂肪肝，应及早到医院认真检查，找出病因，对因治疗，绝大多数脂肪肝是可逆的。脂肪肝早期无症状，可在体检时查出脂肪肝而就医，所以应重视体检，有效地把疾病控制在早期阶段。

中医无脂肪肝这一病名，根据其临床特点，多将其归为"胁痛""积证"等范畴，正如《黄帝内经》所说："肝之积，曰肥气。"脂肪肝是由于饮食不节，嗜食肥甘厚味，大量饮酒，劳倦失度，情绪不畅，痰湿内生，湿凝成浊，浊毒内生，浊毒阻络所致。此外，由于津血同源，痰湿、瘀血可互化。由痰致瘀或由瘀致痰，痰瘀搏结成为新的病因，又使病情缠绵，或病情进展，变生他证。脂肪肝的病理因素主要为痰浊、浊毒、瘀血，如《证治准绳》云："夫人饮食起居，一失其宜，皆能使血瘀不行。"痰湿、浊毒、瘀血停积于肝，为积为痛，形成脂肪肝。《古今医鉴》所讲："胁痛者……或痰积流注于血，与血相搏。"病机主要为肝失疏泄，脾失健运，湿热内蕴，痰浊郁结，瘀血阻滞而最终形成湿痰瘀阻互结，痹阻肝脏脉络。其病位在肝，与脾、肾相关，为本虚标实之证。

（一）病因病机

脂肪肝病位在肝，与脾、肾密切相关，脂肪肝的形成与饮食不节密切相关，饮食物通过胃的受纳、脾的运化生成水谷精微，并由脾的转输散精作用而布散营养周身。其中，肝主疏泄、肾藏精主水，对于水谷精微的正常代谢也起重要作用。肝脾肾三脏功能失调均可导致水谷精微（包括脂质）的运化输布失常，痰饮、水湿、浊毒内生，瘀血停留，形成脂肪肝。

1. 病因

（1）饮食不节。肥甘厚味食之太过，必伤脾胃，肥能生热，甘能壅中，肥甘太过可壅滞中焦，损伤脾胃，化湿生热，炼津为痰，痰凝成浊，热化成毒，浊毒内蕴变生本病。张志聪在补注《黄帝内经》时指出："中焦之气，蒸津液化，其精微……溢于外则皮肉膏肥，余于内则膏肓丰满。"厚味肥甘入胃肠，中阳不运，脂质浸淫脉道，血脉不利，气机失畅，气滞血瘀，肝主藏血，受之尤重。

（2）恣饮醇酒。中医认为酒味甘、苦，性温，有毒。"少饮则和血行气"（《本草纲目》），"肆意痛饮，脏腑受害不一"（《万氏家传点点经》）。因饮酒太过，酒毒湿热蕴结中焦，伤及脾胃，脾胃受纳运化失职，脾失健运，不能为胃行其津液，致痰饮、水湿内生，日久凝聚生浊毒，停积于肝而成脂肪肝。对此，《诸病源候论》中有所描述"夫酒癖者，因大饮酒后……酒与饮俱不散，停滞在于胁肋下，结聚成癖，时时而痛"，"今人有荣卫痞涩，痰水停积者，因复饮酒，不至大醉大吐，故酒与痰相搏，不能消者，故令腹满不消"。

（3）情志失调。肝乃将军之官，性喜条达，主调畅气机。若因情志所伤，或暴怒伤肝，或抑郁忧思，皆可使肝失条达，疏泄不利，气滞血瘀，肝郁乘脾，脾运失健，痰浊内生，终成痰浊瘀血，流注于肝则成脂肪肝。正如《金匮翼·肝郁胁痛》云："肝郁胁痛者，悲哀恼怒，郁伤肝气。"若气郁日久，血行不畅，瘀血渐生，阻于胁络，不通则痛，亦致瘀血胁痛。《临证指南医案·胁痛》云："久病在络，气血皆窒。"

（4）贪逸少劳。《素问·上古天真论篇》所谓："起居有常，不妄作劳，故能形与神俱。"过劳少逸或贪逸少劳，均可损伤人体而致病，如《素问·宣明五气论篇》有"久视伤血，久立伤骨，久行伤筋，久卧伤气，久坐伤肉"。张景岳也认为"惟安闲柔脆之辈……斯为害矣"（《景岳全书·虚损》）。脂肪肝患者由于少劳多逸，使气血运行不畅，脾胃功能减弱，脾失健运，痰饮、水湿内停，化生浊毒而致病。陆九芝在《逸病解》中说："逸乃逸豫，安逸所生病，与劳相反。"并指出"逸之病，脾病也"。王孟英亦说："过逸则脾滞，脾气困滞而少健运，则饮停湿聚矣。"（《温热经纬·薛生白湿热病篇》）

2.病机

本病病机特点以素体脾虚为发病的根本，气滞、痰湿、血瘀、浊毒是基本病理因素。

脂肪肝属中医"胁痛""积聚"等范畴，饮食、情志、过逸是相关致病因素。饮食不节致脾胃受损，聚湿生痰；郁怒伤肝，思虑伤脾，久则气机升降失调，影响水液代谢、血液运行，变生痰、瘀、浊毒阻络于肝。《证治准绳》云"夫人饮食起居，一失其宜，皆能使血瘀不行。"痰湿、瘀血停积于肝，为积为痛，形成脂肪肝。《古今医鉴》所讲："胁痛者……或痰积流注于血，与血相搏。"过逸少劳则脾胃失和，肝血不畅，气滞血瘀，痰湿胶结，浊毒内蕴，积聚于肝。故脂肪肝病机是虚实夹杂，脾虚为本，产生痰湿、浊毒、瘀血，停积于肝所致。《灵枢·百病始生》所讲："湿气不行，凝血蕴里而不散，津液涩渗，着而不去，而积皆成矣。"

（1）肝郁脾虚。浊毒蕴结，肝失疏泄，肝气郁滞，则胁肋胀痛；肝气郁滞，情志不畅，则心情抑郁不舒；肝气横逆犯脾，脾气虚弱，不运化水谷，则纳呆，脘腹痞闷；气滞浊阻，则肠鸣矢气，便溏；舌不红，苔薄，脉弦或沉细为肝郁脾虚之象。

（2）痰浊内阻。痰浊内蕴，阻滞中焦，肝失疏泄条达则胁肋隐痛；木不疏土，脾虚运化失职，气机壅塞，则脘腹痞闷，胃之收纳失司，则纳呆，痰浊中阻，胃气上逆则恶心，湿浊重着，停留经络，则肢体困重；木不疏土，脾虚运化失职，则倦怠乏力，大便溏稀；舌淡红胖大，苔白腻，脉濡滑为痰浊内阻之象。

（3）痰瘀互结。痰浊阻滞，气滞血瘀，痰瘀互结，肝络瘀阻，则胁部刺痛或胀痛；痰浊瘀血为阴邪及有形之邪，长期阻滞肝络则胁下痞块；痰湿阻滞，气机壅塞，则可见脘腹痞闷；肝失疏泄，脾失运化，胃之收纳失司，则纳呆；舌胖大瘀紫，苔白腻，脉细滑或涩，为痰瘀互结之象。

（4）浊毒内蕴。浊毒蕴结，肝失条达，疏泄失职，则见胁肋胀痛或脘腹痞闷；浊气犯胃，胃失和降，胃气上逆，则见恶心呕吐；浊毒内蕴，阻滞胆汁的排泄，故见口苦；木不疏土，脾虚运化失职，则困倦乏力，肝失疏泄、横克脾土，故便秘或秘而不爽；舌质红，苔黄腻，脉弦滑均为湿热中阻，浊毒内蕴之象。

（5）肝肾亏虚。浊毒久蕴，耗伤阴液，肝肾精血不足，肝失调达，则见胁部隐痛；肝肾精血不足，不能上荣于头则头晕，不能滋养耳窍则耳鸣；浊毒扰神则失眠；肝虚疏泄失职，故胸闷善太息；舌红少津，脉细数，脉细或脉沉，是浊毒内蕴，耗伤阴液之象。

（二）中医辨证论治

1. 辨证要点

（1）辨在气在血。大抵胁肋部胀痛多属气郁，且疼痛游走不定，时轻时重，症状轻重与情绪变化有关；刺痛多属血瘀，且痛处固定不移，疼痛持续不已，局部拒按，入夜尤甚。

（2）辨虚实。实证之中以气滞、血瘀、浊毒为主，多病程短，来势急，症见胁肋部疼痛较重而拒按，脉实有力。虚证多为阴血不足，脉络失养，症见胁肋部隐痛，绵绵不休，且病程长，来势缓，并伴见全身阴血亏耗之证。

（3）辨舌苔。患者以黄腻苔多见，但因感浊毒的轻重不同而有所差别。浊毒轻者舌红，苔腻或薄腻或厚腻，或黄或白或黄白相间；浊毒重者舌质紫红、红绛，苔黄腻，或中根部黄腻。舌红，苔薄黄，脉弦多为肝郁气滞之证；舌红，苔厚腻微黄，多为痰浊阻滞之象；舌红，苔黄厚腻，脉弦滑多为浊毒内蕴之象；舌暗红，有瘀斑瘀点，苔黄腻，脉弦滑涩多为痰瘀内结之象；舌红，有裂纹，苔黄燥多为浊毒伤阴之象。

（4）辨脉象。浊毒证患者滑数脉常见，尤以右关脉滑数突出。临床以滑数、弦滑、弦细滑、细滑多见。病程短，浊毒盛者，可见弦滑、弦滑数脉。病程长、阴虚有浊毒者，可见细滑脉、沉细滑脉。但患者出现沉细脉时多为浊毒阻滞络瘀，而不应仅仅认为是虚或虚寒脉。

2. 辨证分型

经过临床总结，发现浊毒内蕴为脂肪肝新的病因病机，只是疾病发展阶段不同，浊毒轻重程度不等，治疗以化浊解毒为治疗总则，据浊毒轻重程度不同施不同之法。

（1）肝郁脾虚型。

［主要症状］胁肋胀痛，心情抑郁不舒，乏力，纳呆，脘腹痞闷，便溏，

舌不红，苔薄，脉弦或沉细。

[病机]肝失调达，肝气郁滞，脉络失和。

[治法]疏肝理气，健脾解郁。

[处方]

柴胡 15g	川芎 9g	枳实 15g	香附 15g
陈皮 10g	厚朴 10g	白芍 10g	当归 15g
茯苓 15g	白术 9g	甘草 5g	

[加减应用]若胁痛甚，可加青皮、延胡索以增强理气止痛之力；若气郁化火，症见胁肋掣痛，口干口苦，烦躁易怒，溲黄便秘，舌红苔黄者，可去方中辛温之川芎，加山栀、丹皮、黄芩、夏枯草；若肝郁化火，耗伤阴津，症见胁肋隐痛不休，眩晕少寐，舌红少津，脉细者，可去方中川芎，酌配枸杞、菊花、首乌、丹皮、栀子；若兼见胃失和降，恶心呕吐者，可加半夏、陈皮、生姜、旋覆花等；若气滞兼见血瘀者，可酌加丹皮、赤芍、当归尾、川楝子、延胡索、郁金等。

（2）痰浊内阻型。

[主要症状]胁肋隐痛，脘腹痞闷，纳呆，口黏，困重乏力，头晕恶心，便溏不爽，形体肥胖，舌淡红胖大，苔白腻，脉濡滑。

[病机]痰浊内阻，气机壅塞。

[治法]理气化痰，祛痰泄浊。

[处方]

陈皮 9g	茯苓 15g	半夏 9g	苍术 15g
厚朴 15g	泽泻 15g	薏苡仁 15g	白术 9g
海藻 15g	砂仁 15g	山药 15g	

[加减应用]若痰湿盛而胀满甚者，可加枳实、紫苏梗、桔梗等，或合用半夏厚朴汤以加强化痰理气的功效；气逆不降，嗳气不止者，加旋覆花、代赭石、枳实、沉香等；痰湿郁久化热而口苦、舌苔黄者，改用黄连温胆汤；兼脾胃虚弱者加用党参、白术健脾和中。

（3）痰瘀互结型。

[主要症状]胁部刺痛或胀痛，乏力，纳呆，口黏，脘腹痞闷，胁下痞块，便溏不爽，舌胖大瘀紫，苔白腻，脉细滑涩。

［病机］痰瘀互结，肝络瘀阻。

［治法］化痰散结，活血通络。

［处方］

茯苓 15g	半夏 6g	陈皮 9g	当归 9g
赤芍 9g	柴胡 9g	茯苓 9g	白术 9g
桃仁 6g	桔梗 9g	枳壳 9g	海藻 9g
莱菔子 6g			

［加减应用］若胁肋下有癥块，而正气未衰者，可酌加三棱、莪术、土鳖虫以增加破瘀散结消坚之力，或配合服用鳖甲煎丸。

（4）浊毒内蕴型。

［主要症状］脘腹痞闷，胁肋胀痛，恶心呕吐，困倦乏力，口苦，便秘或秽而不爽，小便黄，舌质红，苔黄腻厚，脉弦滑。

［病机］湿热中阻，浊毒内蕴。

［治法］清热利湿，化浊解毒。

［处方］

柴胡 15g	黄芩 12g	龙胆草 15g	姜半夏 9g
栀子 15g	枳壳 12g	茵陈 15g	制大黄 6g
虎杖 15g	车前草 15g	甘草 6g	

［加减应用］若恶心呕吐明显者，加竹茹、生姜、旋覆花以止呕；纳呆不食者，加鸡内金、谷芽、麦芽以开胃导滞；嘈杂不舒者，可合用左金丸；便溏者，去大黄，加扁豆、陈皮以化湿和胃。如寒热错杂，用半夏泻心汤苦辛通降。

（5）浊毒伤阴型。

［主要症状］胁部隐痛，腰膝酸软，足跟痛，头晕耳鸣，失眠，午后潮热，盗汗，舌红少津，脉细数，脉细或脉沉。

［病机］浊毒伤阴，肝络失养。

［治法］化浊解毒，滋阴补肾。

［处方］

| 北沙参 9g | 枸杞子 12g | 当归 9g | 熟地黄 9g |
| 麦冬 6g | 山茱萸 15g | 丹皮 15g | 茯苓 15g |

桑寄生 15g　　　　泽泻 15g　　　　山药 15g　　　　决明子 15g

陈皮 9g

［加减应用］若阴亏过甚，舌红而干，可酌加石斛、玄参、天冬；若心神不宁，而见心烦不寐者，可酌配酸枣仁、炒栀子、合欢皮；若肝肾阴虚，头目失养，而见头晕目眩者，可加菊花、女贞子等；若阴虚火旺，可酌配黄柏、知母、地骨皮等

（三）典型病例

病例　杨某，男性，65 岁，已婚。2015 年 8 月 7 日初诊。

现病史：患者 1 个月前饮食不当后出现两胁隐痛，间断口服中药后，效果不明显，故来就诊。现主症：两胁隐痛，饭后加重，无胃灼热、反酸，口干，无口苦，纳可，夜寐欠佳，小便量少，色黄，大便偶有不成形，排泄不尽。舌暗红，苔黄腻，脉弦滑。

中医诊断：胁痛（浊毒内蕴）。

治法：化浊解毒。

处方：

茵陈 20g　　　　黄连 15g　　　　黄芩 15g　　　　海金沙 15g

苦参 15g　　　　鸡内金 15g　　　　垂盆草 15g　　　　茯苓 15g

大腹皮 15g　　　　炒莱菔子 15g　　　　当归 15g　　　　生白芍 30g

清半夏 9g　　　　延胡索 15g　　　　白芷 12g　　　　龙胆草 12g

1 日 1 剂，文火煎煮两次，每次 30 分钟，共取汁 300ml，分早晚饭前半小时温服。按时服药，禁食辛辣、油腻性食物，调畅情志。

二诊：服药后两胁隐痛较前减轻，无胃灼热反酸，口干，无口苦，纳可，夜寐欠佳，小便量可，色黄，大便偶有不成形。舌暗红，苔黄腻，脉弦滑。

处方：

焦槟榔 15g　　　　玄参 15g　　　　车前子 15g　　　　金钱草 15g

茵陈 20g　　　　黄连 15g　　　　黄芩 15g　　　　海金沙 15g

鸡内金 15g　　　　茯苓 15g　　　　大腹皮 15g　　　　炒莱菔子 15g

当归 15g　　　　生白芍 30g　　　　清半夏 9g　　　　延胡索 15g

白芷 12g　　　　龙胆草 12g

1日1剂，文火煎煮两次，每次30分钟，共取汁300ml，分早晚饭前半小时温服。按时服药，禁食辛辣、油腻性食物，调畅情志。

按：胁痛的基本病机为浊毒内蕴，其病理变化可归结为"不通则痛"与"不荣则痛"两类。其病理性质有虚实之分，其病理因素，不外乎气滞、血瘀、湿热三者。因肝郁气滞、瘀血停着、湿热蕴结所导致的胁痛多属实证，是为"不通则痛"。而因阴血不足，肝络失养所导致的胁痛则为虚证，属"不荣则痛"。《证治汇补·胁痛》篇对胁痛的治疗原则进行了较为全面系统地描述，曰："治宜伐肝泻火为要，不可骤用补气之剂，虽因于气虚者，亦宜补泻兼施……故凡木郁不舒，而气无所泄，火无所越，胀甚惧按者，又当疏散升发以达之，不可过用降气，致木愈郁而痛愈甚也。"

六、胃癌

胃癌是我国最常见的恶性肿瘤之一，是一种严重威胁人民身体健康的疾病。胃癌可发生于任何年龄，但以40~60岁多见，男多于女，约为2∶1。胃癌可发生于胃的任何部位，但多见于胃窦部，尤其是胃小弯侧，根据癌组织浸润深度分为早期胃癌和进展期胃癌（中、晚期胃癌）。胃癌临床早期往往毫无症状，中晚期出现上腹疼痛、消化道出血、穿孔、幽门梗阻、消瘦乏力、代谢障碍以及癌肿扩散转移而引起的相应症状。胃癌早期症状常不明显，如捉摸不定的上腹部不适、隐痛、嗳气、泛酸、食欲减退、轻度贫血等，部分类似胃十二指肠溃疡或慢性胃炎症状，有些患者服用止痛药、抗溃疡药或饮食调节后疼痛减轻或缓解，因而往往被忽视而未做进一步检查，随着病情的进展，胃部症状渐转明显，出现上腹部疼痛，食欲不振、消瘦，体重减轻和贫血等。后期常有癌肿转移，出现腹部肿块，左锁骨上淋巴结肿大，黑便、腹水及严重营养不良等，由于胃癌在我国极为常见，危害性大，有关研究认为其发病原因与饮食习惯，胃部疾病等有关，所以了解有关胃癌的基本知识对胃癌防治具有十分重要的意义。

胃癌属于中医学中的"伏梁""积聚""噎膈"及"胃反"等范畴。《灵枢·邪气脏腑病形》："胃脘当心痛……膈咽不通，食饮不下。"《灵枢·五变》："皮肤薄而不泽，肉不坚而淖泽，如此则肠胃恶，恶则邪气留止积聚，乃伤脾胃之间，寒温不次，邪气稍至，蓄积留止，大聚乃起。"

胃癌主要由六淫外侵，七情内伤，饮食劳倦或禀赋不足，导致脏腑阴阳气血失调，正气亏虚，气滞、痰湿、瘀血、热毒等病邪合而成"浊毒"，缠绵留滞，聚而成瘤。胃癌的病机错综复杂，多脏同病，虚实并见，终至正气虚衰，病入膏肓，所谓"邪之所凑，其气必虚"。《灵枢·百病始生》："壮人无积，虚则有之。"一般癌症多发生于中年以上，年高之人，元气亏虚，脏腑气血亏虚，是形成癌症的基础。

（一）病因病机

脾胃为后天之本，胃为水谷之海，人体所需的精微物质，全赖由口摄入到胃的营养物质。饮食失常，五味不节，嗜酒过度，物聚类杂等皆可伤胃。另外六淫七情，饮食劳倦皆可伤胃。胃癌之因，或有先天禀赋失常，易患肿瘤；或幼稚脾胃不足，渐生慢性胃肠疾病；或因饥饱无常；或恣食生冷辛热，醇酒肥甘，屡屡伤损；或平素心胸狭窄，久处逆境心情抑郁不舒；或蒙受天灾人祸，情志剧变，以致脾胃失和，升降不利，造成胃气受损，水谷不化，气结痰凝，血瘀阻络，宿食痰浊瘀血积久结毒，形成浊毒之邪，发于胃脘，渐成癌瘤。

1. 外邪六淫

毒邪内侵，正气不足以祛邪，致使外邪久留不去，伤及脏腑，阻滞气机，气血不畅，痰湿内生，瘀血留滞，而成积聚，发为本病。《灵枢·五变》中说："肠胃之间，寒温不次，邪气稍至，蓄积留止，大聚乃起，由寒气在内所生也，气血虚弱，风邪搏于脏腑，寒多则气涩，气涩则生积聚也。"张介宾在《景岳全书》中也认为："风寒外感之邪，亦能成积，如经曰：虚邪之中人也，留而不去传舍于肠胃之外，募原之间，留着于脉，息而成积。"且进一步指出，风以致积，积成而证已非风。故治此者，当治其所留，明确了肿瘤发生的因果关系和治疗方向。

2. 情志因素

忧思伤脾，脾伤则气结，气结而津液不能输布，聚而成痰；恼怒伤肝，肝伤则气郁，气郁则血液不能畅行，积而为瘀。痰瘀互结，壅塞腔道，阻膈胃气，而引起进食噎塞难下，或食入良久反吐。如《素问·通评虚实论篇》说：

隔绝闭塞，上下不通，则暴忧之病也。肝气郁滞，常可横逆犯胃侮脾，以致肝胃不和，气郁过久，则可化火伤阴，损及脉络，而见胃痛，吐血，便黑等症。

3. 饮食因素

饮酒过度，过多食辛香燥热之品，胃有积热，热久伤阴，以致阴液亏损，津枯血燥，瘀热停聚，胃脘干槁，发为本病。饮食不节，损伤脾胃，失其运化功能，气血无以化生，而致气血两亏，久则阳气有衰，而见脾胃虚寒的表现。如《局方发挥》说："积而久也，血液俱耗，胃脘干槁，其槁在下，与胃为近，食虽可入，难尽入胃，良久复出，曰反胃。"《景岳全书·反胃》篇亦说："以酷饮无度，伤于酒湿，或以纵食生冷，败其真阳，总之无非内伤之甚，致损胃气而然。"

4. 素体因素

正气虚弱是形成肿瘤的内在根据，胃癌的发病多先有气血亏损，脾胃虚弱损伤，在此基础上复因情志失调，饮食失节，而致痰气瘀热搏结，津枯血槁，发为本病。诚如《医宗必读·反胃噎膈》所说："大抵气血亏虚，复因悲思忧患，则脾胃受伤，血液渐耗，噎塞所由成也。脾胃虚伤，运行失职，不能腐熟五谷，变化精微，朝食暮吐，暮食朝吐，食虽入胃，复反而出，反胃所由成也。"素体真阳不足，火不生土，脾胃虚寒，不能消化谷食，日久亦可发生本病，所以有"食入反出，是无火也"之说。

（二）辨证论治

1. 辨证要点

本病的辨证主要在于分清虚与实的关系，虚是以脾胃气虚为主，还是以胃阴不足为主，脾虚是否及肾等；实则要分清食积、气结、热蕴、痰凝、血瘀何者为患，或协同为患。本病辨证尤需注意舌苔的变化，苔乃胃气所附，苔厚口臭乃食积不化之象；苔白而腻，口黏且干，乃湿邪为患；苔黄口苦则有化热之势，苔花剥则胃阴伤矣。临床观察胃癌的舌苔以厚腻苔或花剥苔多见，舌质则以裂纹舌、淡暗舌为多，脉象多沉缓，提示胃癌辨证以脾气虚，胃阴不足，痰湿夹瘀多见。

2. 辨证分型

胃癌属正虚邪实，正气亏虚为本，邪气聚结为其标，故治疗胃癌要从标本变化特征中掌握治疗原则。癌肿初现，正虚不露者，以驱邪抗癌治标为主，扶正治本为次；癌肿虽见，但正气衰弱，正不抗邪者，扶正培本为主，驱邪抗癌治标为次；驱邪不忘扶正，扶正辅以驱邪。驱邪当行气除湿、化痰消瘀，扶正要注重调补脾肾。气血不足补脾胃，激发气血生化之源，阴阳不足补肝肾，使元气津血渐复。

（1）邪热内陷型。

［主要症状］胃脘有肿块，痞满，内有灼热，按之满甚，心中烦热，咽干口燥，身热汗出，大便干结，小便短赤，舌红，苔黄，脉滑数。

［病机］外邪入里，邪热结于心下，故胃脘有肿块，痞满急迫；热结于里，故心中烦热，身热汗出；热盛伤津，故大便干结，小便短赤；舌红，苔黄，脉数均为邪热内陷之证。

［治法］泄热消痞，理气开结。

［处方］大黄黄连泻心汤（《伤寒论》）加味。

［加减运用］可酌加金银花、蒲公英以助泻热，加枳实、厚朴、木香等以助行气消痞之力。若便秘心烦者，可加全瓜蒌、栀子以宽中开结，清心除烦；口渴欲饮者，加天花粉、连翘以清热生津。

（2）痰气交阻型。

［主要症状］进食梗阻，脘膈痞满，甚则疼痛，情志舒畅则减轻，精神抑郁加重，嗳气呃逆，呕吐痰涎，口干咽燥，大便干涩，舌红，苔薄腻，脉弦滑。

［病机］痰气交阻，食管不利，则进食困难，胸膈痞满，甚则疼痛；情志舒畅减轻，精神抑郁加重，是为气结初期的表现；气结津液不能上承，且郁热伤津，故口干咽燥，大便干涩；中焦受阻，胃气上逆，则嗳气呃逆，呕吐痰涎；舌红，苔薄腻，脉弦滑为气郁交阻，兼有郁热伤津之象。

［治法］开郁化痰，润燥降气。

［处方］启膈散（《医学心悟》）加减。

［加减运用］可酌加瓜蒌、半夏、天南星以助化痰之力，加麦冬、玄参、

天花粉以增润燥之效。若津伤便秘，可加增液汤和白蜜，以助生津润燥之力；若胃失和降，泛吐痰涎者，加半夏、陈皮、旋覆花以和胃降逆。

（3）痰湿凝滞型。

［主要症状］脘膈痞闷，呕吐痰涎，进食发噎不利，口淡纳呆，大便时结时溏，舌体胖大有齿痕，苔白厚腻，脉滑。

［病机］痰湿凝结，气机阻滞，则脘膈痞闷；脾胃升降失和，则呕吐痰涎，进食发噎不利，脾虚则湿浊内生，口淡纳呆，大便时结时溏；痰湿凝滞则舌体胖大有齿痕，苔白厚腻，脉滑。

［治法］燥湿健脾，消痰开胃。

［处方］二陈汤（《太平惠民和剂局方》）加味。

［加减运用］气短乏力，可加黄芪、党参，健脾扶正；呕恶频繁，为痰气上逆，加生姜、藿香，行气化浊止呕。

（4）肝胃不和型。

［主要症状］胃脘胀满，时时隐痛，窜及两胁，呃逆呕吐，情志不舒，善太息，易怒。舌红，苔白腻（黄腻），脉沉或弦细。

［病机］肝气郁结，横犯脾胃，则胃脘胀满流窜作痛；胃失和降，则嗳气呕吐；肝气乘脾，则食欲不振；肝经郁热，则口苦心烦；舌红，苔白腻（黄腻），脉沉或弦细，为肝胃不和。

［治法］疏肝和胃，降逆止呕。

［处方］柴胡疏肝散（《医学统旨》）加味。

［加减运用］若口干口苦，胃脘痞胀伴灼热感，属郁热不宣，去当归、柴胡、生姜，加吴茱萸、黄连、黄芩，以清热消痞满；若便秘燥结，腑气不通者，加瓜蒌仁、郁李仁、火麻仁，润燥通便；服药后大便仍不畅者，去半夏、茯苓、生姜，加生大黄、芒硝，以峻下通腑泄实；若嗳腐吞酸，矢气臭，胃内停食者，加山楂、神曲、连翘、莱菔子，消食化积除滞。

（5）肝胃郁热型。

［主要症状］胃脘灼热，痛势急迫，喜冷恶热，得凉则舒，心烦易怒，泛酸嘈杂，口干口苦，舌红，苔黄（黄腻），脉弦数。

［病机］肝胃不和，气机郁滞，久则化热，热积中焦，故胃脘灼热，痛势急迫；肝气犯胃，则见两胁烦痛，心烦易怒，泛酸嘈杂；热伤津液，故口干

口苦而喜凉饮；舌红，苔黄（黄腻），脉弦数为肝胃郁热之象。

[治法] 疏肝理气，泄热和中。

[处方] 丹栀逍遥散合左金丸（前方见《内科摘要》，后方见《丹溪心法》）加味。

[加减运用] 若火邪已伤胃阴，可加麦冬、石斛；肝体阴而用阳，阴常不足，阳常有余，郁久化热，易伤肝阴，应慎用香燥之品，可选用白芍、香橼、佛手等理气而不伤阴的解郁止痛之品，也可用金铃子、郁金等偏凉性的理气药，或与白芍、甘草等柔肝之品配合应用；若火热内盛，灼伤胃络，而见吐血，并出现脘腹灼热痞满，心烦便秘，面赤舌红，脉弦数有力等症者，可用泻心汤，苦寒泄热，直折其火。

（6）气滞血瘀型。

[主要症状] 胃脘部肿块，局部固定性疼痛，腹泻与便秘交替，或肝脾肿大，舌紫暗或舌边有瘀点，苔黄（黄腻），脉弦或弦数。

[病机] 气滞血瘀，则见腹部肿块，局部固定性疼痛；气机不调，则大便改变，腹泻与便秘交替；气滞血瘀可见舌质紫暗、边有瘀点，苔薄黄，脉弦或弦数。

[治法] 活血行气，软坚散结。

[处方] 失笑散合血府逐瘀汤（前方见《太平惠民和剂局方》，后方见《医林改错》）加味。

[加减运用] 局部痛甚者，加延胡索、木香，以行气止痛；胃脘部积块明显者，去桃仁、红花，加三棱、莪术、丹参，以消积破瘀散结；伴便血者加仙鹤草、地榆炭、三七，以止血活血，使血止而不留瘀。

（7）浊毒内蕴型。

[主要症状] 胃脘刺痛，痛时拒按，上腹肿块，肌肤甲错，眼眶黧黑，舌质暗紫或瘀斑，舌下络脉紫胀，脉弦涩。

[病机] 浊毒瘀血凝聚胃脘，日久不散，则见上腹肿块；瘀阻气滞，则胃脘刺痛，痛时拒按；瘀血阻滞脉络，气血运行受阻，络伤血溢，则呕血便血；瘀血不去，新血不生，则肌肤甲错，眼眶黧黑；舌质紫暗或瘀斑，舌下络脉紫胀，脉弦涩为浊毒内蕴之象。

[治法] 化浊解毒，活血散结。

［处方］化浊解毒方加减。

［加减运用］藿香、佩兰、砂仁芳香化浊，芳香之品悦脾醒脾，内消湿浊。砂仁具有化湿行气、温中止泻之功效；白花蛇舌草、半枝莲、半边莲三者合用，加强了消肿清热解毒之功；全蝎、蜈蚣、白花蛇、壁虎等虫类药攻毒散结，通络止痛。神疲乏力者，加黄芪、党参，补气健脾；服后泛恶纳减者，加神曲、藿香，化湿浊助消化。若出血兼见舌质光红，口咽干燥，脉细数者，加沙参、地黄、麦冬滋阴养血；失血日久，心悸少气，多梦少寐，体倦纳差，唇白舌淡，脉虚弱者，加酸枣仁、黄芪、茯苓、远志补气养血、宁心安神。

（8）中虚脏寒型。

［主要症状］胃脘隐痛，绵绵不断，喜按喜暖，食生冷痛剧，进热食则舒，时呕清水，大便溏薄，或朝食暮吐，面色㿠白无华，神疲；兼脾阳虚，则肢冷，大便溏薄，舌淡而胖，有齿痕，苔白滑润，脉沉细或沉缓。

［病机］中虚脏寒则胃脘隐痛，绵绵不断，喜按喜暖，食生冷痛剧，进热食则舒，时呕清水；饮食不化则朝食暮吐，暮食朝吐；脾胃失健运，气血生化乏源，则面色白无华，神疲；兼脾阳虚，则肢冷，大便溏薄，舌淡而胖，有齿痕，苔白滑润，脉沉细或沉缓均为阳虚内寒之征。

［治法］温中和胃，健脾益气。

［处方］理中丸合四君子汤（前方见《伤寒论》，后方见《仙授理伤续断秘方》）加味。

［加减运用］便溏泄泻，属脾肾阳虚，加山药、芡实、鸡内金、儿茶、补骨脂、肉豆蔻，温中止泻；脘胀嗳气，呕恶，苔白厚腻，寒湿内盛，减人参量，酌加藿香、苍术、草果，行气燥湿止泻。

（9）胃热伤阴型。

［主要症状］胃脘嘈杂灼热，痞满吞酸，食后痛胀，口干喜冷饮，五心烦热，大便干燥，舌质红绛，舌苔黄糙或剥苔、无苔，脉细数。

［病机］久病阴液亏损，胃失和养，则胃脘嘈杂灼热；阴虚津液不足则口干喜冷饮，大便干燥，阴虚内热，则五心烦热；舌质红绛，舌苔黄糙或剥苔、无苔，脉细数为阴虚内热之征。

［治法］清热和胃，养阴润燥。

［处方］玉女煎（《景岳全书》）加味。

［加减运用］恶心呕吐，吐痰涎，兼见痰气上逆者，去知母，加法半夏、黄连降逆祛秽止呕；脘痛腹胀，气血不和者，加木香、大腹皮、延胡索，行气活血除胀；便结，加生大黄，泻下通便。

（10）津亏热结型。

［主要症状］进食时梗涩而痛，水饮可下，食物难进，食后复出，胸背灼痛，形体消瘦，肌肤枯燥，五心烦热，口燥咽干，渴欲饮冷，大便干结，舌红而干，或有裂纹，脉弦细数。

［病机］胃津亏损，食管失于濡润，故进食时梗涩而痛，尤以进固体食物为甚；热结痰阻，阻于食管，故食物反出；热结伤津，胃肠枯干，则口燥咽干，大便干结，渴欲饮冷；胃不受纳，无以化生精微，故形体消瘦，肌肤枯燥。舌红而干，或有裂纹，脉弦细而数等为津亏热结之象。

［治法］养阴生津，泻热散结。

［处方］沙参麦冬汤（《温病条辨》）加味。

［加减运用］可加玄参、地黄、石斛以助养阴之力，加栀子、黄连、黄芩以清肺胃之热。若肠燥失润，大便干结，可加火麻仁、瓜蒌仁、何首乌润肠通便；若腹中胀满，大便不通，胃肠热盛，可用大黄甘草汤泻热存阴，但应中病即止，以免重伤津液，若食管干涩，口燥咽干，可饮五汁安中饮以生津养胃。

（11）脾胃虚弱型。

［主要症状］胃脘痞闷，胀满时减，喜温喜按，食少不饥，身疲乏力，少气懒言，大便溏薄，舌淡，苔薄白，脉沉弱或虚大无力。

［病机］脾胃虚弱，运化失职，气机不畅，则生胀满，故胃脘痞闷，喜温喜按；病程日久，饮食稍有不慎，则病情加重，故胀满时减时重；脾胃虚弱，腐熟不力，纳食不香，故不知饥，不欲食；体倦乏力，气短懒言，乃气虚之征；舌淡，苔白，便溏，脉沉弱为脾胃虚弱之象。

［治法］健脾益气，升清降浊。

［处方］补中益气汤（《脾胃论》）加味。

［加减运用］若见阳虚内寒者，可用大建中汤化裁，或加肉桂、干姜等温中散寒；兼恶心反酸者，加吴茱萸、煅瓦楞子、海螵蛸等制酸之品。

（12）气血两虚型。

[主要症状] 胃脘疼痛，肿块坚硬，恶心呕吐，甚可见严重消瘦，神疲倦怠，皮肤枯燥甲错，大量呕血，甚至腹水，舌质淡，苔薄白，脉沉细无力。

[病机] 胃癌晚期，气血多已衰败，属邪实正衰，故除胃脘疼痛、肿块坚硬、恶心呕吐等中期所具之症状外，可见严重消瘦、神疲倦怠、皮肤枯燥甲错等恶病质征象以及大量呕血便血，甚至腹水等证候；形瘦纳少，舌质淡，苔薄白，脉沉细无力，为气血两虚之象。

[治法] 以扶正为主，佐以驱邪。

[处方] 十全大补汤（《太平惠民和剂局方》）加味。

[加减运用] 若脾胃阳虚，命火衰微，症见顽固呕吐、食入经久复吐出，时吐清稀痰涎，形寒畏冷，面白气短，或肢体水肿，舌淡脉沉细者，可加肉桂、附子、干姜以温补脾肾之阳；若阴虚，可加女贞子、山萸肉、枸杞子。若肿块坚硬拒按，或有结节，呕血，便血，肌肤甲错，舌暗，脉沉涩而细者，可加茵陈、五灵脂、三七粉、水蛭逐瘀通络，活血止痛；若痰湿较重者，可去熟地黄、阿胶，加贝母、南星、海藻、牡蛎、莱菔子以化痰散结；若有腹水，加猪苓、大腹皮、商陆、车前子以利尿逐水。

（13）气虚脉微型。

[主要症状] 进食梗阻不断加重，饮食不下，面色苍白，精神疲倦，形寒肢冷，面浮足肿，泛吐清涎，腹胀便溏，舌淡，苔白，脉细弱。

[病机] 阴损及阳，脾肾阳微，饮食无以受纳及运化，浊气上逆，故进食受阻，饮食不下，泛吐清涎；脾肾衰败，阳气衰微，气化功能丧失，寒湿停滞，故面色苍白，形寒肢冷，面浮足肿而腹胀便溏；舌淡，苔白，脉细弱为气虚阳衰之象。

[治法] 温补脾肾，益气回阳。

[处方] 温脾用补气运脾汤（《医学统旨》）加味，温肾用右归丸（《景岳全书》）加味。

[加减运用] 前方以人参、黄芪、白术、茯苓、甘草补脾益气，砂仁、陈皮、半夏和胃降逆，可加旋覆花、代赭石降逆止呕，加附子、干姜温补脾肾；若气阴两虚加石斛、麦冬、沙参以滋阴生津。后方以附子、肉桂、鹿角胶、杜仲、菟丝子补肾助阳，熟地黄、山茱萸、山药、枸杞、当归补肾滋阴；若

中气下陷，少气懒言，可用补中益气汤。若脾虚血亏，心悸气短，可用十全大补汤加减。

（三）典型病例

病例 1 孙某，男性，44 岁。2013 年 5 月 1 日初诊。

患者因于数月前饮酒后出现胃脘胀满不适，甚则恶心欲呕，至外院给予"胃复安（甲氧氯普胺）""654-2（山莨菪碱）"等药治疗。症状有所缓解，但效果不明显。遂行胃镜检查，电子胃镜检查示：①胃窦部溃疡型癌；②十二指肠球部溃疡。建议手术治疗。患者因惧怕手术，又转至上海某医院检查治疗，检查结果相同，亦建议手术加化疗。因患者怕手术，于近日来我院求治。刻下胃脘疼痛，拒按，喜暖，食后加重，上腹部痞闷胀满，辗转不安，大便干，三日一行，纳呆，喜进热粥，舌暗红，苔黄厚腻，脉弦细滑。

中医诊断：胃脘痛（浊毒内蕴，胃络瘀阻）。

治法：化浊解毒，养肝和胃。

处方：

半枝莲 15g	茵陈 15g	黄连 12g	白花蛇舌草 15g
广木香 9g	枳实 12g	厚朴 12g	香附 15g
紫苏 15g	当归 12g	白芍 20g	白术 12g
茯苓 15g	鸡内金 15g	延胡索 15g	白芷 15g

1 日 1 剂，文火煎煮两次，每次 30 分钟，共取汁 300ml，分早晚饭前半小时温服。

二诊：胃脘痛已止，胃脘痞满亦除，不拒按，且能进米饭，喜热饮食。大便干燥，舌苔薄黄腻，脉滑，重按有力。据效不更方。

中成药方同前。原方加全蝎 9g、壁虎 9g、蜈蚣 2 条，以毒攻毒，防癌抗癌，再进 21 剂。

三诊：大便通畅，胃脘痛未再作，腹部已舒适。舌苔已正常，脉象已缓和。嘱再续服中成药 3 个月，汤药停之，另以饮食调之，嘱多饮山药、白扁豆、薏米、粳米粥。

按：胃癌的主病机是浊毒为害，浊、毒的病机特点同中有异，异中有同。浊邪致病多黏滞难解，污秽不清，病程较长，疗程较长，难有速效。浊邪易阻遏气机，易伤阳气，易伤脾胃，易兼夹为病（易兼夹毒邪）。浊邪胶着黏滞之性又决定了其蕴于阴血之中则极易化热酿致毒邪，并常相挟为患。毒邪易伤气阴，易于损伤津液，易致肿疡，易入血入络，易致瘀血出血；毒邪易兼夹为病，易使水湿成浊，并易兼夹浊邪。因此临床上常见浊毒相兼为病。患者因惧怕手术和化疗，而采用有化浊解毒，抑杀肿瘤细胞并能提高机体免疫力的中药治疗，配以饮食调理，症状减轻，心情愉快，增加了战胜癌症的信心。患者病情稳定，带瘤生活多年，充分体现了中医治疗肿瘤的优势，以及人瘤共存思想的先进性。

病例 2 任某某，男性，66 岁，已婚。2006 年 7 月 8 日初诊。

患者 1997 年 7 月无明显诱因出现上腹部疼痛，拒按，伴胃灼热反酸，就诊于当地医院，查胃镜示：萎缩性胃炎；病理示：胃黏膜腺体肠上皮化生，不典型增生。诊断为：萎缩性胃炎。给予药物（具体不详）口服，症状缓解。后间断出现胃脘疼痛，口服上述药物尚能控制。1 个月前，突然出现上腹疼痛难忍，喜按，伴嗳气、胃灼热、反酸，继以口服药控制病情，但间断性加重，故就诊于我院。急查胃镜示：胃癌。病理示：腺癌。现患者胃脘疼痛喜按，伴嗳气，堵闷，呕吐，不思饮食，消瘦，面色萎黄，口干苦，大便干，舌质红，苔黄厚腻，脉弦滑。

中医诊断：胃脘痛（浊毒内蕴，瘀血阻滞）。

治法：化浊解毒，化瘀消积。

处方：

半枝莲 15g	半边莲 15g	茵陈 15g	白花蛇舌草 15g
黄连 12g	板蓝根 15g	苦参 12g	黄芩 12g
绞股蓝 12g	鸡骨草 15g	延胡索 15g	白芷 15g
蒲公英 15g	砂仁（后下）9g	丹参 15g	桃仁 10g
全蝎 9g	三棱 6g	莪术 6g	鸡内金 15g
焦三仙各 10g			

1 日 1 剂，文火煎煮两次，每次 30 分钟，共取汁 300ml，分早晚饭前半小时温服。按时服药，进松软易消化食物，调畅情志，忌辛辣、油腻、刺激之品，戒怒。

二诊：服药后患者胃脘痛稍缓解，嗳气、堵闷感较前减轻，呕吐减少，不思饮食，气短乏力，口干苦，大便质可，舌质红，苔黄腻，脉弦滑。

治法：化浊解毒，化瘀消积。

处方：

半枝莲 15g	半边莲 15g	茵陈 15g	黄连 12g
板蓝根 15g	苦参 12g	黄芩 12g	绞股蓝 12g
鸡骨草 15g	五灵脂（包煎）15g	延胡索 15g	白芷 15g
蒲公英 15g	砂仁（后下）9g	丹参 15g	桃仁 10g
全蝎 9g	蜈蚣 2 条	三棱 6g	莪术 6g
鸡内金 15g	焦三仙各 10g		

1 日 1 剂，文火煎煮两次，每次 30 分钟，共取汁 300ml，分早晚饭前半小时温服。

三诊：服药后患者胃脘痛减，夜间偶有发作，嗳气、堵闷感较前减轻，呕吐减少，食欲渐增，自觉体力好转，口苦，大便质可，舌质红，苔薄黄腻，脉弦滑。

治法：化浊解毒，化瘀消积。

处方：

半枝莲 15g	半边莲 15g	茵陈 15g	白花蛇舌草 15g
黄连 12g	板蓝根 15g	苦参 12g	绞股蓝 12g
鸡骨草 15g	五灵脂（包煎）15g	延胡索 15g	白芷 15g
蒲公英 15g	砂仁（后下）9g	丹参 15g	全蝎 9g
蜈蚣 2 条	三棱 6g	莪术 6g	鸡内金 15g
焦三仙各 10g			

1 日 1 剂，文火煎煮两次，每次 30 分钟，共取汁 300ml，分早晚饭前半小时温服。

四诊：服药后患者胃脘偶有隐痛，嗳气、堵闷偶作，时有呕吐，食欲可，口苦，大便质可，舌质红，苔薄黄，脉弦滑。

治法：化浊解毒，扶正祛邪。

处方：

五灵脂（包煎）15g	延胡索 15g	白芷 15g	蒲公英 15g
砂仁（后下）9g	黄芪 15g	党参 12g	白术 9g

全蝎 9g	三棱 6g	莪术 6g	鸡内金 15g
焦三仙各 10g	百合 12g	乌药 12g	当归 9g
白芍 30g	茯苓 15g	白术 6g	紫豆蔻（后下）12g
三七粉（冲服）2g	川芎 9g		

1日1剂，文火煎煮两次，每次30分钟，共取汁300ml，分早晚饭前半小时温服。

五诊：服药后患者胃脘疼痛不显，嗳气、堵闷明显减轻，呕吐消失，食欲可，口苦，大便质可，舌质红，苔薄黄，脉弦滑。患者诸症均减，药已中的，前方辨证加减继服3个月，后改为口服茵连和胃颗粒（院内制剂）巩固治疗，随访半年病情稳定。

按：胃癌的发生是多病因综合作用的、漫长的、多阶段、复杂的积累过程，在临床中常循气滞、湿阻、浊聚、热郁、浊毒、络瘀、阴伤的发展规律，浊毒相干为害贯穿于慢性胃炎的全过程。浊毒是慢性胃炎发展、演变、反复难愈的主病机。浊毒的致病具有三易、四性的特征：即易耗气伤血、入血入络，易阻碍气机、胶滞难解，易积成形、败坏脏腑；四性则指其：迁延性、难治性、顽固性、内损性。浊毒病邪胶结作用于人体胃部，导致胃部细胞、组织的浊化，即病理损害过程；浊化的结果导致细胞、组织的浊变，即形态结构的改变，包括现代病理学中的肥大、增生、萎缩、化生和癌变，以及炎症、变性、凋亡和坏死等变化。浊变的结果是毒害细胞、组织和器官，使之代谢和机能失常，乃至机能衰竭。胃癌乃由于正气虚损，阴阳失调，邪毒阻于胃络所致，其病机关键在于"浊毒"。浊毒阻于中焦，气机壅塞，血瘀不行，毒瘀互结，久而形成肿块。治疗以化浊解毒，化瘀消积为法。治疗开始患者正气尚存，可采用解毒抗癌攻伐毒邪，日久癌毒耗伤人体正气，治疗以扶正祛邪，1个月过后，患者症状明显好转，李佃贵教授谨守病机，在前方基础上加减应用3个月，收效甚佳。继用成药巩固治疗，以防毒邪留恋复伤人体。

七、大肠癌

大肠癌包括结肠癌、直肠癌及肛管癌，是常见的恶性肿瘤之一，在北美、西欧发病率较高，在我国近年来其发病率有上升趋势。其发病与生活方式、遗传、大肠腺瘤等关系密切。发病年龄趋老年化，男女之比为 1.65：1，从 40 岁开始上升，60~75 岁达到峰值。大肠癌具有明显的地理分布性，家族遗传性因素也有所报道。由于癌瘤生长速度缓慢，在其达到产生症状、体征之前要经过相当长的时间，因此，一般早期不易引起注意，一旦症状出现，通过 X 线钡灌肠和纤维结肠镜检查，多数可发现病灶。根治切除有可能使 70% 患者得到治愈。

古代医家认为，大肠癌病因主要有饮食因素、起居不节、感受外邪、先天因素、情志因素等方面，现代医家参合前人认识和临床经验，发展了大肠癌的病因病机理论，主要包括浊毒、气滞、血瘀、热毒、湿聚、正虚等 6 个方面。浊毒、湿热、火毒、瘀滞属病之标，脾虚、肾亏等正气不足乃病之根本，两者互为因果，由虚而致积，因积而益虚，逐渐形成恶性循环。

（一）病因病机

1. 病因

（1）正气虚弱。古代医家认为，先天不足，脏腑亏虚，是大肠癌发生的根本原因。《灵枢·百病始生》云："风雨寒热，不得虚，邪不能独伤人……此必因虚邪之风，与其身形，两虚相得，乃客其形。是故虚邪之中人也，留而不去，传舍于肠胃之外，募原之间，留着于脉，稽留而不去，息而成积。"

（2）饮食失调。常见于饮食不节或不洁、恣食生冷、饮食过饱、肥甘厚味等，多种原因伤及脾胃，脾胃运化失司，日久痰湿内生，毒邪蕴结，大肠络脉受阻，结而成积。

（3）感受外邪。这是导致大肠癌的重要原因之一。《素问·风论篇》曰："久风入中，则为肠风飧泄"，认为感受风邪是肠风的主要致病原因。

（4）起居不节。《灵枢·百病始生》曰："起居不节，用力过度，则脉络伤……阴络伤则血内溢，血内溢则后血。肠胃之络伤，则血溢于肠外，肠外有寒，汁沫与血相搏，则并合凝聚不得散而积成矣。"

（5）情志因素。忧思抑郁等是导致大肠癌类疾病的重要原因。如张子和《儒门事亲》曰："积之始成也，或因暴怒喜悲思恐之气"，说明七情不适，人体气血郁滞不通，可导致积聚的发生和发展。

2. 病机

（1）浊毒内蕴或饮食不节，或情志内伤，损伤脾胃，水谷运化失常，反为湿滞，日久凝为浊毒，浊毒下注肠道，坏血伤形，发为癌病。

（2）脾胃虚弱。由于患者素体不足，或后天失养，或长期患慢性肠道疾病，久治不愈，脾胃损伤，运化失司，正气虚弱，火毒、湿邪、瘀血、气滞等邪气相互胶结，留而不化，日久成为肠癌。

（3）湿邪久困。因饮食不节，醉饮无时，恣食肥腻；或久坐湿地，或寒温失节，湿邪侵入；或情志失调，脾胃不和。湿邪留滞肠道，湿毒凝聚，反复发作，形成肿瘤。

（4）热毒内壅。因暴饮暴食，醇酒厚味，或误食不洁之品损伤脾胃。运化失司，湿热内生。热毒蕴结于脏腑，火热注于肛门，浸润流注肠道，毒结日久不化，逐渐蕴结成肿块。

（5）气滞血瘀。情志抑郁、痰饮、湿浊、瘀血、宿食等原因均可影响气的正常运行，引起气滞，日久不解，气滞血瘀，长期蕴结不散，蓄结日久，聚结成肿块。

（二）辨证论治

1. 辨证要点

（1）辨便血。直肠癌的患者便血为常见症状。其血色鲜红，常伴大便不爽，肛门灼热，此为湿热浊毒下注，热伤血络所致。

（2）辨大便形状。大便变细、变扁，常夹有黏液或鲜血，症状进行性加重，这是由于肿块不断增大堵塞肠道所致。

（3）辨腹痛。腹痛时作时止，痛无定处，排便排气稍减，为气滞；痛有定处，腹内结块为血瘀；腹痛隐隐，得温可减，为虚寒；痛则虚汗出或隐痛绵绵，为气血两虚。

（4）辨腹泻。大便干稀不调多为气滞；泻下脓血、腥臭，为湿热浊毒；久泻久痢，肠鸣而泻，泻后稍安，常为寒湿；泻下稀薄，泻后气短头晕，多为气血两虚。

2. 辨证分型

辨证与辨病相结合是治疗大肠癌的一般原则，在多年临床中，李佃贵教授运用浊毒理论为指导，将化浊解毒贯穿大肠癌治疗的始终，可以有效延长患者生存期及改善生存质量，为中医药治疗大肠癌开辟了新的途径。

（1）浊毒壅滞型。

[主要症状] 腹部疼痛阵作，大便次数增多，下脓血和黏便，里急后重，寒热腹痛，舌苔黄腻，脉滑数。

[病机] 浊毒壅滞，气血瘀滞。

[治法] 清热解毒，理气化滞。

[处方]

白花舌蛇草 30g	半枝莲 30g	莪术 10g	川楝子 10g
木香 10g	土茯苓 30g	苡仁 20g	红藤 30g
败酱草 30g	地榆 10g	藤梨根 30g	马齿苋 30g

[加减运用] 腹痛剧烈加延胡索、白芷，便血加仙鹤草等。

（2）痰瘀互结型。

[主要症状] 胸闷膈满，面黄虚胖，呕吐痰涎，腹胀便溏，腹部可扪及包块，质地坚硬，固定不移，舌边暗紫，或质紫，或见瘀斑，脉细涩。

[病机] 痰瘀交阻，坏血伤形。

[治法] 化痰散结，活血化瘀。

[处方]

| 夏枯草 30g | 牡蛎 30g | 菝葜 15g | 山慈菇 15g |
| 穿山甲 10g | 三棱 10g | 莪术 10g | 半夏 10g |

[加减运用] 黏液血便加地榆炭、马齿苋、仙鹤草、茜草炭、大黄炭等。

（3）脾虚湿盛型。

[主要症状] 腹部胀满作痛，大便带黏液或脓血，胃纳不佳，形体消瘦，腹部可扪及包块，苔白或腻，脉细。

[病机] 脾气虚弱，湿邪凝聚。

[治法] 温补脾肾，健脾化湿。

［处方］

黄芪 30g	白术 10g	茯苓 15g	山药 10g
生熟苡仁各 20g	白花舌蛇草 30g	焦楂曲各 15g	炒谷麦芽各 15g
炙鸡内金 10g	炙甘草 5g		

［加减运用］腹水加土茯苓、大腹皮、茯苓皮、车前子、泽泻等。疼痛酸胀，加川楝子、延胡索、乌药、白芍、甘草、炮姜。

（4）气血两虚型。

［主要症状］全身乏力，心悸气短，头晕目眩，面色无华，虚烦不寐，自汗盗汗，舌质淡，苔薄白，边有齿痕，脉细。

［病机］气血两虚。

［治法］益气养血。

［处方］

黄芪 30g	白术 10g	茯苓 15g	炒当归 10g
生白芍 10g	熟地 10g	阿胶 10g	茜草 10g
炙鸡内金 10g	炙甘草 5g		

［加减运用］舌红光嫩，加西洋参。肛门下坠，加黄芪、葛根、升麻、炙甘草。

（三）典型病例

病例 1 封某，女，63 岁，已婚。2010 年 8 月 26 日初诊。

患者 1 个月前因便血，排便规律改变，就诊于河北医科大学第四医院，查电子结肠镜示直肠癌；病理示：（直肠）中－高分化腺癌，浸润肠壁全层至周围软组织；上下端未见癌；肠周淋巴结未见癌转移。遂于河北医科大学第四医院行直肠癌根治术，术后进行 1 次化疗，后出现间断腹泻，遇热加重。曾口服中药治疗，症状略有好转，然反复发作。遂就诊于我院。现主症：大便不成形，黏腻不爽，便前腹部隐痛，里急后重，1 日 7~8 行，无黏液脓血，左下腹痛腹胀，伴有胸骨后烧灼感，嗳气，口干，口苦，神疲乏力，久坐则头晕，纳呆，寐不安，小便频数，舌红，苔黄腻，脉弦细滑。

中医诊断：泄泻（浊毒内蕴，清阳不升）。

西医诊断：直肠癌术后。

治法：化浊解毒，健脾益气。

处方：

藿香 15g	佩兰 15g	茵陈 15g	黄连 15g
黄芩 15g	黄柏 15g	苦参 15g	全蝎 9g
蜈蚣 2 条	生石膏（先煎）30g	瓦楞子粉 25g	茯苓 15g
白术 9g	甘草 9g	半枝莲 15g	灵芝 12g
升麻 9g	白花蛇舌草 15g		

1 日 1 剂，文火煎煮两次，每次 30 分钟，共取汁 300ml，分早晚饭前半

小时温服。

二诊：2010 年 9 月 10 日。患者服药后仍大便不成形，黏腻不爽感较前好转，便前腹部隐痛、里急后重减轻，1 日 4~5 行，无黏液脓血，仍觉腹痛腹胀，伴有胸骨后烧灼感，口干，口苦，神疲乏力，头晕，纳好转，寐安，小便可，舌红，苔黄腻，脉弦细滑。诸症较前好转，说明药已中的，此为浊毒之邪渐解，调整方剂如下：

藿香 15g	佩兰 15g	砂仁（后下）15g	茵陈 15g
黄连 15g	黄芩 15g	黄柏 15g	苦参 15g
全蝎 9g	蜈蚣 2 条	炒扁豆 12g	瓦楞子粉 25g
茯苓 15g	白术 9g	半边莲 12g	半枝莲 15g
灵芝 12g	升麻 9g	白花蛇舌草 15g	

1 日 1 剂，文火煎煮两次，每次 30 分钟，共取汁 300ml，分早晚饭前半小时温服。

三诊：2010 年 9 月 18 日。患者服药 7 剂后口干、口苦消失，大便黏滞不爽感消失，大便干稀不调，1 日 4~5 行，纳好转，乏力，头晕不显，舌红，苔薄黄微腻，脉弦细。调整药方：

藿香 15g	佩兰 15g	黄连 15g	薏米 15g
焦三仙各 10g	全蝎 9g	蜈蚣 2 条	炒扁豆 12g
瓦楞子粉 25g	茯苓 15g	白术 9g	半边莲 12g
鸡内金 15g	山药 15g	灵芝 12g	升麻 9g
白花蛇舌草 15g			

1 日 1 剂，文火煎煮两次，每次 30 分钟，共取汁 300ml，分早晚饭前半

小时温服。

四诊：2010 年 10 月 8 日。患者服药后乏力、头晕、纳呆均减轻，大便已基本成形，大便次数减少，1 日 3~4 行，仍觉神疲乏力，纳呆，舌红，苔薄黄，脉弦细。此为浊毒之邪蕴于体内日久耗伤脾胃，脾胃虚损，难以速愈，调整处方如下：

藿香 15g	佩兰 15g	芡实 15g	薏米 15g
焦三仙各 10g	诃子肉 15g	全蝎 9g	蜈蚣 2 条
炒扁豆 12g	石榴皮 15g	茯苓 15g	白术 9g
半边莲 12g	鸡内金 15g	灵芝 12g	升麻 9g
白花蛇舌草 15g			

1 日 1 剂，文火煎煮两次，每次 30 分钟，共取汁 300ml，分早晚饭前半小时温服。

按：腹泻是直肠癌术后最常见的临床表现，然其根本病机为浊毒内蕴，肠道传导失司，浊阴不降，清气不升而致，故化浊解毒，健脾升清为治疗之根本，但癌症之发生历时较久，浊毒内蕴日久必消耗人体之正气，加之手术和化疗亦可损伤人体之正气，故在治疗时虽有攻伐，必不忘顾护正气。初期以浊毒壅滞肠道为主，正气尚耐攻伐，故以攻邪为主，兼以扶正；中间阶段正气渐伤，遂以扶正祛邪并重；后期以扶助正气，防其复发为主，投以参、芪、苓、术补五脏六腑之气，然全方不离全蝎、蜈蚣之类以毒攻毒，搜剔刮络。现代药理研究也证实了全蝎抗肿瘤的有效成分为蝎毒，全蝎及其提取物除可直接杀伤或抑制肿瘤细胞之外，还可提高机体自身抗肿瘤的免疫能力，兼具预防及治疗的双重作用。蜈蚣提取物中含有类组胺化学成分具有一定的抗肿瘤作用。加之参、芪、苓、术均具有提高免疫功能的作用，对预防肿瘤的复发和转移具有重要的意义。

病例 2 张某某，男性，42 岁，已婚。2010 年 3 月 8 日初诊。

患者 2009 年 12 月因便血，进食差并逐渐消瘦、乏力等，在山东临淄市医院做"电子肠镜"等检查，确诊为"直肠癌"，行手术治疗，并进行化疗。术后无便意，大便困难，自服"泻药"效果不明显。近一月来大便困难，无便意，伴有脘腹胀满，纳呆，无排气，故来我院就诊。现患者脘腹胀满，口干，纳呆，无便意，大便困难，量少，7 日 1 行，舌红，苔黄腻，脉弦细。

中医诊断：便秘（气阴两虚，浊毒内蕴）。

治法：益气养阴，化浊解毒。

处方：

藿香 15g	佩兰 15g	党参 15g	玄参 15g
川朴 12g	枳实 15g	半夏 6g	绞股蓝 12g
生地 15g	生何首乌 15g	当归 15g	莱菔子 15g
槟榔 12g	瓜蒌 15g		

1日1剂，文火煎煮两次，每次30分钟，共取汁300ml，分早晚饭前半小时温服。按时服药，定期复查电子胃镜。进软食，忌辛辣刺激之品，戒怒。

二诊：药后患者脘腹胀满缓解，大便量稍增多，仍7日1行。舌红，苔薄黄腻，脉弦细。

治法：滋阴润肠，理气通便，化浊解毒。

处方：

川朴 12g	枳实 15g	半夏 6g	绞股蓝 12g
半枝莲 15g	蒲公英 15g	黄芩 12g	黄连 6g
苦参 9g	茵陈 12g	鸡骨草 9g	白花蛇舌草 15g
火麻仁 15g	郁李仁 15g	柏子仁 15g	瓜蒌 15g
广木香 9g	焦槟榔 12g	生地 15g	何首乌 15g
当归 15g	炒莱菔子 15g		

1日1剂，文火煎煮两次，每次30分钟，共取汁300ml，分早晚饭前半小时温服。

三诊：药后患者脘腹胀满基本消失，大便可，2~3日1行。舌红，苔薄黄，脉弦细。

治法：滋阴润肠，化浊解毒。

处方：

川朴 12g	枳实 15g	半夏 6g	绞股蓝 12g
半枝莲 15g	蒲公英 15g	黄芩 12g	黄连 6g
苦参 9g	茵陈 12g	鸡骨草 9g	白花蛇舌草 15g
火麻仁 15g	郁李仁 15g	柏子仁 15g	瓜蒌 15g
广木香 9g	焦槟榔 12g	生地 15g	当归 15g

大腹皮 15g　　　鸡内金 15g

1 日 1 剂，文火煎煮两次，每次 30 分钟，共取汁 300ml，分早晚饭前半小时温服。

按：患者因直肠癌术后出现的大便困难，7 日 1 行，伴有脘腹胀满，舌红，苔黑腻为主要临床表现，中医辨证为浊毒内蕴，气阴耗伤。术后损伤人体正气，故气虚则大肠推动无力，故没有便意，大便困难；阴虚则大肠无以润，大便干。舌苔黑腻说明手术及化疗后正气虚损，脏腑功能失常，不能将体内的毒素排出体外，导致浊毒内蕴，进而更影响脾升胃降之功能，所以导致患者没有便意。故治疗上以益气养阴，化浊解毒为主。经治疗患者腹部胀满明显好转，排气次数增多，出现便意，大便逐渐正常，2~3 日 1 行，患者饮食增加。经治疗患者症状明显好转，后期治疗以益气滋阴，化浊解毒为主，一方面巩固疗效，另一方面提高人体正气，以缓解手术及放疗后给身体带来的损伤，提高生活质量，预防癌症复发。

八、胆囊炎

胆囊炎是细菌性感染或化学性刺激（胆汁成分改变）引起的胆囊炎性病变，为胆囊的常见病。在腹部外科中其发病率仅次于阑尾炎，本病多见于 35~55 岁的中年人，女性发病较男性为多，尤多见于肥胖且多次妊娠的妇女。胆囊炎根据胆囊感染、梗阻程度和病程的不同阶段分为急性胆囊炎与慢性胆囊炎。不少急性胆囊炎患者是在进油腻晚餐后半夜发病，这是因为高脂饮食能使胆囊加强收缩，而平卧又容易使小胆石滑入并嵌顿胆囊管。主要表现为右上腹持续性疼痛、阵发性加剧，可向右肩背放射；常伴发热、恶心呕吐，但寒战少见，黄疸轻。腹部检查可见右上腹饱满，胆囊区腹肌紧张，有明显压痛、反跳痛。慢性胆囊炎症状、体征不典型，多数表现为胆源性消化不良，厌油腻食物，上腹部闷胀，嗳气，胃部灼热等，与溃疡病或慢性阑尾炎近似；有时因结石梗阻胆囊管，可呈急性发作，但当结石移动，梗阻解除，即迅速好转。查体，胆囊区可有轻度压痛或叩击痛；若胆囊积水，常能扪及圆形、光滑的囊性肿块。胆囊炎发病机制错综复杂，病程长，反复发作，迁延难愈，严重影响患者生活质量。

中医对本病的病因病机、诊断、辨证治疗等阐述，散见于历代著作中的

"胆胀""胁痛""黄疸"等有关章节，如《灵枢·胀论》云："胆胀者，胁下痛胀，口中苦，善太息。"中医认为，胆属中清之腑，负责存储和输送胆汁，喜通降下行，若患者情志不遂、饮食不节、寒暑失调或直接感染湿热之邪等，致肝胆气机不利，湿热瘀滞，久则致阴阳气血失调，胆汁郁滞而为本病，其病机在于"不通"，故而治疗当以通利为主。

（一）病因病机

1. 病因

胆囊炎病位在胆，与肝之疏泄、脾之升清、胃之降浊均有密切关系，胆属六腑之一，位于胁下而附于肝，与肝相为表里，内藏精汁，中医认为胆是"中清之腑"，输胆液而不传化水谷糟粕。胆以通为用，以降为顺，任何因素影响了胆腑的"中清不浊""通降下行"即可引起胆病。

（1）情志失调。肝胆同主疏泄，性喜畅达，能疏利气机，使人体气血运行保持畅通无阻。胆汁的分泌、输送、贮存、排泄、亦因之而正常进行。忧则气郁，思则气结，怒则气逆，情志致病，主要引起五脏的气机失调，故情志致病最易影响肝胆的疏泄功能。《医方考》说："胁者，肝胆之区也。肝为尽阴，胆无别窍，怒之则气无所泄，郁之则火无所越，故病症恒多。"《灵枢·邪气脏腑病形》说："有所大怒，气上而不下，积于胁下而伤肝。"又如《素问·奇病论篇》所指出的："数谋虑不决，故胆虚，气上逆而口为之苦。"说明过度的忧思郁怒，情志不舒，可引起肝胆疏泄失常，气机运行障碍，胆汁化生、输送、排泄失常而发病。

（2）饮食不节。饥饱失常，暴饮暴食，或五味偏嗜，过食肥甘厚味，酗酒过度，或恣食辛辣煎炒等物，损伤脾胃，脾失健运，水湿不化，湿浊内生，困阻气机，久遏蕴化为热，湿热熏蒸肝胆，肝失疏泄，则胆汁排泄不畅而发病。《景岳全书·胁痛》中认为："以饮食劳倦而致胁痛者，此脾胃之所传也。"《张氏医通·胁痛》说："饮食劳动之伤，皆足以致痰凝气聚……然必因脾气衰而致。"

（3）外邪侵袭。外感湿热之邪入侵人体，内阻中焦，郁而不达，使脾胃运化失常，湿热交蒸于肝胆，使肝胆失于疏泄。或循少阳、厥阴经络入于胆道，影响胆汁疏泄，即可发病。故《素问·咳论篇》云："邪气客于足少阳之络，令人胁痛，咳，汗出。"汉·张仲景《伤寒论》认为本病发生是由于外邪入侵少阳胆经所致，原文 266 条："本太阳不解，转入少阳者，胁下硬满，干呕不能食，往来寒热……与小柴胡汤。"描述了邪气侵入少阳经可以出现类似于胆囊炎胁痛、腹胀、寒热、呕吐的表现，并提出了治疗的方剂。97 条又描述了少阳病的发生机制"血弱气尽，腠理开，邪气因入，与正气相搏，结于胁下，正邪分争，往来寒热……小柴胡汤主之"，分析了邪入少阳经的条件和寒热产生的原因，此与胆囊炎的发病机制颇为相似。

（4）蛔虫上扰。进食生冷不洁之物，则可能发生肠蛔虫病，成为胆道蛔虫病的原发疾病。宿有蛔虫寄生肠道者，若寒温不适，脾胃功能失调，蛔虫上窜，钻入胆道，肝胆气机郁闭，不通则痛，则发生胆道蛔虫病。若失治误治，虫滞胆道，可产生湿热、火毒及砂石等一系列并发症。《伤寒论》厥阴病篇所论述的乌梅丸证就已经认识到蛔虫的致病因素，如原有蛔虫病，病机发展到厥阴病阶段，出现肝木横逆、犯胃乘脾的上热下寒证时，易致蛔虫不安而上窜。《伤寒论》中还详细描述了蛔厥的发病过程和临床表现："蛔厥者，其人当吐蛔，今病者静而复时烦者，此为脏寒，蛔上入其膈，故烦，须臾复止，得食而呕，又烦者，蛔闻食臭出，其人常自吐蛔。"

（5）肝肾阴虚或久病耗伤，或劳欲过度。均可使精血亏损，导致水不涵木，肝阴不足，络脉失养，不荣则痛，而成胁痛。正如《金匮翼·胁痛统论》所说："肝虚者，肝阴虚也，阴虚则脉细急，肝之脉贯膈布胁肋，阴虚血燥则经脉失养而痛。"

2. 病机

本病病机特点：肝失疏泄为本，邪气蕴结为标。胆囊炎主要责之于肝胆，且与脾、胃、肾相关。因肝与胆有表里关系，肝的疏泄功能影响胆汁的分泌、排泄，肝失疏泄可致胆道不利，以致胆汁淤积而为病。脾胃有运化水谷精微的作用，为气血生化之源。若脾失健运，胃失和降，水湿内停，日久蕴热，湿热蒸于中焦，也可使肝胆的疏泄不利。由此可知肝胆病可传及脾胃，脾胃病亦可及肝胆，是互相影响的。病机转化较为复杂，既可由实转虚，又可由虚转实，而成虚实并见之证；既可气滞及血，又可血瘀阻气，以致气血同病。胆囊炎的基本病机为气滞、血瘀、湿热、浊毒蕴结致肝胆疏泄不利，或肝阴不足，络脉失养。

（1）肝胆气郁，胆失通降。气机郁滞是胆道疾病最基本的病机之一。《医方考》说："胁者，肝胆之区也。肝为尽阴，胆无别窍，怒之则气无所泄，郁之则火无所越，故病证恒多。"肝性喜条达，恶抑郁，主疏泄，主司一身之气机。胆附于肝，内贮精汁，与肝之经脉，互为络属，共主疏泄。中医学认为胆与精神情志活动也有联系，《素问·灵兰秘典论篇》说："胆者，中正之官，决断出焉。"情志抑郁不畅，易伤肝脏条达之性，影响其疏泄气机之职，以致肝气郁结，疏泄不利；胆附于肝，胆气不舒，腑气不通，而生胁痛。《灵枢·邪气脏腑病形》说："有所大怒，气上而不下，积于胁下则伤肝。"《金匮翼·胁痛统论》说："肝郁胁痛者，悲哀恼怒，郁伤肝气。"《杂病源流犀烛·肝病源流》也说："气郁，由大怒气逆，或谋虑不决，皆令肝火动甚，以致肤胁肋痛。"凡此皆可以说明胁痛与肝气郁结之关系最为密切。精神情志异常，可导致胆的功能失常，如《医学准绳·六要》说："若夫谋虑不决，不眠辛苦，胆气伤而作痛。"肝胆气机郁滞，经脉气血运行不畅，则见胸胁苦满，胀痛走窜，嗳气则舒；胆气横逆犯胃，则见呕恶口苦；脘闷纳呆，反复发作，每与情绪波动有关。

（2）浊毒内蕴，土壅木郁。浊毒之邪是胆囊炎最常见、最重要的致病因素，湿浊具有黏腻滞着之性，若困遏脏腑经络，可致气机壅滞，升降失常，湿浊黏滞还表现为病情的缠绵难愈。脾胃运化功能失调是浊毒内生的根本原因，因脾主运化水湿，其性喜燥恶湿，脾胃又是人体气机升降之枢纽，脾宜升则健，胃宜降则和，因此，脾健胃和，是肝胆正常疏泄、排泌胆汁的重要保证。脾运失健，水液聚而生湿，胃为多气多血之腑，湿邪郁久易从热化毒，湿热胶结，浊毒蕴结尤难祛除。若饥饱失常，生冷不节，或五味偏嗜，过食肥甘厚味，饮酒过度，既可损伤脾胃，使脾胃运化失度，湿浊内生，困阻气机，或郁久化热成毒，成浊毒内蕴之势。脾胃虚弱，易招致外湿，浊邪内犯常先困脾，又湿浊为阴邪，易伤阳气，所以湿浊邪客于人体，最易困阻脾阳。终致脾虚为本，浊毒为标之本虚标实证。肝胆同主疏泄，协调脾胃升降运化，若浊毒蕴结中焦，势必熏蒸肝胆，影响肝胆之疏泄功能而致疏泄失常。肝胆失于疏泄，脾胃升降运化失常，则见腹胀、纳差、呕恶、口苦、便秘；浊毒蕴结胆道，气血阻滞，不通则痛；正邪交争，则见寒热；浊毒蕴蒸肝胆，以致肝失疏泄，胆汁外溢，而形成黄疸；浊毒酿痰，上扰心神，则见心悸怔忡；聚于局部，则成积聚；浊毒化火，失于清解，内陷心营，则见昏谵；腐败血肉，则成内痈；且湿性黏滞，阻遏气机，所以浊毒蕴结，与气机郁滞常互为因果，亦是胆道疾病最基本的病机之一。

（3）瘀血阻络，留而不去。肝胆调畅气机，主协调气血运行，气为血之帅，气行则血行，气止则血止。肝胆郁结，气血运行不利，日久结为瘀血；湿热留恋，火毒蕴结，久病邪气入血入络，脉道运行不畅，气行滞涩，或因病伤气，气虚则无力推动，血液瘀积于胆道及其脉络，可形成瘀血阻络病机。临床可见脘胁刺痛，固定不移，入夜尤甚，舌诊常见舌质紫暗、有瘀点或瘀斑、舌下静脉曲张等瘀血证候。瘀血结于肝胆，不通则痛，久痛入络，痛久必瘀，亦可引本病发作。

（4）浊毒伤阴，肝失濡养。胆囊炎虽以实证居多，但有时由于患者年老体弱，正气不足，或病程日久，浊毒长居体内，浊毒伤阴，肝失濡养，而成虚实夹杂之证。本病多发于老年人，若素体阴亏，或年老阴精渐衰，复由胆病郁火浊毒所伤，致阴液亏乏，加之治疗过程中，苦寒清利，使阴津进一步受损，胆道及脉络失于濡养，胆汁分泌不足，则形成阴亏失濡的病机，临床上出现胁肋隐痛，发热久不退，五心烦热，虚烦易怒，口渴咽干，脉细数等邪恋阴伤之证。《景岳全书·胁痛》说："内伤虚损胁肋疼痛者，凡房劳过度，肾虚阴弱之人，多有胸胁间隐隐作痛，此肝肾精虚不能化气，气虚不能生血而然。"《金匮翼·胁痛统论》也说："肝虚者，肝阴虚也，阴虚则脉细急，肝之脉贯膈布胁肋，阴虚血燥则经脉失养而痛。"由此可见，肝阴不足与胁痛也有着密切的关系。

（二）辨证论治

1. 辨证要点

（1）辨外感内伤。凡由湿热外邪侵袭肝胆，肝胆失于疏泄条达而致者，伴有寒热表证，且起病急骤，同时可出现恶心呕吐、目睛发黄、苔黄腻等肝胆湿热症状；凡内伤者则由肝郁气滞，瘀血内阻或肝阴不足所引起，不伴恶寒、发热等表证，且起病缓慢，病程较长。

（2）辨气血。凡在气者多以胀满、胀痛为主，且游走不定，时轻时重，症状的轻重每与情绪变化有关；凡在血者多以刺痛为主或胁下有积块，且痛处固定不移，疼痛持续不已，局部拒按，入夜尤甚，或胁下有积块。

（3）辨虚实。实证由肝郁气滞，瘀血阻络，外感湿热，浊毒内蕴所致，起病急，病程短，疼痛剧烈而拒按，脉实有力；虚证由肝阴不足，络脉失养所引起，常因劳累而诱发，起病缓，病程长，疼痛隐隐，绵绵不休而喜按，脉虚无力。

（4）辨望颜面五官。浊毒蕴结，郁蒸体内，上蒸于头面，而见面色粗黄、晦浊。若浊毒为热蒸而外溢于皮肤则见皮肤油腻，患者每有面部洗不净的感觉，给人一种秽浊之象。浊毒上犯清窍而见咽部红肿、咳吐黏稠之涎沫、涕浊等。

（5）辨舌苔。患者以黄腻苔多见，但因感浊毒的轻重不同而有所差别。浊毒轻者舌红，苔腻、薄腻、厚腻，或黄或白或黄白相间；浊毒重者舌质紫红、红绛，苔黄腻，或中根部黄腻。因感邪脏腑不同苔位亦异，如浊毒中阻者，苔中部黄腻；浊毒阻于肝胆者，苔两侧黄腻。苔色、苔质根据病情的新久而变，初感浊毒，津液未伤时见黄滑腻苔；浊毒日久伤津时则为黄燥腻苔。

（6）辨脉象。浊毒证患者滑数脉常见，尤以右关脉滑数突出。临床以滑数、弦滑、弦细滑、细滑多见。病程短、浊毒盛者，可见弦滑、弦滑数脉。病程长、阴虚有浊毒者，可见细滑脉、沉细滑脉。但患者出现沉细脉时多为浊毒阻滞络瘀，而不应仅仅认为是虚或虚寒脉，如《金匮要略方论》中说："太阳病，关节疼痛而烦，脉沉而细者，此名湿痹。"又说："诸积大法，脉来细而附骨者，乃积也。"以上为细脉主湿浊，主积而不主虚的明证。

2.辨证分型

（1）肝气郁滞型。

［主要症状］胁肋胀痛，走窜不定，甚则连及胸肩背，情志不舒则痛增，胸闷，善太息，得嗳气则舒，饮食减少，脘腹胀满，舌质红，苔薄白，脉弦。

［病机］浊蕴肝胆，气机阻滞。

［治法］疏肝理气化浊。

［处方］

| 柴胡 10g | 青皮 10g | 枳实 15g | 厚朴 15g |

槟榔 15g　　　　　炒莱菔子 20g

[加减运用] 胁痛重者，酌加郁金、川楝子、延胡索；若兼见心烦急躁，口干口苦，尿黄便干，舌红苔黄，脉弦数等气郁化火之象，酌加栀子、黄芩、胆草等；若伴胁痛、肠鸣、腹泻者，为肝气横逆，脾失健运之证，酌加白术、茯苓、泽泻、薏苡仁以健脾止泻；若伴有恶心呕吐，是为肝胃不和，胃失和降，酌加半夏、陈皮、藿香、生姜等以和胃降逆止呕。

（2）浊毒内蕴型。

[主要症状] 胁肋疼痛，胃脘胀满灼痛，烦躁易怒，泛酸嘈杂，口干口苦，舌质红，苔黄腻或黄厚腻，脉弦滑或弦滑数。

[病机] 湿热中阻，浊毒内蕴。

[治法] 化浊解毒。

[处方]

白花蛇舌草 15g　　　半枝莲 15g　　　茵陈 15g　　　黄连 12g
黄芩 12g　　　　　　龙胆草 15g　　　栀子 12g　　　柴胡 15g
生石膏（先煎）30g　　泽泻 9g　　　　车前草 10g

[加减应用] 若便秘、腹胀满者为热重于湿，肠中津液耗伤，可加大黄、芒硝以泄热通便存阴。若白睛发黄、尿黄、发热口渴者，可加黄柏、金钱草以清热除湿，利胆退黄。久延不愈者，可加三棱、莪术、丹参、当归尾等活血化瘀。

（3）浊毒瘀滞型。

[主要症状] 胁肋疼痛，痛有定处而拒按，疼痛持续不已，入夜尤甚，胃脘胀满疼痛，或胁下有积块，或面色晦暗，舌质紫暗，苔黄腻或薄黄腻，脉弦滑涩。

[病机] 浊毒内蕴，瘀血阻络。

[治法] 活血化瘀，化浊解毒。

[处方]

桃仁 15g　　　　红花 15g　　　　川芎 9g　　　　赤芍 15g
茵陈 15g　　　　黄连 9g　　　　黄芩 12g　　　　柴胡 15g
枳壳 15g　　　　当归 12g　　　　生地黄 20g

[加减应用] 若胁肋部有积块，而正气未衰者，可酌加三棱、莪术、穿山

甲以增强破瘀散结消坚之力。

（4）浊毒伤阴型。

[主要症状] 胁肋隐痛，绵绵不已，遇劳加重，口干咽燥，两目干涩，心中烦热，头晕目眩，舌质红，少苔，脉弦细滑。

[病机] 浊毒内蕴，肝阴不足。

[治法] 化浊解毒，养阴柔肝。

[处方]

| 生地20g | 枸杞15g | 沙参15g | 麦冬15g |
| 当归12g | 川楝子15g | 白花蛇舌草15g | 红景天15g |

[加减运用] 若两目干涩，视物昏花，可加草决明、女贞子；头晕目眩甚者，可加钩藤、天麻、菊花；若心中烦热，口苦甚者，可加栀子、丹参。

（三）典型病例

病例1 谷某某，女，44岁，2002年3月24日初诊。患者右胁胀痛，不欲饮食半年，加重两周。伴嗳气、反酸、口苦、上腹胀满，随情绪加重，厌油腻，偶有后背疼痛，大便干，2日1行。舌红，苔黄腻，脉沉弦。B超示：胆囊炎，胆结石（数个结石，最大0.4cm×0.3cm）。根据症、舌、脉，李佃贵教授认为该病属肝郁气滞。治疗以疏肝理气，通腑排石。因患者以前未曾服药治疗，故先据证给予中药疏肝通腑溶石，再以排石汤总攻。

处方：

金钱草20g	茵陈20g	柴胡15g	枳实15g
香附15g	大黄9g	芍药12g	延胡索12g
牡蛎15g	昆布15g	丹参15g	

6剂，水煎服。

二诊：患者服药后右胁及上腹胀痛明显减轻，反酸、口苦消失，饮食增加，大便稀，日一行。舌红，苔薄黄，脉弦。根据药后情况决定用排石汤总攻。处方：金钱草、茵陈各30g，柴胡、枳实、香附各15g，大黄9g，厚朴、芒硝各15g，芍药、延胡索各12g。

嘱患者早晨空腹服油煎鸡蛋两个，中午服排石汤300ml。至傍晚开始腹泻，排大便3次，查见结石两个，大小约0.3cm×0.2cm。此后患者右胁及上腹胀满基本消失，已无背痛，饮食、大便均正常，继进柴胡疏肝散5剂收功。

病例2 张某某，男，60岁，2001年7月25日初诊。右胁刺痛1年余。患者素有右胁刺痛，食欲不振，近期加重。现证：右胁刺痛，食欲不振，口干口苦，时有嗳气泛酸，食后感觉上腹胀满，遇情志不遂时有两胁胀痛。既往有冠心病病史，大便干，日一行。舌质紫暗，苔黄厚腻，脉弦细滑。B超显示：胆囊炎，胆结石（2个，分别为0.3cm×0.4cm，0.3cm×0.1cm）。综合病人情况，李佃贵教授认为本病属气滞血瘀。因病人年老体弱，且素有冠心病病史，不宜用排石汤通腑排石。方用溶石散。

处方：

金钱草20g	茵陈20g	丹参15g	当归15g
赤芍15g	牡蛎15g	海藻12g	昆布12g
海浮石30g			

7剂，水煎服，1日1剂。

二诊：患者服药后两胁刺痛减轻，舌质紫暗好转，舌苔渐薄，脉弦细。继以上方随症加减共服60余剂，症状基本消失。B超结果：肝胆未见异常，说明结石在服药过程中溶解消散。

九、代谢综合征

代谢综合征是高血压、血糖异常、血脂紊乱和肥胖症等多种疾病在人体内集结的一种状态，可直接导致严重心血管疾病或死亡的发生。代谢综合征是一种生活方式病，是由不良的生活方式所引起的。1988年Reaven注意到脂质异常、高血压、高甘油三酯血症常汇集一起，提出了"X-综合征，X-Syndrome"的概念，并把胰岛素抗性作为X综合征的主要特点。鉴于本综合征与多种代谢相关疾病有密切的联系，1997年Zimmet等主张将其命名为代谢综合征。1999年世界卫生组织建议采用"代谢综合征"这个名称。根据1999年世界卫生组织正式提出的定义，代谢综合征指糖耐量或空腹血糖异常（IGT或IFG）或糖尿病和（或）胰岛素抵抗，并伴有以下两项或两项以上表现：①高血压（≥140/90mmHg）；②高甘油三酯（TG）≥1.70mmol/L和（或）低高密度脂蛋白胆固醇（HDLC）男性≤0.9mmol/L；女性<1.0mmol/L；③中

心性肥胖〔腰/臀比：男性 >0.90；女性 >0.85 和（或）体重指数 BMI>30〕；④微量蛋白尿（尿蛋白排泄率 ≥ 20μg/min 或白蛋白/肌酐比值 ≥ 30μg/g）。随着人们生活水平的提高，代谢综合征的发病率越来越高，它涉及中心性肥胖、高胰岛素血症、糖耐量减低、高血压、血脂异常、微量白蛋白尿以及心血管病的发生等多种病理变化，严重影响了人们的生活质量。所以防治代谢综合征，改善身体各项机能指标，就显得尤为重要。

本病类似中医学"痰湿""肝郁""食郁""血瘀""肥胖""眩晕""湿阻"等。中医学认为六郁（食、气、血、热、痰、湿）作用于脾胃而酿成痰、瘀、浊、毒、脂等病理产物，以食郁为主导的六郁是代谢综合征的发病基础；以肝脾功能失调为核心的代谢功能紊乱是其基本病机，故临床表现为虚实夹杂，心、肝、脾、肾是主要累及的脏腑。

（一）中医病因病机

1. 病因

本病由禀赋不足、饮食不节、七情内伤、年老体虚引起脏腑功能失常所致。

（1）饮食失常。"华食"为本病的主要病因。《素问·上古天真论篇》指出："食饮有节……故能形与神俱，而尽终其天年。"强调饮食必须有规律和节制。孙思邈《备急千金要方》引王熙之语："食不欲杂，杂则或有所犯。有所犯者，或有所伤，或当时虽无灾苦，积久为人作患。"明确提出饮食均衡方为养生之道的观点。春秋战国时代著名思想家墨翟于《墨子·节用》中指出："饮食不时，作疾病者死早。"《素问·异法方宜论篇》云："西方者……其民华食而脂肥。"《备急千金要方·养性序》云："江南岭表，其处饶足，海陆鲑肴，无所不备，土俗多疾而人早夭。"指出了饮食环节对人体生命的危害。《素问·痹论篇》云："饮食自倍，肠胃乃伤。"《金匮要略·脏腑经络先后病脉证并治第一》将"烹饪之邪"列为五邪之一，指出"食伤脾胃。"李杲《脾胃论》中云："至于五味，口嗜而欲食之，必自裁制，勿使过焉，过则伤其正也。"缪希雍于《神农本草经疏》中云："饮过度，好食油面猪脂，浓厚胶固，以致脾气不利，壅滞为患，皆痰所为。"徐文弼于《寿世传真》中引陈无择语："脾虚多病湿，内因酒多，过饮汤液，停滞腻物，烧炙膏粱过度。"以上论述均明确指出饮食对脾胃功能、膏脂代谢的影响。若饮食失节，偏嗜无度，则能损伤脾胃。现代中医学者更进一步明确指出，长期荤食是引起高脂血症的重要因素。肥甘厚腻之品不易被脾胃消化吸收，食入过量，一方面会壅滞脾胃，影响脾胃正常运化功能，另一方面因膏脂积滞不去而会化为痰浊，痰浊日久蕴毒，形成浊毒。

（2）劳逸因素。生性好逸恶劳，贪睡恣食，养尊处优，或终日伏案，多坐少动，则气血运行不畅，脾胃功能减低。陆九芝专著《逸病解》说："逸乃逸豫，安逸所生病，与劳相反"，并指出"逸之病，脾病也"。王孟英指出："盖太饱则脾阻，过逸则脾滞，脾气困滞而少健运，则饮停聚湿也。"过度安逸致使膏脂来源增多，利用减少，积于体内，滞留脉道，而变生本病。

（3）情志内伤。肝体阴而用阳，藏血，主筋，为罢极之本，主疏泄，肝主疏泄能够保持全身气机疏通畅达，通而不滞，散而不郁，肝疏泄功能的正常是保持人情志舒畅的基础，若情志过极，必然影响到肝的疏泄功能，导致脏腑气机失调，水谷运化失司，水湿内停，痰湿聚集，阻滞气机，导致肥胖、眩晕、胁痛等疾病的发生。

（4）年老体衰。如《素问·上古天真论篇》曰："男子五八，肾气衰，发堕齿槁。"肾主水津，在水液代谢中起着重要的作用，人体尿液的生成和排泄，必须依赖于肾的气化功能，年老肾虚，膀胱气化不利，可导致水液的代谢异常。肾气亏虚，失于固摄，精微从尿液外排，是消渴病的重要原因之一。另外，肾之阴阳为其他脏腑组织阴阳之根本，五脏六腑之正常功能依赖于肾元之鼓动。若年老肾虚，肾元亏损，其他之脏腑亦会受到影响，如肾阳虚，火不温土，导致脾阳亦虚，运化水谷失司，从而导致水谷精微代谢的异常。肾水亏虚，水不生木，肝木失于调达，疏泄异常，亦导致气机的失调，进而影响水津的输布。

2.病机

（1）脾失健运、清浊不分为基本病机。脾主运化，为后天之本，气血生化之源。《素问·灵兰秘典论篇》云："脾胃者，仓廪之官，五味出焉。"《素问·经脉别论篇》云："食气入胃，散精于肝，淫气于筋。食气入胃，浊气归心，淫精于脉，脉气流经，经气归于肺，肺朝百脉，输精于皮毛，毛脉合精，行气于腑。""饮入于胃，游溢精气，上输于脾，脾气散精，上归于肺，通调水道，下输膀胱，水精四布，五经并行。"《素问·厥论篇》云："脾主为胃行其津液者也。"以上论述说明水谷化生为精微并输布至全身，均依赖脾的运化。膏脂既属津液，其运化输布自也离不开脾。不仅正常膏脂的运化转输依赖于脾，同时其多余物质及代谢产物也要依赖脾来转输、清除。正如《素问·六节藏象论篇》所称，脾能"化糟粕，转味而入出者也"。由此可见，脾为精微运化之枢纽，饮食经脾胃消化吸收形成精微物质，并通过脾的散精作用才能布散全身，以营养脏腑及四肢百骸。脾虚气弱则脾运不健，血脂的利用度低，水谷精微变为脂浊，贮留体内，侵入血液，则可形成高脂血症、高血糖、高血压等。

（2）痰凝、浊毒、瘀血为主要病理代谢产物，代谢综合征的中医病机可归于痰凝、浊毒、瘀血范畴。湿浊、痰凝、瘀血皆为阴邪，湿浊为早期病理产物，痰凝为中期病理产物，瘀血、浊毒为后期病理产物。由于湿浊、痰凝、瘀血三大病理产物是随着疾病的演变逐渐产生的，因此，后一时期的病理产物必然包含前一时期的病理产物。《素问·至真要大论篇》云："诸湿肿满，皆属于脾。"《临证指南医案》说："湿为重浊有质之邪，若从外而受者，皆由地中之气升腾；从内而生者，皆由脾阳之不足。"又说："亦有外不受湿，而但从内生者，必其人膏粱酒醴过度，或嗜饮茶汤太多或食生冷瓜果及甜腻之物。""湿浊"正是由于饮食不节或其他原因所致的脾阳不足而滋生，属于"内湿"之范畴。由于脾阳不足，脾运失健，水谷精微化生异常，饮食中的糟粕、杂质混入营血，或某一成分严重过量，是谓"浊"；精微物质化生不足，津液相对过剩，是谓"湿"，"湿"与"浊"相合则谓之"湿浊"。"湿浊"进入营血，循行络脉，流走全身，日久则可形成"痰凝"，犹如《医阶辨证》所云："痰因湿而生者，病在脾"。"湿浊"转化成"痰凝"，一为得阳煎熬成痰，如《医宗金鉴》所述："痰饮者，水饮走肠间不泻，水精留膈间不输，得阳煎熬成痰"。二为脉道闭塞聚成痰饮，如《圣济总录·痰饮门》所论："三焦气涩，脉道闭塞，则水饮停滞，不得宣行，聚成痰饮"。痰凝阻络，气滞血瘀。久病后脏腑功能衰弱，血行不畅，凝滞而成瘀。痰能致瘀，瘀能生痰，浊毒、瘀血在脉道中相互搏结，日久凝结于脉道壁上，使脉道损害，络脉瘀阻，而产生相应病证。本病属本虚标实之证，本虚主要是指脏腑虚损，功能失调，标实主要指痰凝、浊毒、血瘀，脑络瘀阻则头痛、眩晕，甚而引发中风性痴呆；

心络瘀阻则为胸痹、心痛；肝络瘀阻则为胁痛、痞积；肾络瘀阻则为水肿、湿浊、瘀血；四肢络脉瘀阻则瘫软无力、麻木不仁。

（二）辨证论治

1. 辨证要点

（1）辨虚实。本病以痰浊、瘀血为主者为实证。痰浊者可伴有眩晕头重，心胸憋闷，舌苔腻厚，脉象弦滑等；瘀血者可伴有胸闷、心痛，舌质暗红，或瘀斑、瘀点，脉涩或弦细等。以脾胃阳虚为主要表现者为虚证，多有体倦乏力，舌体淡，脉缓无力等。

（2）辨标本。其病本于脾肾失调，以虚为本；本虚标实，以标实为主。病久痰浊，瘀血交互，阻塞脉络，致胸痹、心痛、中风等证发生，可按相关疾病辨证治疗。

2. 治疗原则

本病在于脾气虚弱，脾失健运，分清泌浊功能失职，水谷精微化生障碍，所致湿浊之邪混入营血，周流全身。亦即贯穿于高脂血症的各个病变阶段的基本病机——脾气虚弱，湿浊内蕴。因此，强健脾胃，补益中气为治湿之关键，健脾益气，可恢复虚弱之脾气，以尽其分清泌浊之职守，使湿浊无以再生；且湿去脾不受困，更利于脾运复健。健脾除湿泄浊应贯穿治疗的始终。痰凝和瘀血是高脂血症发展到中后期时的产物，两者往往交互为患，呈痰凝互结之势，痹阻血脉，沉积络脉，治疗则应化痰祛瘀兼而治之。

3. 证治分型

（1）脾虚湿胜型。

［主要症状］头重体倦，腹胀纳呆，乏力懒言，口淡不渴，大便溏薄，小便清长，健忘，面欠华，或有下肢肿，眼睑虚浮，或肢体麻木，舌体淡胖，边有齿痕，苔白浊腻，脉缓无力。

［病机］脾气虚弱，运化无力，则腹胀，纳呆，大便溏薄；水湿停留肌肤络脉，可有下肢水肿，眼睑虚浮；体倦乏力懒言，舌淡胖，脉缓无力，为脾虚之象。

［治法］益气健脾，和胃渗湿。

［处方］

党参 18g	茯苓 15g	白术 12g	山药 15g
炙甘草 6g	薏苡仁 20g	桔梗 12g	砂仁（后下）8g
泽泻 15g	猪苓 12g	荷叶 12g	

每日 1 剂，水煎服。

［加减运用］健忘、失眠者，加益智仁 10g、石菖蒲 12g 安神益智；肢肿面浮者，加黄芪 24g、防己 9g 加强益气利水消肿之功；兼食滞者，加山楂 15g、莱菔子 15g 消食导滞；肢体麻木者，加桂枝 12g、赤芍 12g 活血通络。

（2）痰浊阻络型。

［主要症状］眩晕头重，心胸憋闷，恶心欲吐，纳呆，腹胀，或有咳嗽，咯痰，形体肥胖，反应迟钝，肢体沉重，或有胁下痞块，舌苔腻厚，脉象弦滑。

［病机］气虚不能行津，气滞津液停聚而为痰浊之变，痰浊阻滞脉道脑络则眩晕头重，反应迟钝；阻滞心胸之络则憋闷，阻滞胃络则恶心欲吐，纳呆；阻滞肺络则有咳嗽，咯痰，舌苔腻厚，脉象弦滑等痰浊阻滞脉道之象。

［治法］涤痰化浊、畅利络道。

［处方］涤痰汤加减。

［加减］若痰浊化热者，加大黄 3~6g、荷叶 15g 以清热泄浊；若心胸闷痛明显者，加瓜蒌皮 15g、薤白 15g 豁痰宽胸；若眩晕头痛者，加天麻 12g、川芎 10g 息风通络；胁下有痞块者，去党参、白术，加香附 15g、延胡索 12g、丹参 18g、鳖甲（先煎）18g 以行气活血，软坚散结。

（3）浊毒内蕴型。

［主要症状］头重，身倦，心胸烦闷，头昏目蒙，腹胀纳呆，口干口苦，便溏秽臭，小便黄浊，肌肤、眼睑常有痰核，色橙黄，舌质偏红，苔黄腻，脉象滑数。

［病机］脾不能正常运化输布津液，水湿停滞，聚而化浊蕴毒，浊毒流滞血脉，清阳不升则头重、头昏目蒙；浊毒阻滞中焦，气机不畅则腹胀纳呆。

［治法］化浊解毒。

［处方］

| 石菖蒲 20g | 郁金 12g | 砂仁 10g | 紫豆蔻（后下）10g |

白花蛇舌草 15g　　蒲公英 15g　　泽泻 6g　　　　茵陈 20g
黄连 6g

[加减] 若大便秘结者，大黄、虎杖可适当加量，并加枳实 12g、决明子 15g 以加强通便之力；寐差者，加黄连 6g、淡竹叶 9g 以清心泄热；症见胁痛、目赤、口干、脉弦数者，加龙胆草 10g、柴胡 9g、夏枯草 15g 以清泄肝胆之火；肌肤眼睑有橙色痰核者，加夏枯草 15g、海藻 15g、昆布 9g 以化痰消脂；饮酒成癖者，加葛花 9g 解酒；心下痞，加黄连 6g、法半夏 9g、瓜蒌皮 18g 以宽胸消痞。

（4）瘀血阻络型。

[主要症状] 胸闷心痛，痛处固定，入夜为甚，或头晕头痛，或项强肢麻，舌质暗红，或瘀斑瘀点，脉涩或弦细。

[病机] 浊毒阻滞气机不畅，日久入血入络，瘀血阻滞见胸闷心痛，痛处固定，入夜为甚。

[治法] 化瘀通络。

[处方]

桃仁 12g　　　　红花 9g　　　　当归 9g　　　　生地 9g
赤芍 15g　　　　枳壳 12g　　　川芎 9g　　　　牛膝 9g
桔梗 6g

[加减] 若胁痛明显者，加香附 15g、延胡索 12g 疏肝理气；眩晕明显者，加天麻 12g、法半夏 15g 息风化痰；乏力，短气懒言者，加吉林参（另炖）9g、黄芪 20g 益气扶正；手足麻木者，加桂枝 10g、姜黄 12g 祛风通络。

（三）典型病例

病例　张某，男，45 岁，2013 年 7 月 12 日就诊，患者以血脂升高伴有急躁易怒、多梦 3 年就诊。以司机为业，饮食起居没有规律，多有暴饮暴食，饥饱无度之习惯。近日查体：胆固醇 7.5mmol/L，甘油三酯 3.46mmol/L。心电图示：ST-T 改变。现面色瘀肿暗红，体型肥胖，舌质红紫，脉弦滑。证属肝肾不足，浊毒郁滞。

治法：补益肝肾，祛浊排毒降脂。

处方：方用降脂饮。

三棱 10g	莪术 10g	郁金 15g	丹参 15g
茵陈 30g	黄连 10g	砂仁 15g	香附 10g
苏梗 10g	制首乌 15g	桑椹子 30g	珍珠母 15g
夏枯草 15g			

水煎服，每日 1 剂，煎取 400ml，分早晚两次温服。连用 3 个月，并嘱饮食调控，适当运动。11 月 21 日复查，各项指标正常，体重减轻 5kg。

按：高脂血症为现代临床常见病，中医归为痰浊、血瘀范畴，此症属浊毒范畴，发病机制为"浊毒内蕴"，宜从化浊解毒论治。在临床上，所见患者多有饮食不当或过食肥甘生冷，嗜酒成癖之习惯，或见情志失调，心情不畅，而致肝郁肝火，木旺克伐脾土而致湿浊内生，痰阻脉络。降脂饮方中三棱、莪术、郁金为一组药，吕氏三郁汤中三棱、莪术疏肝气，畅心血，解郁滞；伍以凉血活血、解郁除烦之郁金，共名为三郁，统治一切郁证以心烦、抑郁、胀闷为主要表现者，用于治疗高脂血症，效果良好，确有畅郁降脂祛浊的治疗作用。丹参养血活血，通达血脉；茵陈、黄连是李佃贵教授常用之对药，用于化浊解毒，二药合用具有清解肠胃浊毒的作用，为防其苦寒败胃，加入砂仁以佐制。其中黄连和砂仁的用量，亦是独到的使用经验。香附、苏梗疏肝理气，和胃降逆；制首乌、桑椹子补益肝肾，扶正降脂。全方标本兼治，可以久服，具有良好的近期和远期疗效。

凡头晕目眩者加珍珠母 30g、夏枯草 15g；大便干燥者加芦荟 1g、玄参 30g；失眠多梦者加竹茹、枳壳各 15g，夜交藤 30g。

第二节　验案举隅

一、反流性食管炎

病例 1　张某某，女，52 岁，已婚，工人。2008 年 7 月 31 日。

主诉：间断胃脘痞闷，胸骨后烧灼痛 2 个月。

现病史：患者两个月前因饮食不规律，生气后出现胃脘痞闷，可以忍受，未曾治疗，后症状逐渐加重，且伴有胸骨后烧灼痛。遂于当地医院就诊，做电子胃镜示：反流性食管炎、慢性浅表性胃炎。口服奥美拉唑、多潘立酮后症状未见明显好转，故来就诊。现患者胃脘痞闷，胸骨后烧灼痛，食后加重，反酸，嗳气频，口苦，纳呆，大便质可，2~3 日 1 行，舌红，苔薄黄腻，脉弦细滑。

既往史：患者否认高血压、糖尿病史，无肝炎、结核及其他传染病史，无外伤、手术史。

个人史：生于原地，住地无潮湿之弊，条件尚可。

婚育史：23 岁结婚，育二子一女，身体尚健。

T 36.5℃，R 22 次 / 分，P 80 次 / 分，Bp 130/80mmHg。发育正常，体型消瘦，全身皮肤黏膜无黄染，心肺无异常；腹部平软，未见肠型、胃型蠕动波，无腹壁静脉曲张。剑突下压痛、无反跳痛及肌紧张。未触及包块，肝脾肋下未及，肠鸣音正常。

实验室检查：血常规正常。电子胃镜（2008 年 7 月 11 日）示：反流性食管炎，慢性浅表性胃炎。腹部 B 超示：肝胆胰脾双肾未见明显异常。

中医诊断：①痞满（肝胃不和，湿热中阻）；②胸痛（肝胃不和，湿热中阻）。

西医诊断：反流性食管炎，慢性浅表性胃炎。

治法：养肝和胃，清热化湿。

处方：

百合 15g	乌药 12g	川芎 9g	白芍 30g
茯苓 15g	白术 6g	生石膏（先煎）30g	浙贝 15g
瓦楞子粉 20g	黄连 15g	瓜蒌 15g	清半夏 12g
枳实 15g	川朴 15g	紫苏 15g	炒莱菔子 15g

7 剂，水煎服，每日 1 剂，分 2 次温服。

医嘱：按时服药，进软食，忌辛辣刺激之品及甜食，畅情志。避免持重、弯腰等动作，勿穿过紧衣裤。睡眠时抬高床头 15cm，睡前 6 小时勿进食。

二诊：药后患者胃脘痞闷、胸骨后烧灼痛减轻，纳增，现时反酸，嗳气，口苦，大便可，1 日 1 次，小便调，舌红，苔薄黄腻，脉弦细滑。

治法：疏肝和胃降逆，清热化湿。

处方：

| 瓜蒌 15g | 薤白 12g | 丹参 15g | 生石膏（先煎）30g |

浙贝 15g	黄连 15g	海螵蛸 20g	川朴 15g
枳实 15g	香附 15g	紫苏 15g	陈皮 12g
竹茹 9g	半夏 9g	炒莱菔子 20g	焦槟榔 15g
茵陈 15g	柴胡 12g		

7剂，水煎服，每日1剂，分2次温服。

三诊：患者胃脘痞闷、胸骨后烧灼痛、反酸、嗳气均明显减轻，口苦亦减轻，纳增，寐安，大便稀，1日1次，小便调，舌红，苔薄黄微腻，脉弦细。

治法：疏肝和胃降逆，清热化湿。

处方：

瓜蒌 15g	薤白 12g	丹参 15g	生石膏（先煎）30g
黄连 15g	川朴 15g	枳实 15g	香附 15g
紫苏 15g	陈皮 12g	竹茹 9g	半夏 9g
炒莱菔子 20g	焦槟榔 15g	茵陈 15g	柴胡 12g
生薏米 15g			

水煎服，每日1剂，分2次温服。以此方为基础辨证加减服药治疗三个月，症状基本消失。

按：反流性食管炎主要表现为胸骨后烧灼感或疼痛，胃食管反流，咽下困难等，属中医学反酸、胃灼热、嗳气、胸骨后痛等范畴。《灵枢·四时气》记载："善呕，呕有苦，邪在胆，逆在胃，胆液泄则口苦，胃气逆则呕苦。"由此而知，本病病位在食管、胃，并与肝胆脾密切相关。反流性食管炎发病机制复杂，但其基本病机为胃失和降。

病例2 王某某，女，62岁，已婚，教师，石家庄市人。初诊：2008年9月1日。

主诉：间断胃脘胀满10年余，加重1周。

现病史：患者于10年前无明显诱因出现胃脘胀满，自服药物（不详）后缓解。后胃脘胀满反复出现，且症状时轻时重，未予重视及系统诊疗。一周前，因生气后复出现胃脘胀满，症状较重，且伴有胸骨下段疼痛，服药后效果不佳，遂来就诊。做电子胃镜示：Barrett食管、慢性浅表性胃炎。现胃脘胀满，伴胸骨下段疼痛，食后甚，后背不适，恶心，纳可，寐多梦，大便干稀不调，小便调，舌红，苔薄黄腻，脉弦细滑。

既往史：患者否认高血压、糖尿病史，无肝炎、结核及其他传染病史，无外伤、手术史。

个人史：生于原地，住地无潮湿之弊，条件尚可。

婚育史：25岁结婚，育一子，身体尚健。

T 36.5℃，R 22次/分，P 80次/分，Bp 130/80mmHg。发育正常，营养中等，全身皮肤黏膜无黄染，心肺无异常；腹部平软，未见肠型、胃型蠕动波，无腹壁静脉曲张，剑突下压痛、无反跳痛及肌紧张，未触及包块，肝脾肋下未及，肠鸣音正常。

实验室检查：血常规正常。电子胃镜（2008年9月1日）示：Barrett食管、慢性浅表性胃炎。电子结肠镜（2008年7月14日）示：结肠黑变病。腹部B超示：肝胆胰脾双肾未见明显异常。

中医诊断：痞满（湿热中阻，肝胃不和）。

西医诊断：Barrett食管，慢性浅表性胃炎，结肠黑变病。

治法：清热化湿，养肝和胃。

处方：

百合 15g	乌药 12g	川芎 9g	白芍 30
茯苓 15g	白术 6g	紫豆蔻（后下）15g	茵陈 15g
黄连 12g	藿香 12g	佩兰 12g	广木香 9g
瓜蒌 15g	薤白 12g	枳实 15g	川朴 15g
三七粉（冲服）2g	延胡索 12g	五灵脂（包煎）15g	蒲黄（包煎）9g
白芷 15g	蒲公英 12g		

7剂，水煎服，每日1剂，分2次温服。

医嘱：按时服药，饮食宜规律，忌生冷、辛辣、油腻刺激之品，畅情志。

二诊：药后患者胃脘胀满、胸骨下段疼痛减轻，恶心消失，后背及右胁胀，纳可，寐差多梦，大便可，1日1次，小便调，舌红，苔薄黄腻，脉弦细滑。

治法：清热化湿解毒，疏肝和胃。

处方：

柴胡 12g	当归 12g	白芍 20g	香附 15g

枳实 15g	川朴 12g	紫苏 15g	全蝎 6g
白花蛇舌草 15g	半枝莲 15g	半边莲 15g	板蓝根 15g
黄连 15g			

7剂，水煎服，每日1剂，分2次温服。

三诊：患者症状基本消失，纳可，寐安，大便可，1日1次，小便调，舌红，苔薄黄，脉弦细。

治法：养肝和胃，化浊解毒。

处方：

百合 15g	乌药 12g	川芎 9g	白芍 30g
茯苓 15g	白术 6g	紫豆蔻（后下）15g	全蝎 9g
白花蛇舌草 15g	半枝莲 15g	半边莲 15g	板蓝根 15g
黄连 15g	柴胡 12g	香附 15g	白英 9g

水煎服，每日1剂，分2次温服。以此方为基础辨证加减服药治疗一年，症状基本消失，Barrett食管消失，2009年做电子胃镜示：慢性浅表性胃炎。

按：Barrett食管是食管下段的鳞状上皮细胞被胃的柱状上皮细胞所取代的一种病理现象，是反流性食管炎的并发症之一，多于反流性食管炎病程超过一年以后发生（也可能不发生）。Barrett食管是一种癌前病变，激光消融术、电凝疗法、光动力学疗法等远期效果不佳。中医药治疗本病有独特的优势，不但可以阻止其继续发展甚至可以使其逆转。本病例采取辨证与辨病结合的治疗理念，后期主要以解毒药并配合血肉有情之品如全蝎、白花蛇舌草、半边莲、白英等以毒攻毒治疗Barrett食管，取得了理想的效果。

二、食管癌

病例 许某某，女，60岁，已婚。初诊：2009年5月13日。

主诉：吞咽食物困难两月余。

现病史：患者2个月前无明显诱因出现吞咽食物困难，伴背部压抑感，于当地医院就诊，疑为食道癌，建议去上级医院治疗，遂于河北医科大学第四医院查电子胃镜示：食管癌，距门齿34~39cm左侧壁见一不规则隆起环，1/2管腔，表面欠光滑，质地硬、脆，触之易出血，病变界限不清，周边浸润明显，管腔狭窄，病理学检查示：鳞状上皮癌。现症见：吞咽食物困难，进食梗阻感，时进食后呕吐，呕吐物为食物及黏液，口苦口臭，纳少，日食1~2两，大便干，2~3日1行，小便调。2个月体重下降7公斤，舌暗红，苔黄厚腻，脉弦细滑。

既往史：既往体健，否认肝炎、结核、伤寒等传染病史。否认手术、外伤、输血史。预防接种史不详。

查体：发育正常，营养欠佳。全身黏膜未见黄染及出血点，浅表淋巴结未触及肿大。咽无充血，双扁桃体不大。心肺检查未见异常。腹平软，剑突无压痛，无肌紧张及反跳痛，肝脾未触及，墨菲征（－），肠鸣音正常存在。脊柱四肢及神经系统检查未见异常。

实验室检查：2009年5月20日在河北医科大学第四医院做胃镜诊断为：食管癌，慢性萎缩性胃炎；病理：（食管）鳞状上皮癌。

中医诊断：噎膈（浊毒内蕴，湿热瘀阻）。

西医诊断：①食管癌；②慢性萎缩性胃炎。

治法：化浊解毒，清热利湿。

处方：

白花蛇舌草 15g	半枝莲 15g	半边莲 15g	茵陈 15g
黄连 15g	黄芩 15g	全蝎 9g	蜈蚣 2 条
壁虎 9g	百合 15g	藿香 15g	佩兰 15g
陈皮 9g	半夏 9g	竹茹 9g	当归 15g
白芍 30g	瓜蒌 15g	三七粉（冲服）2g	

1日1剂，文火煎煮2次，每次40分钟，共取汁400ml，早晚饭前半小时温服。

二诊：患者服用半月中药后，进食后呕吐黏液和食物有所好转，仍有进食梗阻感，进流食舒，口干口苦，纳呆，大便可，1日1行，舌暗红，苔黄腻，舌苔较前有所好转，脉弦细滑。

处方：

白花蛇舌草 15g	半枝莲 15g	半边莲 15g	茵陈 15g
黄连 15g	黄芩 15g	全蝎 9g	蜈蚣 2 条
壁虎 9g	藿香 15g	鸡内金 15g	佩兰 15g

半夏 9g　　　　麦冬 12g　　　　生地 12g　　　　当归 15g

白芍 30g　　　　瓜蒌 15g　　　　三七粉（冲服）2g

煎服法同前。

三诊：服药后患者进食梗阻感减轻，进软食和流食无明显不适，进食后未出现呕吐，口干口苦减轻，乏力，仍纳呆，大便可，1日1行，舌暗红，苔薄黄腻，脉弦细。

处方：

白花蛇舌草 15g　　半枝莲 15g　　　半边莲 15g　　　丹参 15g

茵陈 15g　　　　黄连 15g　　　　全蝎 9g　　　　蜈蚣 2 条

藿香 15g　　　　佩兰 15g　　　　鸡内金 15g　　　半夏 9g

麦冬 12g　　　　生地 12g　　　　当归 15g　　　　白芍 30g

三七粉（冲服）2g　　黄芪 30g

煎服法同前。

按：本例患者为浊毒内蕴，湿热瘀阻。李佃贵教授根据多年的临床经验，治疗癌症注重患者本身的正气，以提高患者的正气来遏制肿瘤的发展，提高患者的生存质量，延长患者寿命，即"带瘤生存"。此例食管癌患者属于标实阶段，主要是浊毒内蕴，湿热瘀阻，治疗以驱邪为主，采用化浊解毒，清热利湿法，同时注重维护患者的正气，驱邪的同时予以扶正，从而取得了良好的临床效果。

三、急性胃炎

病例　陈某某，男，25 岁，未婚，初诊：2007 年 7 月 25 日。

主诉：胃脘疼痛 2 天。

现病史：患者于 2 天前因食用大量肉食，夜间复受凉后出现胃脘疼痛胀满，于当地多家医院就诊，未见好转，于 2007 年 7 月 25 日在河北省中医院做胃镜示：急性胃炎。现症见：胃脘持续性疼痛，胀满拒按，呕吐不消化食物，嗳气，口干，纳呆，大便不爽。舌红，苔黄腻，脉弦滑。

既往史：既往体健，否认肝炎、结核、伤寒等传染病史。否认手术、外伤、输血史。预防接种史不详。

查体：发育正常，营养欠佳。全身黏膜未见黄染及出血点，浅表淋巴结未触及肿大。咽无充血，双扁桃体不大。心肺检查未见异常。腹平软，剑突下压痛，无肌紧张及反跳痛，肝脾未触及，墨菲征（-），肠鸣音正常存在。脊柱四肢及神经系统检查未见异常。

实验室检查：于 2007 年 7 月 25 日在河北省中医院做胃镜示：急性胃炎。

中医诊断：胃痛（浊毒内蕴，气滞血瘀）。

西医诊断：急性胃炎

治法：化浊解毒，活血止痛。

处方：

茵陈 15g	黄连 15g	黄芩 15g	藿香 15g
佩兰 15g	砂仁（后下）15g	紫豆蔻（后下）15g	香附 15g
紫苏 15g	枳实 15g	川朴 15g	姜黄 9g
延胡索 15g	白芷 15g	五灵脂（包煎）15g	蒲黄（包煎）9g
丹参 15g	三七粉（冲服）2g	半夏 9g	

1 日 1 剂，文火煎煮 2 次，每次 40 分钟，共取汁 400ml，早晚饭前半小时温服。

同时配合服用茵连和胃颗粒（院内制剂）及六味能消胶囊。

二诊：患者服药后胃脘疼痛胀满明显减轻，仍嗳气，时进食后呕吐，纳呆，大便不爽，舌红，苔薄黄腻，脉弦滑。

处方：

茵陈 15g	黄连 15g	藿香 15g	半夏 9g
佩兰 15g	砂仁（后下）15g	紫豆蔻（后下）15g	香附 15g
紫苏 15g	姜黄 9g	延胡索 15g	白芷 15g
丹参 15g	三七粉（冲服）2g	陈皮 9g	竹茹 9g
旋覆花 15g	代赭石 15g	鸡内金 15g	

煎服法同前。

三诊：患者服药后胃脘疼痛胀满基本不显，嗳气，呕吐明显减轻，仍纳呆，大便不爽，舌红，苔薄黄微腻，脉弦细。

处方：

藿香 15g	佩兰 15g	砂仁（后下）15g	紫豆蔻（后下）15g
香附 15g	紫苏 15g	姜黄 9g	鸡内金 15g

丹参 15g　　　三七粉（冲服）2g　　　陈皮 9g　　　半夏 9g

焦三仙 30g　　　炒莱菔子 20g　　　　茵陈 15g　　　黄连 15g

患者服药后胃脘胀满疼痛消失，呕吐消失，偶嗳气，有食欲，大便可，1 日 1 行，舌红，苔薄黄，脉弦细，病情稳定，继续服上方一周以巩固疗效。

按：李佃贵教授分析此患者因食用大量肉食，食积化湿化热，寒邪入里化热，湿热中阻，浊毒内蕴，导致气滞血瘀，故病人出现胃脘疼痛胀满；浊毒内蕴于中焦，气机阻滞，胃气上逆，故病人嗳气，呕吐。李佃贵教授辨证治疗给予化浊解毒，行气活血止痛的疗法，使患者病情明显好转，同时调理气机，使胃气下降，浊毒消，湿热去，使患者躯体恢复正常。

四、慢性萎缩性胃炎

病例 1　武某某，男，44 岁，已婚，初诊：2008 年 3 月 12 日。

主诉：胃脘不适，怕冷 7~8 年，加重伴口苦口臭消瘦 20 余天。

现病史：患者七八年前无明显诱因出现胃脘不适，怕冷，于当地多家医院就诊，未见好转，于 2005 年 5 月 12 日在西安市中心医院做胃镜诊断为：①慢性萎缩性胃窦炎；②十二指肠球部息肉。病理：胃体黏膜轻度慢性炎，Hp（－）。经治疗后症状时轻时重，近 20 天患者出现口苦口臭，纳少，怕冷，大便干，为求彻底治愈，慕名而来。现症见：胃脘不适，怕冷，口苦口臭，纳少，日食 1~2 两，怕冷，大便干，平素 4~5 日 1 行，近 6 天大便未行，小便调。舌暗红，苔黄腻，脉弦细。

既往史：既往体健，否认肝炎、结核、伤寒等传染病史。否认手术、外伤、输血史。预防接种史不详。

查体：发育正常，营养欠佳。全身黏膜未见黄染及出血点，浅表淋巴结未触及肿大。咽无充血，双扁桃体不大。心肺检查未见异常。腹平软，剑突下压痛，无肌紧张及反跳痛，肝脾未触及，墨菲征（－），肠鸣音正常存在。脊柱四肢及神经系统检查未见异常。

实验室检查：2005 年 5 月 12 日在西安市中心医院做胃镜诊断为慢性萎缩性胃窦炎、十二指肠球部息肉。病理：胃体黏膜轻度慢性炎，Hp（－）。

中医诊断：痞满（浊毒内蕴，气滞血瘀）。

西医诊断：慢性萎缩性胃窦炎、十二指肠球部息肉。

治法：化浊解毒，行气活血。

处方：

半枝莲 15g	半边莲 15g	茵陈 15g	佩兰 12g
黄芩 12g	黄连 12g	藿香 15g	荷叶 15g
佛手 15g	砂仁 15g	荜茇 9g	白花蛇舌草 15g
肉桂 12g	百合 12g	乌药 12g	当归 9g
川芎 9g	三七粉（冲服）2g		

1 日 1 剂，文火煎煮 2 次，每次 40 分钟，共取汁 400ml，早晚饭前半小时温服。

同时配合服用茵连和胃颗粒（院内制剂）及六味能消胶囊。

二诊：2008 年 3 月 15 日。患者大便已解，口苦口臭及怕冷减轻，仍纳少，日食 1~2 两，寐安，小便调，舌暗红，苔黄腻，脉弦细。患者症状减轻，效不更方。

三诊：2008 年 3 月 19 日。药后症减，胃脘不适减轻，口苦口臭明显减轻，仍纳少，日食 1~2 两，寐可，大便干，而日一行，小便调，舌暗红，苔黄腻，脉弦细。

处方：

黄芩 12g	黄连 12g	半枝莲 15g	半边莲 15g
佛手 15g	砂仁 15g	荜茇 9g	白花蛇舌草 15g
肉桂 12g	百合 12g	乌药 12g	当归 9g
川芎 9g	三七粉（冲服）2g	茵陈 15g	菟丝子 15g

煎服法同前。

四诊：2008 年 4 月 2 日。服药后口苦口臭消失，胃脘不适，怕冷减轻，纳增，寐可，大便干，3 日 1 行，小便调，舌红，苔薄黄腻，脉弦细。

处方：

黄芩 12g	黄连 12g	半枝莲 15g	半边莲 15g
佛手 15g	砂仁（后下）15g	白花蛇舌草 15g	川朴 15g
百合 12g	乌药 12g	当归 9g	枳实 15g
川芎 9g	三七粉（冲服）2g	茵陈 15g	莱菔子 15g
仙茅 15g			

煎服法同前。

五诊：2008年4月16日。近日病情反复，大便四日未行，晨起口苦，不欲食，寐可，舌红，苔薄黄，脉弦细。

处方：

黄芩12g	黄连12g	半枝莲15g	半边莲15g
佛手15g	砂仁（后下）15g	白花蛇舌草15g	川朴15g
百合12g	乌药12g	当归9g	枳实15g
川芎9g	三七粉（冲服）2g	茵陈15g	莱菔子15g
仙茅15g	芦荟1g		

煎服法同前。

2008年4月18日：患者诉大便已解，色黑，量多，现无口苦，胃脘部无明显不适，纳增，寐可，小便调，舌红，苔薄黄，脉弦细。患者病情好转，继服上方。

按：本例患者为浊毒内蕴，气滞血瘀。李佃贵教授根据多年的临床经验及对浊毒的潜心研究，采用化浊解毒法取得了满意的效果。方中用白花蛇舌草、半枝莲、半边莲、茵陈等化浊解毒，并用芦荟通便，使浊毒之邪从大便而出。

病例2 李某某，男，61岁，已婚。初诊：2006年11月6日。

主诉：间断胃脘胀满十年余，加重伴胃灼热、反酸3年。

现病史：患者于10年前无明显诱因出现胃脘胀满，口干口苦，未予重视。后病情时有反复，于2005年3月23日在海军总医院查电子胃镜示：①贲门炎；②胆汁反流性胃炎；③十二指肠球炎。Hp（-）。于2006年3月12日到3月17日之间因发热，咳嗽，胃灼热，反酸在第二炮兵总医院住院治疗，其间用药不详。在住院期间查电子胃镜示：慢性萎缩性胃炎伴肠化。病理结果显示：（胃窦）中度慢性萎缩性胃炎伴中度肠化，（胃角）中度慢性浅表性胃炎伴中度肠化，（体小弯及体大弯）轻度慢性浅表性胃炎。于2006年6月22日在中国人民解放军总医院查电子胃镜示：萎缩性胃炎伴胆汁反流伴糜烂。病理结果显示：胃（窦前壁）幽门型黏膜慢性炎，伴部分腺体肠化，增生显著。曾自服奥美拉唑胶囊、颠茄片、香砂养胃丸、胃舒平、胃乐新等药物，有时症状可缓解。为求系统治疗，故来我院就诊。现症：胃脘胀满，胃灼热，反酸，口干口苦，嗳气，两胁胀满。

既往史：既往无肝炎及结核病史。既往高血压病3级；冠心病，陈旧下壁心梗，心功能Ⅰ级。预防接种史不详。

查体：T 36.1℃，P 83次/分，Bp 155/100mmHg，发育正常，营养中等，全身皮肤黏膜未见黄染及出血点，浅表淋巴结无肿大，咽部无充血，双扁桃体不大，甲状腺不大，心肺无异常，腹平软，未触及包块，肝脾未触及，剑突下压痛（+），脊柱四肢及神经系统未见异常，舌紫红，苔薄黄有瘀斑，脉沉弦细。

实验室检查：2005年3月23日在海军总医院查电子胃镜示：贲门部四壁黏膜充血、有白斑，血管纹理紊乱。胃底散点状充血，空腹胃液量中、色黄浊，胃体蠕动差，黏膜水肿，胃窦黏膜散在陈旧出血点、轻度充血。幽门开放欠佳。十二指肠球部黏膜大弯有充血斑。诊断：①贲门炎；②胆汁反流性胃炎；③十二指肠球炎。Hp（－）。2006年3月16日在第二炮兵总医院查电子胃镜示：食管黏膜欠光滑，血管网模糊，贲门口松弛，贲门黏膜不光滑。胃体色泽红白相间，以白为主，胃体大弯可见一息肉，直径0.3cm，表面光滑。小弯侧见一黄色结节，直径0.2cm，表面不光滑。胃窦黏膜色泽欠光滑，以白为主，血管透见。幽门水肿。其余部位均未见异常。诊断：慢性萎缩性胃炎伴肠化。病理结果显示：（胃窦）中度慢性萎缩性胃炎伴中度肠化；（胃角）中度慢性浅表性胃炎伴中度肠化；（体小弯及体大弯）轻度慢性浅表性胃炎。2006年6月22日在中国人民解放军总医院查电子胃镜示：胃窦黏膜红白相间，以白为主，散在痘疹样隆起，直径约0.2~0.3cm，窦体交界处有胆汁染色，于胃窦前壁疣状隆起处取活检2块，组织软，弹性好。其余部位均未见异常。诊断：萎缩性胃炎伴胆汁反流伴糜烂。病理结果显示：胃（窦前壁）幽门型黏膜慢性炎，伴部分腺体肠化，增生显著。

中医诊断：痞满（气滞湿阻，胃络血瘀）。

西医诊断：①萎缩性胃炎伴胆汁反流伴糜烂；②腺体肠化。

证候分析：肝郁气滞，横逆犯脾、胃，气机逆乱，升降失职，故见胃脘和两胁胀满、嗳气；气郁化热，湿热内蕴则口干口苦；肝失条达，气逆犯胃则胃灼热、反酸；舌紫红，苔薄黄有瘀斑，脉沉弦细，均是气滞湿阻，胃络血瘀之象。

治法：行气利湿，活血化瘀。

处方：

白花蛇舌草 15g	半枝莲 15g	半边莲 15g	茵陈 15g
黄连 12g	板蓝根 15g	绞股蓝 12g	苦参 12g
生石膏（先煎）30g	鸡骨草 15g	黄芩 12g	炒莱菔子 15g
三七粉（冲服）2g	川朴 15g	枳实 15g	砂仁（后下）15g
紫豆蔻（后下）15g	槟榔 15g	鸡内金 15g	瓜蒌皮 15g
生苡米 15g	全蝎 9g		

上药文火煎煮两次，每次 40 分钟，共取汁 400ml，早晚饭前半小时分服，1 日 1 剂。

二诊：2006 年 11 月 13 日。患者胃灼热及反酸减轻，时有右胸及右背部憋闷不适，时有隐痛及嗳气，口干口苦。大便正常。舌淡红，苔薄黄腻，脉弦细滑。

处方：

白花蛇舌草 15g	半枝莲 15g	半边莲 15g	茵陈 15g
砂仁（后下）15g	三七粉（冲服）2g	板蓝根 15g	苦参 12g
紫豆蔻（后下）15g	黄连 12g	绞股蓝 12g	黄芩 12g
生石膏（先煎）30g	鸡骨草 15g	全蝎 9g	瓜蒌皮 15g
生苡米 15g	鸡内金 15g	丹皮 12g	柴胡 15g
延胡索 15g			

煎服法同前。

三诊：2006 年 12 月 4 日。患者胃灼热及反酸减轻，口干口苦缓解，时有右胁下及右肩部胀满不适。大便有时干，1 日 1 行，舌红，苔薄黄，脉弦滑。

处方：

白花蛇舌草 15g	半枝莲 15g	半边莲 15g	茵陈 15g
砂仁（后下）15g	三七粉（冲服）2g	板蓝根 15g	苦参 12g
紫豆蔻（后下）15g	黄连 12g	绞股蓝 12g	黄芩 12g
生石膏（先煎）30g	鸡骨草 15g	全蝎 9g	蜈蚣 2 条
皂角刺 6g	瓜蒌皮 15g	鸡内金 15g	生苡仁 15g
延胡索 15g	柴胡 15g	丹参 20g	

煎服法同前。

四诊：2006 年 12 月 28 日。患者右胁下及右肩部胀满减轻，但仍以夜间为甚。大便正常。舌红，苔薄黄，脉弦细滑。

处方：

白花蛇舌草 15g	半枝莲 15g	半边莲 15g	茵陈 15g
砂仁（后下）15g	黄连 12g	板蓝根 15g	苦参 12g
生石膏（先煎）30g	绞股蓝 12g	鸡骨草 15g	黄芩 12g
蜈蚣 2 条	皂角刺 6g	全蝎 9g	紫豆蔻（后下）15g
瓜蒌皮 15g	生苡米 15g	鸡内金 15g	延胡索 15g
三七粉（冲服）2g	田基黄 15g	丹参 20g	

煎服法同前。

五诊：2007 年 3 月 19 日。患者时有胃脘不适，右胁下时疼痛不适，口干。大便稍干，舌红，苔薄黄，脉弦细滑。于 2007 年 2 月 27 日在中国人民解放军总医院复查电子胃镜示：胃窦黏膜可见散在点状红斑，未见糜烂及溃疡。其余部位均未见异常。诊断：非萎缩性胃炎。

处方：

白花蛇舌草 15g	香附 15g	苏梗 15g	青皮 15g
砂仁（后下）15g	生石膏（先煎）30g	蜈蚣 2 条	全蝎 9g
紫豆蔻（后下）12g	三七粉（冲服）2g	鸡内金 15g	柴胡 15g
皂角刺 6g	瓜蒌皮 15g	甘草 6g	生苡米 15g
延胡索 15g	丹参 20g	百合 12g	田基黄 15g
乌药 12g	当归 9g	川芎 9g	白芍 30g
茯苓 15g	白术 6g		

煎服法同前。

按：慢性胃炎是由各种病因引起的胃黏膜慢性炎症，其病因多与幽门螺杆菌感染、饮食和环境因素、自身免疫等有关。中医学根据本病的症状将其归入"痞满""胃脘痛"等范畴，认为其病机多为表邪入里、食滞中阻、痰湿阻滞、七情失和、脾胃虚弱等。该患者肝郁气滞，横逆犯脾、胃，气机逆乱，升降失职，脾胃失健，水津不布，气机不利，水湿痰饮食积不化，日久蕴热成毒，气滞络阻，血不养经，胃失滋养，故而发病。根据该患者的临床表现，病情变化，辨证论治，随症加减，在其治疗过程中，以"浊毒"理论为依据，先后使用了疏肝理气、化湿醒脾、解毒化浊、健脾和胃、活血化瘀等治法。采用白花蛇舌草、半枝莲、半边莲、绞股蓝等"解毒抗炎"，"以毒攻毒"，治疗重点放在抗肠化和防止其进一步发展，以防癌变。现代药理学认为白花蛇舌草、半枝莲、半边莲、绞股蓝等，能提高机体非特异性免疫力，并且大多具有抗肠化、抗异型增生、抗肿瘤作用，对防治慢性萎缩性胃炎癌变具有重大意义。经系统治疗，则毒除浊化，气行血畅，胃气和调，脾运复健，肝疏如常，使人体紊乱的内环境归于平衡。该患者疗效明显，于 2007 年 2 月 27 日在中国人民解放军总医院复查电子胃镜示：胃窦黏膜可见散在点状红斑，未见糜烂及溃疡。其余部位均未见异常。诊断：非萎缩性胃炎。

病例 3 任某某，女，42 岁，已婚，农民。初诊：2006 年 4 月 17 日。

主诉：间断胃脘胀满 7 个月，加重 10 天。

现病史：患者 2005 年因上腹部胀满，嗳气，进食差并逐渐消瘦，面色苍白，乏力等在河北省中医院做"电子胃镜"等检查，确认为"慢性萎缩性胃炎"，给予"中药"口服，症状好转后停药。近半年来上述症状加重，自服"多酶片、肝铁糖衣片、维生素 C"等治疗，效果不明显。近 10 天胃脘胀满加重，伴有痞闷、隐痛，故来就诊。现患者胃脘痞满，偶有隐痛，食后加重，口干，纳呆，大便干，2~3 日 1 行，舌紫红，苔黄腻，脉弦滑。

既往史：患者否认高血压、糖尿病史，无肝炎、结核及其他传染病史，无外伤、手术史。

个人史：生于原地，住地无潮湿之弊，条件尚可。

婚育史：25 岁结婚，育一子一女，身体尚健。

查体：T 36.5℃，R 22 次 / 分，P 82 次 / 分，Bp 110/90mmHg。发育正常，体型消瘦，全身皮肤黏膜无黄染，心肺无异常；腹部平软，未见肠型、胃型蠕动波，无腹壁静脉曲张。全腹无压痛、反跳痛及肌紧张。未触及包块，肝脾肋下未及，肠鸣音正常。

实验室检查：血常规正常。电子胃镜（2005 年 9 月 4 日河北省中医院，检查号 47387，设备型号 GIF-100）示：慢性浅表 - 萎缩性胃炎，Hp（ + ）。病理诊断（病理号 05-1496）：（胃窦）黏膜慢性炎症，腺体肠上皮化生。腹部 B 超示：胆囊炎、子宫肌瘤。

中医诊断：痞满（肝胃不和）。

西医诊断：①慢性萎缩性胃炎伴肠上皮化生；②胆囊炎；③子宫肌瘤。

治法：疏肝理气，和胃降逆。

处方：

香附 15g	苏梗 15g	青皮 15g	柴胡 15g
甘草 6g	姜黄 9g	川朴 15g	枳实 20g
清半夏 12g	绞股蓝 9g	砂仁 9g	莱菔子 15g
槟榔 12g	瓜蒌 15g	芦荟 0.5g	

7剂，水煎服，每日1剂，分2次温服。

医嘱：按时服药，定期复查电子胃镜。进软食，忌辛辣刺激之品，戒怒。

二诊：药后患者胃脘胀满痞闷、隐痛缓解，现时有两胁隐痛，胃灼热，反酸，大便稀，1日1次，尿稍黄，舌淡紫，苔薄黄，脉弦细。

治法：疏肝理气，和胃降逆。

处方：

香附 15g	苏梗 15g	青皮 15g	柴胡 15g
甘草 6g	姜黄 9g	川朴 15g	枳实 20g
清半夏 12g	绞股蓝 9g	瓜蒌 15g	黄连 15g
广木香 9g	砂仁 9g	白花蛇舌草 15g	焦槟榔 12g
炒莱菔子 15g	芦荟 0.5g		

7剂，水煎服，每日1剂，分2次温服。

三诊：患者胃脘胀满痞闷、隐痛，食后加重，伴有嗳气，时有胃灼热、口干，大便稀，1日1次，舌红，苔薄黄、根部微腻，脉弦细。复查电子胃镜（2006年7月31日河北省中医院，检查号47387，设备型号 GIF-100）示：慢性浅表-萎缩性胃炎，病理诊断（20061382）：胃底黏膜慢性炎症，灶性腺体肠上皮化生。

治法：养肝和胃，疏肝理气。

处方：

百合 12g	乌药 12g	当归 9g	川芎 9g
白芍 20g	茯苓 15g	白术 6g	紫豆蔻（后下）12g
鸡内金 15g	三七粉（冲服）2g	柴胡 15g	槟榔 15g

炒莱菔子 15g　　　　川朴 15g　　　　枳实 15g　　　　砂仁 9g

清半夏 12g　　　　麦冬 15g

水煎服，每日 1 剂，分 2 次温服。以此方为基础辨证加减服药治疗一年。

四诊：患者胃脘时有胀满痞闷，偶有胃灼热，后背麻木，咽堵，大便稀，1 日 1 次，舌红，苔薄黄腻，脉弦细。

治法：化浊解毒，疏肝和胃。

处方：

白花蛇舌草 15g　　半枝莲 15g　　　半边莲 15g　　　茵陈 15g

板蓝根 15g　　　　苦参 12g　　　　黄芩 12g　　　　黄连 12g

绞股蓝 12g　　　　鸡骨草 15g　　　桔梗 12g　　　　射干 12g

山豆根 15g　　　　玄参 12g　　　　清半夏 12g　　　川朴 9g

紫苏 12g　　　　　茯苓 12g　　　　砂仁 15g　　　　紫豆蔻 15g

鸡内金 15g

7 剂，水煎服，每日 1 剂，分 2 次温服。辨证加减服用 1 个月。

五诊：患者以胃灼热为主，咽堵较明显。大便头干，排便不爽，舌紫红，苔薄黄微腻，脉沉细。复查电子胃镜（2007 年 6 月 19 日河北医科大学第四医院内镜号：W000007936）示：慢性浅表性胃炎。

治法：清胃制酸，化痰利咽。

处方：

生石膏（先煎）20g　黄连 9g　　　　黄芩 9g　　　　栀子 9g

牡蛎 20g　　　　　瓦楞子 15g　　　浙贝 12g　　　　海螵蛸 15g

桔梗 15g　　　　　玄参 12g　　　　锦灯笼 12g　　　射干 12g

半夏 9g　　　　　川朴 15g　　　　紫苏 12g　　　　茯苓 15g

砂仁（后下）15g　　紫豆蔻（后下）15g

7 剂，水煎服，每日 1 剂，分 2 次温服。

按：患者初期以胃脘痞满为主要临床表现，中医辨证为肝气郁滞，气滞犯胃，故治疗上以疏肝理气、和胃降逆为主。经治疗患者胃脘痞满明显好转，气机通畅。因本病主要病机为肝胃不和，此阶段治疗主要以养肝和胃为主。辨证治疗一年患者总体状态良好，但余症不清，中医辨证为浊毒内蕴，治疗以化浊解毒为主，经治疗患者症状明显好转，主要以胃灼热为临床表现，中医辨证为胃热，后期治疗以清胃热为主。患者 2 年来积极配合治疗，终由慢性浅表 - 萎缩性胃炎伴有肠化，转变为慢性浅表性胃炎，肠化消失。

病例 4 冯某某，女，68 岁，汉族，北京人，已婚。初诊：2006 年 12 月 25 日。

主诉：间断性胃脘部隐痛四月余，加重 7 天。

现病史：患者 4 个月前因饮食不节出现胃脘部隐痛，自服胃康灵、气滞胃痛颗粒等药物，效果欠佳，遂慕名来我院就诊。现症见：胃脘部隐痛，无规律，胃灼热，泛酸，嗳气，无口干、口苦，纳差，寐可，大便可，1 日 1 行。舌红，苔薄黄，脉弦滑。

既往史：既往体健，否认肝炎、结核、伤寒等传染病史。否认手术、外伤、输血史。预防接种史不详。

查体：T 36.5℃，P 72 次 / 分，R 16 次 / 分，Bp 160/80mmHg，发育正常，营养中等，自动体位，全身皮肤无黄染及出血点，浅表淋巴结无肿大，巩膜无黄染，咽部无充血，双侧扁桃体不大，气管居中，甲状腺不大，心肺无异常，腹平软，无压痛、反跳痛及肌紧张，未触及包块，肝脾未触及，剑突下有压痛，脊柱四肢及神经系统未见异常。

实验室检查：2006 年 12 月 14 日在北京大学第三医院做电子胃镜检查（型号 GIF-Q2402031048）报告：食管、贲门均（−）。胃底黏液池清，胃体花斑，角切迹整齐，胃窦黏膜粗糙不平，可见小区扩大。窦小，窦后多发平坦糜烂，约 0.2~0.3cm，胃蠕动好，幽门正常。十二指肠球及降部未见异常。诊断：慢性萎缩性胃炎伴多发糜烂。病理报告（编号 20066558）：窦小弯移行部重度萎缩性胃炎伴重度肠化、轻度异型增生，窦后壁移行部轻度慢浅炎，体小弯灶性出血，表面上皮脱落。

2006 年 12 月 14 日北京大学第三医院腹部彩超（肝、胆、胰、脾、胃）报告：胃内未见结石，肝、胆、胰、脾未见明显异常。

中医诊断：胃脘痛（肝胃不和，浊毒内蕴）。

西医诊断：重度萎缩性胃炎伴重度肠化，轻度异型增生。

治法：解毒化浊，养肝和胃。

处方：

| 百合 15g | 乌药 9g | 当归 12g | 川芎 9g |

白芍 20g	茯苓 15g	白术 9g	砂仁（后下）15g
紫豆蔻（后下）15g	全蝎 6g	瓜蒌 15g	清半夏 12g
鸡内金 15g	黄连 12g	半枝莲 15g	白花蛇舌草 15g
三七粉（冲服）2g			

1 日 1 剂，文火煎煮 2 次，每次 40 分钟，共取汁 400ml，早晚饭前半小时温服。同时配服芍地和胃颗粒，1 袋 / 次，3 次 / 日。

二诊：2007 年 1 月 10 日。胃脘部隐痛，偶有胃灼热，纳呆，大便可，1 日 1 行。舌红，苔薄黄，脉弦细滑。

处方：

全蝎 9g	炒莱菔子 15g	焦槟榔 15g	鸡内金 15g
瓦楞子粉 20g	延胡索 15g	沙参 12g	百合 15g
黄连 12g	乌药 9g	当归 12g	川芎 9g
白芍 20g	茯苓 15g	白术 9g	砂仁（后下）15g
紫豆蔻（后下）15g	瓜蒌 15g	清半夏 12g	半枝莲 15g
白花蛇舌草 15g	三七粉（冲服）2g		

煎服法同前。

三诊：2007 年 3 月 3 日。服上方 60 剂，药后症减。近日出现左侧胁部胀满疼痛，左耳鸣，略有胃灼热，纳食好转，大便可，1 日 1 行。舌红，苔薄黄，舌尖有瘀斑，脉弦细数。

处方：

全蝎 9g	蜈蚣 2 条	白花蛇舌草 15g	半枝莲 15g
三棱 9g	郁金 12g	柴胡 15g	香附 15g
延胡索 15g	当归 12g	川芎 9g	白芍 30g
茯苓 15g	白术 9g	砂仁（后下）15g	鸡内金 15g
三七粉（冲服）2g			

煎服法同前。

四诊：2007 年 5 月 17 日。服上方 60 剂，药后症减。偶有胃脘部隐痛及胃灼热。近日出现头痛，乏力，口干不欲饮，纳可，大便可，1 日 1 行。舌红，苔薄黄，脉弦细滑。

处方：

佛手 12g	延胡索 15g	白芷 12g	蒲公英 12g
王不留行 15g	皂角刺 6g	广木香 9g	炒莱菔子 15g
柴胡 12g	赤、白芍各 20g	香附 15g	黄连 9g
全蝎 9g	蜈蚣 2 条	白花蛇舌草 15g	三棱 9g
当归 12g	川芎 9g	砂仁（后下）15g	鸡内金 15g
三七粉（冲服）2g			

煎服法同前。

五诊：2007 年 6 月 20 日。服上方 30 剂后，头痛及胃脘部疼痛减轻。现仍偶有胃灼热，近日口干不欲饮，纳可，大便可，1 日一行。舌红，苔薄黄，脉弦细。北京大学第三医院（07-06-19）做电子胃镜检查（型号 EC-450W152C306A032）报告：食管、贲门均（－）。胃底黏膜花斑，黏液池清，胃体部黏膜花斑，角切迹欠光整，不平，胃窦黏膜花斑，不平，多发痘疮样糜烂，散在陈旧性出血点，幽门正常。十二指肠球及降部未见异常。

诊断：慢性萎缩性胃炎伴糜烂、肠化。

病理诊断（编号 20073762）：幽门前区：轻度慢性炎伴轻度糜烂，"幽门后壁"移行部黏膜轻度慢浅炎；窦小弯：浅层黏膜轻度慢性炎，"角切迹"轻度慢浅炎，体下部小弯轻度慢浅炎。为了巩固疗效，改善自觉症状，继续拟方治疗。

处方：

柴胡 15g	郁金 12g	浙贝 15g	瓦楞子粉 30g
生石膏（先煎）30g	陈皮 12g	黄连 12g	黄芩 12g
全蝎 9g	三棱 12g	丹参 15g	延胡索 15g
当归 12g	白芍 20g	白芷 9g	三七粉（冲服）2g

六诊：2007 年 7 月 22 日。现胃脘部无明显不适，偶有烧灼感，口干不欲饮，纳可，大便可，日一行。舌红，苔薄黄，脉弦滑。

处方：

丹参 15g	檀香 9g	砂仁（后下）15g	广木香 9g
延胡索 15g	当归 12g	白芍 20g	茯苓 15g
白术 9g	佛手 12g	白芷 9g	三棱 12g

莪术 9g　　　　苍术 12g　　　　全蝎 9g　　　　　生薏米 20g

鸡内金 15g　　　炒莱菔子 15g　　　三七粉（冲服）2g

煎服法同前。

七诊：2007 年 8 月 26 日。仍口干，近日出现左胁下疼痛，大便调。舌红，苔薄黄，脉弦细。

处方：

茵陈 15g　　　　虎杖 15g　　　　龙胆草 15g　　　五味子 15g

垂盆草 15g　　　白花蛇舌草 15g　　白英 9g　　　　半枝莲 15g

田基黄 15g　　　瓦楞子粉 30g　　　黄连 12g　　　　全蝎 9g

三棱 12g　　　　丹参 15g　　　　延胡索 15g　　　当归 12g

白芍 20g　　　　三七粉（冲服）2g

煎服法同前。

八诊：2007 年 9 月 13 日。现无明显不适，稍有口干。纳可，寐可，大便可，日一行。舌红，苔薄黄，脉弦细。

处方：

当归 15g　　　　赤芍 15g　　　　白芍 15g　　　　海螵蛸 20g

百合 15g　　　　乌药 9g　　　　柴胡 15g　　　　郁金 12g

延胡索 15g　　　茵陈 15g　　　　垂盆草 15g　　　白花蛇舌草 15g

白英 9g　　　　黄连 12g　　　　全蝎 9g　　　　三棱 12g

丹参 15g　　　　三七粉（冲服）2g

煎服法同前。

按：该患者经电子胃镜及病理活检确诊为重度萎缩性胃炎伴重度肠化、轻度异型增生。经来我院中医药系统治疗后，病理所见由萎缩、增生、肠化转为慢性炎症。中医认为其属胃脘痛范畴，一般认为其成因多由饮食所伤，情志不舒，导致肝胃不和，胃气失和，通降失职，浊邪内停；日久则脾失健运，水湿不化，郁而不解，蕴积成热，热壅血瘀而成毒，形成浊毒内壅之势。热毒伤阴，浊毒瘀阻胃络，导致胃体失去滋润，胃腺萎缩。故选择以疏肝理气，和胃降逆，解毒化浊之法，同时配合服用养血柔肝止痛的芍地和胃颗粒调治，胃脘部隐痛、胃灼热、嗳气等诸顽症逐渐减轻乃至临床基本治愈。

病例 5 张某某，男，69 岁，河北省人，已婚。初诊：2006 年 9 月 7 日。

主诉：间断反酸 1 年余，加重 3 个月。

现病史：患者 1 年前出现受凉后呕吐腹泻，间断口服香砂养胃丸等药物治疗，症状时轻时重。两天前因饮食不适出现胃脘部堵闷不适，于河北省第二医院查电子胃镜（200503368）示：慢性萎缩性胃炎，病理诊断胃窦黏膜慢性炎症，伴腺体不典型增生及肠上皮化生各 Ⅱ 级。西医嘱定期复查胃镜，密切关注病情，未予药物治疗。患者为求系统诊治来我院门诊就医。患者现主症：胃脘部堵闷不适，反酸，晨起口干明显，纳可寐安，大便不成形，日一行。舌红，苔薄黄腻，脉弦缓。

既往史：既往体健，否认肝炎、结核、伤寒等传染病史。否认手术、外伤、输血史。预防接种史不详。

查体：T 36.4℃，P 52 次 / 分，R 18 次 / 分，Bp 115/85mmHg，发育正常，营养中等，自动体位，全身皮肤无黄染及出血点，浅表淋巴结无肿大，巩膜无黄染，咽部无充血，双侧扁桃体不大，气管居中，甲状腺不大，心肺无异常，腹平软，胃脘部轻压痛，无反跳痛及肌紧张，未触及包块，肝脾未触及，剑突下无压痛，脊柱四肢及神经系统未见异常。

实验室检查：2006 年 9 月 5 日河北医科大学第二医院电子胃镜（200503368）示：慢性萎缩性胃炎，病理诊断胃窦黏膜慢性炎症，伴腺体不典型增生及肠上皮化生各 Ⅱ 级。镜检所见：胃窦黏膜呈颗粒感，粗糙不平，充血水肿明显，以幽门口周围最突出，大弯可见灰白色区域，未见溃疡及新生物，蠕动正常。

中医诊断：胃脘痛（浊毒中阻，络瘀阴伤）。

西医诊断：慢性萎缩性胃炎

治法：化浊解毒，滋阴，化瘀通络。

处方：

白花蛇舌草 15g	半枝莲 15g	半边莲 15g	全蝎 6g
王不留行 15g	延胡索 15g	白芷 12g	茯苓 15g
白芍 20g	鸡内金 15g	当归 12g	瓜蒌 15g
三七粉（冲服）2g			

水煎服，1 日 1 剂，文火煎煮 2 次，每次 40 分钟，共取汁 400ml，早晚

饭前半小时温服。同时配服茵连和胃颗粒（院内制剂），1 袋 / 次，3 次 / 日。

二诊：2006 年 9 月 25 日。胃脘部堵闷感减轻，反酸，晨起口干明显，纳可寐安，大便不成形，日一行。舌红，苔薄黄腻，脉弦缓。

处方：

白花蛇舌草 15g	半枝莲 15g	蜈蚣 2 条	白英 9g
全蝎 9g	三棱 12g	生薏米 20g	黄连 9g
黄芩 12g	栀子 9g	瓜蒌皮 15g	丹参 15g
当归 12g	蒲黄（包煎）9g	五灵脂（包煎）12g	三七粉（冲服）2g

水煎服，1 日 1 剂，文火煎煮 2 次，每次 40 分钟，共取汁 400ml，早晚饭前半小时温服。同时配服茵连和胃颗粒（院内制剂），1 袋 / 次，3 次 / 日。

三诊：2006 年 10 月 23 日。药后胃脘部堵闷感减轻，出现胃部饱胀感，反酸不明显，晨起口干，纳可寐差，大便不成形，日一行。舌红，苔薄黄腻，脉弦缓。

处方：

白花蛇舌草 15g	全蝎 9g	香附 15g	紫苏 15g
川朴 12g	枳实 15g	瓜蒌 15g	清半夏 15g
黄连 15g	丹参 20g	焦槟榔 15g	炒莱菔子 15g
鸡内金 15g	三七粉（冲服）2g		

水煎服，1 日 1 剂，文火煎煮 2 次，每次 40 分钟，共取汁 400ml，早晚饭前半小时温服。同时配服茵连和胃颗粒（院内制剂），1 袋 / 次，3 次 / 日。

四诊：2006 年 11 月 27 日。1 周前下午突然汗出，胃脘胀满，现已好转，晨起口干好转，纳可，寐欠安，大便不成形，日一行，尿细。舌红，苔薄黄腻，脉弦缓。

处方：

白花蛇舌草 15g	半边莲 15g	半枝莲 15g	鳖甲（先煎）15g
全蝎 9g	生薏米 15g	泽泻 15g	丹参 20g
枳实 15g	广木香 9g	菟丝子 15g	补骨脂 15g
炒莱菔子 15g	三七粉（冲服）2g		

水煎服，1 日 1 剂，文火煎煮 2 次，每次 40 分钟，共取汁 400ml，早晚饭前半小时温服。同时配服茵连和胃颗粒（院内制剂），1 袋 / 次，3 次 / 日。

五诊：2006 年 12 月 11 日。昨日因进食不当，餐后两小时开始呕吐，腹泻，发烧。今日症状好转，体温 36.8℃，心率 62 次 / 分，既往 52 次 / 分，舌红，苔薄黄腻，脉弦缓。

处方：

丹参 20g	三棱 15g	蜈蚣 2 条	皂角刺 6g
王不留行 15g	菟丝子 15g	补骨脂 15g	半枝莲 15g
白花蛇舌草 15g	生薏米 15g	广木香 9g	焦槟榔 15g
炒莱菔子 15g	全蝎 9g	三七粉（冲服）2g	

水煎服，1 日 1 剂，文火煎煮 2 次，每次 40 分钟，共取汁 400ml，早晚饭前半小时温服。同时配服茵连和胃颗粒（院内制剂），1 袋 / 次，3 次 / 日。

六诊：2006 年 12 月 25 日。2006 年 12 月 20 日河北医科大学第四医院电子胃镜诊断为贲门炎，慢性胃炎，十二指肠球部溃疡瘢痕。病理诊断为：（胃窦）黏膜慢性炎症，灶性腺上皮化生，轻度不典型增生。（贲门）黏膜慢性炎症伴肠化皮化生。描述贲门明显松弛，齿线下约 1cm 小弯后壁黏膜充血肿胀明显，表面黏膜粗糙，范围不清。胃窦黏膜粗糙，散在出血斑，胃窦近胃角水平后壁见 0.4cm 扁平结节样隆起，予以咬除。药后患者胃脘仍有堵闷，较以前有明显好转，胃脘偶有胀满，晨起口干好转，纳可，寐欠安，大便不成形，日一行，尿细。舌红，苔薄黄腻，脉弦缓。

处方：

蜈蚣 2 条	半枝莲 15g	半边莲 15g	白花蛇舌草 15g
生薏米 15g	全蝎 9g	三棱 15g	莪术 9g
皂角刺 6g	丹参 20g	补骨脂 15g	菟丝子 15g
仙灵脾 12g	八月札 12g	三七粉（冲服）2g	

水煎服，1 日 1 剂，文火煎煮 2 次，每次 40 分钟，共取汁 400ml，早晚饭前半小时温服。同时配服茵连和胃颗粒（院内制剂），1 袋 / 次，3 次 / 日。患者病情平稳，之后以此为基础方进行加减治疗。

2007 年 4 月 27 日于北京协和医院查电子胃镜，检查诊断为：①食管裂孔功能障碍；②慢性萎缩性胃炎伴胃窦糜烂；③十二指肠球部溃疡（S2）。病理诊断：①（胃窦、胃角）胃黏膜显重度急性及慢性炎，固有腺体萎缩，伴有中度肠化；②（贲门）胃黏膜显急性及慢性炎，伴有轻度肠化。此结果较第一次在河北医科大学第二医院电子胃镜结果有明显好转。

七诊：2007 年 5 月 14 日。身上出现对称性发痒，以两肩、双侧上臂及双侧下腹部明显。胃部无明显不适，口干鼻干，二便调，舌红，苔薄黄，脉弦缓。P 55 次 / 分，Bp 135/75mmHg。

处方：

苦参 12g	白鲜皮 15g	五加皮 15g	蛇床子 12g
地肤子 15g	全蝎 9g	蜈蚣 2 条	当归 12g
赤芍 15g	三棱 12g	丹参 20g	白花蛇舌草 15g
生薏米 12g	皂角刺 6g	三七粉（冲服）2g	

水煎服，1 日 1 剂，文火煎煮 2 次，每次 40 分钟，共取汁 400ml，早晚饭前半小时温服。同时配服茵连和胃颗粒（院内制剂），1 袋 / 次，3 次 / 日。之后以此方为基础进行加减，3 个月后身痒消失，胃部偶有胀满，稍有口干，余无明显不适。

八诊：2007 年 10 月 15 日。偶有胃脘部胀满，余无明显不适，二便调。舌红，苔薄黄，脉弦细缓。

处方：

黄芩 15g	黄连 15g	黄柏 12g	生薏米 20g
白英 9g	八月札 12g	全蝎 9g	红景天 12g
赤芍 15g	徐长卿 15g	半枝莲 15g	白花蛇舌草 15g
当归 12g	三棱 12g	丹参 20g	三七粉（冲服）2g

水煎服，1 日 1 剂，文火煎煮 2 次，每次 40 分钟，共取汁 400ml，早晚饭前半小时温服。同时配服茵连和胃颗粒（院内制剂），1 袋 / 次，3 次 / 日。之后以此为基础方进行加减治疗。

2008 年 3 月 24 日于北京协和医院查电子胃镜（20080324001）检查诊断：食管裂孔功能障碍，慢性浅表 - 萎缩性胃炎伴糜烂。活检胃窦部三块，病理诊断为：胃窦黏膜显急性及慢性炎伴中度肠化。对西医无法治疗的异型增生及肠化（癌前病变）经过中医治疗，病情逐渐逆转，患者较为满意，现在仍然坚持服用中药，控制病情发展。

按：慢性萎缩性胃炎伴见异型增生和肠化，在临床上被称为"癌前病变"，多表现胃脘疼痛、脘腹胀闷、嗳气、嘈杂、泛酸等症状。因脾主升清，胃主降浊，多种因素造成胃纳失职，脾运失常，升降失常，清气不升，浊气内阻，导致多种病证发生，而且本病病程较长，久虚不复。李佃贵教授认为，该病证的基本病理改变一是"虚"，一是"浊"。"虚"以脾胃气虚、脾胃阳虚、胃阴虚为主要临床病证，所以助运是恢复脾胃功能的基本治法之一，若脾胃气虚则健脾益气助运，脾胃阳虚以温运，胃阴虚应滋阴助运；"浊"是病变过程中主要病理产物之一，治疗中化浊、消浊、降浊随症加减，临床多有效验。

五、疣状胃炎

病例1 杨某某，男，32岁，已婚，保定曲阳县李家庄村人。初诊：2007年12月24日。

主诉：胃脘部疼痛半年。

现病史：患者半年前无明显诱因出现胃脘疼痛、嗳气等症状。于2007年7月在河北医科大学第二医院就诊，经电子胃镜检查，诊断为：疣状胃炎，十二指肠球炎，予奥美拉唑等药物治疗，病情时轻时重。现胃脘疼痛，伴嗳气，胃灼热，反酸，纳可，寐可，大便成形，每日1次，舌质红，苔黄腻，脉弦细滑。

既往史：既往体健，否认肝炎、结核、伤寒等传染病史。否认手术、外伤、输血史。预防接种史不详。

个人史：生于原地，住地无潮湿之弊，条件尚可。

婚育史：25岁结婚，育一子，身体尚健。

查体：T 37℃，P 108次/分，R 23次/分，Bp 125/80mmHg。患者神志清楚，查体合作。发育正常，营养中等。皮肤无黄染，无出血点，淋巴结未触及，巩膜无黄染，甲状腺无肿大，胸廓对称，胸骨无压痛，呼吸音清晰，腹部平软，上腹部偏左侧压痛，无反跳痛，墨菲征（-），肝脾未触及，肝区无叩击痛，肠鸣音活跃。双下肢无凹陷性水肿。

实验室检查：血常规：白细胞 5.5×10^9/L，红细胞 4.5×10^{12}/L，血红蛋白140g/L。电子胃镜示疣状胃炎，十二指肠球炎。病理：胃窦及十二指肠球部黏膜呈慢性炎症，上皮轻度不典型增生。

中医诊断：胃痛（气滞血瘀，浊毒内蕴）。

西医诊断：疣状胃炎，十二指肠球炎。

治法：活血化瘀，化浊解毒。

处方：

蒲黄（包煎）9g	五灵脂（包煎）15g	延胡索 15g	白芷 15g
蒲公英 15g	砂仁 9g	白花蛇舌草 15g	半枝莲 15g
半边莲 15g	黄芩 12g	黄连 12g	绞股蓝 12g
鸡骨草 15g	茵陈 15g	板蓝根 15g	苦参 12g
紫苏 12g	茯苓 12g	砂仁（后下）15g	川朴 15g
全蝎 9g	半夏 12g	生石膏（先煎）30g	浙贝 15g

水煎服，每日 1 剂，分 2 次温服。

二诊：患者坚持服上方一月余，胃痛好转，自觉胃脘胀满，饭后为甚，口干，偶有胃灼热反酸，寐差，大便不成形，小便黄，舌质红，苔薄黄，脉弦细。

处方：上方加鸡内金 15g、薏苡仁 15g、合欢皮 15g。

水煎服，每日 1 剂，分 2 次温服。

三诊：患者坚持服上方一月余，诸症状皆缓解，仍觉胃脘胀满、口干、咽部不适，大便不成形，小便黄，舌质红，苔薄黄，脉弦细。

治法：疏肝理气。

处方：

姜黄 9g	川朴 15g	绞股蓝 9g	百合 12g
乌药 12g	当归 9g	川芎 9g	白芍 20g
茯苓 15g	白术 6g	紫豆蔻（后下）12g	鸡内金 15g
三七粉（冲服）2g	茵陈 15g	板蓝根 15g	苦参 12g
黄芩 12g	黄连 12g	全蝎 9g	半夏 12g
薏苡仁 15g	桔梗 15g	射干 12g	枳实 15g

水煎服，每日 1 剂，分 2 次温服。

四诊：偶有胃脘胀满、夜间口干、咽部不适，偶有嗳气，大便略稀，小便黄，舌质红，苔薄黄，脉弦细。复查胃镜：疣状胃炎，十二指肠球炎。病理：胃窦前后壁黏膜慢性炎症，间质水肿。为巩固疗效，仍服上方 14 剂，而疼痛一直不发。

按：病人患有疣状胃炎、十二指肠球炎。病理：胃窦及十二指肠球部黏膜呈慢性炎症，上皮轻度不典型增生。胃脘疼痛，伴嗳气，胃灼热，反酸，纳可，寐可，大便成形，每日1次，舌质红，苔黄腻，脉弦细数。可见浊毒阻滞中焦，并已入血分，治疗当以活血化瘀、化浊解毒防止病情进一步发展为重点。用绞股蓝、半边莲、虎杖、垂盆草、三棱、水蛭、地龙等药凉血化浊，活血解毒。配以茯苓、泽泻、白术等淡渗利湿之品，健脾助运；用砂仁、茵陈、紫豆蔻仁、藿香等芳香温化之品，醒脾健运。

病例2 吴某某，男，46岁，汉族，已婚。初诊：2008年4月7日。

主诉：胃脘胀满不适伴恶心两月余。

现病史：患者2个月前无明显诱因出现胃脘烧灼感，恶心欲呕，嗳气频。在当地医院查胃镜示：疣状胃炎；病理示：黏膜慢性炎症，伴灶性腺体肠上皮化生。现胃脘胀满不适，恶心，进食后偶有呕吐，嗳气，时有胃脘烧灼感，口干口苦，恶寒，头晕耳鸣，心悸气短，周身不适，四肢乏力，纳差，大便黏滞不畅。舌暗红，苔黄厚腻，脉弦细滑。

既往史：既往体健，否认肝炎、结核、伤寒等传染病史。否认手术、外伤、输血史。预防接种史不详。

查体：P 80次/分，Bp 136/95mmHg，发育正常，营养中等。全身黏膜未见黄染及出血点，浅表淋巴结未触及肿大。咽无充血，双扁桃体不大。心肺检查未见异常。腹平软，剑突下压痛，无肌紧张及反跳痛，肝脾未触及，墨菲征（-），肠鸣音正常存在。脊柱四肢及神经系统检查未见异常。

实验室检查：2008年4月7日在我院做电子胃镜检查（型号GIF-130，编号54352）报告：疣状胃炎；病理（编号20080786）示：黏膜慢性炎症，伴灶性腺体肠上皮化生。

中医诊断：痞满（湿热阻滞，浊毒内蕴）。

西医诊断：疣状胃炎。

治法：清热和胃，化浊解毒。

处方：

姜黄 9g	川朴 15g	枳实 20g	绞股蓝 9g
生石膏（先煎）20g	黄连 9g	黄芩 9g	栀子 9g
牡蛎 20g	瓦楞子 15g	浙贝 12g	海螵蛸 15g
半枝莲 15g	半边莲 15g	茵陈 15g	板蓝根 15g

紫苏 15g　　　　陈皮 12g　　　　广木香 9g　　　　清半夏 12g

竹茹 12g　　　　苍术 15g　　　　黄柏 15g　　　　全蝎 9g

1 日 1 剂，文火煎煮 2 次，每次 40 分钟，共取汁 400ml，早晚饭前半小时温服。同时配合服用茵连和胃颗粒（院内制剂）1 袋 / 次，3 次 / 日。

二诊：患者坚持服上方 2 周余，胃脘胀满减轻，时恶心，嗳气偶发，无胃灼热，口干口苦，恶寒好转，纳差，舌暗红，苔根部黄厚腻，脉沉弦细。

处方：上方加荷叶 15g、佩兰 15g、龙胆草 15g、丹参 15g。

煎服法同前。

三诊：服上方 7 剂，诸症明显好转，胃脘胀满，偶恶心，口干口苦消失，头晕耳鸣减轻，纳增，寐可，大便调，1 次 / 日，小便黄，舌红，苔薄黄腻，脉弦细。

治法：养肝和胃，化浊解毒。

处方：

姜黄 9g	川朴 15g	枳实 20g	清半夏 12g
绞股蓝 9g	百合 12g	乌药 12g	当归 9g
川芎 9g	白芍 20g	茯苓 15g	白术 6g
紫豆蔻（后下）12g	鸡内金 15g	三七粉（冲服）2g	陈皮 12g
香附 15g	砂仁 15g	广木香 9g	竹茹 12g
天麻 15g	焦槟榔 15g	炒莱菔子 15g	全蝎 9g

14 剂，水煎服，每日 1 剂，分 2 次温服。

按：本例患者素体湿热内盛，日久伤及胃体。湿浊阻滞中焦脾胃，清气不升，浊气不降，故至脘痞，恶心，嗳气频；浊毒内蕴，郁遏阳气，不得外布，故见恶寒；日久气血生化不足，胃体失养，故见乏力，心悸气短，空窍失养则头晕耳鸣。治宜健脾运脾，苦降清泄，清热利湿化浊，使脾气得升，胃气得降，湿浊降，气机通，中气旺，化源充而痞消。

六、消化性溃疡

病例 1　刘某，男，63 岁，已婚。初诊：2005 年 8 月 21 日。

主诉：间断胃脘疼痛连及后背 10 年，加重 1 周。

现病史：患者缘于 10 年前饮食不节出现胃脘疼痛连及后背，进食后明显，伴有嗳气，胃脘胀满，无胃灼热泛酸，间断口服摩罗丹、胃康灵等药物，症状时轻时重。2005 年 8 月 11 日于河北省医学科学院附属医院查胃镜（0130）示："反流性食管炎，贲门炎，胃角溃疡，十二指肠球炎"；胃镜组织活检（病理号 3295）提示："胃溃疡病，伴腺体肠上皮化生，腺体Ⅰ～Ⅱ级不典型增生"。间断服用奥美拉唑等药物，病情有所缓解。1 周前因着凉后胃脘疼痛加重，饭后明显，两胁胀满，偶嗳气泛酸，就诊于我院，现主症：胃脘疼痛，饭后明显，两胁胀满，偶嗳气泛酸，口干口苦，纳少，寐可，大便质可，小便调。舌紫暗，苔薄黄腻，脉弦细滑。

既往史：既往高血压病病史，否认肝炎、结核、伤寒等传染病史。否认手术、外伤、输血史。预防接种史不详。

查体：T 36.5℃，R 22 次 / 分，P 84 次 / 分，Bp 150/90mmHg。发育正常，营养中等，神清合作。全身皮肤黏膜未见黄染及出血点，浅表淋巴结未及肿大。头颅大小形态正常，双瞳孔正大等圆，对光反射灵敏。咽不红，颈软无抵抗，双肺叩清音，肺肝浊音界位于右锁骨中线第五肋间，呼吸音清，未闻及干湿性罗音。心界不大，心率 84 次 / 分，律齐，各瓣膜听诊区未闻及病理性杂音。腹平坦，剑突下压痛，无肌紧张及反跳痛，肝脾未触及。双下肢不肿。生理反射存在，病理反射未引出。舌紫暗，苔薄黄腻，脉弦细滑。

实验室检查：2005 年 8 月 11 日于河北省医学科学院附属医院查胃镜（0130）示："反流性食管炎，贲门炎，胃角溃疡，十二指肠球炎"；胃镜组织活检提示（病理号 3295）："胃溃疡病，伴腺体肠上皮化生，腺体Ⅰ～Ⅱ级不典型增生"。

中医诊断：胃痛（气滞血瘀，浊毒内蕴）。

西医诊断：①胃溃疡；②贲门炎；③十二指肠球炎；④反流性食管炎；⑤高血压病 2 级。

治法：行气活血止痛，化浊解毒。

处方：

百合 15g	白术 12g	乌药 9g	茯苓 12g
砂仁 15g	枳实 15g	川朴 12g	青皮 9g
鸡内金 15g	全蝎粉 3g	白花蛇舌草 15g	半枝莲 15g
半边莲 15g	延胡索 12g	白芷 12g	

7剂，1日1剂，文火煎煮2次，每次40分钟，共取汁400ml，早晚饭前半小时温服。

二诊：诉胃脘痛明显减轻，两胁胀消失，偶反酸，嗳气，纳可，寐安，大便正常，舌紫红，苔中后微腻，脉弦滑。

治法：行气活血止痛，化浊解毒。

处方：上方加蒲公英15g、山甲珠（先煎）12g。

14剂，1日1剂，文火煎煮2次，每次40分钟，共取汁400ml，早晚饭前半小时温服。

三诊：胃脘部隐痛好转，时伴嗳气，耳鸣消失，纳可寐可，大便可，舌红，苔薄黄腻，脉弦细滑。

上方加檀香6g、沉香6g、藿香15g，继服28剂，1日1剂，文火煎煮2次，每次40分钟，共取汁400ml，早晚饭前半小时温服。

四诊：胃痛基本消失，劳累及饥饿时胃脘部隐痛，偶有嗳气，纳可寐安，大便正常，舌红，苔薄黄，根部微腻，脉弦细。

治法：疏肝理气，和胃降逆。

处方：

百合15g	白术12g	乌药9g	茯苓12g
砂仁15g	青皮9g	鸡内金15g	全蝎3g
白花蛇舌草15g	半枝莲15g	半边莲15g	陈皮12g
清半夏9g	瓜蒌15g	枳实15g	川朴12g

30剂，1日1剂，文火煎煮2次，每次40分钟，共取汁400ml，早晚饭前半小时温服。

五诊：胃痛基本消失，偶隐痛，纳可寐安，大便正常，舌红，苔薄黄、根部微腻，脉弦细。2006年3月20日于河北医科大学第四医院复查电子胃镜（胃镜号06032003）示："反流性食管炎，贲门炎，胃角溃疡"；胃镜组织活检提示：黏膜慢性炎症，伴腺上皮增生。考虑患者黏膜不典型增生，嘱其继续服药以控制病理变化。

治法：养肝和胃，化浊解毒。

处方：

砂仁15g	青皮9g	鸡内金15g	全蝎粉3g

白花蛇舌草 15g	半枝莲 15g	半边莲 15g	陈皮 12g
半夏 9g	瓜蒌 15g	皂角刺 6g	白英 9g
蒲公英 15g	广木香 9g	藿香 15g	五灵脂（包煎）15g
蒲黄（包煎）9g	百合 15g	白术 12g	乌药 9g
茯苓 12g			

1日1剂，文火煎煮2次，每次40分钟，共取汁400ml，早晚饭前半小时温服。

治疗后患者症状基本消失，精神状态良好，考虑患者黏膜不典型增生，嘱其继续服药以控制病理变化，防止发生癌变。患者依从性好，坚持服药至今，病情未进一步发展。

按："胃脘痛"之名最早见于《黄帝内经》，《灵枢·邪气脏腑病形》指出："胃病者，腹䐜胀，胃脘当心而痛。"《寿世保元·心胃痛》指出："胃脘痛者，多是纵恣口腹，喜好辛酸，恣饮热酒煎煿，复食寒凉生冷，朝伤暮损，日积月深，自郁成积，自积成痰，痰火煎熬，血亦妄行，痰血相杂，妨碍升降，故胃脘疼痛。"慢性胃病中以溃疡病和慢性胃炎占绝大多数。慢性胃病的发病主要是情志伤肝，肝失疏泄，木郁土壅，或饮食劳倦，损伤脾胃。土壅木郁，胃中气机郁滞。"气为血帅"，"气滞血瘀"，胃病初起在气，气滞日久必有血瘀，即"久病入络"，"胃病久发，必有聚瘀"。从症状辨析，可见胃痛固定持续，时有刺痛，或有包块，舌质暗红或有瘀斑瘀点。电子胃镜示：胃黏膜凹凸不平，溃疡，出血点，息肉；胃黏膜活检提示：胃黏膜不典型增生或肠上皮化生。瘀久生热，热极成毒，当于行气活血同时配用半枝莲、半边莲、白花蛇舌草、绞股蓝等解毒化瘀，瘀去毒清，药到病除。肠型化生及异性增生属癌前病变，对该病人要注意密切随访。

病例2 初诊：张某，男，44岁。

主诉：间断胃脘部胀痛1周。

现病史：患者1周前无明显诱因出现胃脘胀痛，每于进食或情志不遂后加重。同时伴有双侧胁肋部胀闷，反酸，自觉口干、口苦。大便尚可，小便黄。舌质红，苔薄黄，脉弦数。

辅助检查：电子胃镜示：幽门口多发溃疡，边缘光整，周围黏膜充血、水肿，轻度胆汁反流。

中医诊断：胃脘痛（肝气犯胃）。

西医诊断：胃溃疡。

治法：疏肝理气，和胃止痛。

处方：

柴胡 10g	香附 15g	紫苏 15g	川朴 15g
枳实 15g	茵陈 15g	黄连 15g	龙胆草 15g
生石膏（先煎）30g	乌贼骨 10g		

7剂，水煎服，1日1剂，分2次服。

二诊：胃脘部胀闷感觉消失，反酸、口干、口苦症状明显缓解，但仍于进食后偶发疼痛。上方加用白芷15g、延胡索15g。7剂，水煎服，日半剂，分2次服。

三诊：患者胃脘痛逐渐消失，后自行到药店照方抓药一次，坚持服药，现自觉各方面正常后，自动停药，至今胃脘痛未再发作。

按：根据患者临床症状结合舌脉，证属忧思恼怒，情志不遂，肝失疏泄，气机失常，横逆犯胃，胃失和降而引发之胃痛。故初诊采用疏肝理气，同时，为增强其作用加用茵陈、黄连等药物。生石膏、乌贼骨能清胃热、制酸止痛。二诊患者仍有胃脘痛，加用延胡索、白芷等活血化瘀止痛，促进疮面的愈合。本例患者病程较短，属于发病初期，以气机郁滞为主，故治疗以疏肝理气，和胃止痛为主。

病例3 初诊：李某，男，50岁。

主诉：间断胃脘部灼热样疼痛伴纳呆半年。

现病史：患者半年前无明显诱因出现胃脘灼热疼痛。同时伴有纳呆食少，自觉口干、口苦，全身困重，大便不爽，溲黄，舌质红，苔黄腻，脉弦滑。

辅助检查：电子胃镜示：胃底多发溃疡，边缘光滑平整，底部覆有灰黄色脓栓，周围黏膜出血、水肿。重度胆汁反流。

中医诊断：胃脘痛（浊毒内蕴）。

西医诊断：胃溃疡。

治法：化浊解毒。

处方：

白花蛇舌草 15g	半枝莲 15g	半边莲 15g	苦参 12g

茵陈 15g	生石膏（先煎）30g	黄连 12g	栀子 12g
浙贝 12g	乌贼骨 15g	广木香 9g	藿香 15g
鸡内金 15g	三七粉（冲服）2g		

7 剂，水煎服，1 日 1 剂，分 2 次服。

二诊：胃脘部疼痛感觉消失，饮食明显增加，口干、口苦症状明显缓解，但仍自觉胃脘灼热、反酸。上方加蒲公英 15g、瓦楞子粉 30g、牡蛎 15g。7 剂，水煎服，1 日 1 剂，分 2 次服。

三诊：患者胃脘灼痛消失，后自服茵连和胃颗粒（院内制剂）1 个月，现自觉各方面正常，至今胃脘痛未再发作。

按：此例患者为消化性溃疡，属于毒热炽盛期，同时该患者伴有湿浊困脾的临床表现。故我们治疗过程中首诊先以化浊解毒为主，二诊后患者湿浊明显缓解，但仍有热象，故加用蒲公英以加强清热解毒的作用，加瓦楞子粉、牡蛎以制酸止痛。

七、胃癌

病例 1 孙某，男，44 岁，教师。患者数月前饮酒后出现胃脘胀满不适，甚则恶心欲呕，至外院给予"甲氧氯普胺""654-2（山莨菪碱）"等药治疗。症状有所缓解，但效果不明显。遂行胃镜检查，电子胃镜检查示：①胃窦部溃疡型癌；②十二指肠球部溃疡。建议手术治疗。患者又转至上海某医院检查治疗，检查结果相同，亦建议手术加化疗。患者因怕手术，于近日来我院求治。现主症：胃脘疼痛，拒按，喜暖，食后加重，上腹部痞闷胀满，辗转不安，大便干，3 日 1 次，纳呆，喜进热粥，舌暗红，苔黄厚腻，脉弦细滑。查体：未见淋巴结转移。

辨证：浊毒内蕴，胃络瘀阻。

治法：化浊解毒，活血止痛，养肝和胃。

处方：

白花蛇舌草 15g	半枝莲 15g	茵陈 15g	黄连 12g
广木香 9g	枳实 12g	厚朴 12g	香附 15g
紫苏 15g	当归 12g	白芍 20g	白术 12g
茯苓 15g	鸡内金 15g	延胡索 15g	白芷 15g

芦荟 1g

每日 1 剂，连服 14 剂。养胃舒软胶囊每次 3 粒，每日 3 次，茵连和胃颗粒（院内制剂）每次 1 袋，每日 3 次。

二诊：胃脘痛已止，胃脘痞满亦除，不拒按，且能进米饭，喜热饮食。大便干燥，舌苔薄黄腻，脉滑，重按有力。据效不更方，中成药方同前，汤药方原方加全蝎 9g、壁虎 9g、蜈蚣 2 条，以毒攻毒，防癌抗癌，再进 21 剂。

三诊：大便通畅，胃脘痛未再作，腹部已舒适。舌苔已正常，脉象已缓和。嘱再续服中成药 3 个月，汤药停之，另以饮食调之，嘱多饮山药、白扁豆、薏米、粳米粥。

按：患者因惧怕手术和化疗，用有化浊解毒，抑杀肿瘤细胞并能提高机体免疫力的中药治疗，配以饮食调理，症状减轻，心情愉快，增加了战胜癌症的信心。患者病情稳定，带瘤生活多年，充分体现了中医治疗肿瘤的优势，以及人瘤共存思想的先进性。

病例 2 任某某，男性，66 岁，已婚，农民。初诊：2006 年 7 月 8 日。

主诉：间断胃脘疼痛 10 年，加重 1 个月。

现病史：患者 10 年前无明显诱因出现上腹部疼痛，拒按，伴胃灼热泛酸，就诊于当地医院。查胃镜示：萎缩性胃炎。病理示：胃黏膜腺体肠上皮化生，不典型增生。诊为：萎缩性胃炎。给予药物（具体不详）口服，症状缓解。后间断出现胃脘疼痛，口服上述药物尚能控制。1 个月前，突然出现上腹疼痛难忍，喜按，伴嗳气、胃灼热、泛酸，继以口服药控制病情，但间断性加重，遂来就诊。急查胃镜示：胃癌。病理示：腺癌。现患者胃脘疼痛喜按，伴嗳气、堵闷、呕吐，不思饮食，消瘦，面色萎黄，口干苦，大便干，舌质红，苔黄厚腻，脉弦滑。

既往史：否认高血压、糖尿病史，无肝炎、结核及其他传染病史，无外伤、手术及输血史。

个人史：生于原地，久居此地，住地无潮湿之弊，条件尚可。

家族史：否认家族遗传病及传染病史。

查体：T 36.3℃，R 21 次/分，P 89 次/分，Bp 110/65mmHg。发育正常，营养中等，全身皮肤黏膜无黄染，心肺无异常；腹部平软，未见肠型、胃型蠕动波，无腹壁静脉曲张。上腹部压痛，左腹部可触及包块，固定不移，表面凹凸不平，无反跳痛及肌紧张。肝脾肋下未及，肠鸣音正常。

实验室检查：血常规正常。电子胃镜（2006 年 7 月 8 日河北省中医院，检查号 2006070812，设备型号 GIF-100）示：胃黏膜未见明显异常。腹部 B 超示：胆囊炎。

中医诊断：胃癌病（浊毒内蕴，瘀血阻滞）。

西医诊断：胃癌，胆囊炎。

治法：化浊解毒，化瘀消积。

处方：

白花蛇舌草 15g	半枝莲 15g	半边莲 15g	茵陈 15g
黄连 12g	板蓝根 15g	苦参 12g	黄芩 12g
绞股蓝 12g	蒲黄（包煎）9g	鸡骨草 15g	五灵脂（包煎）15g
延胡索 15g	白芷 15g	蒲公英 15g	砂仁（后下）9g
丹参 15g	桃仁 10g	全蝎 9g	三棱 6g
莪术 6g	鸡内金 15g	焦三仙各 10g	芦荟 0.5g

7 剂，水煎服，每日 1 剂，早晚温服。

医嘱：按时服药，进松软易消化食物，调畅情志，忌辛辣、油腻、刺激之品，戒怒。

二诊：服药后患者胃脘痛稍缓解，嗳气、堵闷感较前减轻，呕吐减少，不思饮食，气短乏力，口干苦，大便质可，舌质红，苔黄腻，脉弦滑。

治法：化浊解毒，化瘀消积。

处方：

白花蛇舌草 15g	半枝莲 15g	半边莲 15g	茵陈 15g
黄连 12g	板蓝根 15g	苦参 12g	黄芩 12g
绞股蓝 12g	蒲黄（包煎）9g	鸡骨草 15g	五灵脂（包煎）15g
延胡索 15g	白芷 15g	蒲公英 15g	砂仁（后下）9g
丹参 15g	桃仁 10g	全蝎 9g	蜈蚣 2 条
三棱 6g	莪术 6g	鸡内金 15g	焦三仙各 10g

7 剂，水煎服，每日 1 剂，早晚温服。

三诊：服药后患者胃脘痛减，夜间偶有发作，嗳气、堵闷感较前减轻，呕吐减少，食欲渐增，自觉体力好转，口苦，大便质可，舌质红，苔薄黄腻，脉弦滑。

治法：化浊解毒，化瘀消积。

处方：

白花蛇舌草 15g	半枝莲 15g	半边莲 15g	茵陈 15g
黄连 12g	板蓝根 15g	苦参 12g	黄芩 12g
绞股蓝 12g	鸡骨草 15g	蒲黄（包煎）9g	五灵脂（包煎）15g
延胡索 15g	白芷 15g	蒲公英 15g	砂仁（后下）9g
丹参 15g	壁虎 6g	全蝎 9g	蜈蚣 2 条
三棱 6g	莪术 6g	鸡内金 15g	焦三仙各 10g

7 剂，水煎服，每日 1 剂，早晚温服。

四诊：服药后患者胃脘偶有隐痛，嗳气、堵闷偶作，时有呕吐，食欲可，口苦，大便质可，舌质红，苔薄黄，脉弦滑。

治法：化浊解毒，扶正祛邪。

处方：

蒲黄（包煎）9g	五灵脂（包煎）15g	延胡索 15g	白芷 15g
蒲公英 15g	砂仁（后下）9g	黄芪 15g	党参 12g
白术 9g	全蝎 9g	三棱 6g	莪术 6g
鸡内金 15g	焦三仙各 10g	百合 12g	乌药 12g
当归 9g	白芍 30g	茯苓 15g	白术 6g
紫豆蔻（后下）12g	三七粉（冲服）2g	川芎 9g	

7 剂，水煎服，每日 1 剂，早晚温服。

五诊：服药后患者胃脘疼痛不显，嗳气、堵闷明显减轻，呕吐消失，食欲可，口苦，大便质可，舌质红，苔薄黄，脉弦滑。患者诸症均减，药已中的，前方辨证加减继服 3 个月，后改为口服茵连和胃颗粒（院内制剂）、养胃舒软胶囊巩固治疗，随访半年病情稳定。

按：胃癌乃由于正气虚损，阴阳失调，邪毒阻于胃络所致，笔者认为其病机关键在于"浊毒"。浊毒阻于中焦，气机壅塞，血瘀不行，毒瘀互结，久而形成肿块。治疗以化浊解毒，化瘀消积为法。治疗开始患者正气尚存，可采用解毒抗癌攻伐毒邪，日久癌毒耗伤人体正气，治疗以扶正祛邪，1 个月过后，患者症状明显好转，李佃贵教授谨守病机，在前方基础上加减应用 3

个月，收效甚佳。继用成药巩固治疗，以防毒邪留恋复伤人体。

八、功能性消化不良

病例1 张某某，女，46岁，已婚，教师。初诊：2008年5月8日。

主诉：间断胃脘胀满3年，加重2周。

现病史：患者3年前因生气导致上腹部胀满，嗳气频频，不思饮食，食后即胀，就诊于石家庄市第三医院，查胃镜示：胃黏膜未见明显异常，诊为：功能性消化不良。给予"多潘立酮""健胃消食片"口服，症状缓解。后间断出现胃脘胀满，口服上述药物尚能控制。2周前，突然出现上腹胀满，伴隐痛，自行服药未能控制病情，故就诊于我院。复查胃镜示：胃黏膜未见明显异常。现患者胃脘胀满，伴嗳气、隐痛，不思饮食，稍食即胀，口干苦，大便干，舌质红，苔黄腻，脉弦滑。

既往史：否认高血压、糖尿病史，无肝炎、结核及其他传染病史，无外伤、手术及输血史。

个人史：生于原地，久居此地，住地无潮湿之弊，条件尚可。

婚育史：28岁结婚，育有一女，体健。

查体：T 36.4℃，R 20次/分，P 80次/分，Bp 120/85mmHg。发育正常，营养中等，全身皮肤黏膜无黄染，心肺无异常；腹部平软，未见肠型、胃型蠕动波，无腹壁静脉曲张。全腹无压痛、反跳痛及肌紧张。未触及包块，肝脾肋下未及，肠鸣音正常。

实验室检查：血常规正常。电子胃镜（2008年5月8日河北省中医院，检查号2008050811，设备型号GIF-100）示：胃黏膜未见明显异常。腹部B超示：胆囊炎。

中医诊断：痞满（浊毒内蕴，肝胃不和）。

西医诊断：功能性消化不良，胆囊炎。

治法：化浊解毒，疏肝和胃。

处方：

白花蛇舌草 15g	半枝莲 15g	半边莲 15g	茵陈 15g
黄连 12g	板蓝根 15g	苦参 12g	黄芩 12g
绞股蓝 12g	鸡骨草 15g	砂仁（后下）9g	莱菔子 15g

| 槟榔 12g | 鸡内金 15g | 焦三仙各 10g | 芦荟 0.5g |
| 姜黄 9g | 川朴 15g | 枳实 20g | 清半夏 12g |

7 剂，水煎服，每日 1 剂，早晚温服。

医嘱：按时服药，进松软易消化食物，忌辛辣、油腻、刺激之品，戒怒。

二诊：服药后患者胃脘胀满明显缓解，偶有嗳气、隐痛，食欲转佳，时有右胁下隐痛，大便质可，日一行，舌红，苔薄黄腻，脉弦滑。

治法：化浊解毒，疏肝和胃。

处方：

白花蛇舌草 15g	半枝莲 15g	半边莲 15g	茵陈 15g
黄连 12g	板蓝根 15g	苦参 12g	黄芩 12g
绞股蓝 12g	砂仁（后下）9g	炒莱菔子 15g	延胡索 12g
姜黄 9g	川朴 15g	枳实 20g	清半夏 12g
鸡内金 15g	焦三仙各 10g	芦荟 0.5g	

7 剂，水煎服，每日 1 剂，早晚温服。

三诊：服药后患者胃脘胀满不显，偶有嗳气、隐痛，偶感右胁下隐痛，食欲可，夜寐安，大便质可，日一行，舌红，苔薄黄，脉弦滑。

治法：化浊解毒，疏肝和胃。

处方：

白花蛇舌草 15g	半枝莲 15g	半边莲 15g	茵陈 15g
黄连 12g	板蓝根 15g	苦参 12g	黄芩 12g
绞股蓝 12g	姜黄 9g	川朴 15g	枳实 20g
清半夏 12g	鸡内金 15g	郁金 12g	炒莱菔子 15g
延胡索 12g	焦三仙各 10g	芦荟 0.5g	

7 剂，水煎服，每日 1 剂，早晚温服。

四诊：药后患者胃脘胀满消失，偶有嗳气、隐痛，右胁下隐痛不显，纳食可，夜寐安，大便质可，日一行，舌红，苔薄黄，脉弦滑。患者诸症均减，药已中的，前方辨证加减继服 2 个月，后改为口服茵连和胃颗粒（院内制剂）巩固治疗，随访一年未见复发。

按：本病病机关键在于"浊毒"。浊毒阻于中焦，中焦乃气机升降之枢，浊毒阻滞导致气机壅塞，出现胃脘痞满；患者由郁怒而发病，怒则伤肝，肝气犯胃，又成肝胃不和之证。治疗以化浊解毒，养肝和胃。7剂过后，症状明显好转，李佃贵教授谨守病机，在前方基础上加减应用2个月，收效甚佳。浊毒之邪重浊黏腻，恐有留恋之弊，继用成药巩固治疗，以防复发。

病例2 张某某，女，16岁，学生。初诊：2007年4月23日。

主诉：间断胃脘胀痛2年，加重1周。

现病史：患者2005年出现上腹部胀疼伴烧灼，不思饮食，就诊于河北医科大学第二医院，诊为：功能性消化不良。给予"奥美拉唑""枳术宽中胶囊"口服，症状缓解。后稍有饮食不慎即出现胃脘胀痛，口服上述药物尚能控制。2周前，突然出现上腹胀痛，伴烧灼，自行服药病情未见好转，遂就诊于我院，查胃镜示：胃黏膜未见明显异常。现患者胃脘胀痛，伴嗳气、烧灼，恶心，食欲不振，稍食即胀，口干有异味，大便干，月经量少，色暗，有血块，舌质暗红，苔薄黄腻，脉弦细滑。

既往史：否认高血压、糖尿病史，无肝炎、结核及其他传染病史，无外伤、手术及输血史。

个人史：生于原地，久居此地，住地无潮湿之弊，条件尚可。

家族史：否认家族性遗传病及传染病史。

查体：T 36.0℃，R 19次/分，P 84次/分，Bp 105/65mmHg。发育正常，营养中等，全身皮肤黏膜无黄染，心肺无异常；腹部平软，未见肠型、胃型蠕动波，无腹壁静脉曲张。全腹无压痛、反跳痛及肌紧张。未触及包块，肝脾肋下未及，肠鸣音正常。

实验室检查：血常规正常。电子胃镜（2007年4月23日河北省中医院，检查号2007042310，设备型号GIF-100）示：胃黏膜未见明显异常。腹部B超示：未见明显异常。

中医诊断：胃脘痛（浊毒内蕴，瘀血阻滞）。

西医诊断：功能性消化不良。

治法：化浊解毒，活血止痛。

处方：

白花蛇舌草 15g	半枝莲 15g	半边莲 15g	茵陈 15g
黄连 12g	板蓝根 15g	苦参 12g	黄芩 12g
绞股蓝 12g	鸡骨草 15g	蒲黄（包煎）9g	五灵脂（包煎）15g

延胡索 15g	白芷 15g	蒲公英 15g	砂仁（后下）9g
清半夏 9g	瓦楞子粉 15g	丹参 12g	鸡内金 15g
枳实 10g	厚朴 12g	芦荟 0.5g	

7剂，水煎服，每日1剂，早晚温服。

医嘱：按时服药，进松软易消化食物，忌辛辣、油腻、刺激之品，戒怒。

二诊：服药后患者胃脘胀痛较前减轻，嗳气、烧灼感减轻，无恶心，食欲转佳，口略干，大便质软，日一行，舌暗红，苔薄黄略腻，脉弦滑。

治法：化浊解毒，活血化瘀。

处方：

白花蛇舌草 15g	半枝莲 15g	半边莲 15g	茵陈 15g
黄连 12g	板蓝根 15g	苦参 12g	黄芩 12g
绞股蓝 12g	鸡骨草 15g	蒲黄（包煎）9g	五灵脂（包煎）15g
延胡索 15g	白芷 15g	蒲公英 15g	砂仁（后下）9g
瓦楞子粉 15g	丹参 12g	鸡内金 15g	枳实 10g
厚朴 12g	芦荟 0.5g	三七粉（冲服）2g	

7剂，水煎服，每日1剂，早晚温服。

三诊：服药后患者胃脘胀痛明显减轻，嗳气、烧灼感不显，无恶心，呕吐，食欲可，大便质软，日一行，月经调，舌红，苔薄黄，脉弦滑。

治法：化浊解毒，活血化瘀。

处方：

白花蛇舌草 15g	半枝莲 15g	半边莲 15g	茵陈 15g
黄连 12g	板蓝根 15g	苦参 12g	黄芩 12g
绞股蓝 12g	鸡骨草 15g	蒲黄（包煎）9g	五灵脂（包煎）15g
延胡索 15g	白芷 15g	蒲公英 15g	砂仁（后下）9g
瓦楞子粉 15g	丹参 12g	鸡内金 15g	枳实 10g
厚朴 12g			

7剂，水煎服，每日1剂，早晚温服。

四诊：患者胃脘胀痛消失，嗳气、烧灼感不显，无恶心，呕吐，食欲可，大便质软，日一行，舌红，苔薄黄，脉弦滑。患者诸症均消，养肝和胃以善其后。

治法：养肝和胃，活血化瘀。

处方：

蒲黄（包煎）9g	五灵脂（包煎）15g	延胡索 15g	白芷 15g
蒲公英 15g	砂仁（后下）9g	瓦楞子粉 15g	丹参 12g
鸡内金 15g	枳实 10g	焦三仙各 10g	乌药 12g
当归 9g	白芍 30g	茯苓 15g	白术 6g
紫豆蔻（后下）12g	三七粉（冲服）2g	川芎 9g	

7 剂，水煎服，每日 1 剂，早晚温服。

五诊：患者诸症均消，药已中的，前方辨证加减继服 2 个月，巩固疗效，随访 2 年未见复发。

按："浊毒"之邪性热质浊，易阻滞气机，气滞则血瘀，不通则痛，故症见胀痛。初期治疗以化浊解毒，活血化瘀为法。7 剂过后，症状好转，但未见痊愈，皆因浊毒之邪缠绵难愈，李佃贵教授谨守病机，在前方基础上加减应用 3 周，收效甚佳；疾病后期，浊毒渐消，恐攻伐伤正，养肝和胃以扶正祛邪，巩固治疗 2 个月，以防复发。

九、胃黏膜脱垂

病例 1 初诊：李某，男，55 岁。

主诉：主因间断的胃脘及腹部胀满，伴嗳气半年。

现病史：来诊时可见胃脘部胀满，胀可连及腹部，并且伴有嗳气，胃灼热，无反酸，食后恶心，时呕吐，呕吐物为胃内容物。查体：腹软，平坦，有轻微压痛，无反跳痛及肌紧张，舌红，苔中根黄腻，脉弦滑。上消化道造影示胃黏膜脱垂。

中医诊断：痞满（浊毒内蕴，气滞血瘀）。

西医诊断：胃黏膜脱垂。

治法：化浊解毒，活血理气。

处方：

百合 12g	乌药 12g	香附 15g	砂仁（后下）12g
紫豆蔻（后下）12g	陈皮 12g	枳实 15g	半夏 15g
五味子 15g	荔枝核 12g	茯苓 12g	苏叶 12g

5剂，水煎服，1日1剂，分早晚两次口服

二诊：服药后患者的病情缓解，胃胀较前减轻，仍腹胀，程度有所缓解，胃灼热以夜间为甚，嗳气缓解，恶心，无呕吐，舌红，苔薄黄，脉弦细。

仍辨证为痞满，浊毒内蕴，治疗以化浊解毒为大法，方药以一诊方去荔枝核、五味子，加茵陈12g、黄连12g。

5剂，水煎服，1日1剂，分早晚2次口服。

三诊：药后患者症状明显改善，胃脘部偶胀满，胃灼热不明显，偶嗳气，恶心消失，舌红，苔薄黄，脉弦滑。

仍辨证为痞满，浊毒内蕴，治疗以化浊解毒为大法，方药以二诊方加香橼12g、佛手12g。

5剂，水煎服，1日1剂，分早晚两次口服。

病例2 初诊：林某某，女，58岁。

主诉：主因胃脘胀满1年，恶心伴呕吐1周就诊。

现病史：就诊时症见胃脘部胀满堵闷，以食后为甚，伴有恶心呕吐，呕吐物为胃内容物，无胃灼热反酸等症状。患者面色萎黄，精神困顿，自述乏力。纳食减少，寐不安，大便2日1次，质稀，舌红，苔薄黄，脉沉弦细。

中医诊断：痞满（浊毒内蕴，气阴两伤）。

西医诊断：胃黏膜脱垂。

治法：化浊解毒，益气养阴。

处方：

藿香12g	紫苏12g	白芷12g	半夏15g
陈皮15g	白术12g	茯苓12g	木香12g
枳壳15g	姜黄12g	炒莱菔子20g	

5剂，1日1剂，水煎服，分早晚2次，口服。

二诊：药后患者胃脘仍胀满，恶心，偶呕吐，呕吐物为胃内容物，仍诉乏力困顿，纳食一般，睡眠差，舌红，苔薄黄，脉沉弦细。

仍辨证为浊毒内蕴，气阴两伤，治疗以化浊解毒，益气养阴为主。一诊方去姜黄、木香，加黄芪12g、丹参12g、炒鸡内金12g，5剂，水煎服，1日1剂，分早晚2次，口服。

三诊：药后胃脘部胀满减轻，偶恶心，无呕吐，乏力减轻，精神可，纳食增加，寐欠安，舌红，苔薄黄，脉弦细。

辨证为浊毒内蕴，气阴两伤，治疗以化浊解毒，益气养阴为大法。

处方：

白芷 12g	半夏 12g	合欢皮 12g	远志 12g
茯苓 12g	干姜 9g	麦冬 12g	粳米 20g

5剂，水煎服，1日1剂，分早晚2次，口服。

十、胆汁反流性胃炎

病例1 曲某某，男，43岁，已婚，教师。初诊：2007年4月2日。

主诉：间断胃脘部疼痛4年余，加重3天。

现病史：患者4年前无明显诱因出现胃脘部疼痛，堵闷，自服三九胃泰、胃康灵等药物，效果欠佳，遂来就诊。现症见：胃脘部疼痛，堵闷，伴有嗳气，无胃灼热、泛酸，无口干、口苦，纳呆，寐差，大便调，1日1行。舌红，苔薄黄、根部微腻，脉弦细。

既往史：既往体健，否认肝炎、结核、伤寒等传染病史。否认手术、外伤、输血史。预防接种史不详。

个人史：生于原地，住地无潮湿之弊，条件尚可。

婚育史：27岁结婚，育一子，身体尚健。

查体：T 36.3℃，R 20次/分，P 74次/分，Bp 125/85mmHg。发育正常，营养中等，自动体位，全身皮肤无黄染及出血点，浅表淋巴结无肿大，巩膜无黄染，咽部无充血，双侧扁桃体不大，气管居中，甲状腺不大，心肺无异常，腹平软，无压痛、反跳痛及肌紧张，未触及包块，肝脾未触及，剑突下无压痛，脊柱四肢及神经系统未见异常。

实验室检查：电子胃镜（河北医科大学第四医院2007年1月23日医院，检查号07-1011，设备型号GIF-Q260）示：胆汁反流性胃炎。病理诊断（病理号20070817）：胃窦黏膜重度慢性炎症。

中医诊断：胃脘痛（肝胃不和，气滞血瘀）。

西医诊断：胆汁反流性胃炎。

治法：养肝和胃，理气活血止痛。

处方：

延胡索 15g	白芷 12g	香附 15g	广木香 9g
柴胡 15g	当归 12g	白芍 30g	紫豆蔻（后下）15g
丹参 20g	茵陈 15g	全蝎 6g	鸡内金 15g

三七粉（冲服）2g

7 剂，水煎服，每日 1 剂，分 2 次温服。

医嘱：按时服药，定期复查电子胃镜。进软食，忌辛辣刺激之品，戒怒。

二诊：药后，胃脘部堵闷减轻，食欲好转，夜寐好转，现时有隐痛，嗳气。近日出现胃灼热，头晕，夜间口干口苦，大便可，1 日 1 行。舌红，苔薄黄、根部微腻，脉弦细滑。

治法：养肝和胃，清胃治酸。

处方：

生石膏（先煎）30g	瓦楞子粉（先煎）30g		浙贝 15g
生牡蛎 30g	香附 15g	延胡索 15g	广木香 9g
当归 12g	白芍 30g	砂仁（后下）15g	丹参 20g
茵陈 15g	全蝎 6g	鸡内金 15g	三七粉（冲服）2g

7 剂，水煎服，每日 1 剂，分 2 次温服。

三诊：患者药后头晕消失，乏力、胃灼热均较以前减轻，纳食增加。现仍胃脘部疼痛，嗳气，寐欠安，大便稀，每日 1~2 次。舌红，苔根部薄黄腻，脉弦细。

治法：养肝和胃，理气活血止痛。

处方：

延胡索 15g	白芷 12g	半夏 12g	藿香 12g
香附 15g	紫苏 15g	姜黄 9g	柴胡 15g
丹参 20g	广木香 9g	当归 12g	白芍 30g

三七粉（冲服）2g

水煎服，每日 1 剂，分 2 次温服。以此方为基础辨证加减服药治疗 3 个月。

四诊：药后胃脘部仍疼痛，偶胃灼热，嗳气，近日出现胃凉，畏风，后背沉，纳可，寐可，大便可，1 日 1 行。舌红，苔薄黄，脉弦细。复查电子胃镜（2007 年 9 月 27 日河北医科大学第四医院，内镜号 W000009266）示：慢性浅表性胃炎（伴胆汁反流）。

治法：养肝和胃，行气止痛。

处方：

百合 12g	乌药 12g	当归 9g	川芎 9g
白芍 20g	茯苓 15g	白术 6g	紫豆蔻（后下）12g
三七粉（冲服）2g	柴胡 15g	香附 15g	紫苏 15g
广木香 9g	延胡索 15g	丹参 12g	砂仁（后下）15g

水煎服，每日1剂，分2次温服。以此方为基础辨证加减服药治疗1个月。

五诊：药后胃脘部疼痛消失，胃灼热及后背沉明显好转，余无明显不适。大便可，1日1行。舌红，苔薄黄，脉弦细。

治法：养肝和胃，解毒抗炎。

处方：

百合 12g	乌药 12g	当归 9g	川芎 9g
白芍 20g	茯苓 15g	白术 6g	紫豆蔻（后下）12g
鸡内金 15g	三七粉（冲服）2g		生石膏（先煎）30g
瓦楞子粉（先煎）30g	瓜蒌 15g	广木香 9g	延胡索 15g
香附 15g	蒲公英 15g	白花蛇舌草 15g	冬凌草 12g

7剂，水煎服，每日1剂，分2次温服。

按：该患者初期以胃脘部疼痛为主要临床表现，经电子胃镜及病理活检确诊为胆汁反流性胃炎，中医临床辨证属于肝胃不和，气滞血瘀。故选择以疏肝理气，养肝和胃，理气活血止痛之法。共治疗六月余，临床症状有明显好转。胃脘部疼痛、堵闷等顽症逐渐减轻乃至消失，临床基本治愈。嘱其继续服用中成药以巩固疗效。

病例2 孙某某，男，61岁，已婚。初诊：2006年11月6日。

主诉：间断胃脘隐痛1年，

现病史：患者于1年前无明显诱因出现胃疼，伴右胁及后背不适，偶嗳气，未予重视。后病情时有反复，自服延胡索止痛片等药物，效果欠佳，遂来就诊。现症见：胃脘隐痛，感冒后加重，伴右胁及后背不适。偶嗳气，口干口涩，纳可寐差，大便可，日一行，舌红，苔薄黄微腻，脉弦细滑。

既往史：既往体健，否认肝炎、结核、伤寒等传染病史。否认手术、外伤、输血史。预防接种史不详。

个人史：生于原地，住地无潮湿之弊，条件尚可。

婚育史：20岁结婚，育一子一女，身体尚健。

查体：T 36.7℃，R 19次/分，P 78次/分，Bp 110/85mmHg。发育正常，营养中等，自动体位，全身皮肤无黄染及出血点，浅表淋巴结无肿大，巩膜无黄染，咽部无充血，双侧扁桃体不大，气管居中，甲状腺不大，心肺无异常，腹平软，无压痛、反跳痛及肌紧张，未触及包块，肝脾未触及，剑突下无压痛，脊柱四肢及神经系统未见异常。

实验室检查：电子胃镜（2006年10月20日河北省中医院，检查号58117，设备型号GIF-100）示：①贲门炎；②胆汁反流性胃炎。病理诊断（病理号20061188）：胃体、胃窦大弯及小弯黏膜慢性炎症，灶性间质水肿，毛细血管扩张、充血，黏膜肌增厚。

中医诊断：胃脘痛（肝胃不和，胃络瘀阻）。

西医诊断：贲门炎，胆汁反流性胃炎，胆囊切除术后。

治法：养肝和胃，活血化瘀。

处方：

蒲黄（包煎）9g	五灵脂（包煎）15g	延胡索15g	白芷15g
蒲公英15g	砂仁（后下）9g	百合12g	乌药12g
当归9g	川芎9g	白芍20g	茯苓15g
白术6g	紫豆蔻（后下）12g	鸡内金15g	三七粉（冲服）2g
茵陈15g	藿香15g	全蝎9g	黄连15g
广木香9g	青蒿15g	木瓜12g	

7剂，水煎服，每日1剂，分2次温服。

医嘱：按时服药，定期复查电子胃镜；进软食，忌辛辣刺激之品，戒怒。

二诊：药后诸症好转。仍时胃脘胀痛，牵及两胁及右肩背，胃灼热，反酸，偶嗳气，口干口涩，纳增，入睡困难，大便成形，日一行。尿黄，舌淡红、右裂纹，苔薄黄腻，脉弦细滑。

治法：养肝和胃，清胃制酸。

处方：

| 百合12g | 乌药12g | 当归9g | 川芎9g |

白芍 20g	茯苓 15g	白术 6g	紫豆蔻（后下）12g
鸡内金 15g	三七粉（冲服）2g	延胡索 12g	茵陈 15g
藿香 15g	香附 15g	全蝎 9g	广木香 9g
羌活 9g	独活 9g	炒莱菔子 20g	

7剂，水煎服，每日1剂，分2次温服。

三诊：药后胃脘、后背疼及胃灼热减轻，仍胃胀乏力，纳可，寐差，大便完谷不化，1~2日一行，舌红，苔薄黄腻，脉弦细滑。

治法：养肝和胃，解毒抗炎。

处方：

百合 12g	乌药 12g	当归 9g	川芎 9g
白芍 20g	茯苓 15g	白术 6g	紫豆蔻（后下）12g
鸡内金 15g	三七粉（冲服）2g	延胡索 12g	生石膏（先煎）30g
瓦楞子粉（先煎）30g		乌贼骨 20g	大贝 15g
砂仁（后下）15g		广木香 9g	

水煎服，每日1剂，分2次温服。以此方为基础辨证加减服药治疗7个月。

四诊：药后胃脘胀疼、后背疼及胃灼热均明显减轻，偶尔食不易消化食物后胃脘不适，口干口苦减轻，咽部堵闷，纳可，寐安，大便稀1日1~2次，舌红苔薄，脉弦细滑。

治法：养肝和胃，解毒抗炎。

处方：

百合 12g	乌药 12g	当归 9g	川芎 9g
白芍 20g	茯苓 15g	白术 6g	紫豆蔻（后下）12g
鸡内金 15g	三七粉（冲服）2g	柴胡 15g	半夏 9g
川朴 15g	枳实 15g	龙胆草 12g	射干 9g
桔梗 12g	玄参 12g		

7剂，水煎服，每日1剂，分2次温服。辨证加减服用1个月。

五诊：药后胃脘胀疼基本消失，后背疼及胃灼热减轻，仍偶尔食不易消化食物后胃脘不适，口干口苦减轻，纳可，寐安，大便稀，1日1~2次，舌红苔薄，脉弦细。

治法：养肝和胃，解毒抗炎。

处方：

百合 12g	乌药 12g	当归 9g	川芎 9g
白芍 20g	茯苓 15g	白术 6g	紫豆蔻（后下）12g
鸡内金 15g	三七粉（冲服）2g	香附 15g	川朴 15g
枳实 15g	广木香 12g	瓦楞子粉（先煎）30g	
龙胆草 15g	炒莱菔子 15g		

7 剂，水煎服，每日 1 剂，分 2 次温服。

按：该患者初期以胃脘部疼痛为主要临床表现，经电子胃镜确诊为胆汁反流性胃炎，中医临床辨证属于肝胃不和，胃络瘀阻，故治以养肝和胃，活血化瘀之法。经治疗患者胃脘疼痛明显好转，气机通畅。因本病主要病机为肝胃不和，此阶段治疗主要以养肝和胃为主。辨证治疗一年余患者总体状态良好，临床症状有明显好转，临床基本治愈。嘱其继续服用中成药以巩固疗效。

十一、溃疡性结肠炎

病例 1 李某某，女，58 岁，已婚，农民。初诊：2009 年 5 月 17 日。

主诉：腹泻 10 年，加重 2 年。

现病史：患者于 10 余年前开始出现慢性腹泻，伴腹痛，疼痛以脐左为甚，每日大便 2~3 次，时间多在上午，泻下物清稀有泡沫，泻前有腹痛肠鸣，2 年前曾在市医院做纤维肠镜检查，诊断为慢性溃疡性结肠炎，曾经中西医多方治疗无效，于今日就诊。患者形体消瘦，面色萎黄，舌淡有齿痕，苔薄白，脉沉细数。

既往史：患者否认高血压、糖尿病史，无肝炎、结核及其他传染病史，无外伤、手术史。

个人史：生于原地，住地无潮湿之弊，条件尚可。

婚育史：22 岁结婚，育一子一女，身体尚健。

查体：T 36.5℃，R 22 次 / 分，P 82 次 / 分，Bp 110/90mmHg。发育正常，体型消瘦，全身皮肤黏膜无黄染，心肺无异常；腹部平软，未见肠型、胃型蠕动波，无腹壁静脉曲张。全腹无压痛、反跳痛及肌紧张。未触及包块，肝脾肋下未及，肠鸣音正常。

实验室检查：血常规正常。纤维肠镜检查（2009年2月4日河北省中医院，检查号52385，设备型号 GIF-100）示：诊断为慢性溃疡性结肠炎。

中医诊断：泄泻（肝郁乘脾，肠腑湿热）。

西医诊断：溃疡性结肠炎。

治法：疏肝健脾，清热燥湿。

处方：

香附15g	苏梗15g	青皮15g	柴胡15g
甘草6g	防风10g	苍术10g	白芍15g
陈皮19g	乌梅8g	黄连8g	川椒6g
当归12g	木香10g		

7剂，水煎服，每日1剂，分2次温服。

医嘱：按时服药，定期复查电子肠镜。进软食，忌辛辣刺激之品，戒怒。

二诊：药后患者泄泻减轻，现时有两胁隐痛，大便稀，1日1次，尿稍黄，舌淡紫，苔薄黄，脉弦细。

治法：疏肝理气，清肠止泻。

处方：

香附15g	苏梗15g	青皮15g	柴胡15g
甘草6g	姜黄9g	川朴15g	枳实20g
清半夏12g	绞股蓝9g	瓜蒌15g	黄连15g
广木香9g	白花蛇舌草15g	白头翁15克	

7剂，水煎服，每日1剂，分2次温服。

三诊：药后患者泄泻明显减轻，腹痛消失，大便成形，1日1次，舌淡，苔薄黄，脉弦。

治法：养肝理气，固肠止泻。

处方：

香附15g	苏梗15g	青皮15g	柴胡15g
秦皮15g	石榴皮15g	川朴15g	枳实15g
砂仁（后下）9g	清半夏12g		

水煎服，每日1剂，分2次温服。以此方为基础辨证加减服药治疗4个月。

按：患者初期以泄泻主要临床表现，中医辨证为肝气郁滞，肝病乘脾，故治疗上以疏肝健脾，清肠止泻为主。经治疗患者泄泻明显好转，气机通畅。因本病主要病机为肝郁乘脾，肠腑湿热，此阶段治疗主要以疏肝健脾，清肠止泻为主。辨证治疗一年，患者总体状态良好，但余症不清，中医辨证为浊毒内蕴，治疗以化浊解毒为主，经治疗患者症状明显好转。

病例2 赵某某，女，53岁，已婚，农民。初诊：2009年10月4日。

主诉：腹痛腹泻5年。

现病史：5年前因情志原因突发腹痛、腹泻，在当地医院诊治数年，病情时好时坏，病势缠绵，遂来就诊。初诊时腹痛、腹泻，便脓便血，夹有黏液，便前腹痛明显，大便日行10余次，伴有恶寒、乏力、自汗、口干口苦，舌质暗红，苔黄腻，脉弦滑。

既往史：患者否认高血压、糖尿病史，无肝炎、结核及其他传染病史，无外伤、手术史。

个人史：生于原地，住地无潮湿之弊，条件尚可。

婚育史：22岁结婚，育一子一女，身体尚健。

查体：T 36.5℃，R 22次/分，P 82次/分，Bp 110/90mmHg。发育正常，体型消瘦，全身皮肤黏膜无黄染，心肺无异常；腹部平软，未见肠型、胃型蠕动波，无腹壁静脉曲张。全腹无压痛、反跳痛及肌紧张。未触及包块，肝脾肋下未及，肠鸣音正常。

实验室检查：血常规正常。纤维肠镜检查（2009年9月1日河北省中医院，检查号8637，设备型号GIF-100）示：慢性溃疡性结肠炎。

中医诊断：痢疾（浊毒内蕴）。

西医诊断：溃疡性结肠炎。

治法：健脾利湿，化浊解毒。

处方：

防风 10g	苍术 10g	白芍 15g	甘草 5g
陈皮 19g	乌梅 8g	川椒 6g	柴胡 15g
黄芩 15g	黄连 15g	黄柏 15g	白头翁 35g
马齿苋 35g	血竭 15g	白及 25g	儿茶 20g
苦参 20g	地榆炭 35g	诃子 15g	肉豆蔻 20g

土茯苓 15g　　　　炒白术 15g　　　　黄芪 25g　　　　赤石脂 15g

7 剂，水煎服，每日 1 剂，分 2 次温服。

医嘱：按时服药，定期复查电子肠镜；进软食，忌辛辣刺激之品，戒怒。

二诊：用药 7 日后复诊，患者自诉症状略缓解，大便每日 5~6 次，便质稀薄，肉眼脓血消失，乏力、口干、口苦等不适感亦减轻，但脘腹胀满仍明显，排气较多，舌红苔白，脉弦滑。

治法：疏肝理气，清肠止泻。

处方：

乌药 10g　　　　补骨脂 20g　　　　山药 35g　　　　山萸肉 15g

砂仁（后下）15g 黄芩 15g　　　　黄连 15g　　　　黄柏 15g

白头翁 35g　　　马齿苋 35g　　　　血竭 15g　　　　白及 25g

儿茶 20g　　　　苦参 20g　　　　地榆炭 35g　　　诃子 15g

7 剂，水煎服，每日 1 剂，分 2 次温服。

三诊：药后患者泄泻明显减轻，腹痛消失，大便成形，1 日 1 次，舌淡，苔薄黄，脉弦。

治法：养肝理气，固肠止泻。

处方：

柴胡 15g　　　　秦皮 15g　　　　石榴皮 15g　　　川朴 15g

枳实 15g　　　　砂仁（后下）9g　　清半夏 12g　　　儿茶 20g

苦参 20g　　　　地榆炭 30g

水煎服，每日 1 剂，分 2 次温服。病人以此方为基础辨证加减服药治疗半年。

按：该患者病程初期湿热蕴结症状明显，故采用健脾利湿，清热解毒为治疗法则，方用黄芩、黄连、黄柏、苦参等清热燥湿；柴胡、黄芪、炒白术益气健脾；20 剂后，湿热下注症状明显改善，用药强调以补肾健脾为主法拟方治疗，加补骨脂、山药、山萸肉补肾助阳兼温脾，乌药、砂仁以行气。经过综合调理，患者病情得到改善。

病例 3　张某某，女，35 岁，已婚，教师。初诊：2009 年 11 月 27 日。

主诉：腹痛腹泻 3 年。

现病史：患者无明显诱因腹痛腹泻 3 年，大便 1 日 3~4 次，大便中经常带有脓冻样物，且泻下不爽，伴身体困重，舌质红，有齿痕，苔黄腻。

既往史：患者否认高血压、糖尿病史，无肝炎、结核及其他传染病史，无外伤、手术史。

个人史：生于原地，住地无潮湿之弊，条件尚可。

婚育史：22岁结婚，育一子一女，身体尚健。

查体：T 36.5℃，R 22次/分，P 82次/分，Bp 110/90mmHg。发育正常，体型消瘦，全身皮肤黏膜无黄染，心肺无异常；腹部平软，未见肠型、胃型蠕动波，无腹壁静脉曲张。全腹无压痛、反跳痛及肌紧张。未触及包块，肝脾肋下未及，肠鸣音正常。

实验室检查：血常规正常。纤维肠镜检查（2009年10月4日河北省中医院，检查号9012，设备型号GIF-100）示：溃疡性结肠炎。

中医诊断：泄泻（浊毒内蕴）。

西医诊断：溃疡性结肠炎。

治法：化浊解毒。

处方：

白芍 15g	当归 13g	枳壳 12g	厚朴 12g
茯苓 13g	陈皮 12g	木香 8g	生槟榔片 7g
黄连 6g	肉桂 3g	马齿苋 3g	薤白 10g
瓜蒌 15g	大黄 8g	甘草 4g	

7剂，水煎服，每日1剂，分2次温服。

医嘱：按时服药，定期复查电子肠镜；进软食，忌辛辣刺激之品，戒怒。

二诊：服药3剂后泻下大量脓冻样物，身体顿觉轻快，腹痛明显减轻。

治法：化浊解毒，健脾止泻。

处方：

百合 15g	乌药 12g	白术 12g	茯苓 15g
车前子 12g	莲子 12g	生苡米 20g	川朴 15g
枳实 15g	砂仁（后下）9g	儿茶 20g	苦参 20g
地榆炭 35g	诃子 15g	秦皮 12g	

7剂，水煎服，每日1剂，分2次温服。

三诊：药后患者泄泻明显减轻，腹痛消失，大便成形，1日1次，舌淡，苔薄黄，脉细。

治法：养肝理气，化浊解毒。

处方：

百合 15g	乌药 12g	白术 12g	茯苓 15g
车前子 12g	莲子 12g	生苡米 20g	川朴 15g
枳实 15g	砂仁（后下）9g	清半夏 12g	儿茶 20g
苦参 20g	地榆炭 30g		

水煎服，每日 1 剂，分 2 次温服。以此方为基础辨证加减服药治疗半年。

按：该患者病程初期有湿热蕴结症状，且脾虚症状明显，故采用健脾行气、清热祛湿为治疗法则，方用黄连、苦参等清热燥湿，炒白术益气健脾，7剂后，湿热下注症状明显改善，用药强调以健脾为主法拟方治疗，加香砂六君子汤。经过综合调理，患者病情得到改善。

病例 4 张某某，男性，42 岁，已婚，初诊：2010 年 3 月 8 日。

主诉：大便 7 日一行，无便意 3 个月，加重 1 个月。

现病史：患者 2009 年 12 月因大便无痛性便血，进食差并逐渐消瘦，乏力等，在山东临淄市医院做"电子肠镜"等检查，确诊为"直肠癌"，行手术治疗，并进行化疗。术后无便意，大便困难，自服"泻药"效果不明显。近 1 个月来大便困难，无便意，伴有脘腹胀满，纳呆，无排气故来我院就诊。现患者脘腹胀满，口干，纳呆，无便意，大便困难，量少，7 日一行，舌红，苔黑腻，脉弦细。

既往史：高血压病史 10 年，血压最高为 150/110mmHg。直肠癌手术，否认其他外伤史。

过敏史：无药物及食物过敏史。

个人史：生于原地，住地无潮湿之弊，条件尚可。

婚育史：25 岁结婚，育一子一女，身体尚健。

查体：T 36.2℃，R 20 次 / 分，P 80 次 / 分，Bp 120/80mmHg。发育正常，体型消瘦，全身皮肤黏膜无黄染，心肺无异常；腹部平软，未见肠型、胃型蠕动波，无腹壁静脉曲张。全腹无压痛、反跳痛及肌紧张。未触及包块，肝脾肋下未及，肠鸣音减少。

实验室检查：血常规正常。电子肠镜（2010年3月9日河北省中医院，检查号47387，设备型号GIF-100）示：结肠黑变病。

【诊断】

中医诊断：便秘（气阴两虚，浊毒内蕴）。

西医诊断：直肠癌术后，结肠黑变病。

治法：益气养阴，化浊解毒。

处方：

枳实 12g	川朴 12g	半枝莲 15g	虎杖 15g
藿香 15g	佩兰 15g	党参 15g	玄参 15g
生地 15g	生何首乌 15g	当归 15g	砂仁（后下）9g
莱菔子 15g	槟榔 12g	瓜蒌 15g	芦荟 1g

7剂，水煎服，每日1剂，分2次温服。

医嘱：按时服药，定期复查电子胃镜。进软食，忌辛辣刺激之品，戒怒。

二诊：药后患者脘腹胀满缓解，大便量稍增多，仍7日一行。舌红，苔薄黄腻，脉弦细。

治法：滋阴润肠，理气通便，化浊解毒。

处方：

枳实 12g	川朴 12g	半枝莲 15g	虎杖 15g
火麻仁 15g	郁李仁 15g	柏子仁 15g	瓜蒌 15g
黄连 15g	广木香 9g	砂仁（后下）9g	焦槟榔 12g
生地 15g	生何首乌 15g	当归 15g	炒莱菔子 15g
芦荟 0.5g			

7剂，水煎服，每日1剂，分2次温服。

三诊：药后患者脘腹胀满基本消失，大便可，2~3日一行。舌红，苔薄黄，脉弦细。

治法：滋阴润肠，解毒。

处方：

枳实 12g	川朴 12g	半枝莲 15g	虎杖 15g
火麻仁 15g	郁李仁 15g	柏子仁 15g	瓜蒌 15g
广木香 9g	砂仁（后下）9g	焦槟榔 12g	生地 15g

生何首乌 15g　　当归 15g　　　　大腹皮 15g　　　　　鸡内金 15g

7 剂，水煎服，每日 1 剂，分 2 次温服。

嘱患者饮食清淡，多食粗纤维食物以促进胃肠蠕动，注意作息规律，情绪应保持平和，禁食辛辣、油腻之品。

按：患者因直肠癌术后出现的大便困难，7 日 1 行，伴有脘腹胀满，舌红，苔黑腻为主要临床表现，中医辨证为浊毒内蕴，气阴耗伤。术后损伤人体正气，故气虚则大肠推动无力，故没有便意，大便困难；阴虚则大肠无以润，大便干。舌苔黑腻说明手术及化疗后正气虚损，脏腑功能失常，不能将体内的毒素排出体外，导致浊毒内蕴，进而更影响脾升胃降之功能，所以导致患者没有便意。故治疗上以益气养阴，化浊解毒为主。经治疗患者腹部胀满明显好转，排气次数增多，出现便意，大便逐渐正常 2~3 日一行，患者饮食增加。经治疗患者症状明显好转，后期治疗以益气滋阴，化浊解毒为主，一方面巩固疗效，另一方面提高人体正气，以缓解手术及放疗后给身体带来的损伤，提高生活质量，预防癌症复发。

十二、大肠癌

病例　贾某某，女，62 岁，已婚。初诊：2009 年 9 月 27 日。

主诉：泄泻、便血 1 年。

现病史：患者于 2008 年底因大便次数增多、黏液多、大便带血，伴有腹痛，里急后重，在当地医院就诊。查便常规：白细胞 25~45 个 /HP，红细胞 35~60 个 /HP。考虑为细菌性痢疾，经抗菌药及中草药治疗后症状有所缓解出院，但饮食不当时仍大便次数增多，偶可见大便带血，患者未予重视，间断在当地用中草药治疗控制。2009 年 5 月病情再次加重，大便黏液多，大便带血，腹痛，里急后重，经抗菌药及中草药治疗不能缓解，并于右上腹可触及一鸡蛋大小包块，伴有触痛，质地偏硬，遂行钡灌肠检查，于结肠肝曲部位发现肠腔狭窄充盈缺损。到当地肿瘤医院行剖腹探查，术中发现结肠肝曲肿块约 3.4cm×4.5cm，向腔内突出，表面伴有糜烂出血，且于肝门附近有 3 个结节状物，质地硬，表面粗糙，最大者 3.2cm×2.8cm，最小者 1.5cm×2.0cm。因靠近肝门静脉，肝脏肿块无法切除，术中仅将结肠肿物切除，并行活检，术后病理示：低分化腺癌。遂予以 MFV 方案化疗，4 周 1 个疗程，共行 2 个疗程后因化疗反应不能耐受，中止化疗前来本院门诊。初诊时见面色晦暗，神疲乏力，气短懒言，眼睑色淡，纳少恶心，腹痛嗳气，大便成糊状，1 日 3~5 次，舌暗淡，苔白腻，脉沉细。

既往史：患者否认高血压、糖尿病史，无肝炎、结核及其他传染病史，无外伤史、4 个月前行剖腹探查术。

个人史：生于原地，住地无潮湿之弊，条件尚可。

婚育史：21 岁结婚，育一子一女，身体尚健。

查体：T 36.5℃，R 22 次 / 分，P 82 次 / 分，Bp 110/90mmHg。发育正常，体型消瘦，全身皮肤黏膜无黄染，心肺无异常；腹部平软，未见肠型、胃型蠕动波，无腹壁静脉曲张。全腹无压痛、反跳痛及肌紧张。未触及包块，肝脾肋下未及，肠鸣音正常。

实验室检查：血常规：WBC 3.2×10^9/L，N 58%，Hb 67g/L；便常规：红细胞 3~5 个 /HP，白细胞 0~2 个 /HP，潜血（ ± ）。

中医诊断：肠癖（脾虚蕴湿，毒结大肠）。

西医诊断：结肠癌。

治法：健脾化湿，解毒抗癌。

处方：

黄芪 30g	当归 12g	太子参 15g	生白术 30g
茯苓 15g	白蔻仁 10g	杏仁 10g	厚朴 10g
生薏苡仁 15g	竹叶 10g	何首乌 15g	凌霄花 15g
炒槐花 10g	红藤 10g	败酱草 10g	鳖甲（先煎）15g
阿胶珠 20g	山药 20g	鸡血藤 30g	代赭石 15g
鸡内金 30g	生麦芽 30g	香橼 15g	

7 剂，水煎服，每日 1 剂，分 2 次温服。

医嘱：按时服药，进软食，忌辛辣刺激之品，戒怒。

二诊：药后患者有里急后重感。

治法：清热燥湿，化浊解毒。

处方：

香附 15g	紫苏 12g	枳实 12g	川朴 12g
瓜蒌 15g	黄连 15g	青皮 10g	儿茶 10g

| 黄连 10g | 秦皮 10g | 广木香 9g | 砂仁（后下）9g |

白花蛇舌草 15g

7 剂，水煎服，每日 1 剂，分 2 次温服。

三诊：患者腹泻便血明显减轻，感乏力。

治法：养肝和胃，健脾养心。

处方：

百合 12g	乌药 12g	当归 9g	川芎 9g
白芍 20g	茯苓 15g	白术 6g	紫豆蔻（后下）12g
鸡内金 15g	三七粉（冲服）2g	党参 15g	黄芪 15g
甘草 6g	大枣 9 枚	川朴 15g	枳实 15g
砂仁（后下）9g	清半夏 12g	麦冬 15g	

水煎服，每日 1 剂，分 2 次温服。以此方为基础辨证加减服药治疗 1 年。

按：患者初期以大便次数增多、黏液多、大便带血，伴有腹痛，里急后重为主要临床表现，中医辨证为脾虚蕴湿，毒结大肠，故治疗上以健脾化湿，解毒抗癌为主。经治疗患者泄泻便血明显好转。因本病主要病机为脾虚蕴湿，此阶段治疗主要以健脾化湿为主。辨证治疗一年患者总体状态良好，但余症不清，中医辨证为浊毒内蕴，治疗以化浊解毒为主，经治疗患者症状明显好转。

十三、肠易激综合征

病例 李某某，女，46 岁，已婚。初诊：2009 年 8 月 20 日。

主诉：间断腹痛，腹泻便秘交替发作 3 年，加重 1 个月。

现病史：患者 2006 年因腹部胀疼，腹泻与便秘交替发作，在河北省中医院做电子肠镜等检查，确认为"肠易激综合征"，服用"中药"治疗，症状时轻时重，近 1 个月来上述症状加重。近一周腹部胀满疼痛，腹泻，大便 1 日 3 行，质稀黏，肛门灼热且里急后重感较明显，故来就诊。现患者腹部胀满疼痛，腹泻，大便 1 日 3 行，质稀黏，肛门灼热且里急后重感较明显，伴有晨起口苦，口干，纳呆，舌紫红，苔黄腻，脉弦滑。

既往史：患者否认高血压、糖尿病史，无肝炎、结核及其他传染病史，无外伤、手术史。

个人史：生于原地，住地无潮湿之弊，条件尚可。

婚育史：23 岁结婚，育一女，身体健。

查体：T 36.2℃，R 21 次 / 分，P 84 次 / 分，Bp 110/90mmHg。发育正常，体型偏瘦，全身皮肤黏膜无黄染，心肺无异常；腹部平软，未见肠型、胃型蠕动波，无腹壁静脉曲张。全腹无压痛、反跳痛及肌紧张。未触及包块，肝脾肋下未及，肠鸣音正常。

实验室检查：血、尿常规正常，血沉正常，多次粪常规及培养（至少 3 次）均阴性，粪隐血试验阴性。电子肠镜（2009 年 8 月 21 日河北省中医院，检查号 49816，设备型号 GIF-100）示：结肠运动亢进，无明显黏膜异常。组织学检查基本正常。X 线钡剂灌肠检查：结肠有激惹征象。

中医诊断：腹痛（浊毒内蕴）。

西医诊断：肠易激综合征。

治法：清热理气，化浊解毒止痛。

处方：

香附 15g	紫苏 12g	枳实 12g	川朴 12g
藿香 15g	佩兰 15g	砂仁（后下）15g	紫豆蔻（后下）15g
白花蛇舌草 15g	茵陈 15g	黄连 9g	大腹皮 15g
白头翁 9g	广木香 15g		

7 剂，水煎服，每日 1 剂，分 2 次温服。

医嘱：按时服药，定期复查电子胃镜；进软食，忌辛辣刺激之品，戒怒。

二诊：药后患者腹胀满疼痛缓解，肛门灼热感明显减轻，大便稀，1 日 1 次，舌红，苔薄黄，脉弦细。

治法：理气化浊健脾。

处方：

香附 15g	紫苏 12g	枳实 12g	川朴 12g
藿香 15g	佩兰 15g	砂仁（后下）15g	紫豆蔻（后下）15g
白花蛇舌草 15g	茵陈 15g	黄连 9g	茯苓 15g
白术 12g			

7 剂，水煎服，每日 1 剂，分 2 次温服。

三诊：患者腹部胀满基本消失，大便偏稀，1 日 1 次，余无明显不适，舌红，苔薄黄，脉弦细。

治法：养肝健脾。

处方：

百合 12g	乌药 12g	当归 9g	川芎 9g
白芍 20g	茯苓 15g	白术 6g	紫豆蔻（后下）12g
鸡内金 15g	三七粉（冲服）2g	柴胡 15g	槟榔 15g
炒莱菔子 15g	川朴 15g	枳实 15g	砂仁（后下）9g
清半夏 12g	麦冬 15g		

水煎服，每日1剂，分2次温服。以此方为基础辨证加减服药治疗一年。

按：患者初期以腹部胀满疼痛，腹泻，舌红，苔黄腻为主要临床表现，中医辨证为肝气郁滞，浊毒内蕴，故治疗上以疏肝理气，化浊解毒为主。经治疗患者腹部胀痛明显好转，气机通畅，大便次数明显减少，肛门灼热感减轻。因本病主要病机为浊毒内蕴，此阶段治疗主要以化浊解毒理气为主。经治疗患者症状明显好转，后期治疗以养肝健脾为主。患者1年来积极配合治疗，症状基本消失。

十四、习惯性便秘

病例1 李某某，女，35岁，已婚，农民。初诊：2009年3月12日。

主诉：大便不畅4年。

现病史：患者近4年来，一直大便不畅，数日一行，干结难下，平时虚坐努责，须蹲厕1小时以上，必辅以灌肠或抠掏等法，十分痛苦。常自服大黄苏打片、果导等，只能取效于一时，旋即如故。患者现便秘同上，口干，腹胀，烦躁易怒，舌红，苔薄，脉弦。

既往史：患者否认高血压、糖尿病史，无肝炎、结核及其他传染病史，无外伤、手术史。

个人史：生于原地，住地无潮湿之弊，条件尚可。

婚育史：21岁结婚，育2子1女，身体尚健。

查体：T 36.5℃，R 22次/分，P 82次/分，Bp 110/90mmHg。发育正常，体型消瘦，全身皮肤黏膜无黄染，心肺无异常；腹部平软，未见肠型、胃型蠕动波，无腹壁静脉曲张。全腹无压痛、反跳痛及肌紧张。未触及包块，肝脾肋下未及，肠鸣音正常。

实验室检查：血常规正常。

中医诊断：便秘（肝郁气滞，肺热下移大肠）。

西医诊断：习惯性便秘。

治法：疏肝健脾，清肺润肠。

处方：

柴胡 12g	枳实 15g	白芍 20g	杏仁 12g
川朴 15g	瓜蒌皮 15g	炒莱菔子 15g	紫菀 15g
黄芩 12g			

7 剂，水煎服，每日 1 剂，分 2 次温服。

医嘱：按时服药，进软食，忌辛辣刺激之品，戒怒。

二诊：药后患者服上方第 2 剂大便即通。

治法：补肾润肠。

处方：

柏子仁 15g	生白术 20g	火麻仁 15g	大黄 6g
瓜蒌 20g	女贞子 15g	肉苁蓉 15g	黑芝麻 15g

7 剂，水煎服，每日 1 剂，分 2 次温服。

三诊：药后患者大便 1 天 1 次，易解。无不适。

治法：养肝健脾，补肾润肠。

处方：

柴胡 12g	枳实 15g	白芍 20g	杏仁 12g
川朴 15g	瓜蒌皮 15g	炒莱菔子 15g	女贞子 15g
肉苁蓉 15g	黑芝麻 15 克		

水煎服，每日 1 剂，分 2 次温服。以此方为基础辨证加减服药治疗 2 个月。

按：患者初期以便秘为主要临床表现，中医辨证为肝郁气滞，肺热下移大肠，故治疗上以疏肝健脾，清肺润肠为主。经治疗患者便秘明显好转，气机通畅。因本病主要病机为肝郁乘脾，肠腑湿热，此阶段治疗主要以疏肝健脾，清肺润肠为主。辨证治疗后，效果显著。

病例 2 包某，女，19 岁，未婚，学生。初诊：2003 年 5 月 14 日。

主诉：习惯性便秘 6 年加重 5 个月。

现病史：患者自 1997 年开始出现大便难，5~6 天一行，大便干结，常用泻药下之或辅以开塞露等药物才能解下。2001 年在河北省中医院做电子肠镜等检查显示未见明显异常。曾服用中药调理（具体药物不详），无效。近 5 个月来症状加重，伴口干口苦，小便时黄，面背部发青春痘，来我处就诊。现患者大便 6 日未行，口干苦，腹胀，纳呆，小便黄，舌红，苔黄腻，脉弦滑数。

既往史：患者否认其他病史，无肝炎、结核及其他传染性疾病，无外伤及手术史。

个人史：生于原地，住地无潮湿之弊，条件尚可。

婚育史：未婚。

查体：发育正常，体型偏瘦，全身皮肤黏膜无黄染，心肺无异常；腹部平软，未见肠型、胃型蠕动波，无腹壁静脉曲张，全腹无压痛、反跳痛及肌紧张。未触及包块，肝脾肋下未及，肠鸣音正常。

实验室检查：血常规正常。

中医诊断：便秘（湿热下注，浊毒内蕴）。

西医诊断：便秘。

治法：化浊解毒，通腑泄肠。

处方：

百合 12g	乌药 12g	当归 9g	川芎 9g
白芍 20g	茯苓 15g	白术 6g	紫豆蔻（后下）12g
鸡内金 15g	三七粉（冲服）2g	藿香 15g	佩兰 15g
白花蛇舌草 15g	龙胆草 15g	栀子 15g	荷叶 15g
半边莲 12g	半枝莲 12g	枳实 15g	川朴 12g
虎杖 15g	芦荟 1g		

7 剂，水煎服，每日 1 剂。早晚分 2 次温服。

医嘱：按时服药，忌用辛辣油腻食物，按时作息。

二诊：用药后患者腹胀减轻，口干苦稍减，大便 3 天 1 行，仍觉不爽。舌红，苔黄腻，脉弦滑。

治法：化浊解毒，通腑泄湿。

处方：上方加滑石 30g、甘草 6g

7剂，水煎服，每日1剂。早晚分2次温服。

医嘱：按时服药，忌用辛辣油腻食物，按时作息。

三诊：用药后患者腹胀消失，偶感口干苦，大便1天1行。舌红苔黄，脉弦滑。

治法：清热化浊，健脾和肠。

处方：

百合 12g	乌药 12g	当归 9g	川芎 9g
白芍 20g	茯苓 15g	白术 6g	紫豆蔻（后下）12g
鸡内金 15g	三七粉（冲服）2g	枳实 15g	川朴 12g
香附 15g	苏梗 15g	火麻仁 15g	柏子仁 15g
何首乌 15g	虎杖 12g		

7剂，水煎服，每日1剂。早晚分2次温服。

医嘱：按时服药，忌用辛辣油腻食物，按时作息，多使用粗纤维食物。

按：便秘系指大便秘结不通，排便时间延长，或大便艰涩不畅为主的证候。多因燥热内结，气滞不行，或气虚传送无力，血虚肠道干涩，以及阴寒凝结所致。本证属于肝胃火旺，浊毒蕴结于肠，治疗上宜清热化浊，泄腑通肠。一诊二诊主要是化浊解毒清热泻腑，等浊毒清除，再用润肠和胃之品，调理胃肠之传导功能。

临床研究

第一节　化浊解毒方药结合针刺治疗慢性萎缩性胃炎 40 例临床观察

慢性萎缩性胃炎（CAG）一般由慢性浅表性胃炎发展而来，是以胃黏膜固有腺体萎缩，数量减少甚至消失，黏膜肌增厚，黏膜变薄，甚至伴有肠上皮化生、不典型增生为特征的慢性胃病，是消化系统常见病、多发病、难治病之一，属于胃癌前病变（PLGC）。本病发病率高，病程长，易反复，易癌变，难治愈。既往研究表明，化浊解毒方治疗 CAG 取得满意的临床疗效。近年来，我们采用化浊解毒方结合针刺治疗本病，现总结如下。

一、临床资料

1. 诊断标准

CAG 西医诊断标准依据 2006 年《中国慢性胃炎共识意见》制定。中医辨证标准参照《中药新药临床研究指导原则》制定。①脾胃虚弱证：主症：胃脘隐痛，喜温喜按，倦怠乏力，食少纳呆，大便溏泻，舌质淡红，边有齿痕，苔白；次症：气短懒言，口淡，脉细弱。②脾胃湿热证：主症：胃脘胀痛，痞闷，大便黏腻不爽，舌质红，苔黄腻或黄厚腻；次症：胃脘灼热，胸闷，口臭，口干，口苦，小便黄，脉细滑或滑数。③胃络瘀血证：主症：胃脘刺痛，痛有定处，痛处拒按，舌质暗红或紫暗或有瘀点、瘀斑；次症：黑便，面色凝滞，脉弦或弦涩。具备上述3种证候主症两个和次症两个即可诊断为浊毒内蕴证。

2.纳入标准

符合上述CAG诊断标准及中医辨证标准；年龄19~70岁；患者签署知情同意书。

3.排除标准

合并有消化道溃疡、病理诊断胃黏膜有重度异型增生疑有恶变者；胃及十二指肠肿瘤者；合并心、脑、肝等严重原发性疾病、精神病者；妊娠期或准备妊娠妇女，哺乳期妇女。

4.一般资料

120例CAG患者均为2010年12月至2011年12月河北省中医院消化内科门诊及住院患者，按照随机数字表法分为针刺组、中药组、针药组各40例。针刺组中男21例，女19例；平均年龄（42±10）岁；平均病程（20±15）个月。中药组40例，其中男21例，女19例；平均年龄（43±9）岁；平均病程（21±15）个月。针药组中男22例，女18例；平均年龄（41±11）岁；平均病程（20±14）个月。各组患者一般资料比较差异无统计学意义（$P>0.05$），具有可比性。

二、方法

1.治疗方法

中药组给予化浊解毒方：藿香12g，佩兰12g，茯苓15g，茵陈15g，砂仁15g，黄芩12g，黄连12g，半枝莲15g，半边莲15g，白花蛇舌草15g，香附15g。随症加减：胃脘疼痛明显者加延胡索15g、白芷12g；反酸明显者加瓦楞子30g、海螵蛸15g等；胃脘胀满明显者加枳实15g、陈皮12g、广木香12g、厚朴15g；嗳气频作者加旋覆花20g、竹茹9g、赭石30g；入睡困难者加炒酸枣仁15g、五味子12g、远志9g、合欢皮15g等；纳呆、舌苔白厚腻者加荷叶9g、鸡内金15g；大便干者加芦荟0.5~1g、大黄6g。由河北省中医院制剂室中药自动煎药机灌装成150ml/袋，分早、晚两次空腹各温服1袋。连续治疗 6 个月。

针刺组给予针刺治疗：主穴：中脘、天枢（双）、内关（双）、内庭（双）、足三里（双）、三阴交（双）。随症加减：热盛者加曲池（双），行泻法；脾胃虚寒甚者可加灸足三里（双）；恶心、呕吐、嗳气者加上脘；伤食者可用捏脊法；肝气盛者加太冲（双）；气滞者加章门（双）；痛甚者加胃俞（双）。针刺操作：用 75% 酒精棉球常规穴位皮肤消毒后，用消毒后的针灸针（天津华鸿医材有限公司，0.25mm×40mm）快速无痛刺入穴位，虚补实泻，得气即止，留针 30min。疗程：每日 1 次，5 次为 1 个疗程，休息 2 日继续下 1 个疗程，连续治疗 6 个月。

针药组给予口服化浊解毒方联合针刺治疗，方法和疗程同中药组及针刺组。各组在治疗时停用其他治疗 CAG 的药物。

2. 观察指标与方法

根据《中药新药临床研究治疗原则》，分别对胃痛、嗳气、胃胀、纳差、大便不爽等主要临床症状进行评分，计分方法分为 4 级：无：0 分；轻：1 分；中：2 分；重：3 分，分别于治疗前及治疗 6 个月时进行积分比较。同时于治疗后 1、3、6 个月时进行胃镜复查判定临床疗效。治疗过程中记录不良反应。

3. 疗效标准

依据《中药新药临床研究指导原则》制定。①痊愈：临床主要症状消失；胃镜复查黏膜慢性炎症明显好转达轻度，病理组织检查证实腺体萎缩、肠上皮化生和异型增生消失。②显效：临床主要症状消失；胃镜复查黏膜慢性炎症明显好转或减轻 2 度，胃黏膜病理组织检查证实腺体萎缩、肠上皮化生和异型增生消失或减轻 2 度。③有效：临床主要症状明显减轻；胃镜复查黏膜病变范围缩小 1/2 以上，病理组织检查证实胃黏膜慢性炎症减轻，腺体萎缩、肠上皮化生和异型增生减轻 1 度以上。④无效：临床主要症状稍有好转或无改善；胃镜复查黏膜炎症无明显改变，病理组织检查证实胃黏膜腺体萎缩、肠上皮化生和异型增生无减轻。

4. 统计学方法

采用 SPSS13.0 软件进行数据分析，计量资料以均数 ± 标准差（$\bar{X} \pm S$）表示，采用 t 检验，有序分类资料采用 Kruskal-Wallis H 检验，通过调整 α 水准进行两两比较，α=0.05。

三、结果

1. 各组患者治疗后不同时间临床疗效比较

表 4-1 示，治疗 1 个月、3 个月、6 个月后针刺组与中药组总有效率比较，差异无统计学意义（ P>0.05）；治疗 1 个月、3 个月、6 个月后针刺组与针药组总有效率比较，差异有统计学意义（ P<0.01），针药组疗效优于针刺组；治疗 1 个月、3 个月、6 个月后针药组与中药组总有效率比较，差异有统计学意义（ P<0.01），针药组疗效优于中药组。

表 4-1　各组患者治疗后不同时间临床疗效比较［例（%）］

组别	时间	例数	痊愈	显效	有效	无效	总有效
针刺组	治疗 1 个月	40	0	5（12.5）	13（32.5）	22（55.0）	18（45.0）
	治疗 3 个月	40	3（7.5）	8（20.0）	13（32.5）	16（40.0）	24（60.0）
	治疗 6 个月	40	4（10.0）	14（35.0）	12（30.0）	10（25.0）	30（75.0）
中药组	治疗 1 个月	40	1（2.5）	6（15.0）	14（35.0）	19（47.5）	21（52.5）
	治疗 3 个月	40	5（12.5）	10（25.0）	12（30.0）	13（32.5）	27（67.5）
	治疗 6 个月	40	7（17.5）	15（37.5）	10（25.0）	8（20.0）	32（80.0）
针药组	治疗 1 个月	40	2（5.0）	15（37.5）	23（57.5）	0	40（100）
	治疗 3 个月	40	8（20.0）	19（47.5）	9（22.5）	4（10.0）	36（90.0）
	治疗 6 个月	40	10（25.0）	20（50.0）	8（20.0）	2（5.0）	38（95.0）

2. 各组患者治疗前后临床症状积分比较

表 4-2 示，各组治疗后各临床症状积分均有明显改善，差异均有统计学意义（ P<0.05）；治疗后针药组各临床症状积分均明显优于针刺组、中药组，差异均有统计学意义（ P<0.05），提示针药组改善 CAG 患者临床症状的疗效优于中药组以及针刺组。

表 4-2　各组患者治疗前后临床症状积分比较（分， $\overline{X} \pm S$ ）

组别	时间	胃痛	胃胀	嗳气	纳差	大便不爽
针刺组	治疗前	2.42 ± 0.59	2.57 ± 0.68	1.90 ± 0.71	1.23 ± 0.70	1.63 ± 0.98
	治疗 6 个月	1.63 ± 0.59*	1.85 ± 0.66*	1.30 ± 0.76*	0.63 ± 0.63*	0.83 ± 0.50*

组别	时间	胃痛	胃胀	嗳气	纳差	大便不爽
中药组	治疗前	2.48 ± 0.68	2.55 ± 0.60	1.88 ± 0.69	1.28 ± 0.72	1.65 ± 0.98
	治疗6个月	1.55 ± 0.75*	1.83 ± 0.59*	1.15 ± 0.66*	0.58 ± 0.55*	0.75 ± 0.44*
针药组	治疗前	2.45 ± 0.68	2.58 ± 0.64	1.98 ± 0.66	1.18 ± 0.72	1.63 ± 0.84
	治疗6个月	0.98 ± 0.70*△#	1.08 ± 0.57*△#	0.68 ± 0.69*△#	0.25 ± 0.44*△#	0.45 ± 0.50*△#

注：与本组治疗前比较，*$P<0.05$；与针刺组同时间比较，△ $P<0.05$；与中药组同时间比较，#$P<0.05$

3.不良反应

各组治疗后各项检查（血、尿、便常规，肝肾功能，心电图）未见明显变化，治疗过程中未发现药物引起的不良反应。

四、讨论

CAG是消化系统常见病、多发病、难治病之一，是一个全身性的病变，病位在胃。一般认为本病多由外邪内侵、情志不舒、饮食内伤所致。《医学正传·胃脘痛》云："胃脘当心而痛……未有不由积痰积郁于中，七情之气触于内所致焉。"我们认为，该病是由外邪内侵、情志不舒、饮食内伤等，致肝胃不和，胃失和降，湿浊中阻，郁久化热，热壅血瘀而为毒，而成"浊毒"内壅之势。浊毒致病论是以中医病因学的理论为基础而提出的浊毒发病机理，临床中采用化浊解毒法治疗CAG取得了一定的效果。方中佩兰、藿香、砂仁芳香化湿祛浊，半枝莲、半边莲、白花蛇舌草清热利湿解毒共为君药；茯苓健脾渗湿泄浊，黄芩、黄连清热燥湿祛浊，辅助君药以祛湿除浊解毒；香附疏肝理气和胃。全方共奏祛湿化浊解毒、理气和胃降逆之功。现代药物研究表明，藿香可提高胃蛋白酶活性以及增加胃酸分泌，抑制肠痉挛及内脏绞痛；佩兰可增加胃液分泌，其生物总碱具有抗肿瘤活性；茯苓可减少肠肌收缩振幅，减低胃酸分泌，止吐，抑制肿瘤细胞；茵陈减少胃蛋白酶及胃泌素的分泌，抗肿瘤，减弱胃攻击因子的作用；砂仁可改善微循环，增加胃肠动力促进胃排空，促进胃液分泌，抗炎，抑制肠痉挛；香附具有抗炎，抗菌，抑制肠管收缩的作用；黄芩、黄连、白花蛇舌草、半枝莲、半边莲有良好的抑制肿瘤细胞作用。

足三里是足阳明胃经之合穴，也是胃腑之下合穴，针刺此穴可激发脏腑经络之气，调动胃腑之气，可达理气健脾祛湿、降逆和胃止呕、扶正化浊解毒以及强身健体之效。《灵枢·邪气脏腑病形》记载："胃病者，腹膜胀，胃脘当心而痛，上支两胁，隔咽不通，食饮不下，取之三里也。"中脘是胃之募穴，也是八会穴之腑之会。合募相配，适于治疗腑病、实证、热证。内关是手厥阴心包经的络穴，通于阴维脉，主治胃、心、胸之疾患，能宽胸解郁，善治胸胃痛。中脘、足三里、内关相配是经典的"胃病之方"。天枢穴属足阳明胃经，为大肠募穴，是人体气机上下沟通，升降清浊之枢纽。针刺此穴可调中和胃化滞，健脾化湿祛浊，使中焦湿热浊毒得除。内庭是足阳明经之"荥"穴，《难经》云："荥主身热"，荥穴为治疗热病之要穴。阳明经是多气多血之经，针刺内庭能疏散阳明之郁热，用于治疗胃火炽盛而循经上扰所致胃肠和神志等疾患。因此针刺此穴可泻荥穴多余之阳气或补其不足之阴血，使湿热浊毒循经而去，起到泄热通腑、祛浊解毒、安神止痛的作用。足三里与内庭相配可清胃泻热，化浊解毒，理气止痛，二穴相配是取《马丹阳十二穴》的配穴法"三里内庭穴，肚腹中妙诀"。三阴交是足太阴、足厥阴、足少阴三阴经之交会穴，为临床的常用腧穴之一，针刺三阴交可调理脾胃气血，还可调补肝肾，调整全身，增强机体抗病能力，有利于疾病的恢复。

本研究采用化浊解毒方与针刺相结合的方法，两者配合可有效快速改善患者的胃痛、胃胀、嗳气、纳差、大便不爽等临床症状，治疗 1 个月、3 个月、6 个月后针药组临床疗效明显均优于中药组及针刺组（$P<0.01$），提示其近期疗效以及远期疗效均优于中药组和针刺组，二者结合运用，可产生协同作用，取得更佳的疗效。

（高绍芳　何华　米惠茹　张炜冉　张跃进　裴林）

第二节　化浊解毒法治疗胃癌前病变患者的疗效观察

胃黏膜肠上皮化生（M）、非典型增生（ATP）是公认的癌前病变，对其进行有效的治疗是预防胃癌发生的关键。我们在长期的临床实践中，形成了胃癌前病变发病的"浊毒"理论观，并确定了化浊解毒的治疗大法。

一、临床资料

1. 纳入标准

按《中药新药治疗慢性萎缩性胃炎的临床研究指导原则》制定的诊断标准以及 1982 年重庆会议制定的《慢性萎缩性胃炎（CAG）胃镜及病理诊断标准和慢性胃炎中西医结合诊断、辨证和疗效标准》，纳入试验前半个月内病理证实为慢性萎缩性胃炎伴中、重度异型增生和（或）中、重度不完全结肠化生能配合治疗者。

2. 肠上皮化生分级诊断标准

①轻度肠化仅见胃黏膜腺颈部或者腺体（肠化生主要诊断标准为杯状细胞增多）占固有膜比例小于 1/3，可见少量肠化的杯状细胞。②中度肠化腺体占固有膜比例的 1/3~2/3，肠化生的杯状细胞较明显。③重度肠化腺体占固有膜比例大于 2/3，大部分腺体已发生肠化，肠化生的杯状细胞非常明显，残存的原有胃腺体仅占少数。

3. 不典型增生分级诊断标准

①轻度黏膜表面的柱状上皮大多数腺管轻度增多，形状稍不规则，核杆状，略增大、深染，分泌空泡略减少。②中度腺管结构紊乱较明显，大小形状不规则、密集、分支；核增大、粗杆状、深染，排列较乱，参差不齐，核分裂象增多，但主要见于基底部；分泌明显减少或消失。③重度腺管密集，大小形状、排列甚不规则，紊乱，甚至背靠背、共壁；核增大，变椭圆或圆形，染色质增多，核浆比值增大，核密集且多达细胞顶部，假复层明显，排列紊乱，分泌消失。

4. 排除标准

病理诊断疑有癌变或有外科情况者，合并有心、脑、肝、肾等器官严重疾病者，精神病患者，妊娠及哺乳期妇女，未按规定用药，无法判断疗效，或资料不全影响疗效及安全性判断者。

5. 一般资料

病例来源于本院消化内科门诊及病房，共计 60 例，随机分为治疗组、对照组。其中治疗组 30 例，男性 14 例，女性 16 例；年龄 45~60 岁；病史 1~15 年；其中不完全结肠化生 4 例，中度异型增生 17 例，重度异型增生 9 例。对照组 30 例，男性 17 例，女性 13 例；年龄 47~60 岁；病史 1~13 年；其中不完全结肠化生 9 例，中度异型增生 11 例，重度异型增生 10 例。两组病例的一般情况差异无显著性（$P>0.05$），具有可比性。

二、方法

1. 用药方法

化浊解毒方（由紫豆蔻、佩兰、柴胡、黄芩、当归、白芍、蒲黄、五灵脂、瓜蒌、半夏、黄连、茵陈、三棱、败酱草、苦参、蒲公英、仙鹤草、荔枝核、半枝莲、白花蛇舌草、三七粉等组成），河北省中医院煎药室提供，200ml/ 次，1 日 2 次，分早晚口服。对照组：胃复春片（由香茶菜、枳壳等组成，杭州胡庆余堂药厂出品），0.375g/ 片，每次 3 片，每日 3 次，饭前 30 分钟服用。两组均连续应用 6 个月，治疗过程中不再给予其他任何相关治疗药物。

2. 取材及检测

治疗前后患者分别行胃镜检查，取胃黏膜组织，10% 中性甲醛固定，常规取材，石蜡包埋连续切片厚 4~5μm，石蜡切片脱蜡和水化后，采用亲和素 – 生物素 – 过氧化物酶复合物法。

（1）取胃窦黏膜组织。石蜡包埋切片标本、常规 HE 染色、光学显微镜观察各组胃黏膜的病理组织学改变，计数各组 M、ATP。

（2）CEA 阳性细胞计数法。每张切片随机观察 5 个高倍视野，每个视野计 200 个细胞数，取均值，以百分数表示细胞阳性指数。根据染色强度：每例阳性细胞 25~50 为（+），计 1 分；51~75 为（++），计 2 分；>75 为（+++），计 3 分。

（3）COX-2 阳性细胞计数方法。采用半定量法判断，即根据每张切片的腺体和上皮的阳性细胞的面积及着色强度进行分级评分，然后根据两者乘积的积分进行统计分析。每个视野所见阳性细胞数的面积分 0、1、2、3、4 级。0 级为阴性，计 0 分；1 级为阳性细胞数占 1%~25%，计 1 分；2 级为阳性细胞数占 26%~50%，计 2 分；3 级为阳性细胞数占 51%~75%，计 3 分；4 级为阳性细胞数占 76%~100%，计 4 分。着色程度计分标准为：无着色计 0 分；浅黄色计 1 分；棕黄色计 2 分；棕褐色计 3 分。

3. 统计方法计量

资料结果皆以均数 ± 标准差（$\bar{X} \pm S$）表示，组间两两比较，采用方差分析（ANOVA）。计数资料采用 χ^2 检验，等级计数资料采用 Ridit 分析。以 SPSS11.0 统计软件分析，以 $P<0.05$ 为差异有显著性标准。

三、结果

1. 治疗后两组患者胃黏膜 M、ATP 比较，见表 4-3。
2. 两组患者治疗前后 CEA、COX-2 积分比较，见表 4-4。

表 4-3　两组患者胃黏膜 M、ATP 的情况比较

组别	例数	M				阳性率 /%	ATP				阳性率 /%
		一	轻	中	重		一	轻	中	重	
治疗组	30	25	3	2	0	16.7△	27	3	0	0	10.0△
对照组	30	21	5	4	0	30.0	22	4	4	0	26.7

注：与对照组比较，△ $P<0.01$

表 4-4　两组患者治疗前后 CEA、COX-2 积分比较

组别	时间	例数	CEA	COX-2
治疗组	治疗前	30	2.52 ± 0.97	5.42 ± 0.17
	治疗后	30	1.02 ± 0.85△#	3.06 ± 0.96△#
对照组	治疗前	30	2.46 ± 0.86	5.13 ± 0.77
	治疗后	30	1.82 ± 0.17△	4.41 ± 0.74△

注：与治疗前比较，△ $P<0.05$；与对照组治疗后比较，# $P<0.05$

四、讨论

慢性萎缩性胃炎（CAG）病因尚未完全明了。人群调查显示慢性胃炎的患病率较高，且与年龄呈正相关，民间有"十人九胃（病）"之说。一般认为，CAG 是癌前疾病，CAG 伴有Ⅲ型肠化及异型增生被认为是癌前病变。通过大量临床实践，我们逐步总结出胃癌前病变患者发病的主要病机是浊毒内蕴，并由此认为化浊解毒为 CAG 图本之治，理由如下：只有祛除致病因子，改善胃紊乱的内环境（即浊毒中阻，胃热阴伤，气滞络阻的病理环境），恢复胃的"津液得下，胃气因和"的生理环境，才能使胃气通畅下降，胃脉血流畅行，胃液充足滋润。对浊邪的治疗有 3 个途径：一为芳香化浊，紫豆蔻、佩兰之属，能悦脾醒脾助运，使湿浊内消；二为苦寒燥湿，黄芩、黄连、黄柏、大黄之属，苦寒能燥湿，能泻火解毒，能存阴，常选用黄连解毒汤、半夏泻心汤，注意不可过量而致碍胃滞脾；三为淡渗利湿，茯苓、泽泻、薏苡仁之属，兼能健脾助运，保护后天，并防苦寒败胃，常选用五苓散、六一散等方。三法灵活运用，湿浊无遁形矣。治疗毒邪多根据毒之轻重而用药。如毒重者可用一些力猛之药；毒介于轻与重之间者用红景天、半边莲、半枝莲、白花蛇舌草、败酱草等；毒轻者则常用黄连、黄芩、黄柏、大黄、绞股蓝、板蓝根、连翘、金银花等。以上药物，用于治疗慢性萎缩性胃炎伴随的肠上皮化生、不典型增生，对于防止其癌变有显著作用。综上所述，化浊解毒大法在临床上取得的疗效已得到普遍认可，化浊解毒有利于萎缩腺体的转变、黏膜修复，阻断胃癌前期病变，达到逆转 M 和 ATP 的目的，为胃癌癌前病变的防治提供了新的治疗思路。

（霍永利　马小顺　雷明君　孙春霞）

第三节　化浊解毒方对 60 例慢性萎缩性胃炎患者胃排空影响临床观察

　　慢性萎缩性胃炎是消化系统疾病的常见病、多发病、难治性疾病之一，随年龄的增长，本病的发病率也随之增高，病变程度也越重。胃黏膜呈局限性或广泛性的固有腺萎缩（数量减少，功能减低），常伴有肠上皮化生及炎性反应，是胃黏膜的退行性变，慢性萎缩性胃炎患者在 CAG 基础上伴随发生的中、重度不完全性肠上皮化生和异性增生为胃癌的癌前期病变，在胃癌的发展过程中起着重要的作用。目前国内外学者大多认为胃黏膜发生癌变遵循正常胃黏膜→慢性萎缩性胃炎→肠上皮化生→异型增生→胃癌这样一个过程，临床表现为食欲减退、恶心、嗳气、上腹部饱胀等症状，这些症状与胃排空功能障碍关系密切。但用西药治疗疗效欠佳，而中药治疗可获满意疗效。临床中我们运用化浊解毒方治疗慢性萎缩性胃炎取得良好的效果。本文通过研究化浊解毒方对慢性萎缩性胃炎胃排空指标和症状评分的变化的影响，来探讨其作用机制。

一、临床资料

1. 诊断标准

慢性萎缩性胃炎诊断标准参照《中华医学会消化病分会·中国慢性胃炎共识意见》（2006 年，上海）制定的标准。中医诊断参照《中药新药临床研究指导原则》慢性萎缩性胃炎的中医证候诊断标准。分为脾胃湿热证（主症：胃脘胀满，胀痛，口苦，恶心呕吐，舌质红、绛红或紫红，苔黄腻，或厚或薄。次症：胃脘灼热，口臭，尿黄，胸闷，脉弦滑数），胃络瘀血证（主症：胃脘胀满，刺痛，痛处拒按，痛有定处，舌质暗红或有瘀点、瘀斑。次症：黑便，面色暗滞，脉弦细涩）。具备以上两证主症两个症状和次症两个症状即为浊毒内蕴证。

2. 纳入标准和排除标准

纳入标准：患者志愿受试并能合作者；符合上述西医诊断标准，中医辨证为胃络瘀阻、浊毒内蕴者；年龄在 25~76 岁者。

排除标准：凡合并消化性溃疡、胃出血、胃黏膜有重度异型增生或病理诊断疑有恶变者；合并心、脑、肝、肾和造血系统等严重原发性疾病、精神病患者均为排除标准。受试者无糖尿病史，无胃肠外科手术史，未服用过影响胃动力的药物。

3. 一般资料

60 例病历（均来自河北省中医院门诊及住院病人）随机分为两组。治疗组 30 例，男 20 例，女 10 例；年龄 25~76 岁，平均（43.62±8.23）岁；病程 9~32.1 年，平均（12.56±5.52）年。胃镜及病理检查：伴肠上皮化生 18 例，伴不典型增生 12 例。对照组 30 例，男 21 例，女 9 例；年龄 24~71 岁，平均（41.90±7.96）岁；病程 10~31.9 年，平均（11.7±6.21）年。胃镜及病理检查：伴肠上皮化生 14 例，伴不典型增生 16 例。两组在性别、年龄、病程、胃镜、病理等方面经统计学处理，差异均无统计学意义（$P>0.05$）。

二、方法

1. 治疗方法

治疗组：给予化浊解毒方（由藿香、佩兰、砂仁、黄芩、茯苓、白花蛇舌草、半枝莲、百合、乌药、当归、香附、川朴等组成）。每日 1 剂。第 1 煎加水 400ml，浸泡 1 小时，煎 30 分钟，取汁 200ml；第 2 煎加水 300ml，取汁 200ml。将 2 次药液混合后，分早晚 2 次空腹服。

对照组：给予胃复春片（杭州胡庆余堂生产，生产批号 001120。组成：红参、香茶菜、枳壳，0.359 克/片），每次 4 片，每天 3 次，饭前 30 分钟服用。两组均以 1 个月为 1 个疗程，共治疗 2 个疗程。两组在治疗时停用其他治疗慢性胃炎及促进胃动力药物。

2. 观察指标及统计方法

（1）观察指标。记录前后两组患者上腹痛、早饱、恶心、嗳气及其他症状并对症状进行评分，频度评分（偶发 1 分；频发 2 分；每天发作 3 分），严重度评分（轻度 1 分，中度 2 分，重度 3 分）。

（2）胃排空试验方法。仪器：选择性同位素红外线能谱分析仪（IRIS）。

方法：^{13}C-辛酸呼气试验法。①试餐的制备：试餐为煎鸡蛋 1 个，先将蛋黄和蛋清分离，再将 100mg 的 ^{13}C-辛酸与蛋黄混合，蛋黄和蛋清分别煎熟，与两片白面包一同食用，并饮 150ml 矿泉水，总热量约 1 千焦耳。②检测步骤：进试餐要求在早上 8:00~8:30 之间于 10 分钟内完成。基础呼气样本在服用试餐前收集。在接下来 4 个小时的测试期内，将 $^{13}CO_2$ 测试的呼气样本收集在 100ml 呼气袋中，在前 2 个小时内每 15 分钟收集 1 次，后 2 个小时每 30 分钟收集 1 次，即分别于餐后 15、30、45、60、75、90、105、120、150、

180、210、240分钟各收集1次。收集在呼气袋中的$^{13}CO_2$用选择性同位素红外线能谱分析仪（IRIS）进行测定，利用计算机拟合曲线及非线性回归法计算半排空时间（$T_{1/2}$）、延迟相时间（T_{lag}）和胃排空系数（GEC）。

3. 临床症状

观察患者上腹痛、早饱、恶心、嗳气及其他症状，症状标准参照《中药新药临床研究指导原则》。

4. 安全性指标

治疗前后作血、尿、便常规及生化全项、心、肝、肾等功能检查。

5. 不良反应

记录各种不良反应，分析原因，作出判断。记录不良反应经过及结果。

6. 统计学方法

采用SPSS16.0版软件进行统计分析，各组均数用t检验；各组间计数资料用χ^2检验；由$^{13}C-$辛酸呼气试验法测得的半排空时间、胃排空系数、胃排空率用线性相关与回归进行分析。

三、结果

1. 两组患者临床疗效积分比较

结果显示，治疗组总有效率为90.76%，对照组为65.45%，两组比较差异有统计学意义（$P<0.05$），治疗组优于对照组。

表4-5　两组患者临床症状积分比较（$\bar{X} \pm S$）

组别	时间	n	上腹痛	早饱	恶心	嗳气
治疗组	治疗前	30	2.43 ± 0.77	2.13 ± 0.82	2.10 ± 0.80	2.23 ± 0.77
	治疗后	30	1.80 ± 0.75 ▲	1.53 ± 0.51 ▲	1.43 ± 0.50 ▲	1.40 ± 0.49 ▲
对照组	治疗前	30	2.45 ± 0.83	1.71 ± 1.48	1.98 ± 0.86	2.24 ± 0.76
	治疗后	30	1.73 ± 0.78 ▲	2.03 ± 1.34 ▲	1.52 ± 0.49*	2.14 ± 0.48*

注：与同组治疗前比较，▲$P<0.05$，*$P>0.05$

临床研究

表 4-6　两组患者治疗前后胃排空指标变化（$\bar{X} \pm S$）

组别	时间	n	半排空时间	胃排空系数	延迟相时间
治疗组	治疗前	30	40.72 ± 1.21	2.79 ± 0.66	62.43 ± 20.57
	治疗后	30	35.32 ± 1.098▲	2.94 ± 0.48▲	57.84 ± 19.43▲
对照组	治疗前	30	41.49 ± 0.83	1.71 ± 1.48	49.2 ± 0.57
	治疗后	30	39.39 ± 0.78▲	1.96 ± 1.34*	48.80 ± 19.75▲

注：与同组治疗前比较，▲ $P<0.05$，* $P<0.05$

2. 安全性观察

两组患者治疗前后均进行尿、大便常规化验及心电图检查，并做肝、肾功能化验对比，无明显差异性变化。两组用药期间未见明显不良反应，无病例因不良反应退出观察。

三、讨论

慢性萎缩性胃炎（CAG）是消化系统的一种慢性顽固性的多发病，具有病程长、反复发作等特点。我国 CAG 患病率较高，一般占内镜受检病例的7.5%~13.8%。CAG 患者常有上腹胀痛、早饱、恶心、嗳气等症状，目前认为上述症状与胃排空功能障碍有关，现代医学尚缺乏有效的治疗方法。一些增强胃蠕动，促进胃排空，协调胃、十二指肠运动的药物具有疗效差、副作用大等缺点。我们认为 CAG 病因不外有三：饮食不节或不洁；情志不畅，肝气犯胃；或受外邪。三者皆可使胃气阻滞，胃失和降，脾失健运，水反为湿，谷反为滞，日久则气滞、血瘀、湿阻、浊聚、食积、痰结、毒热，而最重要的莫过于浊毒。浊毒相干，诸因并作，终使气不布津，血不养经，胃失滋润濡养，腺体萎缩，黏膜变薄，日久成萎。可见，CAG 以津液阴血耗伤为本，浊毒内壅，胃失和降为标，而浊毒相关为害乃病机关键之所在。浊毒内壅，气滞络阻，胃失和降，故而出现胃胀、胃痛、早饱、恶心、嗳气等症状。故我们提出了从浊毒论治 CAG 的观点，并从临床研究观察，取得了满意的治疗效果。

化浊解毒和胃方由藿香、佩兰、砂仁、黄芩、茯苓、白花蛇舌草、半枝莲、百合、乌药、当归、香附、川朴等组成，其中藿香、佩兰、砂仁芳香祛湿化浊，共为君药；黄芩清热燥湿祛浊，茯苓健脾渗湿泄浊，协助君药以祛湿浊，解毒邪为臣；白花蛇舌草、半枝莲等药物清热利湿解毒，与君药寒温并用，相互配伍，相辅相成共为臣药；百合、乌药、当归、香附、川朴疏肝理气和胃为佐；全方共奏化浊解毒、和胃降逆之功。方中：①藿香芳香化浊、醒脾和胃，《本草图经》谓"治脾胃吐逆，为最要之药"；对胃排空及肠推进均有促进作用。②佩兰宣化湿浊、和中定痛，《神农本草经疏》称其为"开胃除恶，清肺消痰，散郁结之圣药也"。③砂仁芳香理气，醒脾和胃，温中止呕，《本草备要》谓"和胃醒脾，快气调中，通行结滞"。④黄芩清热燥湿，泻火解毒。《神农本草经》称其"主诸热，黄疸，肠癖泻痢，逐水，恶疮"，其中空似肠胃，胃肠为阳明，阳明主肌肉，泻阳明之浊毒，促进胃肠动力。⑤茯苓味甘入脾，能转输利小便。《神农本草经》："心下为太阳之位，水邪停留则结疼；水气不化则烦满，内有宿饮则津液不升，唯得小便一利，健脾化湿则诸疾俱愈。"⑥半枝莲清热解毒、利水消肿。《生草药性备要》称其"消肿毒"。⑦白花蛇舌草具有清热解毒，利湿通淋之功。《广西中药志》称其"治癌肿"。现代药理研究证明它具有良好的抗肿瘤、免疫调节等作用。⑧百合养阴润肺止咳，清心安神。《日华子本草》称其"安心"，"益志，养五脏，治惊悸"。⑨乌药具有行气止痛，消食化积之功。主中恶心腹疼、宿食不消。⑩当归具有补血，活血，止痛，润肠之功效。《神农本草经》言其"主咳逆上气""诸恶疮疡"。⑪香附具有疏肝理气，调经止痛之功，能解六郁，消饮食积聚、痞满腹胀。《本草纲目》称其"利三焦，解六郁，消饮食积聚，痞满腹胀"。⑫川朴具有行气、燥湿、消积之功效。《神农本草经》称其"厚肠胃，去腹胀满，温中下气"。

运用 ^{13}C-辛酸呼气试验观察化浊解毒方对慢性萎缩性胃炎患者胃排空的研究有很多优点。①准确：与胃排空检测的金标准——闪烁照相法相比有极好的相关性，迄今除 ^{13}C 呼气试验外尚未发现可与闪烁照相法相媲美的成熟的检测胃排空的技术。②无创伤、无放射性：适用于儿童、孕妇及排卵期妇女及危重病人。③实用、简便、费用低：^{13}C 呼气试验可免除患者在闪烁照相法中保持同一种姿势长达 4 个小时之苦，为化浊解毒方提供了客观基础和量化指标，并对胃排空机制方面的研究打下良好的基础，明确化浊解毒方对慢性萎缩性胃炎患者胃排空方面的作用，丰富了浊毒理论，更好地指导临床实践。

（侯玉茹　李佃贵　王彦刚　李俊柳　黄梅淑　王春浩）

临床研究

第四节 化浊解毒方对慢性萎缩性胃炎胃癌前病变患者胃液成分及肿瘤标记物的影响

慢性萎缩性胃炎基础上伴有胃黏膜肠上皮化生和不典型增生称为胃癌前病变，属中医学"痞满""胃脘痛""嗳气"等范畴。有资料显示萎缩性胃炎的癌变率为 0.2%，轻度异型增生为 2.5%~11%，中度异型增生为 4%~35%，重度异型增生为 10%~83%，肠上皮化生为 1.9%，本病可有 10% 左右的癌变率，而胃癌高发地区可达 28%。胃癌前病变患者中 95% 癌变所需时间：萎缩性胃炎 11.6 年，肠上皮化生 11.4 年，异型增生 5.7 年，中、重度肠上皮化生合并异型增生 4.5 年。为了更好地做好胃癌二级预防，寻求有效的阻断胃癌前病变进一步发展的方药就显得尤为重要，本研究旨在观察化浊解毒方对胃癌前病变患者的临床疗效及胃液成分和血清肿瘤标志物癌胚抗原（CEA）、糖类抗原 19-9（CA19-9）、糖类抗原 72-4（CA72-4）、糖类抗原 125（CA125）的影响，探讨化浊解毒方防治胃癌前病变的机制。

一、临床资料

1. 诊断标准

慢性萎缩性胃炎胃癌前病变诊断标准参照《实用内科学》的标准。中医诊断参照《中药新药临床研究指导原则》中慢性萎缩性胃炎的中医证候诊断标准，分为脾胃湿热证（主症：胃脘胀满，胀痛，口苦，恶心呕吐，舌质红、苔黄腻。次症：胃脘灼热，口臭，尿黄，胸闷，脉滑数）；胃络瘀血证（主症：胃脘胀满，刺痛，痛处拒按，痛有定处，舌质暗红或有瘀点、瘀斑。次症：黑便，面色暗滞，脉弦涩）。具备以上两证主症中各两个症状和次症中各两个症状即可诊断为浊毒内蕴证。

2. 纳入标准

①符合上述西医诊断及中医辨证标准；②年龄 20~75 岁；③签署知情同

意书，依从性好。

3. 排除标准

①合并消化性溃疡、胃黏膜有重度异型增生或病理诊断疑有恶变者；②合并心、脑、肝、肾和造血系统等严重原发性疾病者；③精神病患者。

4. 一般资料

229 例均为本院 2006 年 1 月~2009 年 12 月消化科门诊及住院患者，采用随机数字表法分为两组。治疗组 119 例，男 72 例，女 47 例；年龄 25~75 岁，平均 43.6 岁；病程 9.0~32.1 年，平均 12.5 年；胃镜及病理检查：伴肠上皮化生 78 例，伴不典型增生 41 例。对照组 110 例，男 66 例，女 44 例；年龄 24~71 岁，平均 41.9 岁；病程 10.0~31.9 年，平均 11.7 年；胃镜及病理检查：伴肠上皮化生 72 例，伴不典型增生 38 例。两组在性别、年龄、病程、胃镜、病理等方面经统计学处理，差异均无统计学意义（$P>0.05$）。

5. 治疗方法

治疗组：采用化浊解毒方［藿香 12g，佩兰 12g，砂仁（后下）12g，白花蛇舌草 15g，半枝莲 15g，半边莲 15g，全蝎 9g 等］，每日 1 剂。第 1 煎加水 400ml，浸泡 1 小时，煎 30 分钟，取汁 200ml；第 2 煎加水 400ml，取汁 200ml。将 2 次药液混合后，分早晚 2 次空腹服。3 个月为 1 个疗程，治疗 2 个疗程。

对照组：采用胃复春片（0.359g/ 片，杭州胡庆余堂生产，组成：红参、香茶菜、枳壳），每次 4 片，每天 3 次，饭前 30 分钟服用。3 个月为 1 个疗程，治疗 2 个疗程。两组在治疗时停用其他治疗慢性胃炎的西药。

二、观察指标及检测方法

1. 疗效评定

采用2000年全国慢性胃炎会议标准与新悉尼评分法并用。观察黏膜炎症、炎症活动程度、腺体数目、肠上皮化生及不典型增生并分别记为 0、1、2、3分。病理疗效评估标准：显效：活动性炎症消失或炎症级别改善 2 级；黏膜萎缩改善 2 个级别以上，或改善 2 个级别同时伴肠化生和异型增生轻度改善以上，或黏膜萎缩改善 1 个级别同时伴肠化生和异型增生的改善和消失；有效：活动性炎症级别改善 1 级；黏膜萎缩、伴肠化生或异型增生三者之一有轻度改善；无效：病理无改善或加重。

2. 血清检测

血清中 CEA、CA19-9、CA72-4、CA125 的含量测定：所有患者取全血 5ml，分离血清于 -70℃冻存备用。采用电化学发光免疫分析法检测血清中 CEA、CA19-9、CA72-4、CA125 的含量，其中 CEA、CA19-9、CA72-4、CA125 试剂均由罗氏公司提供，严格按照操作规程使用。

3. 胃液检测

胃液中 CEA、CA19-9、CA72-4、CA125 含量及亚硝酸盐、游离酸、乳酸总酸度检测的胃液采集：受检者空腹，用温开水一口吞入胃液采集器，身体取右侧卧位或右斜坐位 15 分钟。其中可变动两次体位，以确保胃液采集量充足。15 分钟后从胃内取出，用镊子挤压胃液到塑料小瓶中，挤净为止。置 4℃冰箱保存，按胃液系列检测方法测定。

4. 统计学方法

采用 SPSS13.0 软件包，计量资料以（$\bar{X} \pm S$）表示，采用 t 检验；计数资料采用秩和检验。组内治疗前后比较用配对 t 检验，组间治疗后比较用两个独立样本的 t 检验。

三、结果

1. 两组病理积分比较：治疗组治疗后病理积分为 3.2 ± 2.2，较治疗前（5.9 ± 2.2）明显降低（$P<0.05$），与对照组治疗后（4.5 ± 2.4）比较，差异亦有统计学意义（$P<0.05$）。

2. 两组病理疗效比较（表 4-7）：治疗组病理总有效率明显高于对照组，经秩和检验，差异有统计学意义（$Z=-2.967$，$P<0.05$）。

3. 两组患者治疗前胃液中游离酸、总酸、乳酸及亚硝酸盐含量比较（表 4-8）：治疗前，两组胃液中游离酸、总酸、乳酸及亚硝酸盐含量差异无统计学意义（$P>0.05$）。经过 2 个疗程的治疗，两组胃液中游离酸及总酸含量均较治疗前有所提高（$P<0.05$）；其中与对照组比较，治疗组增加更为明显（$P<0.05$）；乳酸和亚硝酸盐含量较治疗前明显降低（$P<0.05$），其中治疗组乳酸下降更为明显，与对照组比较，差异有统计学意义（$P<0.05$）。

表 4-7　两组病理疗效比较［例（%）］

组别	例数	显效	有效	无效	总有效
治疗	119	23（19.3）	76（63.9）	20（16.8）	99（83.2）
对照	110	18（16.4）	49（44.5）	43（39.1）	67（60.9）

表 4-8　两组患者治疗前后胃液中游离酸、总酸、乳酸及亚硝酸盐比较（$\overline{X} \pm S$）

组别	例数	时间	游离酸	总酸	乳酸	亚硝酸盐（mg/L）
			（mmol/L）			
治疗	119	治疗前 治疗后	10.0 ± 9.8 18.3 ± 8.7*#	23.3 ± 12.5 41.4 ± 13.1*#	70.2 ± 8.3 50.1 ± 9.1*#	257.0 ± 26.5 74.0 ± 18.9*
对照	110	治疗前 治疗后	11.2 ± 9.5 14.1 ± 9.3*	22.4 ± 11.7 31.3 ± 12.2*	71.1 ± 7.9 62.0 ± 8.5*	249.0 ± 3（2） 89.0 ± 29.6

注：与本组治疗前比较，*$P<0.05$；与对照组治疗后比较，#$P<0.05$

4. 两组患者治疗前后胃液中 CEA 及 CA19-9、CA125、CA72-4 含量比较（表 4-9）：治疗前，两组胃液中 CEA、CA19-9、CA125、CA72-4 含量差异无统计学意义；经过治疗，两组胃液中 CEA、CA19-9、CA125、CA72-4 含量较治疗前明显降低，其中治疗组下降更为明显，与对照组比较，差异有统计学意义（$P<0.05$）。

5. 两组患者治疗前后血清中 CEA 及 CA19-9、CA125、CA72-4 含量比较（表 4-10）：在治疗前两组胃液中的 CEA、CA19-9、CA125、CA72-4 的含量要高于血清中的含量，差异有统计学意义（$P<0.05$），与文献报道一致。治疗前两组血清中 CEA、CA19-9、CA125、CA72-4 含量比较，差异无统计学意义；治疗后两组血清中 CEA、CA19-9、CA125、CA72-4 含量较治疗前均明显降低（$P<0.05$），且治疗组下降更为明显，与对照组比较，差异有统计学意义（$P<0.05$）。

表 4-9　两组患者治疗前后胃液中 CEA 及 CA19-9、CA125、
CA72-4 含量比较（$\overline{X} \pm S$）

组别	例数	时间	CEA（μg/ml）	CA19-9	CA125	CA72-4
					（U/ml）	
治疗	119	治疗前 治疗后	49.1 ± 3.3 7.2 ± 1.5*#	78.4 ± 9.3 29.5 ± 6.2*#	66.3 ± 9.6 11.2 ± 3.1*#	23.9 ± 3.3 4.9 ± 0.1*#
对照	110	治疗前 治疗后	47.9 ± 3.7 10.9 ± 0.7*	77.8 ± 8.4 35.7 ± 5.3*	56.7 ± 9.5 10.7 ± 2.2*	21.6 ± 72.9 6.4 ± 1.9*

注：与本组治疗前比较，*$P<0.05$；与对照组治疗后比较，#$P<0.05$

表 4-10　两组患者治疗前后血清中 CEA 及 CA19-9、CA125、
CA72-4 含量比较（$\overline{X} \pm S$）

组别	例数	时间	CEA（μg/ml）	CA19-9	CA125	CA72-4
					（U/ml）	
治疗	119	治疗前 治疗后	33.1 ± 3.7 8.6 ± 1.5*#	68.4 ± 9.3 31.5 ± 8.7*#	50.1 ± 12.5 19.0 ± 1.3*#	11.8 ± 8.3 4.6 ± 0.9*#
对照	110	治疗前 治疗后	30.4 ± 4.2 11.2 ± 0.7*	70.3 ± 9.5 40.9 ± 9.3*	49.4 ± 11.7 22.7 ± 2.2*	10.6 ± 1.8 5.6 ± 0.7*

注：与本组治疗前比较，*$P<0.05$；与对照组治疗后比较，#$P<0.05$

四、讨论

慢性萎缩性胃炎胃癌前病变的临床表现为胃脘胀满、嘈杂、疼痛，故属于中医学的"痞满""胃脘痛"范畴。历代医家认为多由饮食不洁或不节、情志因素（抑郁、恼怒等不良情绪）、劳累过度等导致，治疗上多采用健脾理气、活血化瘀等为治疗大法，取得一定疗效。我们在多年的临床实践中发现胃癌前病变的发病多与浊毒相关，浊毒的产生多由脾失健运、湿浊内生，加之感受外来湿邪，日久蕴热致浊毒内蕴。浊毒既是胃癌前病变的致病因素，又是其病理产物，是胃癌前病变发生的关键病机。从胃镜表现来看，胃癌前病变患者浊毒蕴于胃腑，导致胃络损伤，腐熟运化功能减退，气血生化乏源，气血亏虚，胃黏膜失于濡养，导致腺体萎缩肠化和异型增生的出现。因此，针对浊毒内蕴这一病机，我们在临床中采用化浊解毒法治疗胃癌前病变取得了

良好的效果。化浊解毒方中藿香、佩兰、砂仁芳香化浊，芳香之品悦脾醒脾，内消湿浊，砂仁具有化湿行气、温中止泻之功效；白花蛇舌草、半枝莲、半边莲三者合用，加强了消肿清热解毒之功；全蝎与蜈蚣合用，对不典型增生、肠上皮化生治疗尤效。诸药合用，共奏化浊解毒活血之功，能消除胃黏膜炎症，有效地改善胃黏膜血流情况，使萎缩和肠化的腺体恢复正常，从而逆转胃癌前病变。

CA19-9 是从人结肠癌细胞株中提取的抗原，现证明是检测胃癌的有价值的标志物，在胃癌诊断中灵敏度约为 38.4%~46.9%。CA72-4 是一种人体肿瘤相关抗原，在胃癌中的阳性率高于 CA19-9 和 CEA。国外也有文献报道，当 CA72-4 和 CA19-9 联合测定时，阳性率可达 70%。CEA 是分子量 150000~300000 的糖蛋白。CEA 在多种肿瘤患者中均有升高，特别是胃肠道肿瘤，敏感性更高。CA125 是一种类似黏蛋白的大分子多聚糖蛋白，在胚胎发育过程中由体腔上皮细胞表达，徐炜等的研究发现将血清 CA19-9、CA125、CA72-4、CEA 水平联合检测可将阳性率提高到 82.63%，联合检测 4 项标志物对胃癌的诊断具有较大价值。本实验观察化浊解毒方对此 4 项肿瘤标记物的作用，发现在胃癌前病变患者中此四项肿瘤标记物有不同程度的升高，且胃液中的含量高于血液。薛春霞等研究也发现，胃癌的早期诊断中检测胃液中的肿瘤标记物要比血液中的灵敏度更高，更具有临床意义。经化浊解毒方治疗后胃液和血中的肿瘤标志物的含量均明显降低，其中化浊解毒方组肿瘤标记物含量降低更为明显。

胃液中的主要成分有盐酸、游离酸和亚硝酸盐，胃液分析可以了解胃的分泌、运动和消化功能，还可以协助检查与胃液成分改变有关的疾病和恶性贫血，可作为胃镜检查的一个补充方法。本研究中发现，给予化浊解毒方治疗后，两组均能提高胃癌前病变患者的胃酸分泌功能，有效地抑制亚硝酸盐及乳酸的含量，且治疗组明显优于对照组，并能纠正胃癌前病变患者的贫血，这可能与化浊解毒方祛除胃腑的浊毒，恢复胃的腐熟功能有关，使气血调和从而改善胃癌前病变患者胃黏膜萎缩情况，促进维生素 B_{12} 的吸收，进而有效地改善胃酸分泌及贫血状态。

本研究发现，以浊毒立论组方而成的化浊解毒方能够恢复胃的分泌功能，使胃液中各酸的含量趋于正常，进而有效地防止胃癌前病变的进一步发展，其作用的机制有可能是和降低胃液及血清中 CA19-9、CA125、CA72-4、CEA 的含量有关。因此，将浊毒作为萎缩性胃炎癌前病变的病因，为胃癌的防治提供了新的思路，值得进一步推广。

（李佃贵 杜艳茹 郭敏 张纨 张金丽 刘雪婷）

第五节 化浊解毒方对慢性萎缩性胃炎胃癌前病变患者情志的影响

一、目的

观察化浊解毒方治疗慢性萎缩性胃炎胃癌前病变患者情志的临床疗效。

二、方法

将 229 例患者随机分为治疗组 119 例和对照组 110 例。治疗组给予化浊解毒方，每日 1 剂。对照组给予胃复春片，每次 4 片，每天 3 次，饭前 30 分钟服用。两组均以 3 个月为 1 个疗程，共治疗 2 个疗程。两组在治疗时停用其他治疗慢性胃炎的药物。观察两组患者临床症状（包括胃脘胀满、堵闷、疼痛、嗳气、胃灼热等）以及胃镜、病理。情志检查：应用症状自评量表（Symptom Checklist90 SCL-90）。安全性指标：治疗前后作尿、便常规与心、肝、肾功能检查。同时记录各种不良反应。

三、结果

胃癌前病变（PLGC）患者情志的躯体化、强迫症状、人际敏感、抑郁、焦虑、敌对因子得分于全国常模比较差异均有统计学意义（$P<0.05$），高于全国常模。治疗组在临床疗效总有效率和情志的躯体化、强迫症状、人际敏感、抑郁、焦虑、敌对改善方面均优于对照组，两组统计学处理差异均有统计学意义（$P<0.05$）。

四、结论

化浊解毒方能化浊解毒，解郁醒脾。改善病人的情志，消除不良情志对胃黏膜的损伤，可以有效地治疗慢性萎缩性胃炎伴肠上皮化生（IM）或（和）异型增生（ATP）。

（杜艳茹 刘建平 王春浩 孙润雪 张明西 徐伟超 李佃贵）

第六节 化浊解毒方对幽门螺杆菌相关性萎缩性胃炎患者胃黏膜病理的影响

慢性萎缩性胃炎（Chronic Atrophic Gastritis，CAG）被公认为是一种胃癌前病变，幽门螺杆菌（Hp）感染是 CAG 形成和发展的重要因素，以往"浊毒学说"，立足浊毒证，并运用浊毒理论治疗 CAG，获得了良好的临床疗效。本研究观察了化浊解毒方对 Hp 相关性 CAG 病理表现的疗效，进一步探讨化浊解毒法对 CAG 的干预机理。

一、临床资料

1. 诊断标准

内镜及病理诊断标准参照《中国慢性胃炎共识意见》，胃镜病理证实为胃黏膜上皮和腺体萎缩，胃黏膜变薄，或伴有肠化及不典型增生。萎缩分级：轻度为固有腺体数减少不超过原有腺体的 1/3；中度为固有腺体数减少超过 1/3 但未超过 2/3；重度为固有腺体数减少超过 2/3，仅留少数腺体甚至完全消失。中医诊断标准参照中华中医药学会脾胃病分会《慢性萎缩性胃炎中医诊疗共识意见》及《中药新药临床研究指导原则》。

2. 纳入标准

经内镜及病理活检确诊；^{14}C 呼气试验证实 Hp 阳性者；近 4 周未接受抑酸剂、非甾体抗炎药或其他抗菌药物治疗者。

3. 排除标准

合并消化性溃疡，病理诊断疑有恶变；合并心、脑、肝、肾和造血系统等严重原发性疾病；精神疾病患者。

4. 一般资料

收集 2011 年 10 月至 2013 年 4 月河北省中医院脾胃病科患者 60 例。采用随机数字表法分为治疗组和对照组各 30 例。治疗组中男 15 例，女 15 例；年龄 42~71 岁，平均（56.12±6.50）岁；病程 3~28 年，平均（17.2±2.16）年；萎缩病理分级轻度 9 例，中度 12 例，重度 9 例；伴有肠上皮化生 13 例。对照组中男 14 例，女 16 例；年龄 43~75 岁，平均（58.12±4.34）岁；病程 2~34 年，平均（16.20±9.24）年；萎缩病理分级轻度 10 例，中度 9 例，重度 11 例；伴有肠上皮化生 13 例。两组患者一般资料比较差异无统计学意义（$P>0.05$），具有可比性。

二、方法

1. 治疗方法

治疗组给予化浊解毒方，处方：北柴胡 12g，黄芩片 9g，连翘 15g，藿香 12g，瓜蒌 20g，砂仁 6g，山慈菇 12g，全蝎 9g，莪术 6g，苦参 9g，蒲公英 15g，半枝莲 20g，白花蛇舌草 20g，三七粉 2g。每天 1 剂，早晚空腹口服，治疗 1 个月。

对照组给予三联杀菌药物口服：阿莫西林（联邦制药国际控股有限公司，国药准字 H44021351）、克拉霉素（扬子江药业集团有限公司，国药准字 H19990376）每次各 0.5g，每日 2 次口服，疗程 10 天；兰索拉唑肠溶片（杨子江药业集团，国药准字 H20065186）每次 15mg，每日 1 次，晨起空腹口服，治疗 1 个月。

2. 观察指标与方法

两组均在治疗后复查电子胃镜、检测 Hp，电子胃镜由同一医师钳取病变组织 4~5 块，经 10% 甲醛液固定，常规石蜡包埋和连续切片，分别进行苏木精 – 伊红染色作组织病理学诊断，参照《中国慢性胃炎共识意见》进行萎缩分级；黏膜标本采用 HE 染色，每例中以取样病变最严重者为准；Hp 检测采用 ^{14}C 呼气试验方法，Hp 根除率判断：每分钟衰变原子数（DPM）<100 为阴性，DPM ≥ 100 为阳性，根除率 = 阴性例数 / 总例数 ×100%。

3. 统计学方法

采用 SAS11.0 统计学软件进行数据处理，计数资料采用 χ^2 检验。

三、结果

治疗过程中治疗组脱落 2 例，对照组脱落 1 例。

（1）两组患者 Hp 根除率比较：表 4-11 示，治疗组 Hp 根除率为 85.71%，对照组为 86.21%，两组比较差异无统计学意义（$P>0.05$）。

（2）两组患者治疗前后萎缩病理分级比较：表 4-12 示，治疗组治疗后萎缩病理分级无萎缩中度、重度构成比与治疗前比较均明显降低（$P<0.05$）。对照组治疗后轻度、重度萎缩构成比与治疗前比较，差异有统计学意义（$P<0.05$）。治疗组治疗后无萎缩、重度构成比均明显低于对照组（$P<0.05$）。

表 4-11　两组 Hp 相关性 CAG 患者根除率比较（$\overline{X} \pm S$）

组别	例数	阳性（例）	阴性（例）	根除率 /%
治疗组	28	4	24	85.71
对照组	29	4	25	86.21

表 4-12　两组 Hp 相关性 CAG 患者治疗前后萎缩病理分级比较 [例（%）]

组别	时间	例数	无萎缩	轻度	中度	重度
治疗组	治疗前	30	0	9（30.0）	12（40.0）	9（30.0）
	治疗后	28	9（32.1）	9（32.1）	7（25.0）	3（10.7）
对照组	治疗前	30	0	10（33.3）	9（30.0）	11（36.7）
	治疗后	29	0	7（24.1）	9（31.0）	13（44.9）

四、讨论

Hp 感染能够加重胃黏膜炎症反应，促进 CAG 的形成并诱发肠上皮化生。Hp 根除则可消除黏膜的炎症反应，降低 Hp 感染所致的高增殖状态，消除慢性炎症的长期刺激，有效缓解临床症状。本研究结果显示，在根除 Hp 方面，化浊解毒方与抗菌药效果相当，均有较好疗效；两组患者胃黏膜萎缩程度对比表明，治疗组不仅能有效根除 Hp，还能使黏膜萎缩程度减轻。单纯杀菌治疗虽能有效根除 Hp，但是对于 Hp 伴有肠上皮化生者，其胃黏膜变薄，腺体萎缩，胃酸分泌减少，三联疗法中的质子泵抑制剂长期应用更加抑制胃酸分泌，加重黏膜萎缩和肠上皮化生，甚至加速癌变。本研究结果显示，对照组治疗后重度萎缩的构成比（44.9%）大于治疗前（36.7%）。根据"浊毒"理论，"浊为湿之甚，毒为热之极"，浊毒进一步影响脾胃气机升降，热毒伤阴，浊毒瘀阻胃络，导致胃体失滋润，胃腺萎缩。化浊解毒方中蒲公英、连翘、半枝莲、白花蛇舌草清热解毒，消肿散结，藿香、砂仁芳香祛湿化浊，三七、全蝎、莪术攻毒通络，增加胃黏膜血液循环。全方配伍，不仅能有效抑杀 Hp，还能促进胃黏膜血液循环，改善受损的胃黏膜。在本研究基础上，下一步可扩大样本量，将化浊解毒方分为高、低剂量不同组别进行研究，有利于将化浊解毒方根据体质和年龄不同，确定不同的剂量标准。

（霍永利　李佃贵　马小顺）

第七节　化浊解毒方配合化疗治疗中晚期胃癌 32 例疗效观察

　　胃癌是临床多发病、常见病，虽早期诊断与治疗能达到根治的目的，但绝大多数首诊的胃癌患者已属中晚期，难以根治，故以中药为主的综合治疗成为姑息治疗手段之一。2006 年 3 月~2009 年 6 月，我们应用化浊解毒方联合化疗治疗中晚期胃癌 32 例，并与单纯化疗治疗 30 例对照观察，结果如下。

一、资料与方法

1. 诊断标准

诊断及分期参照《中医病证诊断疗效标准》确诊。

2. 一般资料

全部 62 例均为本院肿瘤内科住院患者，随机分为 2 组。治疗组 32 例，男 19 例，女 13 例；年龄 34~82 岁，中位年龄 62 岁；临床分期：Ⅱ期 3 例，Ⅲ a 期 7 例，Ⅲ b 期 13 例，Ⅳ期 9 例；原发肿瘤病理示：腺癌 16 例，印戒细胞癌 12 例，未分化癌 3 例，不典型类癌 1 例。对照组 30 例，男 17 例，女 13 例；年龄 37~84 岁，中位年龄 59.5 岁；临床分期：Ⅱ期 4 例，Ⅲ a 期 7 例，Ⅲ b 期 11 例，Ⅳ期 8 例；原发肿瘤病理示：腺癌 14 例，印戒细胞癌 13 例，未分化癌 1 例，不典型类癌 2 例。两组一般资料比较差异无统计学意义（$P>0.05$），具有可比性。

3. 治疗方法

（1）对照组：化疗采用 LFP 方案，即顺铂 $25mg/m^2$ 静脉注射，第 1~3 天，5-氟尿嘧啶（5-FU）$500mg/m^2$ 静脉滴注 6 小时，第 1~5 天，亚叶酸钙 $200mg/m^2$ 静脉滴注，第 1~5 天（先于 5-FU）。

（2）治疗组：在对照组化疗的基础上加用化浊解毒方。药物组成：藿香 15g，佩兰 15g，砂仁 12g，白豆蔻 15g，薏苡仁 30g，黄连 6g，半夏 9g，野葡萄藤 30g，苦参 15g，猕猴桃根 30g，大血藤 30g，党参 15g，白术 15g，茯苓 20g，黄芪 15g。日 1 剂，水煎取汁 150ml 分 3 次服。

（3）疗程 2 组：均 21 天为 1 个疗程，2 个疗程后统计疗效。

4. 观察指标及方法观察

观察记录两组患者临床症状、体征、体质量增加、生存质量评分及药物毒副反应。

5. 疗效标准

（1）近期疗效标准。参照世界卫生组织（WHO）统一标准评价近期疗效。完全缓解（CR）：肿瘤完全消失并持续 >4 周，无新病灶出现；部分缓解（PR）：肿瘤两径乘积减少 >50%，并持续 >4 周，无新病灶出现；无变化（NC）：肿瘤两径乘积减少 <50%，并持续 >4 周，无新病灶出现；恶化（PD）：肿瘤两径乘积增大 >25%，有新病灶出现。

（2）临床症状、体征疗效标准。无症状记 0 分，轻度记 1 分，中度记 2 分，

临床研究

重度记 3 分。显著缓解：临床症状积分值下降 >2/3；部分缓解：临床症状积分值下降 1/3~2/3；无缓解：临床症状积分值下降 <1/3。

（3）生存质量疗效标准。参照世界卫生组织（WHO）通过的 karnofsky 体力情况评分标准确定。提高：治疗前后评分差值增加 >10 分；稳定：治疗前后评分差值增加或减少未 >10 分；降低：治疗前后评分差值减少 >10 分。

（4）体质量增加疗效标准。显效：治疗后体质量较治疗前增加 1.5~2kg；有效：治疗后体质量较治疗前增加 1~1.5kg；无效：治疗后体质量较治疗前增加 <1kg。

统计学方法采用 SPSS11.5 统计软件进行分析，计数资料采用 χ^2 检验。

二、结果

（1）组近期疗效比较：治疗组 32 例，CR 1 例，PR 15 例，NC 14 例，PD 2 例，缓解率 50.00%；对照组 30 例，CR 0 例，PR 11 例，NC 9 例，PD 10 例，缓解率 36.67%。两组缓解率比较差异有统计学意义（$P<0.05$），治疗组优于对照组。

（2）组体质量增加情况比较：治疗组 32 例，体质量增加显效 16 例，有效 5 例，无效 11 例，总有效率 68.75%；对照组 30 例，体质量增加显效 5 例，有效 8 例，无效 17 例，总有效率 43.33%。两组总有效率比较差异有统计学意义（$P<0.05$），治疗组优于对照组。

（3）组生存质量疗效比较：治疗组 32 例，生存质量提高 18 例，稳定 9 例，降低 5 例，稳定率 84.38%；对照组 30 例，生存质量提高 10 例，稳定 8 例，降低 12 例，稳定率 60.00%。两组稳定率比较差异有统计学意义（$P<0.05$），治疗组优于对照组。

（4）组临床症状、体征疗效比较见下表。

表 4-13 组临床症状、体征疗效比较

	治疗组（n=32）				对照组（n=30）			
	缓解	部分缓解	无缓解	总缓解率 /%	缓解	部分缓解	无缓解	总缓解率 /%
纳呆	22	10	0	100	10	9	11	63.33*
神疲乏力	20	8	4	87.50	10	8	12	60.00*
呕恶	15	8	2	92.00	5	8	7	65.00*

	治疗组（n=32）				对照组（n=30）			
	缓解	部分缓解	无缓解	总缓解率/%	缓解	部分缓解	无缓解	总缓解率/%
口干	18	10	2	93.33	5	5	10	50.00*
食后腹胀	18	10	2	93.33	10	5	10	60.00*
腹痛	10	2	3	80.00	2	5	8	46.67*
腹泻	12	6	0	100.00	5	5	10	50.00*

与治疗组比较，*$P<0.05$

由表4-13可见，两组纳呆、神疲乏力、呕恶、口干、食后腹胀、腹痛及腹泻等症状、体征缓解率比较差异有统计学意义（$P<0.05$），治疗组优于对照组。

（5）药物毒副反应：治疗组32例，治疗后白细胞计数降低8例，肝、肾功能正常；对照组30例，治疗后白细胞计数减低15例，肝功能异常2例。

三、讨论

胃癌是人类死亡的主要原因之一，其发病率逐年上升，大部分患者发现时已为中晚期，细胞免疫功能普遍有不同程度的降低，且经过化疗后，患者免疫功能下降更为明显，生存质量进一步下降。

中医学认为，胃癌属反胃、胃脘痛、噎膈、积聚、伏梁等范畴。其发生与脾、胃、肝等脏腑的功能失常有关，多因感受外邪、饮食不节、情志不舒，导致肝胃不和，胃气失和，通降失职，浊邪内停，日久则脾失健运，水湿不化，郁而不解，蕴积成热，热壅血瘀而形成浊毒内壅之势。热毒伤阴，浊毒闭阻胃络，日久而成积聚。化浊解毒方是在此理论指导下，结合长期临床和现代药理研究组方而成，方中藿香、佩兰、砂仁、白豆蔻性味芳香，温化祛湿；黄连泻火燥湿解毒；半夏燥湿化痰，降逆止呕；野葡萄藤、猕猴桃根、苦参、大血藤解毒祛浊；再合党参、白术、茯苓、黄芪、薏苡仁健脾扶正，以顾护后天之本。现代药理研究表明，藿香挥发油能促进胃液分泌，提高消化能力，对胃肠道有解痉作用。苦参碱除具有抗菌消炎、抗氧化、抗病毒等功效外，还有抗肿瘤的作用。从中药薏苡仁中提取的脂溶性抗癌化合物康莱特注射液，能减少有丝分裂，抑制肿瘤细胞增殖，诱导肿瘤细胞凋亡。卫培

临床研究

327

峰等认为藤梨根（软枣猕猴桃的根茎）提取物确有抑制实验性大鼠胃癌生长和转移的作用。黄芪的提取物黄芪多糖具有双向调节作用——可诱导肿瘤细胞凋亡，可提高人及小鼠血浆环磷酸腺苷（cAMP）含量，所以与放化疗配合，有明显的增效作用；白术含苍术醇、苍术酮等，可抑制癌细胞的生长；党参、茯苓可激活免疫监视系统而产生抗癌作用；大血藤含鞣质、大黄素、大黄素甲醚、胡萝卜苷和甾醇等，对多种肿瘤细胞有抑制作用。

本观察结果表明，治疗组近期缓解率及生存质量优于对照组，而且化浊解毒方能减轻化疗的毒副作用，提示化浊解毒方配合化疗比单纯应用化疗具有一定优势，值得在临床中推广应用。

（孙春霞　李佃贵　吕素君　刘经选）

第八节　化浊解毒方配合中药灌肠对溃疡性结肠炎患者的临床观察

溃疡性结肠炎是一种病因不明的直肠和结肠慢性炎症性肠病，以反复发生的肠道溃疡为特征，多累及远端结肠，并且可向近端扩展，以至遍及整个结肠。该病属于中医的"痢疾""泄泻""肠澼"等范畴。李佃贵教授运用"浊毒"论治溃疡性结肠炎，为中医治疗腹泻及腹痛等相关疾病增加了新的治疗方法。

一、资料与方法

1. 一般资料

90 例病例均为 2011 年 3 月 ~2013 年 3 月河北省中医院门诊及住院患者，依照受试者进入研究的先后顺序，采用随机数字表法分为化浊解毒方组（A组）、化浊解毒方配合灌肠方组（B组）、美沙拉嗪组（C组）。其中 A 组 30 例，男 14 例，女 16 例，年龄 25~50 岁，平均（33.59±7.55）岁；B 组 30 例，其中男 13 例，女 17 例，年龄 20~58 岁，平均（34.93±9.72）岁；C 组 30 例，其中男 16 例，女 14 例，年龄 19~55 岁，平均（34.63±10.44）岁，90 例患者病程均为 1 年~5 年。三组性别、年龄、病情、病程等经统计学处理无显著差异（$P>0.05$）。

2. 诊断标准

采用中华中医药学会脾胃病分会制定的《溃疡性结肠炎中医诊疗共识意见》中的有关标准制定。

3. 纳入标准

符合中华中医药学会肛肠分会制定的《慢性非特异性溃疡性结肠炎诊断分型及治疗标准》及中华医学会消化病分会《对溃疡性结肠炎诊断治疗规范的建议》的患者。

4. 排除标准

①患有慢性结肠炎以外的其他全身性疾病正在药物治疗者；②合并心血管、肝、肾和造血系统严重疾病者；③有严重的并发症患者；④妊娠或哺乳期妇女；⑤过敏体质者；⑥有精神病患者；⑦不符合纳入标准，依从性差者。

5. 治疗方法

A 组予化浊解毒方：葛根、黄连、黄芩、白头翁、垂盆草、大血藤、连翘、茯苓、炒白术、当归、白芍、炒杜仲、仙茅、仙灵脾、炙甘草；由河北省中医院制剂室按上述组方制成煎剂，每次 1 袋，每袋 150ml，每日 2次，分早晚服用。B 组予化浊解毒方，由河北省中医院制剂室按上述组方制成煎剂，每次 1 袋，每袋 150ml，每日 2 次，分早晚服用；灌肠方：白头翁、苦参、秦皮、黄柏、黄连、白及、木香、丹参等；河北省中医院制剂室按上述组方制成煎剂，每次 1 袋，每袋 150ml，每日一次。C 组予美沙拉秦，（生产批号：20110215）1 次 0.5g，3 次/日。

6. 观察指标

（1）临床症状观察：观察溃疡性结肠炎患者腹痛、腹泻、脓血便、黏液便、纳差、腹胀、乏力、舌质、舌苔、脉象等临床表现。参照《中药新药临床研究指导原则》，依据症状严重程度分正常、轻度、中度和重度并分别记为 0 分、1 分、2 分、3 分。

（2）结肠镜黏膜像观察：正常记为 0 分；肠黏膜轻度充血水肿，无或伴轻度糜烂，无或散在分散溃疡数量少于 3 个记为 1 分；肠黏膜中度充血水肿伴中度糜烂，数量多于 3 个溃疡记为 2 分；肠黏膜重度充血水肿伴重度糜烂，溃疡广泛分布记为 3 分。

（3）不良反应观察：观察患者治疗前后血、尿、便常规及肝、肾功能和心电图的变化情况。

7. 疗效评定标准

（1）临床症状评定标准：参考《中药新药临床研究指导原则》制定。近期痊愈：主要症状、体征消失或基本消失；显效：主要症状、体征明显改善，临床症状总积分降低 >75% 且 <100%；好转：主要症状、体征好转，临床症状总积分降低 >50% 且 <75%；无效：主要症状及体征无明显改善或加重，临床症状总积分降低 <50%。

（2）结肠镜疗效评定标准：依据 2002 年《中药新药临床研究指导原则》制定。近期治愈：结肠镜复查黏膜基本正常；显效：结肠镜检查改善率 >50%；好转：结肠镜检查改善率 <50%；无效：结肠镜检查无明显改善。计算公式（尼莫地平法）=（治疗前积分 – 治疗后积分）/ 治疗前积分 × 100%。

8. 统计学方法

采用 SPSS16.0 统计分析软件，计数资料采用 χ^2 检验进行显著性分析，计量资料用均数 ± 标准差（$\overline{X} \pm S$）表示，采用 t 检验、方差分析。$P<0.05$ 为差异有统计学意义。

二、结果

（1）临床疗效比较见下表。

表 4–14　临床疗效比较

组别	n	近期痊愈	显效	好转	无效	总有效率 /%
A 组	30	7	4	4	15	50.00
B 组	30	12	10	4	4	86.67
C 组	30	5	6	9	10	66.67

注：三种疗法治疗溃疡性结肠炎的有效率有差别，$P<0.05$。

（2）结肠镜疗效比较见下表。

表 4-15　结肠镜疗效比较

组别	n	近期痊愈	显效	好转	无效	总有效率 /%
A 组	30	3	6	7	14	53.33
B 组	30	10	11	5	4	86.67
C 组	30	7	5	8	10	66.67

注：三种疗法治疗溃疡性结肠炎的有效率有差别，$P<0.05$

三、讨论

李佃贵教授认为，脾虚不运，痰湿久羁，酿热而致浊毒，为溃疡性结肠炎的主要病理机制。"浊毒"是许多慢性疾病的主要病因、病机之一，浊毒既是一种对人体脏腑经络及气血造成严重损害的致病因素，又是由多种原因导致脏腑功能紊乱、气血运行失常，机体内产生的代谢产物不能及时排出，蕴积体内而化生的病理产物。其与脾胃病关系更为密切，长期饮食失调、劳倦内伤等，致脾胃运化失常，水谷不化，反为湿滞，湿滞日久化浊成毒，浊毒壅滞肠道，与肠道气血相博结，大肠传导失司，气血凝滞，脂膜血络受损，腐败化脓，内溃成疡。因此，李佃贵教授制定出化浊解毒，健脾消痈的治疗法则及化浊解毒方，为中医治疗腹泻及腹痛等相关疾病开辟了新途径。

（李刚　张素钊　孙润雪　李佃贵）

第九节　化浊解毒调肝方对原发性胆汁性肝硬化患者淤胆指标的影响

原发性胆汁性肝硬化（Primary Biliary Cirrhosis，PBC）是一种胆汁淤积性疾病，主要累及中年女性，病理上表现为胆管和胆管间隔破坏，伴汇管区和汇管周围炎症，继之纤维化，最后发生肝硬化。病因未明，免疫异常是最可能的发病机制，进展型病例最终需要肝移植。PBC 为一种进行性疾病，预后不良，熊去氧胆酸（UDCA）有一定疗效，中医治疗 PBC 具有一定优势，在临床实践中，我们应用化浊解毒调肝方治疗 PBC 患者淤胆疗效显著，总结如下。

一、临床资料

观察病例均符合 2000 年美国肝病学会（AASLD）发表的《PBC 诊断指南》：①有关胆汁淤积的生化指标如碱性磷酸酶（ALP）等升高；②B 超或胆管造影检查显示胆管正常；③血清抗线粒体（AMA）或 AMA-M_2 亚型阳性；所有病例随机分为 2 组，对照组 28 例，男 1 例，女 27 例，年龄 32~67 岁，平均 52 岁，病程 1.5~120 个月，平均 41.5 个月；治疗组 32 例，男 1 例，女 31 例，年龄 26~69 岁，平均 52.3 岁，病程 1~126 个月，平均 40.1 个月；病毒性肝炎及胆道梗阻为排除病例。两组患者在性别、年龄、病程差异无显著性（$P>0.05$），具有可比性。

二、治疗方法

对照组：予熊去氧胆酸（UDCA）13~15mg/（kg·d），分 2 次服用，疗程 24 周。

治疗组：在对照组的基础上用化浊解毒调肝汤（黄芪 25g，白术 15g，苡米仁 15g，茯苓 15g，当归 15g，川芎 15g，枸杞 15g，女贞子 20g，旱莲草 20g，百合 15g，大黄 6g，丹参 25g，郁金 15g，泽兰 12g，田基黄 20g，黄芩 15g，山栀 12g，连翘 12g，蒲公英 25g，生地 15g，丹皮 15g，赤白芍各 15g，蝉蜕 12g，首乌 15g，苦参 15g），加减：尿黄，大便不爽，舌苔黄厚腻加茵陈 25g、白茅根 18g 以清热利湿；合并腹水者加用五苓散加强健脾利水的功效。

水煎取汁 400ml，1 日 1 剂，疗程 24 周。观察治疗前后原发性胆汁性肝硬化患者淤胆指标，包括 GGT、ALP、TBIL 等。所有数据采用 t 检验和 Ridit 分析。

三、治疗结果

治疗前后淤胆指标变化，见下表。

表 4-16　治疗前后淤胆指标变化（$\overline{X} \pm S$）

组别		ALP	GGT	TBIL
治疗组（28）	治疗前	721.21 ± 480.12	622.12 ± 542.55	82.91 ± 46.31
	治疗后	312.31 ± 236.05	303.26 ± 203.21	32.45 ± 26.11
对照组（26）	治疗前	718.31 ± 492.51	641.11 ± 521.67	89.88 ± 50.11
	治疗后	486.95 ± 369.13	405.12 ± 212.37	45.38 ± 25.31

注：本组治疗前后有显著性差异，$P<0.05$；治疗后组间比较差异有显著性，$P<0.05$。

四、讨论

原发性胆汁性肝硬化是一种自身免疫性肝脏疾病，为一种原因尚不清楚的慢性肝内胆汁瘀滞，最终形成肝硬化及肝功能衰竭。临床表现为疲乏无力、全身瘙痒、黄疸、色素沉着和（或）黄色瘤，也可以腹痛、恶心、呕吐、水肿、腹水及食管静脉曲张破裂出血为首发表现。原发性胆汁性肝硬化多发生于中年以上妇女，女性发病约占 80%~90%。PBC 在世界各地均有分布，有逐年增长趋势，这与人们对该病认识提高有关。PBC 在任何年龄均可发病，有家庭聚集倾向。早期症状轻微，临床表现不典型，常被误诊为病毒性肝炎，而使病情迁延发展，造成严重后果。目前认为 PBC 属于自身免疫性疾病，与细胞免疫及体液免疫均密切相关，根据中医理论，该病属于中医之"胁痛""黄疸""瘕""臌胀""虚劳"等病的范畴。其病因重在浊毒内蕴，病机则贯穿"浊毒内壅→正气虚损→瘀血内结"这一主线。PBC 虽是肝硬化的一种，而其形成原因却与病毒性肝炎后肝硬化截然不同。现代医学认为 PBC 是以小叶间胆管肉芽肿样破坏导致逐渐进展的胆管阻塞及胆汁淤积，进而引起肝脏纤维化乃至肝硬化。证之临床，早期 PBC 患者多有湿热内蕴之象，据此我们认为热毒湿浊（胆汁淤积及肝内炎症）乃是导致 PBC 形成的主要病因，热毒湿浊久羁肝胆，进而引起一系列病理变化，最终导致肝硬化的形成。湿热内蕴是始动因素，正气虚损是中间环节，瘀血内结是最终产物。湿浊为阴邪，易伤阳气，热毒为阳邪，易损阴津，日久必然导致气血阴阳虚损。气为血之帅，阳气虚损则运血无力，终致瘀血阻络，正如《医宗必读》曰："积之成也，正气不足而后邪气踞之。"瘀血内结日久，最终则导致肝硬化，如唐容川所谓"瘀血在经络脏腑之间，则结为瘕"。这三个方面的病机常处在动态变化之中，在不同阶段虽有主次之分，但始终贯穿 PBC 病变的整个过程。总之，PBC 病机涉及肝、脾、肾三脏，是一种虚实夹杂的复杂证候。

（苏春芝　钟锐）

第十节　化浊解毒调肝汤治疗原发性胆汁性肝硬化疗效观察

原发性胆汁性肝硬化（PBC）是一种累及多个器官的自身免疫性肝病，主要见于中年以上妇女，发病率 3~5/10 万，并有逐年上升的趋势，其病程长，临床表现复杂多样。熊去氧胆酸（UDCA）是有效的治疗方法，能延缓患者肝脏组织学进展，是临床上的首选药，但单纯应用西药疗效欠佳，预后不良。我们对确诊的 28 例 PBC 患者在应用 UDCA 的基础上结合中医辨证施治，取得了很好的效果，现报道如下：

一、临床资料

观察病例共 54 例，全部为我科自 2000 年 1 月 ~2007 年 1 月门诊及住院病人，均符合 2000 年美国肝病学会（AASLD）发表的《PBC 诊断指南》：①有关胆汁淤积的生化指标如碱性磷酸酶（ALP）等升高；②B 超或胆管造影检查显示胆管正常；③血清抗线粒体（AMA）或 AMA–M_2 亚型阳性；④如血清 AMA/AMA–M_2 阴性，行肝穿刺病理符合 PBC。所有病例随机分为 2 组，治疗组 28 例，男 1 例，女 27 例，年龄 32~67 岁，平均 52 岁，病程 1.5~120 个月，平均 41.5 个月，黄疸 28 例，乏力 26 例，腹胀 20 例，皮肤瘙痒 15 例，肝大 16 例，脾大 20 例，食管静脉曲张 7 例；对照组 26 例，男 1 例，女 25 例，年龄 29~69 岁，平均 53.5，病程 1~120 个月，平均 43.1 个月，黄疸 26 例，乏力 23 例，腹胀 18 例，皮肤瘙痒 12 例，肝大 14 例，脾大 18 例，食管静脉曲张 6 例；病毒性肝炎及胆道梗阻为排除病例。两组患者在性别、年龄、病程及临床症状表现差异无显著性（*P*>0.05），具有可比性。

二、方法

（1）对照组：予熊去氧胆酸（UDCA）13~15mg/（kg·d），分2次服用，疗程24周。

（2）治疗组：在对照组的基础上用化浊解毒调肝汤（茯苓、炒白术、生薏米、当归、白芍、生地、首乌、枸杞、女贞子、旱莲草、丹参、黄芪、百合、大黄、山甲珠、炙鳖甲等），加减：尿黄、大便不爽、舌苔黄厚腻加茵陈、白茅根以清热利湿；合并腹水者加用五苓散加强健脾利水的功效。水煎取汁400ml，1日1剂，疗程24周。

（3）观察指标：治疗前后临床症状，包括乏力、腹胀、皮肤瘙痒等；生化指标，包括ALT、AST、GGT、ALP、TBIL、CHO等；免疫学指标，包括血清抗线粒体抗体（AMA）或AMA-M$_2$亚型，抗核抗体（ANA）；影像学检查，包括肝胆B超、CT及胃镜检查。

（4）统计学方法：所有数据采用 *t* 检验和Ridit分析。

三、结果

1. 疗效标准

①治疗后ALP下降50%以上；②治疗后ALP下降未达到50%以上，但腹水消退或肝脾回缩，临床症状明显改善。符合以上一项者为有效，否则为无效。

2. 治疗结果

（1）治疗前后主要临床症状及体征改变情况：

表4-17　主要临床症状及体征变化

组别	例数 /*n*	0	腹胀	乏力	皮肤瘙痒	肝大	脾大	食管静脉曲张	总有效率 /%
治疗组	28	治疗前 治疗后	20 4	26 5	15 5	16 4	20 6	7 2	73
对照组	26	治疗前 治疗后	18 6	23 9	12 8	14 9	18 9	6 3	49

治疗组疗效优于对照组，*P*<0.01

（2）治疗前后生化指标变化（$\bar{X} \pm S$）：

表 4-18　生化指标变化

组别	例数 /n	0	ALP	GGT	ALT
治疗组	28	治疗前 治疗后	721.21 ± 480.12 312.31 ± 236.05	622.12 ± 542.55 303.26 ± 20.21	162.43 ± 92.66 48.63 ± 31.25
对照组	26	治疗前 治疗后	718.31 ± 492.51 486.95 ± 369.13	641.11 ± 521.67 405.12 ± 212.37	157.96 ± 98.11 72.18 ± 42.71
组别	例数 /n	0	AST	TBIL	CHO
治疗组	28	治疗前 治疗后	182.81 ± 108.31 52.32 ± 26.32	82.91 ± 46.32 32.45 ± 26.11	8.62 ± 4.36 4.33 ± 3.22
对照组	26	治疗前 治疗后	190.38 ± 112.36 69.82 ± 36.54	89.88 ± 50.11 45.38 ± 25.31	8.75 ± 5.02 5.31 ± 4.61

本组治疗前后有显著性差异，$P<0.05$；治疗后组比较差异有显著性，$P<0.05$

（3）免疫学指标：治疗前后 AMA、ANA 未转阴，两组患者均有一例 AMA、ANA 同时阳性。

四、讨论

PBC 是一种原因未明的慢性进行性胆汁淤积性肝病，多见于 30~65 岁的妇女，AMA 为其特征性免疫学标志，本病临床上表现复杂，UDCA 是有效的治疗药物，中药难以代替，但两者结合，以中药改善症状，提高患者生活质量，效果更好。

PBC 属中医的"黄疸""臌胀""胁痛""虚劳"等范畴，由于本病病程长，常累及肝脾肾三脏，本虚为其主要病理表现，标实是其病变结果，本病病机特征本虚标实，虚实夹杂。肾为先天之本，病久及肾，脾主运化水谷精微，为后天之本，虚则倦怠乏力，肝主疏泄，失调达则气滞血瘀，故治疗拟化浊解毒，健脾补肾，活血柔肝为治则，药用茯苓、炒白术、生薏米，重用生黄芪以健脾益气利湿化浊，鼓舞脾胃之气以扶正，白芍、生地、丹参、当归养血柔肝，首乌、女贞子、旱莲草、百合滋补脾肾，养阴固本，提高机体的正气，增强免疫力，大黄可利胆退黄，活血化瘀。现代药理研究认为，大黄可以改善肝脏的血液循环，抑制体液免疫，抗肝纤维化。诸药合用，可显著改普患者症状，提高生活质量。

（苏春芝）

第十一节　化浊解毒方联合低频脉冲电刺激治疗原发性肝癌晚期病人疼痛 48 例

原发性肝癌是最常见的消化系统恶性肿瘤之一，居恶性肿瘤的前几位，且多数在发现时已为晚期，严重威胁人民群众的生命及健康，属于中医的"积证""黄疸""臌胀"等范畴。由于环境污染、遗传因素以及不良的生活习惯等多种因素影响，原发性肝癌发病率越来越高，我国新发肝癌人数更是占全球人数一半以上，且有年轻化趋势。本病晚期患者疼痛症状明显，严重降低了病人的生存质量，笔者于 2012 年 1 月至 2012 年 11 月采用化浊解毒方联合低频脉冲电刺激治疗原发性肝癌晚期病人疼痛 48 例，取得了较满意疗效，现报告如下：

一、资料与方法

1. 一般资料

48 例观察对象均为我院 2012 年 1 月至 2012 年 11 月的住院患者，随机分为治疗组 24 例和对照组 24 例，治疗组男性 13 例，女性 11 例，年龄（ 53.17 ± 15.61 ），病程（ 8.08 ± 3.05 ），对照组男性 14 例，女性 10 例，年龄（ 53.04 ± 15.93 ），病程（ 7.88 ± 2.97 ），两组病例在性别、年龄（ $P=0.959$ ）、病程（ $P=0.512$ ）方面大致相同，差异无显著性意义（ $P>0.05$ ），具有可比性。

2. 诊断标准

诊断标准参照 2001 年 9 月在广州召开的第 8 届全国肝癌学术会议上正式通过的《原发性肝癌的临床诊断与分期标准》：① AFP ≥ 400μg/L，能

临床研究

排除妊娠、生殖系胚胎源性肿瘤、活动性肝病及转移性肝癌，并能触及肿大、坚硬及有大结节状肿块的肝脏或影像学检查有肝癌特征的占位性病变者；② AFP<400μg/L，能排除妊娠、生殖系胚胎源性肿瘤、活动性肝病及转移性肝癌，并有两种影像学检查有肝癌特征的占位性病变或有两种肝癌标志物（DCP、GGT Ⅱ、AFU 及 CA19-9 等）阳性及一种影像学检查有肝癌特征的占位性病变者；③有肝癌的临床表现并有肯定的肝外转移病灶（包括肉眼可见的血性腹水或在其中发现癌细胞）并能排除转移性肝癌者。

3. 纳入及排除标准

入选病例符合原发性肝癌诊断标准，临床表现符合癌症晚期特点，且以疼痛为主要表现，年龄范围在 20~80 岁，排除生殖系胚胎源性肿瘤、转移性肝癌患者、早期原发性肝癌及不以疼痛为主要表现者。

4. 治疗方法

（1）治疗组：采用化浊解毒方，药用茵陈 15g，黄芩 15g，黄连 15g，黄柏 15g，苍术 9g，薏苡仁 15g，白术 15g，紫草 15g，白花蛇舌草 15g，延胡索 15g，白芷 15g，蒲公英 15g，蒲黄（包煎）9g，五灵脂（包煎）15g，龟甲（先煎）15g，鳖甲（先煎）15g，水煎，共取汁 300 毫升，每次服用 150 毫升，分早晚两次餐后口服，并取双侧肝俞、双侧足三里、双侧内关、中脘、单侧太冲及涌泉穴行低频脉冲电刺激，每日一次。

（2）对照组：给予盐酸吗啡缓释片，每次 20mg 口服，每 12 小时一次。

（3）疗程：两组均 4 周为 1 个疗程，共治疗 2 个疗程。

5. 统计方法

所有数据均用平均数 ± 标准差（$\overline{X} \pm S$）表示。计量资料采用 t 或 t' 检验，计数资料采用 χ^2 检验，组间有效率的比较采用行 × 列表 χ^2 检验。

6. 疗效标准

（1）两组疼痛评分标准均参照 VAS 疼痛评分（0 分 ~10 分）。

0 分：无痛；3 分以下：有轻微的疼痛，能忍受；4 分 ~6 分：患者疼痛并影响睡眠，尚能忍受；7 分 ~10 分：患者有渐强烈的疼痛，疼痛难忍，影响食欲，影响睡眠。

（2）根据 VAS 疼痛评分，将疼痛评分降低 7~10 分定为有效，4~6 分为显效，0~3 分为无效。

二、结果

（1）两组治疗前后疼痛积分见下表。

表 4-19　两组治疗前后疼痛积分（$\bar{X} \pm S$）

组别	治疗前	治疗后
治疗组	6.7917 ± 1.97768	0.6667 ± 0.8165
对照组	6.4167 ± 1.76725	0.7083 ± 0.80645

注：两组治疗前后比较，差异均有统计学意义（$P<0.01$）；两组间治疗后相比较，差异无统计学意义（$P>0.05$）

（2）两组治疗后的显效率比较见下表。

表 4-20　两组显效率比较

组别	有效	显效	无效	显效率 /%	χ^2	P
治疗组	10	12	2	91.7	-	-
对照组	12	11	1	95.8	0.559	0.756

注：两组比较，差异无统计学意义（$P>0.05$）

三、讨论

原发性肝癌是指非转移因素产生的，原本就是在肝细胞或肝内胆管细胞发生的癌肿瘤，而不是由其他器官组织的癌症转移来的，是最常见的消化系统恶性肿瘤之一，严重威胁人民群众的生命及健康。该病在早期常常并没有明显的特异性症状，当出现腹部摸到肿块、疼痛等症状，往往已经发展到晚期，失去了最佳治疗时机。

原发性肝癌晚期病人常常出现右上腹肝区持续性钝痛，是由于肝脏迅速增大使肝包膜紧张或癌肿侵犯肝包膜及腹膜所致，可为持续性的钝痛或胀痛。肿瘤侵犯膈肌，疼痛可放射至右肩或右背。西医对于晚期病人疼痛症状，多以服用或注射阿片类止痛药物为主，疗效显著但副作用明显，且有成瘾性，如停药会出现戒断症状，如烦躁不安、失眠、肌肉震颤、呕吐、腹痛、瞳孔散大、流泪、流涕、大量出汗等。近年来，医学界专家运用中医传统疗法，如口服汤药、穴位贴敷、穴位注射、针灸等方法治疗晚期疼痛，取得了一定成效，且无毒副作用。

浊毒理论是近年来新提出的中医病因病机理论，浊毒既是一种对人体脏腑经络及气血阴阳造成严重损害的致病因素，同时也是指由多种原因导致脏腑功能紊乱、气血运行失常，机体内产生的代谢产物不能及时排出，蕴积体内而化生的病理产物，目前发现多种慢性难治性疾病例，如胃癌前病变、肝硬化、痴呆、帕金森氏病、慢性肾病等，均与浊毒有关。

中医传统理论认为"不通则痛，不荣则痛"，原发性肝癌晚期患者浊毒蕴积体内，壅阻经脉，导致气血运行不畅，经脉不通，"不通则痛"。浊毒之邪缠绵黏腻，日久耗伤气血津液，导致机体失却滋润濡养，"不荣则痛"。化浊解毒方中黄芩、黄连、黄柏清热化浊，而且黄连有抗癌之功，三药共为君药。茵陈化湿解毒，现代研究表明其可以保肝，抗肿瘤；蒲公英、白花蛇舌草、紫草清热凉血解毒，现代药理研究证明其可以抗肿瘤；苍术祛湿利浊，现代研究表明其可以保肝，抗肿瘤，以上五味药共为臣药。鳖甲、龟甲软坚散结，化瘀止痛；薏苡仁、白术健脾祛湿化浊，从根源上清利浊毒，此四味药为佐药。延胡索、白芷行气活血止痛；蒲黄、五灵脂活血通络止痛，此四味药为使药。诸药合用共奏化浊解毒，活血通络止痛之功。

低频脉冲电治疗是应用频率1000Hz以下的脉冲电流治疗疾病的方法，其特点是：低压、低频，且可以调，对感觉、运动神经都有很强的刺激作用，止痛作用强。通过适当电流来持续刺激患者肝胆经络，可以达到调理气机，疏通经脉，活血止痛的作用。近年来，低频脉冲电刺激被越来越多地运用到临床一些疾病诸如产后尿潴留、四肢周围神经损伤等的治疗中。

化浊解毒中药与低频脉冲电刺激联合治疗原发性肝癌晚期患者疼痛与口服吗啡等止痛药物作用相当，且无明显毒副作用、无药物依赖性、安全性高，而且化浊解毒汤药诸药合用可以调理机体各方面功能，从整体上改善患者的身体状况，更有利于改善和提高患者的生存质量。

（石铖　李猛　王彦刚）

薪火相传

尊古纳今 创新中医

一、中西医发展简史及不同

（一）中西医发展历史不同

公元前4世纪：中医成为一门学科。当时我国正处在奴隶社会向封建社会过渡的变革时期。这个时期，医学冲破了神权和天命思想的束缚，终于与巫分家。一部具有划时代意义的古代医学巨著《黄帝内经》面世了。它有牢靠的实践经验基础，具有对客观世界认识的整体观和变动观，体现了东方文化的思想特征，规定了中医药学的发展方向。

公元前4世纪～公元前3世纪：几乎与此同时，古希腊伟大的医学之父希波克拉底的著作——《希波克拉底文集》问世，全书70余篇，综合了当时古希腊医学之大成，和同一时代的中国的《黄帝内经》一样，成为屹立于世界医学之林的灯塔。

东汉末年（公元150~219年）：中国降生了被称为医圣的张仲景。他继承了《黄帝内经》的学术思想，并使之与临床实践相结合，从而创立了东方医学发展的特有模式。

公元130~200年：在西方，几乎与张仲景的生存年代相同，被称为"医王"的古罗马最著名的医生——盖伦，则继承了《希波克拉底文集》的思想，并使之与临床实践进一步结合，由此树立了西方医学发展中的丰碑。

之后，中医其实在很长一段时间是处于世界领先水平的……

西晋：皇甫谧撰《针灸甲乙经》，确定了349个穴位及各穴位的适应证与禁忌，总结了操作手法等，对世界针灸医学影响很大，曾一度为日本医学士必修书。

公元610年：巢元方等人集体编写的《诸病源候论》，是中国现存最早的病因证候学专著。书中记载了肠吻合术、人工流产、拔牙等手术，说明当时的外科手术已达到较高水平。

公元659年：《唐本草》是中国古代由政府颁行的第一部药典，也是世界上最早的国家药典。

宋代：政府设立"太医局"，作为培养中医人才最高机构。针灸医官王惟一曾设计铸造铜人两具（公元1026年），精细刻制了十二经脉和354个穴位，是中国医学教育事业的创举。

金元时代（公元十二至十四世纪）：中医学出现了许多各具特色的医学流派。其中有代表性的有四大家，是中医史上学术思想最为活跃的时期。

明代：医药学家李时珍参考文献800余种，历时27年之久，写成了《本草纲目》，收载药物1892种，附方一万多首，对中国和世界药物学的发展做出了杰出的贡献。

明清时期：大约在公元十一世纪，中医即开始应用"人痘接种法"预防天花，成为世界医学免疫学的先驱。公元十七至十九世纪，由于传染病的不断流行，人们在同传染病做斗争的过程中，形成并发展了温病学派。吴又可认为，传染病的传染途径是自口鼻而入，突破了病邪是由体表进入人体的传统理论，在细菌学尚未出现的十七世纪中叶，这无疑是一伟大创举。明清时期，逐步完善了中医温病学理论。

回过头我们再来看看西医自盖伦之后的发展轨迹。

自盖伦以后的1500余年漫长岁月中，由于西方世界并未发生因生产力突破而产生的社会大变革，所以希氏和盖伦著作中的实验研究部分并未被人们大力发展并使之成西方医学的主旋律。

相反他们的实验研究以外的一些格言和说教却被奉为金科玉律，上升为古罗马医学"经院"学派的宗法雷池。严重制约了西方医学的发展。

但是有一点值得我们注意：希氏和盖伦的著作除了与《黄帝内经》和《伤寒杂病论》相同的大量"形象思维"说教之外，还出现了一些颇有创新意义的关于解剖、生理、病理等方面的实验研究内容，这为以后西方大工业兴起时，现代医学很快在原有古罗马医学的母体内脱颖而出创造了先决条件。

在医学领域内，由于显微镜的应用，人们开始向微观世界进军，细胞的发现，血液循环的重新认识，都是在这一基础上产生的。

16世纪中叶，以蒸汽机为动力的近代大工业对医学的发展影响巨大，一些精密机器促进了医学基础研究的飞速发展。

现代西医由生理、解剖、病理、生化等与临床密切相关的学科，组成了以实验研究为基础的科学体系。这一体系的每一环节都与现代自然科学技术的进展息息相关。

现代科学技术发明在医学中引起的技术突破：玻璃工业和冶金工业的发展促进了显微镜的产生；电和电灯的发明提供了各种内窥镜的应用；原子物理学的进展催生了X光的临床应用；雷达技术给医学提供了B超；集成电路给医学提供了CT；同位素技术产生了ECT……

总之，大凡当代科学各学科的重大发明都能为西医学直接吸收，为其所用。然而传统的中医却始终被排斥于现代科学技术的行列之外。

（二）中西医认识的不同

1. 对人的认识不同

中医更侧重对人体无形状态的研究。

西医更侧重对人体有形状态的研究。

中医重视：神、气。

中医更重视对人体能量和信息的研究，及所谓的"神""气"。

西医重视：形、物。

西医是通过尸体解剖、实物观测建立起来的，也就是肉眼可见的物体一块一块组建成的学科。

2. 对病的认识不同

中医重视：系统性、整体性。

人体以五脏为中心，通过经络系统，把全身组织器官联系成有机的、系统的整体。在认识和分析疾病时，中医首先从整体出发，将重点放在局部病变引起的整体病理变化上，并把局部病理变化与整体病理反应统一起来。

"从阴引阳，从阳引阴，以右治左，以左治右"，"病在上者下取之，病在下者高取之"，充分体现了中医的这种思想。

西医重视：具体性、结构性。

西医则注重局部证据，着眼于具体人体组织的微观结构和属性分析。

3. 思维方式不同

中西医应该说都是唯物主义。

中医是辩证唯物主义，更重"辨证"。

西医学是机械唯物主义，更重"唯物"。

二、中体西用是历史的必然

中西两种医学各自沿着自己的轨迹发展到近代，尽管西医的实验研究有着巨大的先进之处，当细胞病理学开创历史新纪元的时候，在揭开疾病微观奥秘的欣喜之中，"超微观"只见树木不见森林的弊端也在悄悄孕育。

人们的思路由微观到超微观，却忽视了所有这一切都不能脱离整体调节作用的客观事实。这一倾向一直发展到 20 世纪 30 年代，西方医学便不可避免地出现了头痛医头、脚痛医脚的致命伤。

于是在西方医学的营垒里，便相继出现了巴甫洛夫的神经反射学说等。他们的研究和观点旨在使西方医学由局部再回到全身，由微观再兼顾到宏观。

而整体观念，宏观的辩证思维却正是贯穿中医的基本思想。

再看中医的近代发展史，虽然不像西医那么显明。但隐约中也可看到有识之士试图把认识由宏观引向微观的尝试。吴又可的"戾气说"，王清任的"解剖学"，唐宗海、张锡纯的"中西汇通"都是这一种努力的具体表现。

纵观中西医近百年动态，双方已各自开始了针对自身缺陷的纠偏。一切事物，但凡发展，都是以逐步纠偏、逐步完善为前提的，这也是事物发展的必然规律。

近年来西方世界掀起了中医热，虽然临床治疗的需要也是其原因，但是更深层的含义则是西方已开始向中医借鉴，欲取其精华而用之。

可以断言，蕴藏在中医宝库中的整体观点、天人相应观点等当是西医首先掘取的内容，然后加以实验研究，在短期内为我所用，力图促进西医学术的再腾飞。

而中医发展到今天，在尊重古人取得的辉煌成果的同时，也必须主动借鉴、吸纳当今世界的一切先进的科技成果，才能不断创新发展，正所谓"尊古纳今"，"中体西用"，才能"创新中医"。而中西医的相互融合，相互补充是中医伟大复兴的重要一步。

三、创新中医学的几点思考

中医复兴之路任重而道远！

要有"敢为人先"的胆识；

要有"兼容天下"的胸怀；

要有"格物致知"的精神；

更要有"融会贯通"的智慧！

就中西医结合的问题来说，怎么结合？结合什么？靠什么结合？结合到什么程度？这些都是我们应该深思的问题。

1."中医研究"与"研究中医"相结合

"研究中医"和"中医研究"是两个截然不同的概念，两者有着本质的区别。

中医研究是指在中医基本理论指导之下，即以中医的思维来对中医进行研究，中医的特点在于它对人体系统信息的分析和调整。

研究中医是用西医的思维模式和方法来研究中医，力求将中医科学化、标准化。重点是借用现在先进的科学手段来研究中医学基本概念诸如气、经络、穴位等的实质，或用动物实验的方法来验证某味中药或某个方剂的有效性。

浊毒理论的思维是对中医理论的研究，是在继承基础上的创新，而不是用现代医学去验证中医，或在西医体系的基础上进行构建。

2. 中医科学化与科学中医化相结合

有人说研究人类健康的科学就是医学，那么医学首先应该是科学，所以提出"医学科学化"，力求医学客观化、标准化。中医也是如此，要"中医科学化"。

那么所有的科学研究最终目的是什么呢？是为了人类更好地生存！而医学是一切学科中与人类健康关系最密切的学科，所有的科学成果都应为医学服务。应该是"科学医学化"。

而中医里充满了丰富的哲学思维，它对多种科学均有普遍的借鉴意义，钱学森曾说过："中医现代化是医学发展的正道，而且最终会引起科学技术体系的改造——科学革命。"所以说"科学中医化"应该是当今医学界乃至科技界的一个重要命题。

3. 辨证论治与消除病因相结合

中医更注重对人体疾病发展的某一阶段总体表现的把握，即对"证"的研究。

西医总是千方百计先找到病因，然后去除病因，这种方法固然有一定的优点，但是也有弊端。

这时候如果能在辨病的基础上加以辨证，就会大大提高临床疗效。如浊毒证加用化浊解毒之药，可使患者症状很快缓解，并且也有利于幽门螺杆菌的根除。

4. 调动疗法与对抗治疗相结合

中医正气调动疗法恰恰是强调人体自身免疫力的高低是决定人体患病与否的关键要素，即所谓"邪之所凑，其气必虚"，"正气存内，邪不可干"。认为在疾病的治疗中，首先应该是增强机体的免疫力即"正气"以抵御和驱除疾病。

而对抗性治疗是西医的特征性治疗，即当发现人体的某项指标超出正常范围时，就马上采用药物进行干预，使之恢复到正常范围。如西医的抗菌杀毒疗法，它的弊端是忽视了人体自身对疾病的抵抗能力。

对抗疗法的害处是有目共睹的，最明显的就是抗菌药和激素的滥用。20世纪60年代有人就提出农药、化肥对生态的破坏问题，引发了对环保的重视，同时医学界也有人提出抗菌药就是农药，激素就是化肥的观点，认为外源性替代和补充对生命健康会造成很大的负面影响。

炎症是不是坏事，抗炎是不是都对，发烧、白细胞升高是不是都要对抗治疗呢？实际上机体的很多反应都是抗病的反应。

有研究表明，用抗菌药治疗细菌性感染类疾病，药物作用只占 1/5，其他 4/5 的作用是人体自身同疾病的抗争，我们要研究那 4/5 是如何来的，不能只停留在那 1/5 上。医学应把研究的重点从对病因、病理、病位的诊断转到如何增强机体自身的调节以防病抗病上来。

5. 治病人与治病相结合

所谓治病人是指在治疗疾病的时候把人作为一个整体来考虑。

而所谓治病是指将治疗重点着眼于病人所患的疾病，而忽略了人自身的整体性。

西医主要注重于治病，中医更注重的是治病人。

笔者曾诊治过一些肿瘤晚期的患者，多从浊毒论治，有些患者能带瘤生存好几年，远远超过当时西医同仁的预期，且生活质量相对较高。

"人瘤共存"的现象体现了中医治病人观念的优越性。我们不能否认早期的手术及放化疗的介入能够在癌症的治疗中发挥一定的或者说很大的作用，但不是所有的患者都适合这样的治疗手段！

因此，不管中医还是西医，都应该既治"病"，更治"病人"。这也是中西医结合在思想层面的一个值得探讨的问题。

6. 治未病与治已病相结合

"治未病"是指采取预防或治疗手段，防止疾病发生、发展的方法，是中医治则学说的基本法则，是中医药学的核心理念之一，也是中医预防保健的重要理论基础和准则。

而治已病，顾名思义就是指在机体已经产生病理信息的基础上对疾病的治疗。目前我们的医疗行为主要进行的就是这项工作。

一旦机体发出了病理信息了，病人感觉不适了，我们的医疗行为才开始介入，这不仅影响了病人的生活质量而且不利于疾病的治疗，同时也增加了对医疗资源的消耗。

我们以浊毒理论对胃癌前病变的研究其本质就是治未病。治肠化生、异型增生就是治未病，借助医学生理和病理知识、胃镜下和病理的动态观察，来阐明它的发病机制，并探索出防治该病的最佳中药方剂，并以此充实中医的基础理论。

7. 形象思维与逻辑思维相结合

形象思维是利用直观现象和表象解决问题的思维。它也运用判断、概念、推理这些逻辑思维形式，但这些概念、判断、推理又是寓于形象之中。逻辑思维使人们在认识的过程中借助于概念、判断、推理等思维形式能动地反映客观现实。

逻辑思维讲究绝对，而形象思维更讲究平衡。这是两者本质的区别，也是中西医思维的本质区别。

在整理事实方面，西医侧重逻辑思维方法，而中医者侧重非逻辑思维。中医学的发展形成依赖形象思维，西医主要以逻辑思维为主。

西医在近代以后越来越偏重实验，运用观察则偏重借助于仪器的间接观察；而传统中医基本上全部依赖于直接观察，同时中医还运用了一些非理化性方法来获取事实。

西医采取公理化方法，而中医则采取思维模型方法；

西医注重分析还原，中医注重整体过程；

西医擅长以结构来说明功能，中医则惯于从关系中把握功能。

这些都是中西医思维方式的巨大差异。

医疗实践证明，两种思维都有一定的局限性，只有两者融合，才能更好地探索和把握医学规律，推动医学的不断发展。

8. 健康医学与疾病医学相结合

"健康医学"是以健康为核心，关注的焦点是人的健康，是怎么让人更好地生活；"疾病医学"是生物医学，它的核心是疾病，关注的焦点是看病、找病、治病。

西医学把疾病完全看作是"恶"的体现，努力去发展能对之直接对抗或补充的替代性物质手段，以期实现其征服疾病和消灭疾病的医学目的。比如对癌症的治疗，西医拿手的就是"割"。割掉就等于消除了病因，可在临床上常常看到，很多手术后的患者生活质量并无明显提高，甚至死亡。

而中医学是"健康医学"，是以人的生存健康为出发点和落脚点的。它不一定寻求割掉肿瘤，而是让人与瘤长期共存，虽然没有消除疾病，但是病人的生活质量却得到了明显的提高。归根到底还是治病与治病人的关系。

当然无论是抛开疾病谈健康，还是罔顾生命只治病，都不是一种正确的医学思维，只有两者结合，才能有利于患者，有利于医学发展。

9. 生命科学思维与物质科学思维相结合

生命科学是研究生命现象、生命活动的本质、特征和发生、发展规律以及各种生物之间和生物与环境之间相互关系的科学。物质科学主要包括物理学和化学，致力于研究物质的微观结构及其相互作用规律。

现代西医对病理的分析，目前已达到分子水平（如对遗传基因的研究）。由于西医以物质的粒子层次为基础，所以它治病就着眼于人体的生理，侧重于人体的生理结构。西医是从人体的生理结构入手来解决疾病过程中人体的功能和代谢异常等问题。

中医更注重人是一个有机的整体，借助于思辨的力量，从整体上把握了人的生命的本质。两者是中西医思维的本质区别，因此中西医的结合归根结底应该是物质科学思维和生命科学思维的结合！

10. 个性与共性相结合

人们总是认为只有找到共性的、客观的规律才能揭示生命的秘密，中医更注重个体差异性，中医临床有不可重复性，其主观性、随机性太强。

这就要求我们要突破对抗性治疗的束缚，重视调解自愈治疗，重视个性化治疗，重视不同学说和流派，走调节自愈，个性与共性并重之路。

11. 宏观辨证与微观辨证相融合

宏观辨证：是当前中医最常用的辨证论治形式，它以望闻问切为手段，概括性高，容易把握事物的共性，着重运用运动的、整体的观点去认识人和疾病的关系，基本把握了疾病的本质。

微观辨证：是在搜集辨证素材中，引进现代医学先进技术，发挥它们在较深入层次上，微观地认识机体的结构、代谢和功能特点，简言之，是用微观指标认识与辨别"证"。

从科学观和方法论的角度看，兼顾整体与局部、综合与分化、微观与宏观的统一是认识事物本质的正确方向，只有将宏观辨证与微观辨证相融合，才能更准确地把握"证"的本质。

（李佃贵）

关于中医养生的几点思考

一、以养生研究替代研究养生

"研究养生"和"养生研究"是两个截然不同的概念，两者有着本质的区别，研究养生是用西医的思维模式和方法来研究养生，力求将养生科学化、标准化。重点是借用现在先进的科学手段来研究中医学基本概念诸如气、经络、穴位等的实质，或用动物实验的方法来验证某味中药或某个方剂的有效性。

养生研究是指在中医基本理论指导之下，即以中医的思维来对养生进行研究，中医的特点在于它对人体系统信息的分析和调整。它将有形人体用无形"阴阳气化"表达，"以天地人为主题，以精气神为生命之根"，以气为本，血为源，阴阳五行，脏腑经络，营卫气血，四诊八纲，望闻问切为核心，形成独特的理论体系。"中医研究"的重点是如何将中医理论进行充实和发展，面对人类疾病谱的改变，如何在辨证论治的基础上提高中医药的治疗效果，以更好地保障人民的健康。

西医学注重从实验结果中获得结论，而中医是从实践中提升形成理论，所以中医的理论和方法是无法从实验室获取的。因此，当我们试图将现代科技手段应用到中医学中去的时候，最容易出偏差的就是思维。如果我们非得要用西医的思维来研究中医，或干脆将中医进行"肢解"，去迎合西医的理论体系，并称其为"取其精华，去其糟粕"，其结果只能是中医的理论和临床水平永远不可能有实质的提高，因为这一切都仅仅停留在对中医的验证，它已经失去了赖以延续的根基——中医思维！所以说西医可以来"研究中医"，但中医要想创新，要想发展，必须要用中医的思维方式来进行研究，"研究中医"只是西医对中医一种无谓的验证，而基于中医基础理论之上的"中医研究"

才能使中医有所发展。

中医治病追求的是效果，而这种效果只能从临床来获得，通过临床进行验证。我们要知道，要永远知道，"能体现中医生命力的是疗效"，因此我们对中医的研究应该从临床上找问题、找题目进行深入研究，解决实际问题，提高中医疗效才是最重要的。我们搞科研要把精力放在治疗重大、疑难疾病的关键技术上，目标是提高疗效，就是发挥中医辨证论治和综合调节的优势，特别是西医没有办法的病要进行深入研究。研究出的成果要让中国人认可，外国人也认可，中医认可，西医也认可，因此难度很大，必须共同努力。

二、倡导科学养生化，适度养生科学化

科学就是确切的、系统的、分门别类的、理论性的知识体系。它包括以物质的运动、变化过程为研究对象即对"物之事"的研究，和以对物质的形态、结构为研究对象，即"物之质"的研究。前者以哲学为指导，后者以物理、化学为标准。培根曾把科学分为三类：（1）记忆科学如历史、语言等；（2）想象科学如文学、艺术等；（3）理智科学如哲学、自然科学等。

那么所有的科学研究最终目的是什么呢？是为了人类更好地生存！而养生是一切学科中与人类健康关系最密切的学科，所有的科学成果都应为养生服务。检验某种医学是否有存在意义的标准不是看它是否科学，而是要看它是否能为人类的健康做出贡献。因此我认为不应使医学拜倒在科学的脚下，一味地倡导所谓的"养生科学化"，而应该重点思考如何使"科学养生化"。

三、从治已病为主，转向治未病为主

"治未病"是指采取预防或治疗手段，防止疾病发生、发展的方法，是中医治则学说的基本法则，是中医药学的核心理念之一，也是中医预防保健的重要理论基础和准则。

而治已病，顾名思义就是指在机体已经产生病理信息的基础上对疾病的治疗。目前我们的医疗行为主要进行的就是这项工作。

未病是指未来可能发生的疾病，主要有以下三层含义，一是未病即为无病，即机体尚未产生病理信息，也就是没有任何疾病的健康状态；二是未病为病而未发，即健康到疾病发生的中间状态；三是未病可以理解为已病而未

传变。中医治未病理念源远流长，是中医学理论体系中颇具影响的理论之一。《素问·四气调神大论篇》曰："圣人不治已病治未病，不治已乱治未乱，此之谓也。夫病已成而后药之，乱已成而后治之，譬犹渴而穿井，斗而铸锥，不亦晚乎？"从正反两方面强调了治未病的重要性。

四、疾病医学与健康医学相结合，更注重健康医学

"疾病医学"是生物医学，它的核心是疾病，关注的焦点是看病、找病、治病。"健康医学"是以健康为核心，关注焦点是人的健康，是怎么让人更好地生活。

西医学把疾病完全看作是"恶"的体现，努力去发展能对之直接对抗和补充的替代性物质手段，以期实现其征服疾病和消灭疾病的医学目的。比如对癌症的治疗，西医拿手的就是"割"，可在临床上常常看到，很多手术后的患者生活质量并无明显提高，甚至死亡。而中医学是"健康医学"，是以人的生存健康为出发点和落脚点的。它让人与瘤长期共存，虽然没有消除疾病，但是病人的生活质量却得到了明显的提高。

五、共性与个性相结合，更注重个性差异

人们总是认为只有找到共性的，客观的规律才能揭示生命的秘密，中医养生更注重个体差异性，中医养生有不可重复性，主观性、随机性太强。这就要求我们要突破对抗性治疗的束缚，重视调解自愈治疗，重视个性化治疗，重视不同学说和流派，走调节自愈，个性与共性并重之路。

（李佃贵）

浊毒理论与中医养生

浊毒理论听起来离我们很遥远，其实不然，它与我们的生活息息相关。

一看：触目惊心的现象

一些惊心的医学统计数据显示：人体每天接触的化学性毒物约 1180 种，

女性每日涂上脸的化学物质平均175种。人均每天摄入农药化肥高达200微克，人均每天摄入肉类激素150微克，每年死于室内污染的人数约11万，因各类农药化肥中毒超过37万，因肉类激素导致内分泌紊乱人群接近200万。21世纪的今天，随着科技的发展，医疗水平越来越高，人们越来越关注自身的健康，然而疾病的种类却没有因此而减少，有一些疾病的发病率相反却越来越高。30年前，我们听到某某患上了糖尿病、癌症，感觉很惊讶，而现在，我们周围这样的病人比比皆是！30年前，心脑血管病的发病率不足5%，而现在，平均每12秒就有一人因心脑血管病而倒下！人们往往关注：人是死于癌症、心脏病、糖尿病，还是死于败血症、脑中风，却忽视了藏在这些疾病后面的隐秘杀手。

二想：浊毒是百病之源

1. 浊毒是百病之源

1928年佛莱明发现了青霉素。青霉素的问世，对许多细菌性疾病的治疗发挥了重要作用。但是几十年过去了，抗菌药并没有减少细菌性疾病的感染率。新的细菌和病毒，甚至一些所谓的"超级病菌"总在不断产生，背后的原因究竟是什么？

想起30多年前的一件小事：笔者曾与一位患有慢支的老人住一宿舍，老人行动不便，床边垃圾桶都是痰液、剩饭，苍蝇、臭虫、蟑螂、蚊子丛生。灭了苍蝇，还有蚊子，灭了蚊子，还有臭虫、蟑螂……有一天老人有事回家，将垃圾桶清理了出去，苍蝇、臭虫、蟑螂、蚊子从此消灭。垃圾桶如人体内浊毒，是致病之源。苍蝇、臭虫、蟑螂、蚊子如细菌、病毒，是标。浊毒既是致病因素，也是病理产物，浊毒学说的主要内容：①内因是根据，外因是条件。浊毒是内因，疾病是外因。浊毒不除，百病自生。②不是苍蝇（细菌、病毒）制造了垃圾（浊毒），而是垃圾（浊毒）产生苍蝇（细菌、病毒）。③得到健康的关键是清除垃圾（浊毒），而不是单纯地消灭苍蝇。

2. 浊毒的概念

浊毒，既是一种致病因素，又是一种代谢产物。浊毒理论，是研究浊毒致病及机体处于浊毒状态时病理变化、演变规律、诊断和治疗的一种中医理论。浊毒概念充满了辩证唯物主义思想。

（1）浊毒的物质性。浊毒是一种物质，是不以人意志为转移的客观存在。自然界中的物质通常以三种形态存在：气态、液态和固态，且可以相互转化。"浊毒"可以以任何一种形态存在，也就是说"浊毒"如"痰"一样，既有有形之浊毒，又有无形之浊毒，但是无形之浊毒也是一种物质。

（2）浊毒的辩证观。天下万物，"莫不为害，莫不为利"（《吕氏春秋·尽数》），也就是说没有绝对的利和害。就如同血脂和血糖，正常情况下，是人体的精微物质，是对人体有利的，但是亢则为害，过犹不及。浊毒一词，细而析之，极有辩证思维，古文中"浊"与"毒"均有善恶两方面意思。浊有生理之浊，有病理之浊；毒，《说文解字注》谓之"兼善恶之辞。犹祥兼吉凶，臭兼香臭也"。可以理解为，浊毒是具有双重属性的，它既是指人体的精微物质，也可以在某种情况下成为损害人体的致病因素和病理产物。

3. 浊毒理论形成的社会自然因素

任何一种学术思想的形成都有其深刻的社会自然因素，都必须随着时代的发展而不断地完善，才能适应时代的需要。

表 5-1　中医学术思想与时代背景

医家	行医时代背景	学术思想	立论
刘完素	火证大疫流行	天以常火，人以常动，内外皆扰	火热论
李东垣	金元之交，战乱频仍，饥困劳役	元气多虚，脾胃受困	补土论

随着近代工业文明的兴起和城市的发展，人类在创造巨大财富的同时，也把数以十亿吨计的废气和废物排入天地之间，"浊毒"物质充斥全球每个角落以及人的机体之中。

（1）天之浊毒。到 2009 年 2 月为止，已知的空气污染物约有 100 多种。在科技高速发展的今天，有时候想呼吸一口新鲜的空气都是奢望，不能不说是人类的悲哀！空气污染对人体侵害有三条途径：①吸入污染空气；②表面皮肤接触污染空气；③食入含大气污染物的食物。除可引起呼吸道和肺部疾病外，空气污染还可对心血管系统、肝等产生危害，严重的可夺去人的生命。此外，噪声、电磁辐射、光辐射也困扰着地球上的绝大多数人！无处不噪声，无处不辐射。

（2）地之浊毒。主要是指受污染的食物和水。日常生活中人们会从多个来源接触到地之浊毒，人类正逐渐成为时代产物的"垃圾桶"。

（3）人之浊毒。古人云："或因忧郁，或因厚味，或因无汗，或因补剂，气腾血沸，清化为浊。"人们会因情志不畅生浊毒，饮食不节（洁）生浊毒，不良习惯生浊毒，代谢疾病生浊毒。而从文化的角度讨论出现浊毒的原因则有：道德水准的缺失，只讲经济，不讲环境；健康意识的淡漠，只讲欲望，不讲健康；思想的改变，只讲个人，不讲社会。

（4）浊毒证的一般表现。舌苔：以黄腻、薄黄腻、黄厚腻、根部黄腻等多见，但因浊毒的轻重不同而有所差别。脉象：以"滑脉"为多，可出现弦滑、弦细滑、细滑、滑数等多种脉象。排泄物、分泌物：可见大便黏腻不爽，臭秽难闻；小便或浅黄或深黄或浓茶样；汗液垢浊有味。颜面五官：面色粗黄，晦浊，或皮肤油腻，或咽部红肿，或眼胞红肿湿烂、目眵增多，鼻头红肿溃烂、鼻涕多，耳屎多，咳吐黏稠之涎沫。

（5）浊毒证的治法。

表 5-2　浊毒证的 17 种治法

芳香化浊解毒法	温阳化浊解毒法	散结化浊解毒法
祛湿化浊解毒法	渗湿化浊解毒法	补肾化浊解毒法
健脾化浊解毒法	通腑泄浊解毒法	凉血化浊解毒法
祛痰化浊解毒法	逐水泄浊解毒法	活血化浊解毒法
清热化浊解毒法	透表化浊解毒法	以毒攻毒法
行气化浊解毒法		杀虫化浊解毒法

临床常用治疗原则：①健脾化浊解毒，芳香化浊解毒；②通腑泄浊解毒——从大便而出；③以毒攻毒；④祛痰化浊解毒，清热化浊解毒；⑤透表化浊解毒——从汗液而排；⑥渗湿化浊解毒——从小便出。

三做：化浊解毒助养生

养生，又称摄生、道生、养性、卫生、保生、寿世等等。养生一词最早见于《庄子》内篇。所谓生，就是生命、生存、生长之意；所谓养，即保养、调养、补养之意。总之，养生就是保养生命的意思。中医养生就是在中医理论指导下，具有中医特色的、研究人类生命规律的理论和方法，用来增强体质、预防疾病，达到延年益寿的目的。其核心内容是"阴阳平衡"！

1. 人的寿命有常

黄帝曰："余闻上古之人，春秋皆度百岁，而动作不衰。今时之人，年半百而动作皆衰者，时世异耶？人将失之耶？"岐伯曰："上古之人，法于阴阳，和于术数，食饮有节，起居有常，不妄劳作，故能形与神俱，春秋皆度百岁而不衰也。今时之人不然也，以酒为浆，以妄为常，醉以入房，务快其心，逆于生乐，起居无节，故半百而衰也。"科学家们经过了大量的统计研究，发现动物一般自然寿命为生长期的 5~7 倍。

表 5–3　哺乳动物生长期与自然寿命

动物	生长期（年）	自然寿命（年）
狗	2	10~15
猫	1.5	8~10
牛	4	20~30
马	5	30~40
骆驼	8	40

按此计算，人的生长期为 20~25 年，其自然寿命则应为 100~170 年。

健康的概念和标准：体壮为健，心怡为康。WHO 概念："健康乃是一种在身体上，心理上和社会上的完满状态，而不仅仅是没有疾病和虚弱的状态。"健康的十个标准：①精力充沛，能从容不迫地应付日常生活和工作压力；②处世乐观，态度积极，工作效率高；③善于休息，睡眠良好；④应变能力强，能适应环境的各种变化；⑤具有较强的抗病能力；⑥体重得当，身材匀称，站立时头、肩、臂位置协调；⑦眼睛明亮，反应敏锐，眼睑不发炎；⑧牙齿清洁，齿龈颜色正常；⑨头发有光泽，无头屑；⑩肌肉、皮肤富有弹性，走路轻松有力。

通俗地讲，健康的标准是五好三良。五好：胃口好，二便好，睡眠好，口才好，腿脚好。三良：良好的个性，良好的处事能力，良好的人际关系。我国是一个非常重视养生的国度。数千来，形成了许多门类的丰富的养生理论和方法。其中医学养生偏重临床，道教养生偏重身体修炼，儒家养生偏重道德涵养，佛教养生偏重身口意三业转化，民间养生偏重实用，武术养生偏重技击。

2. 儒、道、佛的养生观

（1）儒家养生观。《论语·季氏》讲君子有三戒："少之时，血气未定，戒之在色；及其壮也，血气方刚，戒之在斗；及其老也，血气既衰，戒之在得。"这里的"三戒"，即是根据人的年龄不同，生理特点不一样，而提出的具体养生方法。除三戒外，孔子还提出了"仁者寿"的养生理论。如在《中庸》中就说："修身以道，修道以仁"，"大德必得其寿"。

（2）道家养生观。《道德经》讲："人法地，地法天，天法道，道法自然。"道家一派，一方面崇尚自然，提倡所谓"返璞归真""清静无为"的处世哲学，一方面又提倡养生，希望能够"长生久视""寿敝天地"。老子言"虚其心"，虚即道，道即自然。自然能化育万物，虚为万物之始。

（3）佛家养生观。佛家养生十个特点：①慈悲为怀，以善立世的人生理念；②素食文化，低热量的清淡饮食；③禅茶一味，清火降脂的益寿饮品；④农禅并举，一张一弛的禅院生活；⑤晨钟暮鼓，有规律的作息制度；⑥六和共住，和谐的生活圈子；⑦深山古寺，优良的居住环境；⑧为人师表，受人尊重的高尚职业；⑨心无挂碍，与世无争的空灵心性；⑩习书作画，养神静气的业余爱好。

3. 化浊解毒养生法

属于中医养生的一种，其核心思想是：化浊解毒，平衡阴阳，静神动形，身心同治。

（1）化解心中之浊毒——惩忿窒欲，与人为善。曾国藩曰："治心之道，先去其毒，阳毒曰忿，阴毒曰欲。"药补不如食补，食补不如神补。情志养生至关重要，善良是情志养生的营养素；宽容是情志养生的调节阀；乐观是情志养生的不老丹；淡泊是情志养生的免疫剂。

（2）化解口之浊毒。曾国藩曰："治口之道，两者交替，曰慎言语，曰节饮食。"正所谓"病从口入，祸从口出"，所以人要想健康平安，一定要管好这张嘴，"少说毒言毒语，少食毒餐毒水"。

（3）化解身体之浊毒——运动加中药。《吕氏春秋》云："流水不腐，户枢不蠹，动也。形气亦然，形不动则精不流，精不流则气郁。"

气郁则血凝、湿阻，浊毒内生，外而经络肢节，内而脏腑骨髓，走注留结，百病由生。所以生命在于运动，适度运动能够调畅气血，加速体内浊毒物质的排出。运动养生强调适度，不宜过劳。持之以恒，坚持不懈，以意领气，以气动形。快走散步是最安全的有氧运动项目之一，更是中老年人的明智选择。但走慢了不管用，运动必须达到有效心率范围，但又不能过快，否则易伤关节。

表5-4 年龄与有效运动心率

年龄	心率（次/分）
20	120~140
30	115~130
40	110~125
50	105~120
60	100~115
70以上	90，不宜过速

中药化浊解毒助养生。张子和曰："陈莝去而肠胃洁，癥瘕尽而荣卫昌，不补之中有真补者存焉。"就养生而言，中药化浊解毒的途径有三——汗液、小便、大便。

表5-5 浊毒分布证治

证型	症状	方剂
浊毒在经络	酸麻痛胀、游走不定、神经痛等	化浊解毒养生散1号方
浊毒在肝（胆）	郁闷烦躁、头痛目涩、血压异常等	化浊解毒养生散2号方
浊毒在心（小肠）	心悸胸闷、尿赤失眠等	化浊解毒养生散3号方
浊毒在脾胃	纳呆乏力、面色萎黄、血糖、血脂异常等	化浊解毒养生散4号方
浊毒在肺（大肠）	咳嗽便秘、表虚易感等	化浊解毒养生散5号方
浊毒在肾（膀胱）	头晕耳鸣、发白齿落、小便淋沥、高尿酸等	化浊解毒养生散6号方
浊毒留结	增生、息肉、癌瘤等	化浊解毒养生散7号方

（李佃贵）

浊毒致病论与现代中医病因学的发展

一、中医病因学在传统中医学中的地位和现状

中医学经历了数千年的临床实践，已经形成了一个较为完整的理论体系，特别是在临床诊断和治疗中，对疾病具有独特的认识论和方法学特点，成为人类传统医学中的瑰宝。临床医学的目的是诊治疾病，诊治疾病的前提是明确发病的致病因素、病理特征及其演变过程。所以中医学对疾病病因、病理的认识一直被视为中医学发展的重要部分。《诸病源候论》是我国古代最早以内科为主兼及各科疾病病因和证候的专著，总结了隋代以前的医学成就，对临床各科病因和病证进行了搜集、整理，对各种疾病的病因、病理、证候有不少精辟的论述，对后世医学影响较大。《外台秘要》《太平圣惠方》等医著在病因、病理分析方面，大多依据此书。我国传统医学经典著作如《黄帝内经》《伤寒论》《金匮要略》《温病条辨》等无一不将疾病的病因病理学作为重点论述内容之一。然而当代中医学对疾病病因的认识仍然停滞在现代医学出现之前的基础上，特别是一些依赖现代仪器和检测手段做出诊断的疾病，例如西医对高血压病的确诊主要依赖血压计的检测而明确诊断，一旦高血压病被确立，临床医生即可确定患者的表现症状之中哪些与高血压病有直接的联系，哪些是间接关系。现今的中医临床医生对患者出现头晕目眩、失眠出汗等为主的症状时，首先也得依赖于血压的测定来确立或排除高血压病，然后再选择治疗方案。所以在临床的诊断程序上，中、西医基本上用了同一程序。但是中医对高血压病的理论认识并没有得到合理的统一，用证候辨证的方法学很难对原发性证候和继发性证候的内在规律和相互关系做出明确的判断和认识，给临床诊治带来缺空和误区。

西医学的发展，使其对各种感染性、营养不良性、先天性、遗传性等因素导致的机体各个系统的大部分疾病的病因都有了比较明确的认识，对不同的致病因素所导致的病理变化特点和规律也已经有了较为系统的定论，对特定的病理变化与临床表现的内在联系也有了较为完善的了解，所以西医临床

医学的诊治方法和手段趋向统一和完善。发展现代中医病因学就是为了将几千年来中医学对疾病病因认识的理论和方法与西医学对疾病的认识进行整合和统一，使中医病因学的认知得到完善、深入和更新，以便更好地指导中医临床医学对患者的诊治处理。

二、浊毒致病论的形成

笔者同意许筱颖和郭霞珍在《浊毒致病理论初探》一文中对浊毒的文献综述和总结归纳，即认为"浊者，不清也"。《丹溪心法》中载有"浊主湿热、有痰、有虚"，古人又谓其为害清之邪气。"浊"最初包括两层含义：浊气、浊阴。浊气相对于清气而言，指呼出的废气和排出的矢气等。浊阴则指体内消化、代谢的产物，如二便等。至汉代许多医家认为浊邪即湿邪。《金匮要略·脏腑经络先后病脉证》曰："清邪居上，浊邪居下。"后来又有浊症之说，分为便浊与精浊，取其重浊黏腻之意。"毒"最初指毒草，《说文解字》曰："毒，厚也，害人之草。"又谓，"毒者，害人也"。《金匮要略心典》中载"毒，邪气蕴结不解之谓"，今人亦有"邪盛谓毒"的观点。毒在古代中医学中有多种含义，常见的有以下4种：

（1）指非时之气。戾气、杂气、异气、山岚瘴气等峻烈易传染之外感邪气，称为毒邪或毒气。如《温疫论》曰："其年疫气盛行，所患者重，最能传染"；"盖毒气所钟有厚薄也"。《素问·生气通天论篇》曰："虽有大风苛毒，弗之能害。"

（2）指药物或药物的峻烈之性。《素问·五常政大论篇》云："大毒治病，十去其六，常毒治病，十去其七。"

（3）指病证，如疮毒、痈毒、湿毒、暑毒、阴毒、痰毒、温毒等。《温病条辨》曰："温毒咽痛喉肿，耳前耳后肿，颊肿……普济消毒饮去柴胡、升麻主之。"

（4）指一些特殊的致病因素，如漆毒、水毒、沥青毒等。上述文献显示了古代医家对浊和毒的描述更多的是利用浊和毒在中文文字上的含义，来记述当时无法用医学术语表达的病因或疾病证候。同时文献对浊毒的记载显得零散，缺乏对浊毒的基本定义和系统论述。然而从这些描述中不难了解历代医家对浊和毒基本性质的认识。

1. 浊毒的性质

浊与湿同类，有内外之分，外者指自然界的秽浊之气，内者为人体异生之病理产物。湿轻浊重，积湿成浊，湿易祛而浊难除。毒亦有内外之别，外毒系指外感之毒，如"疫毒""温毒"等，内毒系由脏腑功能紊乱、气血阴阳失调等诸内因而生的毒邪。

2. 浊与毒的相互关系

浊与毒因性质类同而极易相生互助为虐，故而浊毒并称。因此，浊毒既是一种对人体脏腑经络及气血阴阳均能造成严重损害的致病因素，同时也是指由多种原因导致脏腑功能紊乱、气血运行失常，机体内产生的代谢产物不能及时排出，蕴积体内而化生的病理产物。

3. 浊邪的诊断和治法

浊邪的诊断可通过舌苔、脉象和排泄物三个方面：①舌苔黄或白或黄白相间，苔质腻，或薄或厚。②脉有滑象，或弦滑或细滑或弦细滑。③大便黏腻，臭秽不爽，小便浅黄或深黄或浓茶样，汗液垢浊有味。只要具备以上其中两方面，便可诊为浊邪。

治疗浊邪，途径亦有三：①淡渗利湿法：如茯苓、猪苓、泽泻等，此类药除具祛浊之功效外，尚可健脾助运，保护后天，并防止苦寒伤胃。②苦寒燥湿：如黄芩、黄连、黄柏、大黄、龙胆草等，此类药既可燥湿，又能存阴，防止胃阴大伤。③芳香化浊法：如砂仁、白豆蔻、藿香、佩兰等，芳香温化之品能悦脾醒脾，内消湿浊。

4. 毒邪的诊断和治法

毒邪的诊断主要通过以下方面：①舌质。舌质或红或红绛或紫，此为毒邪深伏血络之象。②脉有数象。治疗毒邪多根据毒之轻重而用药。如毒轻者则常用黄连、黄芩、黄柏、大黄、绞股蓝、板蓝根、连翘、金银花等，毒重者可用黄药子、狼毒等力猛之药；毒介于轻与重之间者用红景天、半边莲、半枝莲、白花蛇舌草、败酱草等。可见现代医家已经将浊毒致病论的理论基点、诊断标准和治疗方法的基本框架发展成形，取得了重要的进展。

国家浊毒证重点研究室的研究人员对现代病因学进行了系统研究，同时分析了传统中医病因学的不足之处，认为起初形成的浊毒致病论存在如下不足：①定义范围狭窄，难以涵盖各种疾病发病因素和致病过程的全部内容，难以将浊毒致病论发展成为现代中医学致病论的基础理论。②浊毒致病论所拟定的基础定义、临床表现、诊断标准和治疗方法不能从本质上反映疾病的发生、发展和转归的内在规律，难以和现代病因学的认识协调一致。③现有的浊毒致病论难以从经典中医学致病论中的湿、热、火、痰、瘀等致病因素的性质、病机和病理中分化出来，成为独立的新型致病理论。基于这些不足，笔者愿更加深入和广泛地探讨浊毒致病论，目的是将浊毒致病论发展成为现代中医致病论的基本理论。

三、浊毒致病概论

（1）浊毒致病论的基本定义为：浊属阴邪，即浊邪；毒为阳邪，即毒邪。浊阴为不清之意，有形体可见，而毒阳无形体可依。邪为致病之意。浊和毒互为一体，胶结致病，成为致病因素不可分割的两个方面。

（2）浊毒病因的来源：浊毒可为外邪，亦可为内邪。作为外邪，由表侵入；作为内邪，由内而生。

（3）浊毒病因的作用性质：浊毒作为致病因素，可为致病的主要原因，亦可为致病诱因。

（4）浊毒病因的致病途径：浊毒病邪作用于人体，循人体络脉体系由表入里，由局部至全身。

（5）浊毒病因致病的病理变化特征：浊毒病邪胶结作用于人体，导致人体细胞、组织和器官的浊化，即致病过程；浊化的结果导致细胞、组织和器官的浊变，即形态结构的改变，包括现代病理学中的肥大、增生、萎缩、化生和癌变，以及炎症、变性、凋亡和坏死等变化。浊变的结果是毒害细胞、组织和器官，使之代谢和机能失常，乃至机能衰竭。

（6）浊毒病因与疾病发生、发展和转归的关系：浊毒病邪入侵机体，克正气而致病；浊毒之邪猖獗，发病急重，或病情加重；浊毒之邪滞留不去，疾病迁延不愈；浊毒之邪得以被战胜，疾病好转，机体得以康复。因此，浊毒病邪有轻、中、重相对量化的划分。

四、浊毒致病论与传统中医病因学的关系

（1）浊毒病邪与外感六淫的统一关系：六淫致病因素包括风、寒、暑、湿、燥、火，每一种致病因素的致病均有明确的临床特征、证候和表现，临床治疗也有明确的方药。浊毒病邪与六淫致病因素统一成为风浊毒、寒浊毒、暑浊毒、湿浊毒、燥浊毒和火浊毒，以致不失去传统中医学对六淫致病因素诊治上的积累。同时浊毒邪将引入现代病因学的基本概念，揭示各种疾病的发生、发展和转归的基本病理变化特征和过程。

（2）浊毒病邪与其他中医致病因素的统一关系：借鉴六淫与浊毒病邪的统一方法，依次为疫疠浊毒、七情浊毒、食浊毒、痰浊毒和瘀浊毒等。在这些新型的病因概念中，传统中医病因学中的致病因素保持传统的原意，浊毒将引进现代病因学的定义，以致形成新型病因学的基本概念。

（3）浊毒致病论与痰瘀学说的关系：传统中医病因学认为，疾病过程中形成的病理产物，又能够成为致病因素，主要包括痰饮、瘀血和结石等。痰和瘀是两种不同的物质和致病因素，痰即痰饮，是机体水液代谢障碍所形成的病理产物，稠者为痰，稀者为饮，两者同出一源。瘀即血瘀，是指血液运行障碍、停滞所形成的病理产物，属于继发性致病因素，包括离经之血积存体内，或血行不畅，阻滞于经脉及脏腑内的血液。近代医家发展了痰瘀相关理论，涉及临床许多学科的多种疾病，尤其是对疑难病的治疗，具有重要的指导意义。痰瘀合邪，相互兼夹，致使疾病疑难复杂、迁延难愈。痰饮瘀血均属"浊邪"，分别称为痰浊和瘀浊。痰浊和瘀浊的病理特性是黏滞凝涩。痰浊黏滞，对机体的病理损害是影响气血津液的流通，它可以黏着凝聚于人体任何脏腑组织器官的一切空隙窍道，造成特异性损伤，但多为无形之痰，临床特征隐晦难测，往往被人们所忽略，致使疾病隐匿渐进，积年累月，则病程迁延。瘀浊指血瘀可外滞形体，内凝脏腑，形成脏腑经络阻滞性病理损害。痰浊和瘀浊滞经滞络，阻碍气机运行，形成瘀血、痰凝、气滞的病理改变，致使疾病根深蒂固，酿成难治的疾病。痰浊和瘀浊皆可生化毒邪，即痰毒和瘀毒，毒邪再生痰浊和瘀浊，形成恶性循环，致使疾病迁延恶化。在具体疾病的病因学和病理学剖析中，浊毒致病论的引入，将具体致病因素及其病理变化和疾病的中医证候相结合形成新型的中医病因学和病理学的基础特征。

（4）浊毒致病论与传统中医学的病机和辨证原则：浊毒致病论在传统中医学中的病机原则、辨证原则不变。但是，浊毒概念的引入除了继承传统中医学对疾病的认识论和方法论之外，浊毒致病论的内容还将引进西医学的基本概念，揭示各种疾病的发生、发展和转归的基本病理变化特征和过程，为现代中医中药的发展奠定理论基础。

（5）浊毒致病论在中医治疗中的可能地位：传统中医治疗学中，是根据患者的具体病情，选择治标或治本，或标本兼治等措施。但是原则上强调治病求本。浊毒致病论的主要任务是揭示导致不同疾病发生、发展和转归的主要病因，在治疗上针对浊毒病邪施治，与中医治病求本的原则相吻合，而且更加切实和直接。

（6）浊毒致病论在中医预防疾病中的可能地位：中医强调未病先防，既病防变的原则。正如上述，浊毒致病论展示疾病致病的主要因素和疾病发展的内在规律，与现代病因学接轨，深入了解浊毒病邪的致病规律，将传统中医学的预防原则和现代预防医学的具体措施结合为一个整体，对预防疾病的发生和阻止疾病的发展有重要的指导作用。

浊毒致病论的发展任务是不断地将西医病因学的现有体系和新发现与传统中医病因学进行整合，以弥补传统中医病因学中的不足，同时继承传统中医病因学的精髓，最终形成较为系统的现代中医病因学。现代中医病因学的特点应该是：①具有明确的现代病因学致病因素和致病特点，用现代诊断方法可以得出明确的或较为明确的诊断结果；②秉承传统中医病因学的认识论和方法论，对同一种致病因素，在不同个体、不同时节、不同的疾病阶段所表现的证候或证候群进行辨证，对疾病的诊断和治疗个体化。

（王正品　李佃贵　杜艳茹　王彦刚　张纨　刘启泉　贾娟娟
房家毅　郭启云　张建中　郭明州）

浊毒化与化浊毒

据报道，近年来国家加大了对中医药事业的扶持力度，投入的中医药事业费逐年增加。"十一五"以来，我国在科技投入方面有了较大提高，国家发改委和国家中医药管理局共同开展国家中医临床研究基地建设，这些变化，对于中医药的发展，提供了有力的支撑。

随着国家对中医药投入力度的加大，很多中医研究项目得到国家支持，"浊毒证研究"就是在这样的背景下，被列为重点支持项目，其研究过程也与其他科研课题一样，必须明确很多基本的科学问题。

一、浊毒证研究面对科学拷问

所有的科学研究，必须有明确的科学问题，然后用正确的研究方法去分析、研究，得出我们期望得到的结论，以有利于社会进步和科技事业的发展。浊毒证研究首先必须回答，其研究的对象是一个新的物质，还是一个新的学术理论，或者二者兼而有之。假如"浊毒"是一个新的物质，这个物质是什么？它与传统中医所说的"毒""浊"是何关系？

在中医的经典著作《素问·五常政大论篇》以及其他篇章里，就有关于风毒、寒毒、湿毒、热毒、火毒、疫毒的说法，"寒热燥湿，不同其化也。故少阳在泉，寒毒不生，其味辛，其治苦酸，其谷苍丹。阳明在泉，湿毒不生，其味酸，其气湿，其治辛苦甘，其谷丹素。太阳在泉，热毒不生，其味苦，其治淡咸，其谷黅秬。厥阴在泉，清毒不生，其味甘，其治酸苦，其谷苍赤，其气专，其味正。少阴在泉，寒毒不生，其味辛，其治辛苦甘，其谷白丹。太阴在泉，燥毒不生，其味咸，其气热，其治甘咸，其谷黅秬。化淳则咸守，气专则辛化而俱知。"那么，"浊毒"是一种新毒吗？

中医学认为，毒就是对人体的伤害因素，六气太过变为六淫，六淫引起人体发病，六淫就是"毒"；人吃的药物、食物，如果药不对证，或者食物变质，造成了对人体的伤害，这个过程就是"毒化过程"，这种所谓的药，或者食物就是"毒"。

清浊是《黄帝内经》的基本概念，来源于古人对于水的认识。水有清浊，人与自然相应，其体内的精微物质气血也有清浊。而且，清浊不是一成不变的，而是不断互相转化的。人体内有许多生理物质，本来是清洁而流动的，如果由于内在、外在的各种原因，失去了其本来的特性，变成混浊、浓稠的物质，这就是"浊化过程"，浊化了的物质成了引起人体发病的因素，它就是

"浊邪"。因此，"浊毒"既是致病因素，也是病理产物。

由此可见，"浊毒"并不是在风毒、寒毒、湿毒、热毒、火毒、疫毒之外，另有一种"毒"，也不是在湿浊、血浊、气浊之外，还有一个新的"浊"。"浊毒"是一个事物的两个方面，也可以说是一个物质所包含的两个元素。

我们认为，浊毒是中医学的一个新概念，它是指一类物质同时具有浊与毒的双重性质，就好像一个事物的两个属性，或者是一个硬币的两面。按照浊毒在中医学之中的地位，它既关系到中医的病因学说，也涉及病机理论，因此浊毒既是致病因素，也是病理产物。

以往关于病因、病机的论述，总是把病因与病机分别看待，好像一个是外在的致病因素，一个是机体内部发生变化的机制，是两类不同的学术概念。但是，人体是一个极为复杂的有机整体，从单细胞进化开始，到形成复杂的有机体，是一个连续的过程，是一个不断积累的连续变化，就好像鸡生蛋，蛋又生鸡，鸡再生蛋，蛋再生鸡的无穷无尽的连续积累过程。人体发病的过程也是这样不断变化的，任何疾病的形成都不是单纯致病因素作用的结果，即使是外伤、外来邪气所形成的疾病，也一定是人体抗病过程一起参与，才能形成病变。如果没有人体的参与，外来的伤害就不会形成伤口，人就立刻毙命；没有正气对抗邪气，也就不会有发热、炎症。

因此，在中医学里，既有自然界的六气养育人体，也会因为风、寒、暑、湿、燥、火太过变成致病因素，也就是"六淫"致病学说，也有脏腑功能失调，内生风寒热湿燥火之"内生六淫"的说法。所谓"内六淫"就是代谢产物过剩，是堆积的病理产物。

浊毒也是这样的概念，它是指自然物质发生变化，引起了人体内部的疾病，也可以是人体脏腑功能失调产生了病理产物，这种或者是外来，或者是内生的物质，具备了浊与毒的特性，就是浊毒。

浊毒是一个牵涉面很广的病理概念，也是一个"古已有之"物质，张仲景的时代，叶天士的时代，都应该是有浊毒存在的，只是他们没有用这样的思想看问题，因此就没有提出这样的观念来。故浊毒理论的创立是中医学在新时代的理论创新。

浊毒学说的提出，并非要刻意地标新立异，而是因为浊毒是一个客观存在，它在临床上有着广泛的指导意义，是深化中医学术研究所必须面对的基本问题。即使是我们不这样提出问题，将来也会有探索者会这样提出问题。因此，我们深感历史责任重大，不避自己学术积累的疏浅而大胆地提出这个学术问题，以就教于海内方家，希望此举有利于中医学术发展。

二、阐明自然物质的"浊毒化"

天地所生之物，莫不为利，莫不为害。利和害也是相对而存在的，不是绝对的、一成不变的，这就是中医学独特的辩证唯物主义世界观。

风、寒、暑、湿、燥、火是自然界普遍存在的物质，是人体赖以生存的基本条件，中医学称其为"六气"。酸、苦、甘、辛、咸五味，也是大地万物呈现的滋味，他们能够滋养人体的五脏，中医称其为"五味"。六气和五味是人体一刻也不能脱离的生存条件。因此，《素问·宝命全形论篇》说："人以天地之气生，四时之法成。"人体必须借助于天地自然物质的滋养，才能够生存和保持生命力，即使是飞上太空，在宇宙飞船里也要模拟地球环境，一刻也不能停止呼吸。

天广地大，不可度量。天地所生万物，虽然纷然复杂，都是依靠进食各种营养而生存的。这万物的营养虽然不能一一列举，但是都可以用颜色和滋味来概括。"草生五色，五色之变，不可胜视；草生五味，五味之美不可胜极，嗜欲不同，各有所通。"五色代表了万物的颜色，五味代表了万物的滋味。天气经常变化，一年之中的差距可以用四季来形容，但是每一天的气候也是不一样的，即使是四季如春，其早晨与夜晚，中午与半夜也是不同的。并且鲍鱼之市，灵兰之室，其气不同。同一个空间，鱼翔浅底，鹰击长空，都会改变环境的构成；一个人抽烟，很多人受害；同一团大气，你呼我吸，彼此公用。《易经》说："天无私覆，地无私载，日月无私照。"万物都处在地球环境的家园里。《素问·六节藏象论篇》说："天食人以五气，地食人以五味。"天地对人的关爱，就是通过五气和五味体现出来的。《素问·六节藏象论篇》说："五气入鼻，藏于心肺，上使五色修明，音声能彰；五味入口，藏于肠胃，味有所藏，以养五气，气和而生，津液相成，神乃自生。"

天地对人的关爱不是无条件的，而是以服从天地四时变化为规则的。《素问·四气调神大论篇》说："夫四时阴阳者，万物之根本也。所以圣人春夏养阳，秋冬养阴，以从其根；故与万物沉浮于生长之门，逆其根则伐其本，坏其真矣。故阴阳四时者，万物之终始也，生死之本也；逆之则灾害生，从之则苛疾不起，是谓得道。道者圣人行之，愚者佩之。从阴阳则生，逆之则死；从之则治，逆之则乱。反顺为逆，是谓内格。"顺从自然界天地之气的变化，是人体养生最根本的法则，违反了就要受惩罚。只有顺应天地阴阳，才能保持健康，避免疾病。但是，人体不是金刚不烂之身，总有养生不慎，起居不谨的时候，这个时候就容易出现疾病。故《素问·生气通天论篇》对于违背四时之气而生病的现象，进行了概括，总结出来一些规律性的认识："因于露风，乃生寒热。是以春伤于风，邪气留连，乃为洞泄。夏伤于暑，秋为痎疟。秋伤于湿，上逆而咳，发为痿厥。冬伤于寒，春必温病。四时之气，更伤五脏。阴之所生，本在五味；阴之五宫，伤在五味。"自然气候的变化，超过了人体适应能力的界限，就会引起人体发病。当然，人体的适应能力有大小，有的人冒酷暑，战严寒，经风雨，不但不病，反而经过锻炼身体越来越硬朗。冬天里，寒气逼人，躲在屋子里还有人嫌太冷，但是有的人却砸开冰窟窿，跳进刺骨的水里冬泳，他没有得病，其他做冰雕的、滑雪的人，也没有得病，所以人体是否发病，不是由自然界的气温决定的。只要不发病，再冷的气候，也是正常的寒气，属于六气之一。

当然，在酷热的天气里，也不是人人都中暑，故六气与六淫之间的界限，不是靠物理指标加以区别的，而是以其对人体的影响来确定的。也就是说，无论多高的气温，多寒冷的风气，只要不引起人体发病，就是六气之一，而不属于六淫。这就是说，六气与六淫的划分，是以其对于人体影响的结果来推定的，是一个相对概念，属于价值判断，不是一个物理量。

人体是否发病，主要取决于人体的正气强弱。"正气存内，邪不可干"，"邪之所凑，其气必虚"，这是很多人的常识，是中医药贡献给人民大众的养生智慧。《灵枢·百病始生》说："风雨寒热不得虚，邪不能独伤人。卒然逢疾风暴雨而不病者，盖无虚，故邪不能独伤人。此必因虚邪之风，与其身形，两虚相得，乃客其形。两实相逢，众人肉坚。其中于虚邪，也因于天时，与其身形，参以虚实，大病乃成。气有定舍，因处为名。"人体是否发病，不是一点论，更不是外因决定论，而是内外因互相作用的结果。

元代著名医学家王安道在《医经溯洄集》里说："夫风暑湿寒者，天地之四气也，其伤于人，人岂能于未发病之前，预知其客于何经络、何脏腑、何部分而成何病乎？及其既发病，然后可以诊候，始知其客于某经络、某脏腑、某部分，成某病耳！"也就是说，判断人体是否因为外感邪气而发病，以及感受了什么邪气发的病，都必须从患者表现的证候去推测，叫作"审证求因"。在相同的环境里，有的人受了寒邪，有的人受了湿气，更多的人什么邪气也没有感受到。由此可见，受不受邪气，受什么样的邪气，完全要靠人体的不适表现来推测，而不能硬性规定，不能由某种仪器代替患者的感受，也不是一检测就可以测量出来的，这就是中医学的特点。这样相对地规定六气与六淫的界限，并不是中医学的缺陷，不是不规范，而是完全尊重人体的主体地位，是以人为本的体现，也是中医学的特色所在。刘完素强调六气皆能化火，气有余就是火，是为了推行他的寒凉主张，为清热解毒治疗法则奠立理论依据。自然物质的"浊毒化"学说，为中医在临床上解毒化浊的治疗措施创立了理论根据。

"六气太过即成毒，气机不畅易生浊"，作为致病因素和病理产物的"浊毒"，其造成的危害是十分广泛的。

三、做好中医治疗"化浊毒"

中医学术博大精深，概括起来无非是"怎样看"和"怎样做"；中医特色虽然很多，总的说来无非是其"认识论"和"实践论"与西医相比有所不同。

我们提出来自然物质可以"浊毒化"，这只是认识论。只停留在能够认识浊毒上，是远远不够的，也不是医生的责任所允许的。医生的责任，就是在阐明浊毒化之后，能够做到"化浊毒"。也就说，无论患者和身体的浊毒在什么部位，无论浊毒存在了多久，都应该通过医生的治疗，把这些浊毒化掉，或者逐渐化掉，把浊毒转化排除，使患者恢复健康，这才是一个合格的医生，或者是一个好医生。

可以说，医生的责任不仅是阐明"浊毒化"，更重要的是通过治疗而"化浊毒"。

中医临床治病的过程之中，经常使用"清热解毒""利湿化浊""活血化瘀"的治疗方法，以此治愈了大量的患者。

我们不禁要问：体内的"热毒"经过"清热解毒"之后，"湿浊"经过"利湿化浊"之后，"瘀血"经过"活血化瘀"之后，它们变成了什么？变化之后的物质到哪里去了?

在人体脏腑功能的参与下,热已清,毒已解,热病就可以痊愈;"水湿""痰浊"之气,经过"活化",流动起来,就变成了生理上有用的体液物质,浊稠就转化为清洁;血活起来,瘀滞的血液变为流动鲜血,血液也就重新有了活力,再一次参与到人体的代谢之中。

由此可见,"浊毒化"是在人体正气不足,功能下降的时候,物质在人体内部发生的变化;"化浊毒"是中医经过辨证论治,促使病理产物在人体内部重新被利用的过程,是一个"完全环保"的智能化过程。

趋利避害,化毒为药,变废为宝,是中医学独特的智慧之所在。由此看来,"浊毒证研究"不仅是必要的,而且是发展中医学术、彰显中医特色的一个重要方法。

中医学见微知著,常能防患于未然,"治未病"的思想要求我们时刻提醒人们,自然物质可以发生"浊毒化。"自然物质发生了"浊毒化"并不可怕,只要经过正确的治疗"化浊毒",就可以把浊毒化了的物质重新活化起来。这就是要辨证地看待利与害、邪与正及其相互转化关系的理论基础,它深刻地体现着中医学的智慧。

人们知道了"浊毒"是由自然物质和生理物质转化而来,就会注意养生保健,防微杜渐,慎起居,节饮食,不妄作劳,正气不虚,常保健康。

人们了解了中医治疗可以"化浊毒",就可以按照中医的理论、方法,把自己体内的浊毒转化为正常物质。

阐明自然物质浊毒化,做好中医化浊毒,就是浊毒证研究的关键之所在。

(曹东义　李佃贵　裴林　刘启泉　王彦刚)

浊毒理论临床应用进展

浊毒理论是近年来提出的又一重要的病因学说,是对中医病因学的丰富和发展,这一学说为临床上许多重大疑难疾病的治疗开辟了新的重要途径,正广泛应用于许多疾病,包括慢性萎缩性胃炎、溃疡性结肠炎、慢性肝炎、肝纤维化、肝硬化、糖尿病等，并显露出可喜苗头。本文就近年来浊毒理论的认识和临床应用作一综述。

一、浊毒的概念和含义

1. 浊的含义

蔡春江等通过复习文献，认为"浊"，一是指生理性的浊：是浊气（其含义又有二：一指饮食精华的浓浊部分；二是后来指呼出的浊气和排出的矢气等）、浊阴（指体内较重浊的物质，如二便、饮食浓浊部分等）。二是指病理性的浊：指浊邪，湿浊之邪。湿浊，即湿气，因湿性重浊黏腻，每于病位停留滞着，阻碍轻清阳气的活动，故名浊。三是指病证：指浊证，分便浊与精浊。便浊指小便混浊之症。浊之含义虽多，至后世大多与湿有关。吴深涛认为，浊字本义为不清，可分为内浊和外浊，作为致病因素的内生之浊，其内涵如《丹溪心法》中所述"浊生湿热，有痰，有虚"。

2. 毒的含义

一指毒草或毒药。在医学中指药物，或药物的偏性与峻烈之性。二指病因或病邪。病因中又分为内毒和外毒。古代医籍中又常把外感毒邪称作毒气，非时之气，戾气、杂气、异气、山岚瘴气等。三指病证。如疮疡之泛称，疮毒、痈毒、阴阳毒等，湿毒、暑毒、风毒、痰毒等证。吴深涛认为，内生之毒与浊作为病邪，既是机体内的代谢产物不能及时排出，蕴积体内而产生的病理和有害物质，又是对人体脏腑经络及气血阴阳都能造成严重损害的致病因素，且其内涵不断为后世学者所丰富。刘毅认为，"毒邪"则是对机体有危害作用的致病因素的总称，其危害性较一般的邪气严重。

3. 浊毒的含义

吴深涛认为，浊毒在中医学中是泛指对机体有不利影响的物质。其中浊与毒内涵有所不同。浊与毒邪间，因性质类同而极易相生互助为虐，且常由浊邪酿生毒害之性。可见浊毒亦属于病邪的范畴。其内涵应是代表一种病因病理的过程。李佃贵认为，浊毒不属同类，浊属阴邪，毒为阳邪。浊、毒虽性质不同，然两者关系甚密，常胶结致病。且毒之形成，与浊有密切的关系。故而浊毒并称。

二、临床应用

（一）胃肠病

1. 慢性萎缩性胃炎（CAG）

（1）CAG浊毒的病因病机。李佃贵、蔡春江认为，CAG多因饮食内伤、情志不舒，导致肝胃不和、胃气失和、通降失职、浊邪内停，日久则脾失健运，水湿不化，湿浊中阻，郁而不解，蕴积成热，热壅血瘀而成毒，形成浊毒内壅之势。浊毒进一步影响脾胃气机升降，气机阻滞；热毒伤阴，浊毒瘀阻胃络，导致胃体失滋润，胃腺萎缩。病机的演变规律为：先有肝郁气滞，木旺克土，脾虚湿盛，继而积湿成浊，浊郁化热，热蕴成毒，浊毒之邪深伏胃脉血分，最终形成CAG繁杂的病理改变。CAG以津液阴血耗伤为本，浊毒内壅，气滞络阻，胃失和降为标，而浊毒相关为害乃病机关键之所在。

（2）CAG的浊、毒诊断。李佃贵根据临证经验总结了浊邪诊断要点：①舌苔色泽或黄或白或黄白相间，苔质或薄或薄腻或厚腻，此为中焦浊邪熏蒸所致；②脉有滑象，或弦滑或细滑或弦细滑，以上舌苔、脉象为浊邪内伏必具之征；③排泄物、分泌物，可见大便黏腻，臭秽不爽，小便或浅黄或深黄或浓茶样，汗液垢浊有味；④胃镜象，可见胃黏膜水肿，伴有点片状黏附性渗出物。以上只要具备其中两方面，便可诊断为浊邪。

毒邪诊断要点：①舌质或红或红绛或紫，此为毒邪深伏血络之象；②脉有数象。③胃镜象，可见黏膜充血、糜烂、变薄、干燥、透见红色血管纹。

（3）CAG的浊、毒论治。李佃贵提出浊邪的治疗方法：①用淡渗利湿之法如茯苓、猪苓、泽泻等，此类药除具祛浊之功效外，尚可健脾助运，保护后天，并防止苦寒伤胃；②用苦寒燥湿之法，如黄芩、黄连、黄柏、大黄、龙胆草等，此类药既可燥湿，又能存阴，防止胃阴大伤；③用芳香化浊之法，如砂仁、蔻仁、藿香、佩兰等，芳香温化之品能悦脾醒脾，内消湿浊，此乃浊邪图本之治。治疗毒邪，则根据毒之轻重而用药。如毒重者可用黄药子、狼毒等力猛之药；毒介于轻与重之间者用蛇莓、红景天、半边莲、半枝莲、白花蛇舌草、败酱草等；毒轻者则常用黄连、黄芩、黄柏、大黄、绞股蓝、板蓝根、连翘、银花等。方剂可选用黄连解毒汤、五味消毒饮等。这些药物，对于治疗 CAG 伴肠上皮化生、典型增生、防止癌变有显著作用。

裴林、李佃贵等通过实验研究证实，以浊毒理论组方的增生消胶囊可改善胃黏膜血流量，提高 pH 值，抑制炎细胞浸润、腺体萎缩和不典型增生，并有明显的镇痛作用，无明显毒副作用。临床观察结果亦表明，增生消胶囊可明显改善慢性 CAG 患者腺体萎缩、肠上皮化生（临床治愈率 47.0%）和不典型增生（临床治愈率 46.2%）。

2. 功能性消化不良（FD）

李佃贵等对 110 例 FD 的治疗进行了观察，治疗组 60 例，以化浊降逆立法，予胃痛宁胶囊治疗（药物组成：茵陈、生薏苡仁、槟榔、草豆蔻、藿香、厚朴、蒲公英等）；对照组 50 例，予多潘立酮口服治疗。2 组均 4 周为 1 个疗程。结果治疗组临床总有效率（91.7%）明显优于对照组（74.0%，$P<0.05$）；治疗组治疗后症状积分明显低于对照组（$P<0.05$），症状改善情况优于对照组（$P<0.05$）；治疗组治疗后胃液排空时间明显低于对照组（$P<0.01$）；血浆胃动素含量治疗组治疗后较对照组明显升高（$P<0.05$）。因此认为化浊降逆法能明显改善 FD 患者临床症状，提高临床疗效，促进胃肠蠕动和胃排空。通过实验研究，证实胃痛宁胶囊在对 FD 的防治中，能明显增加大鼠日均进食量，增加胃运动频率和幅度，并在一定程度上优于多潘立酮组，能明显升高血浆胃动素水平，改善红细胞乙酰胆碱酯酶活性，对调节胃肠肌电活动的紊乱，调节胃肠激素水平，改善胆碱能神经功能状态具有积极作用。胃痛宁胶囊能促进小鼠在体小肠蠕动功能，也肯定了该药具有促进胃肠蠕动等作用。

3. 胃溃疡

李佃贵等用冰醋酸制备大鼠慢性胃溃疡模型，并对造模大鼠胃痛宁小剂量组、大剂量组、胃乐组、损伤模型组、正常对照组进行对照比较。观察大鼠胃黏膜的组织形态及血清 NO、血浆 ET、PAF 含量，以探讨运用化浊降逆法治疗胃溃疡的作用机理。结果显示，化浊降逆法（胃痛宁胶囊组）可明显减低胃黏膜的损伤，降低溃疡指数（$P<0.01$），使 NO 含量升高（$P<0.01$），ET、PAF 水平明显降低（$P<0.01$）。提示化浊降逆法能提高溃疡愈合质量，提

高 NO 含量，降低 ET、PAF 水平。

4. 溃疡性结肠炎

李佃贵等认为，溃疡性结肠炎的病机为：顽痰宿湿阻滞肠间，缠绵难愈，痰湿久羁大肠而不去，势必酿热成毒，浊毒弥漫，毒热损膜伤络。运用解毒化浊法治疗溃疡性结肠炎 120 例，对照组 50 例予柳氮磺胺吡啶治疗。结果治疗组总有效率为 91.67%，对照组总有效率为 66%；两组比较有较显著性差异（ $P<0.01$ ）。认为解毒化浊法对溃疡性结肠炎不仅具有缓解症状、改善体征的功效，而且还能从溃疡性结肠炎的病因、病机入手，彻底治疗溃疡性结肠炎。

（二）肝病

1. 肝炎、肝纤维化

王钰等总结了李佃贵教授治疗乙型肝炎后肝纤维化经验，提出本病的病因为浊邪内伏血分，病机在于肝肾阴亏，肝络瘀积。系外来邪毒导致肝脾功能失调，肝失疏泄，脾失运化，致气血津液输布异常，停滞中焦，进而化生痰浊，邪毒夹痰浊入于血络所致。在脉证方面，认为舌象及脉象反映了浊邪的存在与转归。因此，在本病的治疗中应注意舌诊及脉诊，舌苔的厚腻程度、颜色的深浅变化则预示着病情的变化，舌苔由厚变薄，颜色由深变浅，则为正进邪退，反之则为正退邪进。

治疗方面，解毒化浊是治疗乙型肝炎肝纤维化的基本大法。对于实证为主者，多选白花蛇舌草、半枝莲、苦丁茶、黄连、黄芩、蒲黄、五灵脂、丹参、威灵仙等。若以虚证为主者，多选百合、鳖甲、山茱萸、茯苓、当归、生地黄、白术、姜黄、枳实、陈皮等。同时根据浊邪盛衰及浊邪偏重，酌情选用理气化浊之品，如砂仁、白豆蔻；芳香化浊之品，如藿香、佩兰、茵陈；利湿化浊之品，如大腹皮、车前草、泽泻；通腑泻浊之品，如芦荟、青皮、大黄等；清热化浊之品如生石膏、知母、金银花。

李佃贵等通过采用解毒化浊方（红景天、绞股蓝、白花蛇舌草、生苡米、贯众等）治疗慢性乙型肝炎 658 例，观察了清热解毒利湿类中药治疗本病的疗效。结果：基本治愈 138 例，总有效率 96.5%。

王钰等应用藿香、白芍复方（组成：藿香、白芍、红景天、桑椹、急性子、鳖甲、贯众各 15g，佩兰叶、荷叶、田基黄、柴胡各 12g，苦丁茶、三棱各 9g，苦参 6g，研为末。1.9g/粒）治疗，10 粒/次，3 次/日，并与和络疏肝胶囊作为对照，3 个月为 1 个疗程，连续 2 个疗程。结果肝功能各指标明显优予治疗前（$P<0.05$），治疗组症状、体征改善率均优于对照组（除便溏外，$P<0.05$）。治疗组 ALT、AST、总胆红素与对照组治疗后比较，差异不明显（$P>0.05$）。治疗组治疗后白蛋白升高、球蛋白、γ-谷氨酰肽转移酶降低，与对照组比较差异显著（$P<0.05$）；治疗组治疗后血清透明质酸、层粘连蛋白、Ⅲ型前胶原、Ⅳ型胶原、转化生长因子 β1 水平明显低于治疗前和对照组治疗后（$P<0.05$–0.01）。治疗组 42 例表面抗原阳性者中 3 例转阴（阴转率为 7%），对照组 36 例阳性者中 1 例转阴（阴转率为 3%），差异不明显（$P>0.05$）。治疗后治疗组中 e 抗原和 HBV-DNA 阳性者阴转率明显高于对照组（$P<0.05$）。B 超影像学检查，治疗后 2 组患者门静脉内径、脾静脉内径、脾厚度均较前改善，但差异不明显。治疗组脾静脉内径及脾厚度低于对照组，但差异不明显（$P>0.05$）。治疗组治疗后门静脉内径明显小于对照组（$P<0.05$）。治疗组复发率明显低于对照组（$P<0.05$）。

2. 肝硬化

肝硬化属于中医学"臌胀""积聚"等范畴，李佃贵认为，肝硬化是由正气虚衰，浊毒内侵所致。浊邪在整个致病过程中占有重要地位。其病因病机为浊、毒、虚的共同致病，浊既为病果又为病因。"浊邪"在肝硬化的发展中，不仅是病理产物，还是致病原因。故以利湿化浊，解毒抗炎，补气养血为治疗原则。辨证治疗方面，临证时辨证与辨病相结合，中医辨证分型和西医分型相结合。提出肝硬化的代偿期，采用化浊和胃，软肝化坚的治则，加解毒药物，治疗肝硬化早期病人。肝硬化的失代偿期固本和逐邪不可偏废。固本当脾肾同补，逐邪当首先以治血和利水为先。临证化浊常用药物有：藿香、佩兰、厚朴、砂仁、草豆蔻、白豆蔻、草果等。清热解毒和软肝化坚常用药物如枳实、大黄、川朴、虎杖、黄连、黄芩、板蓝根、地耳草、红景天、垂盆草、鳖甲、山甲珠等。另外，常加现代药理研究表明有抗癌作用的药物，如白花蛇舌草、半枝莲、半边莲、蒲公英、山慈菇等，以期防患于未然。

（三）糖尿病（DM）

吴深涛通过复习经典文献中有关 DM 的论述，并结合现代医学中有关糖毒性和脂毒性与浊毒相关性研究，认为其浊毒之成因虽复杂多样，既有嗜食甘美、好逸恶劳，以及七情失调致损脾伤肝，机体气机代谢失常，水谷不化精微，壅滞之气内瘀血分而酿生的具有毒害作用的病理物质，还有外毒之伤害，如病毒感染、化学污染等外界毒邪常与其内毒合而为害。

DM 浊毒为患的演变规律，即由浊致毒。DM 早期多单纯以血浊为主，进而内蕴化热，耗伤人体气血阴津。随着疾病的进展，则以血浊内蕴并酿致毒性为主，且两者常相生互助为虐，不仅耗气伤阴，还可内伤肺脾而再生瘀浊，使肾不固藏，精微泄漏而致尿糖、尿蛋白增多。其临床特点为虚实夹杂，浊毒为实邪，可单独壅滞为患而见实证，但浊毒内蕴血分，其化热、化燥必耗气伤阴，决定了 DM 以虚实夹杂之证更为常见的病机特点。此外浊毒亦可因耗气而伤阳，或阴损及阳，导致阳虚或阴阳两虚而现寒热错杂之证。

DM 发生并发症的病机核心在于浊毒兼杂顽恶，如与瘀血相兼则变瘀毒，与痰相混则生痰毒等，并随毒损脏腑脉络之部位不同而并发症丛生，如临床上可能损伤肌肤、毒损肾络，或热毒犯脑、毒损心脉，或毒害目络、毒侵经脉四末，从而变生多种复杂病证，且病情多缠绵难愈而转为"坏病"。

（四）慢性肾衰

阳晓等研究认为，慢性肾衰的病因除普遍存在的正虚病因外，在邪实因素中作为疾病的特殊病理产物的湿热、瘀血、痰浊（统称为"浊毒"），是致病的主要因素。

刘毅认为，由于各种原因导致脾肾受损，二便失司，三焦气化严重障碍，分清泌浊功能减退，秽浊溺污不得外泄，蓄积体内，蕴积于血，是发病之主因。秽浊积久，酿为浊毒；或聚浊生痰，痰湿内蕴，阻遏气机，水病累血，郁而成瘀，肾络瘀阻，经脉不利，久则终致瘀毒互结，更耗气血。其病变过程往往是因虚致实，实更伤正。实邪中的浊毒、瘀血既是慢性肾衰的病理产物，又是阻滞气机，导致病情恶化和脏腑衰败的重要病理因素，可以出现浊犯上焦，浊阻中焦，浊阻下焦，浊毒挟痰挟瘀上扰清窍，浊毒化热，入营动血，浊毒外溢肌肤等病理表现。因此治疗上提出：①针对"浊毒"以化为主，治以芳香和胃、祛痰化浊之味。选用半夏泻心汤、黄连温胆汤、小半夏加茯苓汤、小承气汤4方。②洁净府，即通畅下焦，排通二便给浊毒之邪以出路。③利尿排浊，治疗宜补肾化气、利尿排浊。腰以上水肿多以五皮饮合五苓散化裁，腰以下水肿以济生肾气丸加减，或用经验方水肿汤（麻黄、桂枝、黄芪、党参、冬瓜仁、赤小豆、茯苓皮、薏苡仁、车前子等）治疗。④通腑泄浊，常以中药保留灌肠，药用生大黄、黄芩、黄连、黄柏、肉桂、栀子等。

庚及弟认为，慢性肾衰进展在气、血、阴、阳俱虚，五脏衰竭的同时，各种因素造成水湿浊阴内聚、瘀血内停，然以正虚为本，邪实为标。其中五脏以脾、肾衰败为主，脾、肾阳气虚损，三焦气化障碍，五谷精微生化气、血、津液不足，津液输布不利，膏脂化生运转失常，壅滞血脉，经久不去，蕴积于内，或为湿热，或为瘀血，或为痰饮。这些潴留体内难以排出之物统为浊毒。浊毒既是慢性肾衰的病理产物，又是致病因素。慢性肾衰湿热、瘀血、痰浊多同时并存，然有轻重不同，称之为浊毒最为恰当。

焦敏芳等采用温阳通腑降浊法治疗阳虚浊毒证慢性肾衰竭患者30例，并随机与对照组30例进行比较。治疗组显效率和总有效率均优于对照组（$P<0.05$），治疗组对改善患者症状优于对照组，治疗组在增加 Ccr、降低 Scr 方面优于对照组（$P<0.05$），远期（6个月以上）疗效观察亦表明治疗组对延缓慢性肾衰竭的进展优于对照组（$P<0.01$）。

（五）其他疾病

1. 痛风性关节炎

张瑞彬认为，痛风之因，或为先天禀赋不足，或为年迈脏气衰弱，或为不节饮食，沉湎醇酒，恣啖膏粱，致脏腑功能失调。脾失健运，升清降浊无权；肾乏气化，分清别浊失司。清气不升，郁而化热；浊阴不降，蕴而酿毒，浊毒随之而生。浊毒滞留血中，不得泄利，愈滞愈甚，瘀结为患，发为痛风。治疗上，临证唯以泄浊化瘀为大法，常以土茯苓、萆薢、薏苡仁、泽兰、泽泻、当归、桃仁、红花等为基础方，取降泄浊毒与活血化瘀药物为主配伍。在降泄浊毒药的选择上，特别推崇土茯苓、萆薢二味。

2. 老年性痴呆

刘存志等总结了韩景献对老年性痴呆基本病机的认识——**肾虚痰瘀浊毒论**，认为**肾虚精亏、痰瘀浊毒**是老年性痴呆的基本病机，其中浊毒蕴积，脑髓受损为重要机制之一。本病在发病过程中，肾虚生痰生瘀，痰瘀相互交阻，结聚日久，郁蒸腐败，酿成邪毒。邪毒与痰浊胶结，而致病症复杂多变。浊毒诸邪蕴积脑窍，败坏脑髓，损伤脏腑经络，则元神被扰，神明失用。因此治疗应补肾填精，祛痰开窍，活血化瘀，芳香辟秽，泄浊排毒，尤应注意补虚不忘化痰活血解毒，泻实不忘填精养血补气。

三、展望

浊毒理论在近年来的临床上正显示出广泛和重要的应用价值，为中医病因学和治疗学拓宽了思路与方法，很多医家在文献研究和现代实验学方面也做了较多的工作，但仍然存在一些问题，如浊毒的概念和含义、特性、脉证表现、临床诊断和治疗，仍众说纷纭，缺乏统一，浊毒的性质在各种疾病中是否表现一致等等，仍需要进行大规模的临床协作研究，使之形成一个完整的浊毒理论体系，更好地指导临床工作。

（李佃贵　王彦刚）

成才之路

一、笃信中医，少年立志

燕赵大地自古人杰地灵，名医辈出，远有秦越人，近有张锡纯。这里的每一片山川、每一条河流都弥漫着一种宁静悠远的人文气息，细雨润物，浸渗弥深，在这种深厚传统文化氛围的影响下，李佃贵教授从小耳濡目染，懵懂之时就开始接触到中医学。

李佃贵教授自小聪慧，在学堂里，他的成绩总是名列前茅，逐渐培养了良好的国学基础和积极向上的优秀品质。后来，李佃贵考入县中学，他努力学习，精勤不倦，并以优异的成绩毕业，而一件小事的发生促使他踏上了中医之旅，使之成为自己毕生的事业。

有一次，李佃贵高烧十多天不退，经多方求医后仍不见缓解，恰巧自家叔叔来看望他，这位本家叔叔是位中医临床医生，见此情景便开了两剂中药，李佃贵服后即愈。在疾病初愈的欣喜中，李佃贵深深地为这魅力无穷的中医药所吸引，逐步确立了自己习岐黄之术的远大理想。

然而，正值李佃贵高考之际，因教育系统受"文革"影响，正规大专院校的招生工作不能正常进行。李佃贵痛失机遇，未能如愿进入大学，使得他通过学院教育走上行医之路的愿望成为泡影。但他没有放弃，仍不忘悬壶济世的理想，矢志岐黄，不放过任何一个学习医学的机会，转而走上了拜师学艺之路。

立志当高远，意志要坚定。李佃贵教授后来之所以能成为一代名医，首先是他有这份坚定的信念，可以说通往成才之路的基础就是这份坚持。李佃贵志向确定之后，便精勤不倦，为之终生奋斗。

二、师承入门，又入科班

高中毕业后，李佃贵曾加入县中医培训班短期学习，并以优异的成绩结业，但这短短的学习课程并不能满足他对中医学习的渴望，后经多方努力，李佃贵又拜李思琴老先生为师，在蔚县南留庄公社卫生院行医。

李思琴老先生也是位名医，其医德高尚，以仁善为本，济贫救厄，不惜个人荣誉，医术精湛，名闻于当地，善于治疗内伤杂病和外感热病。李佃贵从17岁起跟随李思琴老先生出诊看病，跟师学医。李思琴老先生时刻以自己的"真善为本，济世成德"的思想和行为准则来教导年少的李佃贵。其师常言："行医要首先立品做人，做一个正直的人，一个有真才实学的人，只有仁善待人，才能济世活人。"这些都深深影响了年轻的李佃贵。每日诊余，李思琴老先生便抽出时间来给李佃贵讲授医理，告诫他不可只重临床而忽视经典理论的学习。

李佃贵跟师学医经历了侍诊、试诊、独立诊病这样几个阶段。侍诊时，他对尊师毕恭毕敬，随时接受教诲，对待患者有礼有节，以平等的眼光看待医患双方。当其师看病时，他在旁观学习尊师如何问病诊脉，怎样分析症状，开方抓药等，待有闲暇之时，李佃贵便向李思琴老先生请教疑难病例不解之处。这样1年余，李佃贵进入医学大门，开始对诊疗体系有了自己独到的理解。试诊时，待李佃贵先对患者进行问病诊脉，分析病理，选方用药后，李思琴老先生再次诊脉问病而最后确定，言传身教，以逐步培养李佃贵的诊病能力。李佃贵教授多年后回忆起这一幕仍念念不忘，他曾说李思琴老先生如同大海上的灯塔，在不断指引自己正确的道路和方向。

经过老师的谆谆教导和言传身教，李佃贵很快就有了独立行医的能力，但他并没有立即独立行医，而是选择继续留在老师身边进一步学习。1969年冬天的一个夜里，李佃贵接诊了一个剧烈腹痛不止的12岁的小女孩，他仔细询问病史，经中医查舌按脉，西医详细查体，李佃贵诊断她为胆道蛔虫症，开了乌梅汤煎服，小女孩服用数剂而愈。经此一战，李佃贵的声望不胫而走，逐渐成了当地有名气的年轻医生。

1970年秋天，由于教育政策调整，李佃贵被推荐到河北新医大（河北医科大学）中医系学习，他上大学的梦想终于实现。他极为珍惜这份来之不易的机会，在校3年期间，如饥似渴地学习中医知识。他深信："药书不厌千遍读，熟读深思理自知。"这种求知的精神不断激励他努力提升自己的中医素养，加深自己中医水平。他系统地从《黄帝内经》阴阳、五行、藏象、经络等相关篇章入手学习，进一步巩固了认识中医的根基。他学习《伤寒论》，先辨识六经，后理解各经主方与主证兼证，成为他掌握辨证论治，逐渐深入对中医理解的阶梯。《金匮要略》重条文，如"黄家所得，从湿得之""病痰饮者，当以温药和之"，他日夜习诵，昼夜不绝，逐渐理解了杂病的奥秘。通过学习叶天士温病卫气营血传变规律及吴鞠通《温病条辨》三焦辨证理论，他掌握银翘散、清营汤、复脉汤、青蒿鳖甲汤等实用方药的应用。李佃贵把自己临床实践中的经验及教训，运用学到的中医经典理论及各科临床基础知识，加以思辨验证，然后灵活地结合起来，使自己的中医理论及临床治疗水平发生了显著的飞跃。可以说，勤奋好学加善于思辨是李佃贵迅速成长的关键。

此外，他还善于以能者为师，李佃贵不仅虚心向带教老师学习并大胆实践，向医籍书刊求教，而且学同道之所长，求书中所载经验方。这种虚心、灵活、巧妙的学习方法让他进步飞速。在宁河县医院实习的时候，他幸遇1949年前就已成名的中医大家，大师的言传身教使他获益匪浅，积累了非常宝贵的经验。在天津中医学院附属医院临床实习期间，他潜心向各位临床老师学习并大胆实践，为棉纺厂一对不育夫妇进行中药系统治疗，使他们生下了自己的宝宝，获得了老师及患者的一致好评。年轻的李佃贵满怀热情与追求，坚定而踏实地走在中医路上。

纵观李佃贵的求学生涯，可以看出他既师古，又灵活运用，既善于继承，又敢于创新。师古是运用的前提，创新是继承的必然。他深感经典譬如大匠诲人，必以规范学习，使学者有阶可升，但神明变化灵性悟性，是否达到从心而欲，则在于对经典之领悟而权变。他善于思考，凡事爱刨根问底，他博览群书，却不囿于书。对于前辈的诊疗方法、选方用药、临证思辨方法喜爱追本求源。他特别赞赏的一句话是宋代朱熹"问渠哪得清如许，为有源头活水来"。这种勤于思考的精神加之他长期的临床实践使得他医术精进，不知不觉中已经超越了很多同龄人，毕业时他已经成为同学中的佼佼者。

三、博览群书，深研经典

历代医学文献浩如烟海，汗牛充栋，记载着大量前人与疾病做斗争的丰富经验与智慧。这是古人与今人对话的平台，是古人杰出思想的载体，是否善于获取这一间接经验对于中医药人的成才具有重要的意义，实为后学者快速成长之捷径。但由于中医经典如《黄帝内经》等晦涩难懂，不仅要求阅读者有较高的传统医学素养，还要阅读者具备研读中医经典著作的中国古代文化素养来攻克这一难关。即便如此，李佃贵教授始终都认为经典是中医这门学问的基础学科，是中医的必修课，也是核心。纵观历史，各大医家莫不是"勤求古训，博采众方"，"博极医源，精勤不倦"。不读经典就没有深厚的中医理论根基，不广为涉猎古籍就没有广博的中医知识储备，始终是没有活水注入的"死水"，这样的人即使诊病万千、忙碌一世，也难得中医真谛，难保为正宗中医。李佃贵教授认为，对待经典要"书读百遍，其义自见"。由诵而解，解而别，别而明，明而彰，日积月累其功自见。反复诵读经典原文，再研究学习经典问题，思学结合，可以加深对中医古代经典医籍的理解，从而不断提出新问题、新思想，不断升华自己的认识。

李佃贵教授认为，除中医传统经典外，想要在中医领域登堂入室，参悟医理，必须学识渊博。为此，李佃贵教授要求自己读书要"不拘一格"，涉猎百家，同时他还广为交游，博取众长。他认为，中医与哲学关系密切，两者在诸多地方相通相同。他曾经教导弟子："哲学是一切科学的科学，中医的基础就是哲学，中医可以说也是某种哲学。他们都是整体、辨证地看问题。学习哲学不能只着眼于具体学科，治病不能只盯住局部表现。"李佃贵教授对中西医的理解也有很多独到之处，他擅长找出两者相通的地方。西医的诊断，立足于有，从结构和可检测指标入手，强调排他性，也就是注重永久性，是很过硬的诊断。中医的诊断，立足于无，从疾病的状态着眼，强调疾病产生的原因，注重疾病的可转化性和暂时性，由此与中医的诊治经验相对接。李佃贵教授认为中医的治疗对象不仅仅是一个生物体的人，更重要的是宏观整体观察下的自然、社会与身心一体化的人，此外，还要关注疾病的多元性，病人的特异性和诊疗途径的多样性，所以，古代名医都遵《黄帝内经》之旨，注重"究天人之际"，"穷古今之变。"他认为中西医的不同，根本在于东方与西方对待事物的方法不一样。西方的逻辑要求概念清晰，以便形成推理和判断；东方的智慧是通过模糊集合走向清晰。影响人体健康的因素很多，不能全都清晰准确地用物理、化学指标简单表示。但是，并不是说中医对人体系统的认识就不能量化，中医经典语句虽说法笼统，却能很准确地表示一个人的生命状态。不管一个人身处何时何地，他都必须一刻不停地"升降出入"，否则就会失去健康，甚至丧失生命。当然，西医用仪器检查化验等指标也可以作为判断是否健康的依据，但并不能简单从几个数据就判断一个人的整体状况。疾病产生的过程非常复杂，人体奥秘的精确度难以穷尽，病人带着痛苦而来，医生要做的事情是解除病人痛苦。中医的诊断，很大程度上依靠患者的感觉，病人的痛苦就是病，注重患者的自我感受。中医把很多不确定因素联系在一起，可以清晰地判断其脏腑功能如何，气血精津液的运动输布，病症的寒热虚实。

四、重视临证，理论创新

　　李佃贵教授曾先后在河北医科大学第三医院、河北职工医学院、河北省中医院工作，主要治疗方向为脾胃及肝胆疾病。李佃贵教授认为，读典籍与多临证两者构成了中医成才的最基本也是最核心的模式，所谓读书 – 临证 – 再读书 – 再临证交替往复，是获得知识最为迅速，印象最为深刻的模式，是学医的必经阶段，两者缺一不可。多读书而少临证，只能是口中功夫了得，难得真知实情；一味地忙于临床而疏于联系经典、回顾理论，则不会很好地把理论转化为生产力。临床医生不会辨证论治，道法不精，实践经验难以举一反三，灵活变通，难以推广应用，触类旁通，只会本末倒置，皮之不存，毛将安附焉？注重临证，不仅指要多临床，多实践，而且要多运用中医辨证论治的医疗思维开展临床。从临床入手，理论要密切联系临床。临证重视疗效，疗效是中医的生命所在，是检验治疗正确与否的唯一标准。李佃贵教授所研究的院内制剂开发无一不经过临床筛选 – 临床验证的多次反复。他从医半个世纪以来，始终未离开过临床一线。早年在病房查房，常把病房当家，一心扑在患者身上，后期以门诊为主，他又坚持每周出诊，即使在处理繁忙的行政事务期间也从未间断。现在虽然他已年近古稀却仍坚持看门诊。回顾自己的成长历程，李佃贵教授归纳自己的成功经验：理论结合实践，虚心求教，勇于创新，勤于临证，潜心钻研。

在大量的临床实践基础上，李佃贵教授逐渐由"学习理论"到"升华理论"。程钟龄云："医道精策，思贵专一，不容浅尝者问津；学贵沉潜，不容浮躁者涉猎。知其浅而不知其深，犹未知也；知其偏而不知其全，犹未知也。医之为道，非精不能明其理，非博不能至其约。"李佃贵教授在中医理论构筑方面有了一定发展之后，及时把这种飞跃转换为临床生产力。他观察到：目前的医疗行为主要进行的是治已病。这不仅给患者造成了很大的身心损害和经济负担，也占用了更多的医疗资源。而中医治未病理念源远流长，中医学经历了数千年的临床实践，已经形成了一个较为完整的理论体系，特别是在临床诊断和治疗中，对疾病具有独特的认识论和方法学特点，是中医学理论体系中颇具影响的理论之一。未雨绸缪，凡事预防在先，是中国人谨遵的古训，所以他建议医院在适当的时机设立治未病专科，未病先防，既病防变，最大限度地节约医疗资源、保障人民身心健康、既病防变的"浊毒理论"由此应运而生。李佃贵教授认为，浊性污秽，浑浊稠厚；毒性陈腐，质变有害。二者性质类同，极易相生互助，相夹为邪，合为一体，"浊毒"并称。浊毒，既是一种对人体脏腑经络气血阴阳均能造成严重损害的致病因素，又是多种原因造成的不能排除体外的病理产物。并以此阐明了浊毒的内涵、产生的原因、病理变化、致病特点，以及从浊毒辨治疾病的临床法则、治法等。

五、博采众长，服务患者

李佃贵教授经多年临床观察认为，中医的生命力在于疗效，也在于创新。疗效是中医生存的基础，创新是中医发展的动力和源泉。李佃贵教授为提高自己诊疗水平，广泛吸收名医大家精华，认真研读其医案医论，他认为古代医家案例多辨证精详，立法、遣方、用药具有丰富的经验心得，堪以师法。每一案例李佃贵教授都再加评按予以阐析，加强对所引述医案的理性认识，并落实于临床应用之中。《难经》《脾胃论》《医宗金鉴》《景岳全书》等都是他常读精读之书。对于民间验方，李佃贵教授也平等视之。他认为，即使有些验方听起来显得不可思议，但只要是常年使用确有实效的验方，仍是值得采纳的。单药、验方与辨证施治原则并无矛盾，虽其暂时难以用辨证施治理论去认识，但从逆向思维来看，恰恰可以充实、完善辨证理论。对于西医，李佃贵教授也兼容并包，针对社会上的中医存废之争，李佃贵教授认为，对待中医应以马克思主义哲学为指南，既要反对一味地抱残守缺，又要抵制那种历史虚无主义，把中医一概视为糟粕的态度。他认为患者作为个人，可以有自己的喜好，选择中医也可，选择西医也罢，但作为一位医生，都要尽最大努力，不拒绝任何有效的医疗手段，挽救患者的生命。

年 谱

1950 年 5 月 22 日　李佃贵出生于河北省蔚县南留庄镇涧岔村。

1965 年 7 月　在张家口市蔚县南留庄公社卫生院从事中医工作。

1970 年 11 月 ~1974 年 2 月　就读于河北新医大学（现河北医科大学）中医系，在校期间发表多篇学术论文，刊登于《中医杂志》《新中医》《河北新医药》。

1974 年 2 月　留校任教，在河北新医大学第三医院中医科带教。在唐山大地震期间，奋战在救灾一线。

1976 年 7 月　光荣加入中国共产党。

1983 年 8 月　任河北省中医院副院长兼中医内科教研室主任，是当时河北省级医院最年轻的副院长。

1983 年 12 月 ~1984 年 10 月　借调河北省卫生厅整党办公室。

1986 年 10 月　任河北省青年联合会副主席。

1988 年 4 月起　历任中国人民政治协商会议河北省第六、第七、第八、第十届委员会委员。并于 2003 年 1 月，当选为河北省第十届人民代表大会代表。25 年来，为中医药事业奔走呼吁，撰写提案、议案共 30 多项，涉及中医药多个领域，如河北省中医药管理局的升格，召开河北省中医药发展大会，河北中医学院恢复独立建制等，得到了有关领导的高度重视。

1988 年 12 月　破格晋升为副教授、副主任医师，成为当时全国最年轻的中医副教授。

1989 年 9 月　被河北省教育委员会、河北省劳动人事厅、河北省教育工会评为"优秀教师"。

1990 年 8 月 19 日　任全国青年联合会第七届委员会常委。

1991 年 12 月　主编《中药绞股蓝的研究和应用》在中国科学技术出版社出版，引起全国范围的"绞股蓝热"。

1992 年 12 月　任河北中医学院副院长兼教务处处长。

1993 年　任河北省教育厅高等教育职称评审委员会评审专家。

1993 年 11 月　晋升为教授，主任中医师。

1995 年　任河北省科技厅科技成果、科技立项评审专家。

1995 年 5 月　任河北医科大学副校长兼校学术委员会副主任。

1995 年 8 月　受聘为河北医科大学中西医结合内科学硕士研究生导师。

1997 年 1 月　被中国人民政治协商会议河北省委员会授予"河北省优秀政协委员"荣誉称号。

1997 年 6 月 10 日　任中华医学会医学信息学会第二届委员会委员。

1997 年 7 月　被河北省科技进步奖评审委员会聘为行业评审委员。

1997 年 9 月　任《河北中医药学报》首届编辑委员会副主任委员。

1997 年 12 月 23 日　任《河北医科大学学报》第五届编委会副主编。

1999 年　任河北省人事厅评选"国务院特殊津贴、省管优秀专家"评审专家。

1999 年　被中华名医协会聘为中华名医协会名誉会长。

1999 年 8 月　任河北职工医学院党委书记、校长。制定学院十年发展规划，提出"一扩"、二增、三提高、四改善"的改革举措。经过几年努力，学院有了翻天覆地的变化。

1999 年 10 月 24 日　被河北省中医管理局聘为《河北中医》杂志第四届编辑委员会副主任委员。

2001 年 8 月　被河北省卫生厅授予"全省卫生系统科教管理先进工作者"荣誉称号。

2001 年 9 月 27 日　当选为河北省中医药学会第四届理事会副会长。

2002 年 5 月 12 日　被人民军医出版社特聘为《全国医学高等教育专科教材（第二版）》编委会副主任委员。

2002 年 6 月　《光明日报》以《铁肩妙手铸医魂》为题，长篇报道其工作事迹。

2002 年 8 月　主编医学高等专科学校教材第二版《中医学》在北京大学医学出版社出版。

2002 年 9 月　被河北省卫生厅评为"二〇〇一年河北省优秀医学教育工作者"。

2002 年 11 月　被原人事部、原卫生部、国家中医药管理局遴选为"第三批全国老中医药专家学术经验继承工作指导老师"。

2002 年 12 月　受聘为河北医科大学中西医结合临床博士研究生导师。

2003 年 8 月　主编的全国医学成人高等教育专科教材第二版《中医学》在人民军医出版社出版。

2003 年 12 月 8 日　被河北省科学技术厅聘为"河北省科技成果鉴定评审专家库专家"。

2003 年 12 月　主编的全国高等职业技术教育卫生部规划教材《中医学》《中医学学习指导》在人民卫生出版社出版，供五年一贯制临床医学专业用。

2004 年 2 月　被河北省人民政府授予"二〇〇二年度河北省有突出贡献中青年科学、技术、管理专家"荣誉称号。

2004 年 3 月　被中华中医药学会聘为"中华中医药学会科学技术奖评审专家库"专家。

2004 年 7 月　被河北省教育厅授予"河北省高校后勤社会化改革先进个人"荣誉称号。

2004 年 9 月 28 日　被特聘为全国卫生管理教育学会副会长。

2005 年 3 月　被全国高等医药教材建设研究会、原卫生部教材办公室聘为全国中医药高职高专教材建设指导委员会副主任委员。

2005 年 4 月　被国务院授予"全国先进工作者"（全国劳模）荣誉称号。

2005 年 4 月　被中华中医药学会授予"首届中医药传承特别贡献奖"荣誉称号。

2005 年 5 月　任河北医科大学副书记、副校长（正校级）。

2005 年 6 月　主编的全国中医药高职高专卫生部规划教材《中医内科学》在人民卫生出版社出版，供中医学、中西医结合、针灸推拿、中医骨伤等专业用。

2005 年 8 月　被全国高等医药教材建设研究会、原卫生部教材办公室聘为全国医学高职高专教材建设指导委员会常务理事。

2005 年 9 月　兼任河北省中医院院长、河北省中医药研究院院长、河北省胃肠病研究所所长。

2005 年 12 月　主编的全国卫生院校高职高专教学改革实验教材《中西医结合内科学》在高等教育出版社出版，供中西医结合专业用。

2006 年 1 月 12 日　被河北省中医药管理局聘为《河北中医》杂志第五届编辑委员会副主任委员。

2006 年 2 月 9 日　被《中华现代中西医杂志》专家编辑委员会特聘为编委。

2006 年 4 月 20 日　当选为中华中医药学会科研产业化分会副主任委员。

2006 年 6 月 10 日　当选为河北省中医药学会第五届理事会副会长。

2006 年 7 月　被河北省人民政府授予"河北省劳动模范"荣誉称号。

2006 年 8 月　当选中华中医药学会脾胃病分会副主任委员。

2006 年 8 月 30 日　当选为河北省中西医结合学会第五届理事会会长。

2006 年 9 月 13 日　被人民军医出版社聘为"全国高职高专护理专业教材"编委会委员。

2006 年 12 月　受聘为河北医科大学中西医结合临床专业学术带头人。

2006 年 12 月 20 日　被中华中医药学会授予"中华中医药学会首届中医药传承特别贡献奖"。

2007 年 2 月　受聘为全国高等中医药专业教材建设专家指导委员会委员，指导编写普通高等教育"十一五"国家级规划教材，该教材被评为新世纪全国高等中医药优秀教材。

2007 年 2 月　被中共河北省委组织部授予第五批"河北省省管优秀专家"称号。

2007 年 2 月　被河北省科学技术协会授予"全省科协系统先进个人"荣誉称号。

2007 年 4 月 13 日　被国务院授予"政府特殊津贴"。

2007 年 7 月　受聘为河北大学中西医结合内科学硕士研究生导师。

2007 年 7 月　被全国高等医药教材建设研究会、原卫生部教材办公室聘为全国医药高职高专教育教材建设指导委员会委员。

2007 年 9 月　被中国医疗卫生工作者协会授予"二〇〇七年度全国优秀院长"荣誉称号。

2007 年 9 月　被中华中医药学会授予"全国中医院优秀院长"荣誉称号。

2007 年 9 月　被世界医药卫生理事会、中华社会文化发展基金会授予"中华医学发展贡献人物—华佗奖章"荣誉称号。

2007 年 9 月　任《世界中西医结合》杂志编委。

2007 年 11 月　被中国医师协会授予"第四届中国医师奖"。

2007 年 11 月 12 日　当选中华中医药学会李时珍研究分会主任委员。

2007 年 11 月 27 日　当选为中华中医药学会继续教育分会委员。

2007 年 12 月 11 日　《肝复健胶囊逆转慢性乙型肝炎肝纤维化的临床及实验研究》获得河北省科技进步三等奖。

2007 年 12 月　国家中医药管理局重点研究室（慢性胃炎浊毒证）获批，是国家第一批重点研究室建设项目。

2008 年 1 月　应邀做客中央电视台《健康之路》栏目，精彩阐述独创浊毒理论在治疗萎缩性胃炎领域取得的新成就。

2008 年 1 月　《肝复健胶囊逆转慢性乙型肝炎肝纤维化的临床及实验研究》获中华中医药学会科技进步二等奖。

2008 年 3 月 28 日　被中国医疗卫生工作者协会聘为副会长。

2008 年 4 月 10 日　当选为中华中医药学会医院管理分会常委。

2008 年 4 月　被中国中西医结合学会聘为第六届理事会理事。

2008 年 8 月　被遴选为"第四批全国老中医药专家学术经验继承工作指导老师"。

2008 年 9 月　被中共河北省委办公厅特聘为"营养保健专家"。

2008 年 9 月　主编的高等学校本科护理专业创新教材《中医护理学》在人民卫生出版社出版。

2008 年 12 月　被中华中医药学会授予"科学技术奖管理先进工作者"荣誉称号。

2008 年 12 月 28 日　被河北省卫生厅、河北省人事厅、河北省中医药管理局授予"河北省首届十二大名中医"荣誉称号。

2009 年 3 月 15 日　被人民军医出版社特聘为《全国医学成人高等教育专科教材（第三版）》编委会副主任委员。

2009 年 3 月 23 日　《解毒化浊法治疗慢性萎缩性胃炎癌前病变的临床与实验研究》被河北省人民政府评为科技进步三等奖。

2009 年 6 月　当选中华中医药学会第五届理事会常务理事。

2010 年 5 月　做客中央电视台《中华医药》，做题为《芳香化浊消胃胀》主题节目。

2010 年 12 月 10 日　当选为河北省中西医结合学会第二届消化专业委员会名誉主任委员。

2010 年 12 月 14 日　《凉润通络法对糖尿病大鼠胃肠运动与胃肠内分泌细胞影响的研究》被河北省人民政府评为科技进步三等奖。

2011 年 1 月　被中国中西医结合学会授予"中西医结合贡献奖"荣誉称号。

2011 年 5 月 21 日　当选为世界中医药学会联合会"自然疗法研究"专业委员会第一届理事会理事。

2011 年 5 月 21 日　当选为河北省中医药学会第六届理事会副会长。

2011 年 6 月　被河北省人力资源和社会保障厅评为"河北省职称工作先进个人"。

2011 年 9 月　被中华中医药学会授予"郭春园式的好医生"荣誉称号。

2011 年 9 月 29 日　任《中国医药科学》杂志审稿专家。

2011 年 10 月　被中华人民共和国教育部评为"第六届全国高等学校设置评议委员会专家"。

2011 年 11 月　当选为全国高等学校设置评议委员会委员。

2011 年 11 月 21 日　受聘为第三届国家中医药学名词审定委员会委员。

2011 年 11 月　被河北省中医院聘为"河北省中医院名誉院长"。

2012 年 1 月　《解毒化浊法治疗慢性萎缩性胃炎癌前病变的临床与实验研究》获中华中医药学会科技进步二等奖。

2012 年 5 月 19 日　当选中华中医药学会海外中医药师注册认证工作委员会副主任委员。

2012 年 5 月　当选中华中医药学会民间传统诊疗技术与验方整理研究专业委员会副主任委员。

2012 年 7 月　被张家口市人民政府授予"张家口市中医院荣誉院长"荣誉称号。

2012 年 7 月　被遴选为"第五批全国老中医药专家学术经验继承工作指导老师"。

2012 年 11 月　被中共河北省委组织部、河北省科学技术厅、河北省人力资源和社会保障厅、河北省科学技术协会授予"河北省优秀科技工作者"荣誉称号。

2012 年 12 月 25 日　被疑难病杂志社聘为《疑难病杂志》第三届编辑委员会副总编辑。

2012 年　因对社会贡献突出，其传记在香港入编世界华人交流协会、世界人物出版社主办的大型国际交流系列书刊《世界人物辞海》。

2013 年 1 月　被国家中医药管理局评为"第四批全国名老中医药专家学术经验继承工作优秀指导老师"。

2013 年 1 月 21 日　当选为河北省医学会第七届理事会副会长。

2013 年 8 月　致信国家卫生计生委主任李斌、副主任王国强《关于加强中医师承教育的几点建议》。国家中医药管理局一周内回复函件，接受加强中医师承教育的建议。

2013 年 11 月　申请国家专利《一种治疗慢性胃炎的中药制剂》《一种治疗萎缩性胃炎伴肠上皮化生及不典型增生的中药》。

2013 年 11 月　当选河北省中医药文化交流协会会长。

2014 年 9 月　任世界中医药学会联合会消化病专业委员会理事。

2014 年 11 月　被农工民主党河北省委、河北省中医药文化交流协会授予"河北中医领军人"荣誉称号。

2015 年 1 月　经中国中西医结合学会第七次全国会员代表大会选举为第七届理事会理事。

2015 年 4 月 20 日　当选为全国卫生产业企业管理协会治未病分会第一届理事会名誉会长。

2015 年 8 月　被人民卫生出版社有限公司聘为人民卫生出版社中医药原创精品图书《中医浊毒论》的主编。

2016 年 1 月 26 日　《慢性萎缩性胃炎胃癌前病变中医证治规律及机制研

究》获得河北省人民政府颁发的科学技术进步二等奖。

2016 年 5 月　当选中国医疗保健国际交流促进会中医药预防保健标准化分会主任委员。

2016 年 7 月　河北省政协原主席吕传赞同志题词"溯源探流激活传统智慧，浊毒理论助推中医创新"。

2016 年 8 月　《中医浊毒论》问世，由中医泰斗路志正教授题名，王永炎教授、吴以岭教授、孙光荣教授、李士懋教授作序。

2016 年 9 月　《李佃贵浊毒学说研究论文集》《李佃贵脾胃病临证医案精选》《消化性溃疡浊毒论》《溃疡性结肠炎浊毒论》《肝纤维化浊毒论》《代谢性疾病浊毒论》等 10 部浊毒系列丛书问世。

2016 年 12 月　李佃贵教授《浊毒论》系列新书首发仪式在石家庄举行。

2016 年 12 月　被国家中医药管理局、教育部、国家卫生计生委授予"中医药高等学校教学名师"荣誉称号。这是 1949 年以来国家首次开展此类评选表彰。

2017 年 2 月 6 日　《麻枳降浊方改善便秘型肠易激综合征的临床及相关基础研究》获得河北省人民政府颁发的科学技术进步三等奖。

2017 年 5 月　被人力资源和社会保障部、国家卫生计生委、国家中医药管理局授予"国医大师"荣誉称号。

2017 年 7 月　被人力资源和社会保障部、国务院学位委员会、教育部、国家卫生计生委、国家中医药管理局遴选为"第六批全国老中医药专家学术经验继承工作指导老师"。

2017 年 7 月　向河北中医学院图书馆捐赠学术专著。

2017 年 10 月 21 日　当选为中华中医药学会名医学术研究分会第六届委员会顾问。

2017 年 11 月　《基于通腑降浊中药对 IBS-C 脑肠肽及胃肠动力的临床及基础研究》获得中华中医药学会科学技术奖二等奖。

2017 年 12 月 25 日　被国家中医药管理局人事教育司选为中医药传承与创新"百千万"人才工程（岐黄工程）——第四批全国中医（临床、基础）优秀人才研修项目授课专家。

2018 年 1 月　被授予"2017 年度河北年度十大新闻人物"荣誉称号。

2018 年 3 月　受邀做客北京卫视《养生堂》节目，分别于 3 月 19 日和 3 月 20 日连续播出两期《祛除人体第七邪》，在全国引起强烈反响。

2018 年 4 月　被聘为河北省保健委员会第二届保健专家顾问。

2018 年 4 月　受邀参加亚洲博鳌论坛，接受中央电视台采访，弘扬中医文化。

2018 年 4 月 21 日　被中华医药研究会授予首届"中华国医名师"荣誉称号。

2018 年 5 月　向河北医科大学图书馆捐赠学术专著。

2018 年 6 月 12 日　被聘为中国生命关怀协会健康中国发展工作委员会高级顾问。

2018 年 8 月　被特聘为《生命时报》社高级顾问。

2018 年 8 月　向河北省图书馆捐赠《中医浊毒论》学术专著。

2018 年 10 月 19 日　被授予"中华中医药学会脾胃病分会学科建设与学术发展突出贡献专家"荣誉称号。

2018 年 11 月　首家以医养结合为主题的省级社团"河北省医养结合促进会"在石家庄成立，李佃贵教授任会长。

2018 年 11 月 17 日　当选为中国民族医药协会传统医药文化发展委员会会长。

2018 年 11 月 19 日　被聘为中国民间中医药研究开发协会浊毒理论研究分会会长。

2019 年 1 月 2 日　《浊毒论在慢性肝病及肝癌临床诊疗中的基础及应用研究》获得河北省人民政府颁发的科学技术进步三等奖。

2019 年 1 月 3 日　被河北中医学院聘为该校老科学技术工作者协会会长。

2019 年 5 月　被河北省科协聘为会士，此为科协最高荣誉称号。

2019 年 7 月 3 日　国家药品监督管理局中药监管科学研究中心成立暨工作会在中国中医科学院举行。国家药品监督管理局局长焦红、国家中医药管理局局长于文明莅临会议并发表讲话。李佃贵教授被聘为专家委员会顾问。